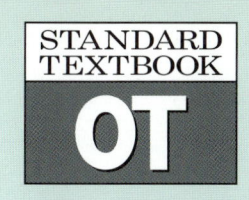

STANDARD TEXTBOOK
**OT**

# 標準作業療法学
## 専門分野

■シリーズ監修
矢谷令子　新潟医療福祉大学・名誉教授

# 作業療法
# 臨床実習とケーススタディ
## 第2版

■編集
市川和子　前・東京YMCA医療福祉専門学校

■編集協力
三沢幸史　多摩丘陵病院診療技術部・副部長

医学書院

| | | |
|---|---|---|
| 標準作業療法学　専門分野 | | |
| 作業療法臨床実習とケーススタディ | | |
| 発　　　行 | 2005年 5月15日 | 第1版第1刷 |
| | 2009年12月 1日 | 第1版第5刷 |
| | 2011年 3月 1日 | 第2版第1刷© |
| | 2014年 1月 1日 | 第2版第2刷 |

シリーズ監修　矢谷　令子
編　　　集　市川　和子
編 集 協 力　三沢　幸史
発　行　者　株式会社　医学書院
　　　　　　代表取締役　金原　優
　　　　　　〒113-8719　東京都文京区本郷 1-28-23
　　　　　　電話　03-3817-5600(社内案内)
組　　　版　ウルス
印刷・製本　大日本法令印刷

本書の複製権・翻訳権・上映権・譲渡権・公衆送信権(送信可能化権を含む)は(株)医学書院が保有します.

ISBN978-4-260-01142-6

本書を無断で複製する行為(複写,スキャン,デジタルデータ化など)は,「私的使用のための複製」など著作権法上の限られた例外を除き禁じられています.大学,病院,診療所,企業などにおいて,業務上使用する目的(診療,研究活動を含む)で上記の行為を行うことは,その使用範囲が内部的であっても,私的使用には該当せず,違法です.また私的使用に該当する場合であっても,代行業者等の第三者に依頼して上記の行為を行うことは違法となります.

JCOPY　〈(社)出版者著作権管理機構 委託出版物〉
本書の無断複写は著作権法上での例外を除き禁じられています.複写される場合は,そのつど事前に,(社)出版者著作権管理機構(電話 03-3513-6969,FAX 03-3513-6979,info@jcopy.or.jp)の許諾を得てください.

## ■執筆者一覧

| | |
|---|---|
| 市川和子 | 前・東京YMCA医療福祉専門学校 |
| 浅沼辰志 | 東京医療学院大学保健医療学部リハビリテーション学科・講師 |
| 三沢幸史 | 多摩丘陵病院診療技術部・副部長 |
| 三戸香代 | 西多摩病院リハビリテーション科 |
| 山口　昇 | 社会医学技術学院・作業療法学科長 |
| 坪田貞子 | 北海道文教大学人間科学部作業療法学科・教授 |
| 森　功一 | 琴の浦リハビリテーションセンターリハビリテーション部・副部長 |
| 富村香里 | 鶴岡市立湯田川温泉リハビリテーション病院リハビリテーション部リハビリテーション課・主任 |
| 松本琢麿 | 神奈川リハビリテーション病院作業療法科・総括主査 |
| 藤波英司 | 有限会社ハートフルケア・代表 |
| 小野敏子 | 前・新潟リハビリテーション専門学校・学校長 |
| 田中勇次郎 | 東京YMCA医療福祉専門学校 |
| 中舘美保子 | 川崎市立多摩病院リハビリテーション科・主査 |
| 酒井達也 | 兵庫県立総合リハビリテーションセンター総合リハ訪問看護ステーション |
| 柴田八衣子 | 兵庫県立リハビリテーション中央病院・主任作業療法士 |
| 高岩亜紀子 | 聖マリアンナ医科大学病院リハビリテーション部 |
| 大森みかよ | 聖マリアンナ医科大学病院リハビリテーション部 |
| 目良幸子 | 東名古屋病院附属リハビリテーション学院・教育主事 |
| 高島千敬 | 大阪大学医学部附属病院リハビリテーション部 |
| 玉垣　努 | 神奈川県立保健福祉大学リハビリテーション学科・教授 |
| 鴨下賢一 | 静岡県立病院機構静岡県立こども病院・主任作業療法士 |
| 三澤　剛 | 国立精神・神経医療研究センター病院・副作業療法士長 |
| 伊藤　剛 | 帝京平成大学健康メディカル学部作業療法学科・講師 |
| 原口晋一 | 帝京平成大学健康メディカル学部作業療法学科・講師 |
| 濱上幸司 | 村井病院作業療法科 |
| 岡崎　渉 | NTT東日本関東病院精神神経科 |
| 笹田　哲 | 神奈川県立保健福祉大学リハビリテーション学科・准教授 |
| 佐々木清子 | 心身障害児総合医療療育センター医務部リハビリテーション室作業療法科・係長 |
| 川俣　実 | 埼玉県立大学保健医療福祉学部作業療法学科・准教授 |
| 福田恵美子 | NPO法人小山こども発達支援センターリズム園・理事/顧問, 指定相談事業所フリージア所長 |
| 神作一実 | 文京学院大学保健医療技術学部作業療法学科・教授 |
| 大塚信行 | 高田病院リハビリテーション部 |
| 宇田　薫 | クリニック安里訪問リハビリセンター・科長 |
| 斎藤和夫 | 渕野辺総合病院リハビリテーション室・技師長 |
| 早川裕子 | 横浜市立脳血管医療センターリハビリテーション部 |
| 鈴木　誠 | 北里大学医療衛生学部リハビリテーション学科・教授 |
| 繁野玖美 | 世田谷区立総合福祉センター |
| 野々垣睦美 | クラブハウスすてっぷなな・統括所長 |

# 刊行のことば

　21世紀に持ち越された高等教育の課題を表す重要キーワードとして，"教育改革"という4文字がある．このことは初等・中等教育においても同様と考えられるが，きわめて重要な取り組みとして受け止められている．また，大学入学定員と志願者数が同じになるという"全入時代"を数年後に控えた日本の教育界において，"変わる教育"，"変わる教員"が求められる現在，"変わる学生"が求められるのもまた必然の理となる．教育の改革も変革もまだまだこれからであり，むしろそれは常に"今日"の課題であることはいうまでもない．ただし，改革や変革を安易に日常化してしまうのではなく，それら1つひとつを真摯に受け止め，その結果を厳しく評価することで，教員も学生も一体となって教育の成果を体得することこそ重要になる．

　このような状況下にあって，このたび「標準作業療法学 専門分野」全12巻が刊行の運びとなった．これは「標準理学療法学・作業療法学 専門基礎分野」全12巻，および「標準理学療法学 専門分野」全10巻の両シリーズに並び企画されたものである．

　本シリーズの構成は，巻頭見開きの「標準作業療法学シリーズの特長と構成」の項に示したように，「作業療法教育課程の基本構成領域」（指定規則，平成11年度改定）に基づき，『作業療法学概論』以下，各巻の教科タイトルを選定している．加えて，各領域の実際の臨床現場を多様な事例を通して学習する巻として『臨床実習とケーススタディ』を設け，作業療法教育に関連して必要かつ参考になる資料および全巻にわたる重要キーワードの解説をまとめた巻として『作業療法関連資料・用語解説』を設けた[注]．

　また，シリーズ全12巻の刊行にあたり心がけたいくつかの編集方針がある．まず注意したことは，当然のことながら"教科書"という性格を重要視し，その性格をふまえたうえで企画を具体化させたことである．さらに，前述した教育改革の"改革"を"学生主体の教育"としてとらえ，これを全巻に流れる基本姿勢とした．教員は学生に対し，いわゆる"生徒"から"学生"になってほしいという期待を込めて，学習のしかたに主体性を求める．しかし，それは観念の世界ではなく，具体的な学習への誘導，刺激があって，学生は主体的に学習に取り組めるのである．いわば，教科書はそのような教育環境づくりの一翼を担うべきものであると考えた．願わくば，本シリーズを通して，学生が学習に際して楽しさや喜びを感じられるようになれば幸いである．

　編集方針の具体化として試みたことは，学習内容の到達目標を明確化し，そのチェックシステムを構築した点である．各巻の各章ごとに，教育目標として「一般教育目標」(General Instructional Objective; GIO)をおき，「一般教育目標」を具体化した項目として「行動目標」(Specific Behavioral Objectives; SBO)をおいた．さ

らに，自己学習のための項目として「修得チェックリスト」を配した．ちなみにSBOは，「〜できる」のように明確に何ができるようになるかを示す動詞によって表現される．この方式は1960年代に米国において用いられ始めたものであるが，現在わが国においても教育目標達成のより有効な手段として広く用いられている．GIOは，いわゆる"授業概要"として示される授業科目の目的に相当し，SBOは"授業内容"または"授業計画"として示される授業の具体的内容・構成に通ずるものと解することができる．また，SBOの語尾に用いられる動詞は，知識・技術・態度として修得する意図を明確にしている．今回導入した「修得チェックリスト」を含んだこれらの項目は，すべて学習者を主体として表現されており，自らの行動によって確認する方式になっている．

　チェックリストの記入作業になると，学生は「疲れる」と嘆くものだが，この作業によって学習内容や修得すべき事項がより明確になり，納得し，さらには学習成果に満足するという経験を味わうことができる．このように，単に読み物で終わるのではなく，自分で考え実践につながる教科書となることを目指した．

　次に心がけたことは，学生の目線に立った内容表現に配慮したという点である．高校卒業直後の学生も本シリーズを手にすることを十分ふまえ，シリーズ全般にわたり，わかりやすい文章で解説することを重視した．

　その他，序章には見開きで「学習マップ」を設け，全体の構成・内容を一覧で紹介した．また，章ごとに「本章のキーワード」を設け，その章に出てくる重要な用語を解説した．さらに終章として，その巻の内容についての今後の展望や関連領域の学習方法について編者の考えを記載した．巻末には「さらに深く学ぶために」を配し，本文で言及しきれなかった関連する学習項目や参考文献などを紹介した．これらのシリーズの構成要素をすべてまとめた結果として，国家試験対策にも役立つ内容となっている．

　本シリーズは以上の点をふまえて構成されているが，まだまだ万全の内容と言い切ることができない．読者，利用者の皆様のご指摘をいただきながら版を重ね，より役立つ教科書としての発展につなげていきたい．シリーズ監修者と8名の編集者，および執筆いただいた90名余の著者から，ご利用いただく学生諸氏，関係諸氏の皆様に，本シリーズのいっそうの育成にご協力くださいますよう心よりお願い申し上げ，刊行のあいさつとしたい．

2004年5月

シリーズ監修者　一同
編集者

〔注〕本シリーズの改訂にあたり，全体の構成を見直した結果，『作業療法関連資料・用語解説』についてはラインアップから外し，作業療法士が対象とする主要な対応課題である高次脳機能障害の教科書として，『高次脳機能作業療法学』の巻を新たに設けることとした．（2009年8月）

# 第2版 序

　2005年の本書の初版刊行から5年経過した．その間，作業療法士養成数はとどまることがないと思える増加である．日本リハビリテーション病院・施設協会が2004年に示した需要数によれば，110,600人が2015年に必要であるとしている．作業療法士が対象者への援助・指導・治療を責任をもって行える職種となるという期待が，学生を含め1人ひとりの双肩にかかっていると受けとめたい．

　作業療法士養成課程において，実践学としての作業療法の総仕上げとして重要な位置を占めているのが臨床実習である．養成校での学内教育をほぼ終えたところでこれまで培った知恵と技とをもって，積極的かつ真摯な態度で臨む場である．対象者との出会いはわれわれを鼓舞してくれる．豊かな人生経験に思わず耳を傾けることもあれば，つらい状況に果敢に立ち向かう姿に「自分もこうしてはいられない」と励まされ，元気をいただくこともある．けなげで精一杯生きようとしている子どもたちを見れば「かわいい」と感じずにはいられない．その姿はやはり自身を原点に引き戻してくれるものである．この対象者に自分のもてる技術が，あるいは行動が，何か寄与もしくは貢献できるとしたら嬉しい，ありがたいと思うはずである．臨床実習の体験を最大限に活用し大いに自身の血肉とし，作業療法士として羽ばたいていただきたい．

　本書は大きく「臨床実習編」と「ケーススタディ編」とで構成されている．

　前半の「臨床実習編」は，簡易に，かつ学生のスタンスに立った記述を心がけた．各養成校の実習手引書と併せ，活用していただきたい．

　今回の改訂では後半の「ケーススタディ編」を膨らませた．学生が総合実習に臨む，8～9週間の作業療法実践をまとめ，提示するというスタイルを原則とした．さらに，その内容から発展させたい学習課題は「実習指導者からのアドバイス」として各ケーススタディの末尾に示した．章立てには高次脳機能領域を新たに設けた．高齢期領域についてもケーススタディ数を増やし，充実をはかった．さらに，今日的知見を学ぶためのコラムを加えた．巻末には実習セルフチェック表を付け，心構えと準備，振り返りが学生自身でできるように配慮した．

　障害者の「害」という言葉の意味は，「そこなう，わざわい，さまたげ」などであり，人に使うのにはふさわしくないという認識が広がってきている．個の尊厳という立場に立ち，ケース，症例という表現をできるだけ避けるようにした．ただし明らかに人を指しているのではなく，もの，文章，研究などに付属するととらえられる場合のみに限って，ケース，症例を使っている．ケーススタディ，症例研究などがそれにあたる．人を指す場合は患者という言葉も避け，対象者（あるいは対象児）と統一して使用した．

なお，本書にケーススタディとして掲載させていただく際には，個人情報保護に努めた．対象者には著者を通じて掲載の許可を快くいただいた．対象者の方々には貴重な経験と情報を提供いただき大変感謝している．

　本書が臨床実習を迎える作業療法学生のよい導きとなることを願っている．

2010年12月

執筆者を代表して
市川和子
三沢幸史

# 初版の序

　1963年に始まった日本の作業療法士養成は40余年が過ぎた．2005年3月現在は152校，173課程，養成数6,285人となっている．現時点での作業療法士免許取得者が26,069人であるから，養成数はそのおよそ1/4を占めている．大変な勢いで作業療法士の数が増しているということである．

　これにより，量的充足は近い将来実現されることになるが，では質的充足はどうであろうか．養成校における卒前教育と，職能団体および作業療法士個人に委ねられる卒後教育が両輪となろう．卒前教育にスポットを当てると，何といっても作業療法評価～治療技術を提供できる作業療法士の輩出という観点が浮上する．

　作業療法士は作業障害の改善をねらい，対象者の精神もしくは身体の不自由に由来する生活の不自由さを改善もしくは再適応し，よりよい人生を送ってもらえるよう援助する職種である．クライエント中心というコンセプトを掲げたカナダモデルでは，魂—スピリチュアルを中央に据え，作業療法士が対象とする人々の個としての特殊性，価値観の多様性などを考慮する．

　6,285人の作業療法士を目指す学生のおかれている出生以来の社会の流れや変化を考えると，いささかの危惧を覚える．なぜなら，幼少時からの仲間集団は激減し，遊びも馬乗りやカンけりといった集団のゲームやごっこ遊びから，テレビゲームなど個別（孤立）のものへと変化した．家族構成の狭小化はすなわち世代間交流の減少となり，親—自分という年代以外の世代がどのような価値観をもち，何を想いながら生活しているのかということを想像する力を弱くしている．

　6,285人がすべてこのような状況にあるとはもちろんいえないが，他者を理解することが困難な時代において，作業療法士を目指す学生たちが実際の場に出向き，実際に障害に悩んでいる人々に対面し，指導者のもとで作業療法を提供する試みは大きな意義のあることと考えている．その意味で，臨床実習は世に送り出す作業療法士の質を維持し，高める役割を担っているといっても過言ではなかろう．

　なお，本書に掲載させていただいた対象者の方々には貴重な情報を提供いただきたいへん感謝している．各対象者には著者を通じて掲載の許可を快くいただいたということを記しておきたい．

　本書が臨床実習という重要な課程において，学生と指導者の一助となることを願っている．

2005年4月

執筆者を代表して

市川和子

# 「標準作業療法学シリーズ」の特長と構成

## シリーズコンセプト

毎年数多く出版される作業療法関連の書籍のなかでも，教科書のもつ意義や役割には重要な使命や責任が伴います．

本シリーズでは，①シリーズ全12巻の構成内容は「作業療法教育課程の基本構成領域（下欄参照）」を網羅していること，②教科書としてふさわしく，わかりやすい記述がなされていること，③興味・関心を触発する内容で，自己学習の示唆に富む工夫が施されていること，④学習の到達目標を明確に示すとともに，学生自身が自己学習できるよう，"修得チェックリスト"を設けること，といった点に重点をおきました．

## シリーズ学習目標

本シリーズによる学習を通して，作業療法の実践に必要な知識，技術，態度を修得することを目標とします．また最終的に，作業療法を必要とする人々に，よりよい心身機能の回復，生活行為達成への支援，人生の意味を高める援助のできる作業療法士となることを目指します．

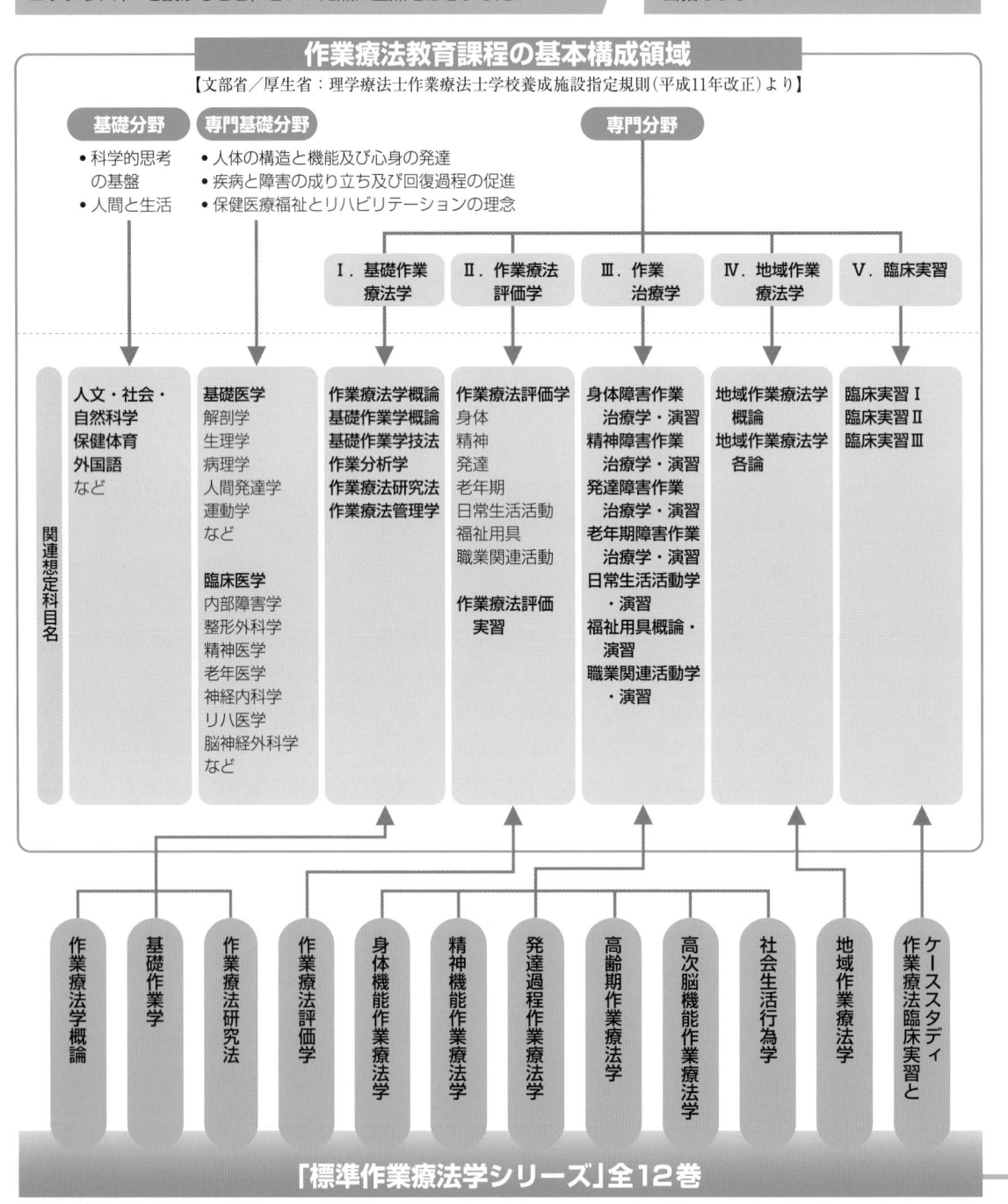

## 作業療法教育課程の基本構成領域

【文部省／厚生省：理学療法士作業療法士学校養成施設指定規則（平成11年改正）より】

### 基礎分野
- 科学的思考の基盤
- 人間と生活

### 専門基礎分野
- 人体の構造と機能及び心身の発達
- 疾病と障害の成り立ち及び回復過程の促進
- 保健医療福祉とリハビリテーションの理念

### 専門分野
- Ⅰ．基礎作業療法学
- Ⅱ．作業療法評価学
- Ⅲ．作業治療学
- Ⅳ．地域作業療法学
- Ⅴ．臨床実習

### 関連想定科目名

**人文・社会・自然科学**
保健体育
外国語
など

**基礎医学**
解剖学
生理学
病理学
人間発達学
運動学
など

**臨床医学**
内部障害学
整形外科学
精神医学
老年医学
神経内科学
リハ医学
脳神経外科学
など

**作業療法学概論**
基礎作業学概論
基礎作業学技法
作業分析学
作業療法研究法
作業療法管理学

**作業療法評価学**
身体
精神
発達
老年期
日常生活活動
福祉用具
職業関連活動

作業療法評価実習

**身体障害作業治療学・演習**
精神障害作業治療学・演習
発達障害作業治療学・演習
老年期障害作業治療学・演習
日常生活活動学・演習
福祉用具概論・演習
職業関連活動学・演習

**地域作業療法学概論**
地域作業療法学各論

**臨床実習Ⅰ**
臨床実習Ⅱ
臨床実習Ⅲ

## 「標準作業療法学シリーズ」全12巻

- 作業療法学概論
- 基礎作業学
- 作業療法研究法
- 作業療法評価学
- 身体機能作業療法学
- 精神機能作業療法学
- 発達過程作業療法学
- 高齢期作業療法学
- 高次脳機能作業療法学
- 社会生活行為学
- 地域作業療法学
- ケーススタディと作業療法臨床実習

## 「標準作業療法学シリーズ」の共通章立て紹介

**序章　○○○を学ぶ皆さんへ** …… この巻において学ぶ事項とその学び方，また関連して学ぶべきシリーズの他巻の内容などについての説明が示されます．それらを理解し，この巻の特徴を把握します．

　▲学習マップ …… 見開き両面にこの巻で学ぶ全体像を示し，その特徴を図示します．作業療法の全体におけるこの巻の役割が把握しやすくなります．

**第1章　○○○の基礎** …… この巻で取り上げる分野や領域における基礎事項，たとえば歴史，理念，関連法規・制度，対象とする疾患や障害，作業療法において実践される治療や指導，援助の原理・原則，応用などについて理解します．

　▲一般教育目標[※1] …… (General Instructional Objective; GIO)
各章ごとに一般教育目標(GIO)を設け，その章において修得すべき知識・技術・態度の一般的な目標について把握します．

　▲行動目標[※2] …… (Specific Behavioral Objectives; SBO)
上記の一般教育目標を遂行するために立てられた具体的な目標です．知識面，技術面，態度や情意面に分けられ，それぞれの達成目標が明確に表現されていますので，自分の学習目標がはっきりします．

　▲修得チェックリスト …… 上記の行動目標を受けて，さらに学習のポイントを具体化し，自分の修得度をチェック項目ごとに確認していく自己学習のためのリストです．

　▲本章のキーワード …… 学習する際に役立つキーワードを説明します．さらに深い知識が身につき，理解力がアップします．本文中の該当語には✓をつけます．

**第2章　○○○の実践** …… 実際に作業療法が行われる過程（情報収集→評価→治療・指導・援助→再評価→フォローアップ・他領域でのかかわり）に沿って知識や技術，態度について学びます．あわせて作業療法の効果判定(EBOT; Evidence-based OT)を実現するための方法や手段，記録法についても学びます．

　▲一般教育目標　▲行動目標
　▲修得チェックリスト　　　　　　上記のとおり
　▲本章のキーワード

**第3章　○○○の実践事例** …… 臨床の場で多く出会う作業療法の対象を紹介し，事例ごとの学習を行います．

　▲一般教育目標　▲行動目標
　▲修得チェックリスト　　　　　　上記のとおり
　▲本章のキーワード

**○○○の発展に向けて** …… 社会情勢が変化するなかで，世界および日本の作業療法がどのように動いているのかを解説し，作業療法にかかわる者がどこへ向かうのが望ましいのか，この巻のテーマについて今後の予想や示唆，あるいは編者の想いを伝えるものです．ぜひ学習の理解に役立てましょう．

　▲さらに深く学ぶために …… 本文では言及しきれなかった関連する学習項目や参考文献などを紹介し，一歩広がる内容にふれます．

---

※1，2 学習終了時に期待される成果を示すものを一般教育目標(GIO)としてあげ，その目標を達成するためにいくつかの下位目標，すなわち行動目標(SBO)があげられる．行動目標は，明確にどのようなことができるようになるのかを示す動詞に置き換えて表現される．
　通常使用されている"講義概要"や"一般目標"は一般教育目標に相当し，"学習目標"や"到達目標"は行動目標に相当すると考えられる．

# 目次

## 序章　臨床実習とケーススタディを学ぶ皆さんへ　　市川和子　　1

- 『作業療法臨床実習とケーススタディ』学習マップ……2
- A．本書で学ぶこと……4
- B．本書の構成と内容……4
- C．現代に求められる作業療法……5
- D．臨床実習の重要性……6

## 臨床実習編

### 第1章　臨床実習の基礎　　市川和子　　9

- GIO，SBO，修得チェックリスト……10
- **I　臨床実習の位置づけ**……12
  - A．WFOTによる教育課程基準……12
- B．日本の作業療法士学校養成施設指定規則……14
- **II　臨床実習の実際**……16

### 第2章　臨床実習の学習内容　　19

- GIO，SBO，修得チェックリスト……20
- **I　臨床実習学習の目的と目標**　　浅沼辰志……22
  - A．カリキュラムプランニングの意義と学習目標……22
    - 1　学習目標……22
    - 2　学習目標の分類……23
  - B．臨床実習（総合実習）における目標の水準……23
  - C．見学実習の目的と方法……24
  - D．見学実習のGIOとSBO……25
  - E．評価実習の目的……25
  - F．評価実習のGIOとSBO……27
  - G．総合実習の目的……27
  - H．総合実習のGIOとSBO……27
- **II　臨床実習の準備と心構え**　　三沢幸史，三戸香代……28
  - A．臨床実習に就く前に……28
    - 1　あいさつ……28
    - 2　敬語を用いた話し方……28
    - 3　報告・連絡・相談……28
    - 4　スケジュール管理とto doリスト……29
    - 5　記録とメモ……29
    - 6　身だしなみ……29
    - 7　臨む姿勢……30
  - B．臨床実習の開始時に注意すること……30
    - 1　実習施設と実習環境を理解する……30
    - 2　実習の受け入れ態勢を把握する……31
    - 3　自分を理解してもらう……31
  - C．臨床実習期間中に行うこと……32

D．臨床実習終了後に必要なこと……32
E．作業療法部門の一員として求められる行動
　　　　　　　　　　　　　　　　　……32
F．臨床実習で求められる態度……33
G．つまずきやすいポイント……33

## III 臨床実習の展開　山口 昇……35

A．評価……35
　1　情報収集……35
　2　評価計画立案……36
　3　評価実施……37
　4　評価のまとめ……37

B．問題点の抽出……37
C．目標設定……39
D．治療計画立案……40
　1　治療計画立案時の考慮点……40
　2　治療手段の決定……41
　3　治療時間・頻度の決定……41
　4　段階づけの検討……42
　5　治療計画の評価……42
E．治療実施……42
F．再評価……42
本章のキーワード……43

# ケーススタディ編

## 第1章　ケーススタディの書き方　市川和子　47

GIO，SBO，修得チェックリスト……48
A．総合実習におけるケーススタディ……50
B．ケーススタディの意義……50
C．ケーススタディの構成と内容……51
　A 対象者のプロフィール　　　　51

B 評価および作業療法課題の抽出　　51
C 作業療法計画立案　　　　　　　53
D 作業療法経過と結果，今後の計画　54
E 考察および典型的臨床像との比較　54
D．ケースノート（実習記録）の書き方……55

## 第2章　身体機能領域のケーススタディ　57

GIO，SBO，修得チェックリスト……58

### I 脳血管障害（急性期）：脳外科病棟ベッドサイドでの作業療法　坪田貞子……62
A．対象者のプロフィール……62
B．評価および作業療法課題の抽出……62
C．作業療法計画立案……63
D．作業療法経過と結果，今後の計画……66
E．考察……67

### II 脳血管障害（回復期）：車いす介助レベルで在宅復帰したケース　三沢幸史……70
A．対象者のプロフィール……70

B．評価および作業療法課題の抽出……70
C．作業療法計画立案……70
D．作業療法経過と結果，今後の計画……74
E．考察および典型的臨床像との比較……76

### III 脳血管障害（回復・維持期）：利き手交換を行って主婦復帰したケース　森 功一……77
A．対象者のプロフィール……77
B．評価および作業療法課題の抽出……77
C．作業療法計画立案……77
D．作業療法経過と結果，今後の計画……81
E．考察および典型的臨床像との比較……83

## IV 脳血管障害（回復期）：興味・価値観を考慮した作業活動を導入して意欲を引き出せたケース
　　　　　　　　　　　　　富村香里 …… 84
- A. 対象者のプロフィール …… 84
- B. 評価および作業療法課題の抽出 …… 84
- C. 作業療法計画立案 …… 86
- D. 作業療法経過と結果，今後の計画 …… 88
- E. 考察および典型的臨床像との比較 …… 89

## V 中心性頸髄損傷者が車いす介助レベルで単身生活を始めるケース　　松本琢磨 …… 91
- A. 対象者のプロフィール …… 91
- B. 評価および作業療法課題の抽出 …… 91
- C. 作業療法計画立案 …… 92
- D. 作業療法経過と結果，今後の計画 …… 95
- E. 考察および典型的臨床象との比較 …… 96

## VI 青壮年期の関節リウマチ：将来に対する不安のなかにも自信回復の兆しが見えたケース
　　　　　　　　　藤波英司, 小野敏子 …… 98
- A. 対象者のプロフィール …… 98
- B. 評価および作業療法課題の抽出 …… 98
- C. 作業療法計画立案 …… 99
- D. 作業療法経過と結果，今後の計画 …… 100
- E. 考察および典型的臨床像との比較 …… 101

## VII 高齢者の関節リウマチ：訪問看護・介護部門との連携と家族の協力による自宅復帰を目指したケース　　藤波英司, 小野敏子 …… 103
- A. 対象者のプロフィール …… 103
- B. 評価および作業療法課題の抽出 …… 103
- C. 治療計画立案 …… 105
- D. 作業療法経過と結果，今後の計画 …… 107
- E. 考察および典型的臨床像との比較 …… 108

## VIII パーキンソン病患者の廃用による機能低下に対する作業療法と住宅改修の提案を行ったケース　　田中勇次郎 …… 110
- A. 対象者のプロフィール …… 110
- B. 評価および作業療法課題の抽出 …… 110
- C. 作業療法計画立案 …… 112
- D. 作業療法経過と課題，今後の計画 …… 114
- E. 考察および典型的臨床像との比較 …… 115

## IX 頭部外傷で記憶障害を呈したケース
　　　　　　　　　　　　中舘美保子 …… 117
- A. 対象者のプロフィール …… 117
- B. 評価および作業療法課題の抽出 …… 117
- C. 作業療法計画立案 …… 118
- D. 作業療法経過と結果，今後の計画 …… 122
- E. 考察 …… 122

## X 上肢切断者の義手使用の援助：筋電義手を使用して職場復帰したケース
　　　　　　　　酒井達也, 柴田八衣子 …… 125
- A. 対象者のプロフィール …… 125
- B. 評価および作業療法課題の抽出 …… 125
- C. 治療計画 …… 127
- D. 作業療法経過と結果 …… 128
- E. 考察と今後の計画 …… 131

## XI 手外科（末梢神経障害）のケース：上腕骨骨幹部骨折に合併した橈骨神経麻痺に対して保存療法が施行されたケース
　　　　　　　　高岩亜紀子, 大森みかよ …… 133
- A. 対象者のプロフィール …… 133
- B. 評価および作業療法課題の抽出 …… 133
- C. 作業療法計画立案 …… 136
- D. 作業療法経過と結果，今後の計画 …… 137
- E. 考察および典型的臨床像との比較 …… 138

## XII 全身熱傷患者の安定期　坪田貞子 …… 140
- A. 対象者のプロフィール …… 140
- B. 評価および作業療法課題の抽出 …… 140
- C. 作業療法計画立案 …… 140
- D. 作業療法経過と結果，今後の計画 …… 143
- E. 考察 …… 143

XIII 癌終末期患者の QOL 向上をはかる：余暇活動によりその人らしさを発揮することができたケース　　目良幸子……146
A. 対象者のプロフィール……146
B. 評価および作業療法課題の抽出……146
C. 作業療法計画立案……148
D. 作業療法経過と結果，今後の計画……149
E. 考察および典型的臨床像との比較……150

XIV 呼吸器疾患：急性増悪期から自宅退院までを支援したケース　　高島千敬……152
A. 対象者のプロフィール……152
B. 評価および作業療法課題の抽出……152
C. 作業療法計画立案……155
D. 作業療法経過と結果，今後の計画……157
E. 考察および典型的臨床像との比較……159

■コラム 1：アフォーダンスの視点から，頸髄損傷を考える　　玉垣 努……160
■コラム 2：作業療法士が IT 活用支援を担おう　　鴨下賢一……161

本章のキーワード……162

# 第 3 章　精神機能領域のケーススタディ　　167

GIO，SBO，修得チェックリスト……168

I 統合失調症の治療プログラムにおける作業療法　　三澤 剛……170
A. 対象者のプロフィール……170
B. 評価と治療上の問題点……170
C. 治療計画立案……171
D. 作業療法プログラム経過と結果……174
E. 考察……175

II 統合失調症：デイケアにおける就労支援のケース　　伊藤 剛……178
A. 対象者のプロフィール……178
B. 評価および作業療法課題の抽出……178
C. 援助・支援計画立案……181
D. 援助・支援経過と結果，今後の計画……182
E. 考察……183

III 統合失調症：外来作業療法からデイケアに移行したケース　　原口晋一……185
A. 対象者のプロフィール……185
B. チームスタッフからの情報収集……185
C. デイケア処方および参加の経過……185
D. 作業療法評価……186
E. ストレングスとウィークネスの焦点化と，目標およびプログラム立案……187
F. 治療プログラム……189
G. 治療経過とプログラムの修正，結果……189
H. 結果のまとめと考察……190

IV アルコール依存症：病気理解が深まり，集団内での孤立から適応へと好転したケース　　濱上幸司……192
A. 対象者のプロフィール……192
B. 評価および作業療法課題の抽出……192
C. 作業療法計画立案……192
D. 作業療法経過と結果，今後の計画……195
E. 考察および典型的臨床像との比較……196

V 気分障害（躁うつ病）：作業活動を用いて自己の再構築をはかる　　岡崎 渉……198
A. 対象者のプロフィール……198
B. 評価および作業療法課題の抽出……198
C. 作業療法計画立案……199
D. 作業療法経過と結果，今後の計画……202
E. 考察および典型的臨床像との比較……204

本章のキーワード……206

# 第4章　発達過程領域のケーススタディ　　209

GIO，SBO，修得チェックリスト …… 210

### I 脳性麻痺：視知覚機能の向上にアプローチした両麻痺児のケース　　笹田 哲 …… 212
A．対象児のプロフィール …… 212
B．評価および作業療法課題の抽出 …… 212
C．作業療法計画立案 …… 213
D．作業療法経過と結果，今後の計画 …… 215
E．考察および典型的臨床像との比較 …… 217

### II 重症心身障害（幼児期）：興味の広がりと上肢の動きが活発になったケース　　佐々木清子 …… 219
A．対象児のプロフィール …… 219
B．評価および作業療法課題の抽出 …… 219
C．作業療法計画立案 …… 220
D．作業療法経過と結果，今後の計画 …… 224
E．考察および典型的臨床像との比較 …… 225

### III 重症心身障害（成人期）：生活環境への支援により機能維持と充実した生活体験ができたケース　　佐々木清子 …… 227
A．対象者のプロフィール …… 227
B．評価および作業療法課題の抽出 …… 227
C．作業療法計画立案 …… 229
D．作業療法経過と結果，今後の計画 …… 231
E．考察および典型的臨床像との比較 …… 232

### IV 幼児期後期の知的障害児の言葉の遅れ　　川俣 実 …… 234
A．対象児のプロフィール …… 234
B．評価および作業療法課題の抽出 …… 234
C．作業療法計画立案 …… 237
D．作業療法経過と結果，今後の計画 …… 238
E．考察および典型的臨床像との比較 …… 239

### V 幼児期のダウン症児の手の機能の遅れ　　川俣 実 …… 241
A．対象児のプロフィール …… 241
B．評価および作業療法課題の抽出 …… 241
C．作業療法計画立案 …… 243
D．作業療法経過と結果，今後の計画 …… 245
E．考察および典型的臨床像との比較 …… 245

### VI 幼児期から小学校低学年期の広汎性発達障害　　福田恵美子 …… 247
A．対象児のプロフィール …… 247
B．評価および作業療法課題の抽出 …… 247
C．作業療法計画立案 …… 248
D．作業療法経過と結果，今後の計画 …… 251
E．考察および典型的臨床像との比較 …… 252

### VII 広汎性発達障害（学齢期）：小学校生活の適応にアプローチしたケース　　笹田 哲 …… 254
A．対象児のプロフィール …… 254
B．評価および作業療法課題の抽出 …… 254
C．作業療法計画立案 …… 256
D．作業療法経過と結果，今後の計画 …… 257
E．考察および典型的臨床像との比較 …… 259

■コラム3：小児特発性関節炎の作業療法実践過程におけるポイントと注意点　　福田恵美子 …… 261
■コラム4：小児の摂食・嚥下リハビリテーション　　神作一実 …… 262

本章のキーワード …… 263

## 第5章　高齢期領域のケーススタディ　265

GIO, SBO, 修得チェックリスト…… 266

**Ⅰ 認知症：認知症対応型通所介護を利用している慢性期のケース**　大塚信行…… 268
- A. 対象者のプロフィール…… 268
- B. 評価および作業療法課題の抽出…… 268
- C. 作業療法計画立案…… 271
- D. 作業療法経過と結果，今後の計画…… 272
- E. 考察および典型的臨床像との比較…… 272

**Ⅱ 車いす介助レベルで自営業に復帰した脳梗塞患者のケース**　宇田 薫…… 274
- A. 対象者のプロフィール…… 274
- B. 評価および作業療法課題の抽出…… 274
- C. ケアプランに基づく作業療法計画立案…… 275
- D. 作業療法経過と結果，今後の計画…… 277
- E. 考察および典型的臨床像との比較…… 280

**Ⅲ 自助具を用いてADLが改善し家庭復帰した大腿骨頸部骨折のケース**　斎藤和夫…… 281
- A. 対象者のプロフィール…… 281
- B. 評価および作業療法課題の抽出…… 281
- C. 作業療法計画立案…… 283
- D. 作業療法経過と結果，今後の計画…… 286
- E. 考察および典型的臨床像との比較…… 287

本章のキーワード…… 288

## 第6章　高次脳機能領域のケーススタディ　289

GIO, SBO, 修得チェックリスト…… 290

**Ⅰ 脳血管障害による高次脳機能障害と身体障害を合併したケース**　早川裕子…… 292
- A. 対象者のプロフィール…… 292
- B. 評価および作業療法課題の抽出…… 292
- C. 作業療法計画立案…… 293
- D. 作業療法経過と結果，今後の計画…… 297
- E. 考察および典型的臨床像との比較…… 299

**Ⅱ 応用行動分析学に基づくアプローチを用いたケース**　鈴木 誠…… 301
- A. 対象者のプロフィール…… 301
- B. 評価および作業療法課題の抽出…… 301
- C. 作業療法計画立案…… 302
- D. 作業療法経過と結果…… 304

**Ⅲ 地域への移行期のケース**　繁野玖美…… 308
- A. 対象者のプロフィール…… 308
- B. 評価および作業療法課題の抽出…… 308
- C. 作業療法計画立案…… 311
- D. 作業療法経過と結果，今後の計画…… 312
- E. 考察および典型的臨床像との比較…… 314

**Ⅳ 外傷性脳損傷による社会的行動障害のため長期間在宅生活となったケース**　野々垣睦美…… 315
- A. 対象者のプロフィール…… 315
- B. 評価および作業療法課題の抽出…… 315
- C. 作業療法計画立案…… 317
- D. 作業療法経過と結果，今後の計画…… 318
- E. 考察および典型的臨床像との比較…… 320

本章のキーワード…… 322

## 臨床実習とケーススタディの今後の発展に向けて　市川和子　|323|

A. 臨床実習で大切なこと……323　　B. ケーススタディを作成したあとで……324

## さらに深く学ぶために　市川和子……325

## 巻末資料　実習セルフチェック表　三沢幸史　|327|

索引……331

# 本シリーズにおける呼称・表記について

　サービスの受け手を何と表現するかはサービス提供者との関係性を示す指標となる．また，人権思想の浸透具合をみる社会的指標でもある．現在，作業療法領域で複数の表現がみられるのは以下の用語である．

## 1. サービスの受け手の表現について
　作業療法領域ではサービスの受け手の表現のしかたが主に4通りある．状況に応じて選択できるようにしておくとよい．

① 「対象者・対象児」は，作業療法の守備範囲が医療・保健・福祉の全領域にわたり，病院や施設から在宅まで支援の幅が広いこと，年齢や疾患・障害の種類にかかわらず対象とすることなどから，サービスの受け手を限定せずに指すときに使われる．またサービスの受益者と提供者が対等な関係であることを示しており，日本作業療法士協会が採用している〔作業療法臨床実習の手引き，第4版，2010〕．本シリーズでも発刊当初から採用している．英語そのままにクライエント（client）の語を用いることも多い．

② 「患者」は医師の治療を受ける人〔広辞苑，第6版〕の意で，もっぱら医療の対象者を指す．上記，実習の手引きでも，作業療法を含めて主に医療の対象者として表現する場合は「患者」の語を使うとしている．

③ 「当事者」は精神障害分野において一般の人々がいだくマイナスイメージを避ける意味を込めて使われる．

④ 「利用者」は疾患や障害に関係なく，在宅サービス（通所や訪問）を受ける人々を指して表現することが多い．

## 2.「障害者」という用語について
　疾患に対するマイナスイメージの払拭をはかるため，厚生労働省の公式文書が「精神分裂病」から「統合失調症」へ（2002年），「痴呆症」から「認知症」へ（2004年）と変更された．同じように内閣府は「障がい者制度改革推進本部」を設け，「害」の字をひらがな表記にした（2009年）．2010年現在，各メディアもこれにならっているが，いまだ統一されていない．

　本シリーズでは文脈上必要な場合を除き，原則として「対象者・対象児」，「クライエント」を用いている．ただし，「上肢機能障害」など障害そのものを表す場合は「障害」としている．

## 3. IADL（instrumental activities of daily living）の訳語について
　instrument が道具・器械・器具・手段と和訳される〔研究社リーダーズ英和辞典，第2版〕ことから，「手段的日常生活活動」の訳語が定着したと考えられるが，日本語として違和感がもたれて議論になることが多い．ADLそのものの内容をめぐっても過去に多くの議論があった．

　食事の用意，家事全般，金銭や薬の管理，買い物，交通手段の利用など，セルフケア以外で多くの人々が日常的に行う活動には，"活動手段となるべき物" が介在する．それゆえ，「生活関連動作（活動）（activities parallel to daily living; APDL）」とも呼ばれている．本シリーズでは，文献引用などの場合を除いて，IADL，APDLともに「生活関連活動」の訳語を用いている．それは，上記のように日本語として「生活関連活動」のほうが，実態を表すのにより適していると考えられるからである．

## 4.「介入」という用語について
　「介入」は，問題・事件・紛争などに，本来の当事者でない者が強引にかかわること〔広辞苑，第6版〕という意味の一般用語である．本シリーズでは，作業療法は対象者とともに問題を解決するという立場から，「介入」の語は極力用いず，「治療，指導，援助」などの用語を用いることにしている．

## 序章

# 臨床実習とケーススタディを学ぶ皆さんへ

# 『作業療法臨床実習とケーススタディ』学習マップ

[臨床実習編]

### 序章 臨床実習とケーススタディを学ぶ皆さんへ
- 作業療法の歴史的側面から社会的な役割を学ぶ
- 作業療法実践力の必要性を学ぶ

学内教育が6～7割履修済みとなったところで実施される総合実習を中心に，その準備，心構え，意義など，導入にあたる部分を示した．「初めよければ……」にあやかり，しっかり足下を固めて学習のスタートを切ろう．

### 第1章 臨床実習の基礎
- 実践学である作業療法にとっての臨床実習の重要性を学ぶ
- WFOT作業療法士教育の最低基準の概略，日本の作業療法士養成指定規則から，履修内容の概要を知る
- 実習形態と目的，実習の流れを学ぶ

臨床実習を前にして不安や心配に圧倒されないためには，どこで何を，どのように行うのかを徹底的に知ることが攻略の第一歩である．本章では世界と日本で規定されている内容，実習形態，学生も含め実習にかかわる人々の役割を明らかにしよう．

### 第2章 臨床実習の学習内容
- 臨床実習の各形態のGIO, SBOを学ぶ
- 臨床実習前の準備から実習後まで必要なことを知る
- 臨床実習中の，評価から治療実施・再評価の詳細を学ぶ

知識の確認とともに技術，態度を育成する作業療法臨床教育において，GIO, SBOという教育目標を掲げることの重要性に気づく．臨床実習の形態をとらえ，臨床実習の流れに沿って実習生に求められるものを勉強する．評価から治療実施・再評価の具体的な流れもつかもう．

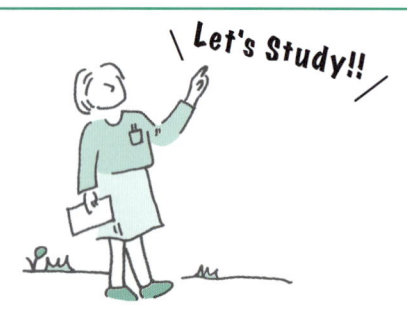

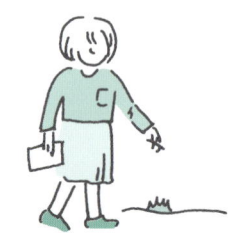

Let's Study!!

## シリーズ各巻の紹介

### 作業療法学概論　[基礎作業療法学]
本巻では，作業療法を学習するにあたって必要とされる一般基礎知識を解説し，身体機能・精神機能・発達過程・高齢期の各専門領域について，導入的に説明します．特徴としては作業療法の概念，哲学および歴史的背景について学びます．臨床実習を学ぶ基礎知識として重要な内容となります．

### 基礎作業学　[基礎作業療法学]
本巻での学習はのちに続く評価学や各治療学の基礎として重要な役割を果たします．ここでは作業療法の最大の特徴となる"作業・活動"に焦点を当て，作業療法としての適用のしかたについて学習します．臨床における作業の適応，分析に役立てることができます．

### 作業療法研究法　[基礎作業療法学]
本巻では，作業療法という専門職の研究・発展に必要な研究基礎知識や，実際に研究の演習法についても学習します．特に作業療法の効果を明示し社会的評価へとつなげる研究は，今後ますます重要になります．また，すでに発表された研究論文の読み方などについても学びます．ケーススタディを仕上げる際に有用な基礎知識を提供してくれます．

### 作業療法臨床実習とケーススタディ　[臨床実習]
本書は作業療法の全教育課程の3～4割を占めるとされる専門分野の領域にあたります．多様な臨床の現場を事例ごとに実践教育として学習します．これまで学習した全教科の，いわば総合編にあたります．臨床実習は各教育機関でそれぞれ詳しく指導されますが，ここでは事例ごとに作業療法の実際を紹介します．

### 地域作業療法学　[地域作業療法学]
WHOのICF分類が個人の機能障害から活動・社会参加へと向けられているように，現在，作業療法が対象とする領域は，医療機関から保健・福祉の地域へと広がっています．臨床実習の実施に際しても今後，地域における場が増えてくると予想されます．

### 社会生活行為学　[作業治療学]
本巻は，これまで日常生活活動や福祉用具概論，職業関連活動とされてきた科目を，広義で人間の行う生活行為であるととらえ，「社会生活行為」という名称を使用しています．個人の日常生活から心身の統合や社会生活の満足度を高める作業療法について，作業療法の全領域を含めながら学習します．

[ケーススタディ編]

**第1章
ケーススタディの書き方**
- ケーススタディの意義と目的を知る
- 論理的，客観的な記録方法を学ぶ
- ケーススタディの各項目の書き方とまとめ方を学ぶ

**第2～6章**
- 各領域における疾患，障害，背景をもつ対象者のケーススタディの例を学ぶ

【身体機能領域】脳血管障害(急性期/回復・維持期)，中心性頸髄損傷，関節リウマチ(青壮年期/高齢期)，パーキンソン病，頭部外傷，上肢切断，手の末梢神経障害，熱傷，癌終末期，呼吸器疾患
【精神機能領域】統合失調症(入院/外来/デイケア)，アルコール依存症，躁うつ病
【発達過程領域】脳性麻痺，重症心身障害(幼児期/成人期)，知的障害，ダウン症，広汎性発達障害
【高齢期領域】認知症，脳血管障害，大腿骨頸部骨折
【高次脳機能領域】半側空間無視，失語症，もやもや病，社会的行動障害

臨床実習の総仕上げは，ケーススタディを完成させることである．ケーススタディは作業療法実践過程の記録の科学的方法の1つとしても重要であり，生涯教育にも必要となる．この章は第2～6章のケーススタディの雛形である．

作業療法の実践は疾患の違いによって特徴づけられる．また，発症からの時間経過により実践のポイントが異なる．対象者をとりまく環境の違いによってもその対応は異なってくる．入院と地域といった生活している場の違いも実践の差を生じる．また，発達期と成人・高齢期の対象者への実践の差も当然必要となる．さまざまな状況のなかでの実践の例を示し，ケーススタディに取り組もうとしている学生へのヒントを提示する．ケーススタディは作業療法の科学的取り組みのひとつであり，根拠に基づいた実践の記録である．

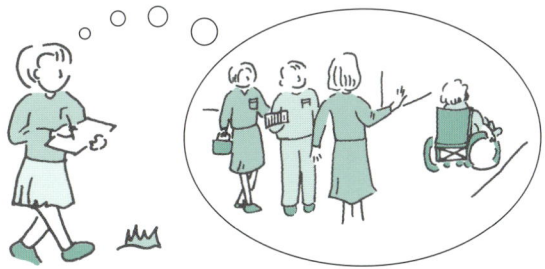

**作業療法評価学**
[作業療法評価学]
本巻では，作業療法の全領域で使用されている評価と評価法に関する知識および技法を，理論・演習を通して学習します．また，それらが各領域での実践において，どのような意味をもつものであるかについても学びます．臨床における実践過程の重要な部分を占める評価の実際が学べます．

**身体機能作業療法学**
[作業治療学]
本巻は特に身体障害に関しての治療・援助の方法を学習します．日常生活に必要な動作・行動・行為などへの結びつきについても学びます．高齢になればなるほど身体障害をもつ高齢者は増加します．
本書「ケーススタディ編」で取り上げた障害・疾患をさらに深く理解するのに役立ちます．

**精神機能作業療法学**
[作業治療学]
本巻は特に精神障害に関して，『基礎作業学』や『作業療法評価学』で学んだ関連事項をもとに，作業療法の特性を生かした治療・援助の技法について学習します．本書「ケーススタディ編」で取り上げた障害・疾患の理解と，対象者をみる基本的視点を提供してくれます．

**高次脳機能作業療法学**
[作業治療学]
本巻では，脳血管障害や頭部外傷による大脳皮質，皮質下および基底核の障害(高次脳機能障害)に対する作業療法を学習します．臨床実習で担当することもよくあります．また，高次脳機能は食べる，着がえる，仕事をするなどのADLやAPDLに深く関連する機能です．基本的理解を系統的に学び，作業療法を行ううえで重要な視点を獲得します．

**高齢期作業療法学**
[作業治療学]
本巻は高齢期の心身機能の変化や，それに伴っておこる生活上の動作・行動・行為への援助法について学習します．障害をもつ高齢者に対する作業療法はもちろん，健康な高齢者へのかかわりも含め作業療法の適応法について学びます．高齢期の対象者へのかかわりと作業療法実践が，臨床実習には重要となります．

**発達過程作業療法学**
[作業治療学]
本巻は特に乳幼児から青年までを対象とした作業療法を，すでに『基礎作業学』や『作業療法評価学』で学んだ関連事項をもとに学習します．対象者個人の将来の可能性を広げるために，日常生活や学校生活，社会生活でのより適切な援助法を学びます．本書「ケーススタディ編」で取り上げた障害・疾患の理解を深めるのに有用です．

※[　]内は，理学療法士作業療法士学校養成施設指定規則で定めた専門分野の科目名を表します．

## A. 本書で学ぶこと

　本書を手にしている学生は，まもなく始まる臨床実習への期待に胸をふくらませているだろうか．不安に押しつぶされそうになっているのか．筆者が実習訪問に出かけ，話をし始めると，大粒の涙が学生の目から溢れてくるという場面に出くわす．安堵の涙ならよいのだが，「この実習はうまくいくはずがない」などという学生の思い込みや，指導者，職員とのコミュニケーション不足などで抜き差しならない状況のことがある．それでも，学生たちは作業療法士を目指して日々努力しているわけである．つまり目の前の対象者になんらかの援助・お手伝いができ，こわばった身体にほっと力の抜ける時間が提供できること，「ああよかった」と感じてもらえること，臨床での作業療法実践は学生にとって最大の喜びであるに違いない．

　リハビリテーションの1領域である作業療法が日本の養成，草創期から50年が経とうとしている．ICIDH（国際障害分類）がICF（国際生活機能分類）に変更されたのをみても，より個別性，生活の側面，障害をもつ方の就労を含めた社会参加が求められてきているのがわかる．上記の達成は作業療法士なくしては，完了できないと自負している．最大の喜びである「臨床実践（実習）」が十分な手ごたえのもとに終了できることへの一助として，本書の改訂版をお届けしたい．

　周知のとおり，実践学としての作業療法教育における臨床実習教育の果たす役割は大きく，いわば養成教育の集大成といえるものにあたる．つまり臨床実習教育は臨床現場で，養成教育にて修得した知識・技術などを実践し，専門職としての基盤をつくり上げていくという意味をもつ．

　筆者の臨床実習は日本で養成が始まって間もなくのときであったので，見学実習−評価実習−総合実習という世界作業療法士連盟（World Federation of Occupational Therapists; WFOT）のスタイルを取り入れた正統的な3段階を踏んでいた．作業療法見学実習の前には近隣の関係施設をほとんど隈なく回ったのではないかと思うほど数多くの施設見学があった．一方，学内で学び，吸収していたことは現在の学生たちの数分の1ではないかと思う．何せ専門科目の授業はほとんど英語による授業だった．長期にわたる臨床実習の現場では当時，教室内では理解しきれなかった基本的態度を含め，評価・目標設定・作業療法実施という流れに気づくことができた．対象者の方々との交流など，忘れがたい感動もいまもって鮮明である．

　日本にリハビリテーション医学が紹介されてから70余年が経つ．20世紀は還元主義（複雑な事象を単一なレベルの基本要素としてとらえる）が色濃かった．筆者もその波の中でリハビリテーション理念や作業療法実践の核を身につけてきた．病を得た対象者ととりまく環境（モノだけでなく，人や制度も含め）を考慮できる，バランスのよい作業療法の提供の基礎を臨床実習で獲得してほしい．

## B. 本書の構成と内容

　本書は大きく「臨床実習編」と「ケーススタディ編」の2つに分けて構成した．

　「臨床実習編」では作業療法士養成カリキュラムの3〜4割を占める大きな柱である臨床実習について，その目的や目標，概要と実際について記述をした．「臨床実習編」はできるだけコンパクトかつわかりやすくした．

　第1章では作業療法教育カリキュラムの中で臨床実習がどう位置づけられているのか，臨床実習の形態はどうなっているのか，養成校，学生，実習指導者と施設，それぞれの役割は何であるのかを明らかにした．

　第2章では作業療法カリキュラムにおける臨床実習の流れを説明し，臨床実習を受け入れる指導者および施設においてどのような準備と調整が行われるのか，具体的なオリエンテーションやレクチャー，日々の指導はどのように考えられているの

かを示した．また，求められる課題や学生にとっては大きな関心事である学生評価はどのように行われるのかを示した．

「ケーススタディ編」第1章では，臨床の場で重要である記録と作業療法過程の考え方と実際を詳細に述べ，学生が臨床実習教育を円滑に履修できるように考慮している．また，前版からの大きな変更が3点ある．1点目はケーススタディのテーマを厳選し，かつ時流の変化を考慮した結果，高次脳機能領域を別立てにしたこと．2点目は全編にわたって生活，地域への作業療法実践について意識しながら取り上げたことである．したがってページ数が圧倒的にケーススタディに割かれていることが，3点目の変更である．本編を通じて，臨床実習に臨む学生の対象者への作業療法実践の具体的なイメージを，各ケーススタディの展開から学んでいただきたい．

教育の最終目標は教育を受けた者の行動の変化であるといわれている．学内教育においてもしかりであるが，臨床現場での教育成果は「行動の変化」なくしては成り立たないといっても過言ではあるまい．前版同様，行動の変化を明確に引き出す意図で考案された学習目標（GIO，SBO）と修得チェックリストを「臨床実習編」と「ケーススタディ編」の各章に示した．

## C. 現代に求められる作業療法

"根拠に基づく医療"（evidence-based medicine；EBM）を受け，"根拠に基づく作業療法"（evidence-based occupational therapy；EBOT）が作業療法士の実践命題となってきた．現在の日本の状況では，医療福祉サービスを，かつては弱者であった病者や障害者が，消費者として納得のいくものを買うというスタンスが定着しつつある．それに対しEBOTの視点をもって，情報を対象者に則して精選し，伝えることができる．

作業療法士は医学モデルによる身体構造・心身機能の知見を駆使し，根拠を求め，最善の方法論をもって個々の対象者に対応することが必要である．宮井はリハビリテーションに要求されるエビデンスについて，「医学的リハビリテーションにおいては，近年薬物効果と同等なエビデンスが求められている」[1]といっている．実際，急性期作業療法実践においては対象者の呼吸や心機能，あるいはその他内臓疾患における検査所見の留意，確認などのリスク管理を実施し，リハビリテーションスタッフとしての責任を全うすることで，効率的で最善の治療とケアが進展するように配慮する．または呼吸器科，整形外科疾患などにおいて禁忌事項を周知し，効果的な作業療法が提供できることなどがこれにあたる．

一方，維持期，慢性期においての作業療法実践では数値化することに馴染まない内容が多く，薬物効果と同等なエビデンスに基づく実践は苦慮するところである．作業療法効果に言及する方策として，事例研究や質的研究があるが，対照群を設定した検証などよりは証明力が低いとされている．そうはいっても作業療法が対象者の生活や作業に焦点を当てていく以上，生活の詳細はどのようであるか，その個人特有の作業はどんなものかという質にかかわる記述を正確に行い，かつ得られた結果を分析・解釈し効果的な対象者援助を実践することが必要不可欠である．このような視点から日々の臨床の記録について認識を新たにし，効果的，有効性の高い記述を心がけることが大切である．

これから臨床実習に臨もうとしている学生にとって，記録の方法や技術を理解し身につけることの重要性はいうまでもない．

活動（activity），参加（participation）については現在徐々に成果が蓄積されつつあるところだが，質的研究などの検証をもって問題解決にあたるとともに，対象者を一人の個人としていかに深く観察し，理解できるかという作業療法士の力量が大きくかかわる．つまり対象者は今現在何をしたいのか，どのようにしたいのか，どこでしたいのか，な

ぜしたいのか，誰と，近い将来はどうなのか，1年後，2年後というスパンではどうなのかと，具体的かつ実際的に思いをめぐらせることができるかどうかということである．

　身体構造・心身機能の問題をその人をとりまく環境（人・モノ・社会・その他）に照らし，解決策を作業療法メニューの中から導き出すことが作業療法治療プログラムになる．言葉を変えていえば，心身機能，身体構造の問題もさることながら，それをベースにした活動，そして参加というリハビリテーションプランを個別性，地域性を熟慮しつつ，効率的，有用なものとし，リハビリテーションゴール達成の一翼を担う職種として，効果的・効率的，かつ温かい援助ができるように職業生命をかける意気込みが求められている．"売れる作業療法"でなければ生き残れないといわれて久しい．

## D. 臨床実習の重要性

　作業療法は実践の学である．基礎医学を土台として，人の営み（作業モデル）を建ち上げ，対象者個々人の色や想いで装飾して家を造ることに例えて考えてみてはどうだろうか．作業療法士養成課程は臨床実習をもって仕上げとなる．これまで学んだすべてをもって，さらに実習中には学生のもてるものを120％駆使して，作業療法実践の醍醐味を味わい，なによりも対象者の笑顔や「よかった」という思いを引き出すお手伝いができたという経験をしてほしい．対象者へのあいさつから始まり，評価，結果の解釈統合，プログラムの立案・実施，再評価，フォローアップという作業療法のプロセスの理解は必須である．理解は実践を伴った行動レベルであることはいうまでもない．

●引用文献
1) 宮井一郎：作業療法に関するエビデンスとOTへの提言. OTジャーナル 42:1244–1248, 2008

# 臨床実習編

# 第1章
# 臨床実習の基礎

第1章：臨床実習の基礎

| GIO 一般教育目標 | SBO 行動目標 |
|---|---|
| 1 作業療法士養成課程における臨床実習の位置づけを理解する． | 1）学内での学習と対象者への実践との関係を理解して，臨床実習の準備について述べる． <br><br> 2）作業療法士養成課程に臨床教育が必要であることを説明できる． |
| 2 日本と世界の作業療法士養成の基準・規則から，臨床実習教育の達成目標を理解する． | 1）WFOTの「作業療法士教育の最低基準」にある卒前教育内容がどのように構成されているか述べる． <br><br> 2）日本の作業療法士学校養成施設指定規則の推移と現状を学び，臨床実習の位置づけを理解する． |
| 3 臨床実習の種類と流れを学び，自校の臨床実習を理解する． | 1）作業療法士養成課程で行われるプレ実習・見学実習・評価実習・総合臨床実習の概要を知り，自校のカリキュラムと比較する． <br><br> 2）臨床実習実施の流れについて述べる． |

## 修得チェックリスト

- ①学内での学習と対象者への実践との関係を述べることができた．
- ②学内で修得すべき内容を述べることができた．
- ③国際基準(WFOT)が示している修得すべき内容を述べることができた．
- ④日本の指定規則に定められている学内学習と実習時間の配分を述べることができた．
- ⑤臨床実習の初期段階から終了段階までの内容を経過を追って述べることができた．
- ⑥臨床実習を実施するためにかかわる人々とその職種内容の特徴を述べることができた．
- ⑦作業療法士養成課程に臨床教育が必要不可欠とされる理由を列挙できた．

- ① WFOT の「作業療法士教育の最低基準」に示された卒前教育内容にある地域保健ニーズのモデルを述べることができた．
- ② WFOT の「作業療法士教育の最低基準」の卒業段階で不可欠とされている知識・技能・態度について簡略に述べることができた．
- ③日本の作業療法士学校養成施設指定規則の変遷について概略を述べることができた．
- ④日本の作業療法士学校養成施設指定規則における臨床実習の時間割合を述べることができた．

- ①プレ実習・見学実習・評価実習・総合臨床実習の期間・方法を述べることができた．
- ②プレ実習・見学実習・評価実習・総合臨床実習の目的を説明できた．
- ③プレ実習・見学実習・評価実習・総合臨床実習への学生の参加資格を述べることができた．
- ④本書で示されたプレ実習・見学実習・評価実習・総合臨床実習と自校の臨床実習の概要を比較できた．
- ⑤臨床実習実施の流れの概要を述べることができた．
- ⑥臨床実習にかかわる医療福祉関連職種を説明できた．

# I 臨床実習の位置づけ

作業療法教育課程における臨床実習教育の達成目標にふれたい．

作業療法の実践は古くはギリシャ時代にその萌芽があるといわれている．歴史的な変遷を経て，2001年にはWHOによる国際生活機能分類(International Classification of Functioning, Disability and Health; ICF)にて，対象者をより広くかつ個別的にみていくという方針が定められ，今後，作業療法実践の果たすべき責務はますます強調されていると考えられる．

### ■臨床実習のカリキュラム上の位置づけ

作業療法士養成課程における臨床実習教育の位置づけとしては，以下のことを理解してほしい．

作業療法は対象者の日常生活活動(動作)(activities of daily living; ADL)，仕事または趣味活動などにおける作業遂行障害を軽減もしくは解消することがその役割である．ある対象者の作業遂行能力を把握するには，身体・精神・心理各側面の機能をチェックし，かつそれをその個人の生活と摺り合わせ，遂行障害をきたしている要因について考察し，問題解決をはからなければならない．このために基礎医学と臨床医学の概要を知り，作業療法手段を学ぶ．机上の学習をもとに対象者とコミュニケーションをとり，評価する技術，実生活と摺り合わせる手法の実技が求められる．ここに，カリキュラム総時間の1/3を臨床実習に費やす理由がある．臨床において出会う対象者は実にさまざまな背景や環境におかれ，同一の疾患であったとしても一人として同じ人はいない．作業療法士養成課程の目的は，実際の臨床現場での経験を含む臨床教育なくしては達成しえない．

実習生が向き合っている対象者は何を望んでいるか．希望を叶えるために心身機能・構造はどう準備されなければならないか．それは現実的なものであるのか．対象者をとりまく環境面はどのように準備できるのか．それは可能なのか．作業遂行障害にかかわる心身機能・構造，活動，参加，環境における要因1つひとつを的確に判断し，作業療法実践に必要な行動に移していくのである．これらを学習するにあたって，ビデオなどの視聴覚教材，模擬実習あるいはチュートリアル形式の授業などが学内で実施される．臨床実習は問題解決能力と実技能力を総合的に完成させるものである．

ここでまず，国際的な「作業療法士教育の最低基準」(養成校卒業までに身につけるのが望ましいとされる必要最低限の知識・技術・態度)を概観しておきたい．

## A. WFOTによる教育課程基準

WFOT(World Federation of Occupational Therapists；世界作業療法士連盟)の「作業療法士教育の最低基準」は1952年の最低基準の概略に関する声明に端を発し，現在2002年改訂版が使われている．

卒前教育内容は卒業生が対処することになる地域保健ニーズに依存し，3つのモデル——生物医

表1 WFOT（編）「作業療法士教育の最低基準」より，卒業段階で求められる知識・技能・態度

## ①人間–作業–環境の関係および健康との関係

| 1. 作業 | a. 知識<br>b. 技能・技術<br>c. 態度 | 作業とは/文化的影響/作業に就く理由/作業モデル<br>評価＝個人・集団の信念・目標/作業遂行能力/活動制限<br>作業分析・適応・段階づけ → 治療への使用<br>信念＝作業・作業実践における個人・文化の差 |
|---|---|---|
| 2. 人間 | a. 知識<br>b. 技能・技術<br>c. 態度 | 作業的存在/作業への過去・現在・将来の参加に対する感情，反省，解釈<br>評価＝参加に影響する個人的要因<br>すべての個人と人々の適応，変化する能力への価値観 |
| 3. 環境 | a. 知識<br>b. 技能・技術<br>c. 態度 | 家族，友達，地域の人々，雇用者，教師など社会文化的環境が人々の作業への参加に与える影響＝人種差別/社会的スティグマ/作業的公正<br>評価＝社会参加へのバリアを強くする，またはつくり出すか/参加促進に向けた人的・物的環境の改善＝カウンセリング/役割モデリング<br>参加バリア要因への理解/人々が生活するために選んでいる環境に関しての理解 |
| 4. 作業と健康の関係 | a. 知識<br>b. 技能・技術<br>c. 態度 | 活動制限，作業参加がどう健康に影響するか＝個人的要因を維持する能力<br>評価＝作業に関連する健康<br>健康・病気の原因，健康をもたらす作業に関する他の人々の信念 |

## ②治療的・専門的人間関係

| 1. 作業療法の受け手との関係 | a. 知識<br>b. 技能・技術<br>c. 態度 | 治療関係，コミュニケーション過程の特徴＝患者中心，協業，指導力，コーチング<br>異文化を含む自分とは違う人々との関係を築く＝面接，カウンセリング<br>他人の信条や実践を尊重することを含む作業療法の受け手に対する理解 |
|---|---|---|
| 2. チームおよび組織のメンバーとの関係 | a. 知識<br>b. 技能・技術<br>c. 態度 | チームワークの重要性＝協業的に働く/多職種間・専門分野を超えたチーム<br>異文化を含む自分とは違う人々との関係を築く<br>効果的で実際的な関係を推進し，作業療法の受け手に対する成果を最大限にする他のチームメンバーへの理解 |

## ③作業療法過程

| | a. 知識<br>b. 技能・技術<br>c. 態度 | 作業療法に対するニーズのスクリーニング/作業ニーズ評価（変更の過程に導くその人の準備/健康と作業への参加に影響を及ぼす個人的因子）/作業ニーズの目標（個人的因子を変更する/環境上のバリアを少なくする）<br>作業療法の過程に沿った実行/対象者がこの過程に就く/作業療法の介入の記録と報告<br>健全で専門職のやり方で作業療法の過程を実行することへの理解 |
|---|---|---|

## ④専門的リーズニングと行動

| 1. 研究・情報探索の過程 | a. 知識<br>b. 技能・技術<br>c. 態度 | 理論的情報や研究結果の入手方法/理論や研究結果が，人間・健康・作業に関する作業療法哲学や作業療法と首尾一貫しているかの評価<br>情報の実践への応用（情報の効果的な入手・理解・評価）<br>理論開発と研究知見の実践への応用に関して評価を行い，情報の質を保証するとともに，実践に値する情報の提供を保証するという態度 |
|---|---|---|
| 2. 倫理的実践 | a. 知識<br>b. 技能・技術<br>c. 態度 | 対象者が可能な介入とそれがもたらす成果を知る保証<br>評価と介入への同意<br>倫理的な問題とジレンマを認識<br>セラピストの社会に対する倫理的責任と，その地域の文脈の中で認められるような価値や必要性，または倫理的実践に対する態度 |
| 3. 専門的能力 | a. 知識<br>b. 技能・技術<br>c. 態度 | 自分の知識・技能・態度は最新か？ 受け入れられるか？<br>自分の現在の知識・技能・態度の適切さの評価<br>知識・技能・態度を最新のものにする，実践のスーパーバイズに対するニーズと期待 |

（つづく）

表1　WFOT（編）「作業療法士教育の最低基準」より，卒業段階で求められる知識・技能・態度(つづき)

| ④専門的リーズニングと行動（つづき） | | | |
|---|---|---|---|
| 4. 自省的実践 | a. 知識<br>b. 技能・技術<br>c. 態度 | 自省的実践とは何かを知る<br>治療的関係<br>自分の行為が他人にどのように影響を与えるかということと，自分の行為が継続的な改善の基礎としてどのように有効であるかについて考える必要性に対する態度 | |
| 5. 自己，他人およびサービスの管理 | a. 知識<br>b. 技能・技術<br>c. 態度 | 説明責任，質の改善，情報管理システム，資源，自分と他人の実践と管理サービスの期待と過程について<br>高品質，適時のサービスの提供と併行して実践での自分自身・他人の健康をモニタリングし維持する/サービスを継続的に改善する<br>自分自身・他人の遂行を専門的に管理することの重要性に向けた態度 | |
| ⑤専門的実践の文脈 | | | |
| | a. 知識<br>b. 技能・技術<br>c. 態度 | 健康と良好な状態と関連する人権<br>入手可能性を計画し提供する<br>健康サービスを受け健康をもたらす範囲とバランスをもつ作業に参加するための人々の権利に対する態度 | |

*全体は原文にあたってほしい．

学的（障害，疾病，および医学的リスクのある人にかかわる），作業的（健康の促進が困難な作業的生活スタイルをもつ人や，作業的混乱や喪失を経験している人にかかわる），社会的（戦争，ホームレス，失業，政治的圧力による健康危機をもつ人にかかわる）——を想定して決定されるべきである．基準では卒業時点で，①人間－作業－環境の関係および健康との関係，②治療的・専門的人間関係，③作業療法過程，④専門的リーズニングと行動，⑤専門的実践の文脈，についての知識・技能・態度を習得していることをあげている．

表1に，WFOTによる「作業療法士教育の最低基準」の「卒業段階での有能な実践のために不可欠な知識・技能・態度」[1]を抽出した．この内容はICFの考え方を十二分に汲み，作業療法理論にも裏づけられた記述である．つまり，臨床実習で実践すべき必要最低限の内容を示しているわけである．

また，専門職が対象とする保健・医療および福祉の地域ニーズを明確にしてそれに応じたカリキュラムを作成する必要があるとしている点からは，時代の流れの要請を鋭くキャッチし，地域の実情に即したサービスを提供することへの確かな視点を見てとることができる．日本作業療法士協会は日本の教育基準の作成に着手し，現在改訂第2版（2009年2月）がインターネット上で配信されている（http://www.jaot.or.jp/members/yosei/）．

## B. 日本の作業療法士学校養成施設指定規則

学校養成施設指定規則とは，教室の広さや教員の基準などの設置基準と，教育内容，時間数（つまりカリキュラム）を法的に定めたものである．日本で最初に制定された指定規則は1966年（昭和41年）3月30日に公布された理学療法士作業療法士学校養成施設指定規則であり，臨床実習は全課程3,300時間中1,680時間で実に50％を占める．日本で初めての養成施設として開校した国立療養所東京病院附属リハビリテーション学院の開設時カリキュラム（1963年）は，全課程3,710時間中1,800時間を臨床実習にあてており，やはり50％近い割合となっている．

その後，指定規則は1972年，1989年，1999年と改正され，臨床実習時間は1,080時間から810

**表2 作業療法士学校養成施設指定規則のカリキュラムの変遷**

| 公布 | 科目(分野)区分 | | | | 合計時間数 |
|---|---|---|---|---|---|
| 1966 3.30 | 基礎と専門の区分なし | 1,080 時間 | | 540 時間 | 1,680 時間 |
| | | 物理学 化学 医学的心理学 解剖学 生理学 病理学 運動学 医学用語 公衆衛生学 医学一般 整形外科学ほか 救急消毒法 | | 作業療法 | 臨床実習 |
| | | | | | 3,300 時間 |
| 1972 2.23 | 基礎と専門の区分あり | 基礎科目 345 時間 | 専門科目 1,305 時間 | | 臨床実習 1,080 時間 |
| | | 人文科学 社会科学 自然科学 保健体育 | 解剖学 生理学 運動学 病理学 臨床心理学 一般臨床医学 整形外科学 神経学 精神医学 | 作業療法 {510} | |
| | | | | | 2,730 時間 |
| 1989 3.29 | 基礎と専門 基礎, 専門, 選択必修の区分あり | 基礎科目 360 時間 | 専門基礎科目 855 時間 | 専門科目 795 時間 | 選択必修科目 200 時間 |
| | | 人文科学 社会科学 自然科学 保健体育 外国語 | 解剖学 生理学 運動学 病理学概論 臨床心理学 リハビリテーション概論 リハビリテーション医学 一般臨床医学 内科学 整形外科学 神経内科学 精神医学 小児科学 人間発達学 | 作業療法概論 基礎作業学 作業療法評価法 作業治療学 作業療法技術論 | 臨床実習 810 時間 |
| | | | | | 3,020 時間 |
| 1999 3.31 | 基礎と専門 基礎, 専門, 選択必修の区分あり | 基礎分野 14 単位 | 専門基礎分野 26 単位 | 専門分野 53 単位 | 選択必修分野 9 単位 |
| | | 科学的思考の基礎 人間と生活 | 人体の構造と機能及び心身の発達 疾病と障害の成り立ち及び回復過程の促進 保健医療福祉とリハビリテーションの理念 | 基礎作業療法学 作業療法評価学 作業治療学 地域作業療法学 | 臨床実習 {18 単位} |
| | | | | | 102 単位 |

*1999 年は科目 → 分野, 時間数 → 単位表記, 臨床実習は専門分野に含められた.

時間と大幅に縮小されている. 全課程の時間数は 3,000 時間前後とあまり大きく変更されていないため, 全課程内での臨床実習時間の割合は 40% から 27% と低下した (表2).

● 引用文献
1) 日本作業療法士協会教育部, 世界作業療法士連盟 (編):作業療法士教育の最低基準. 2002 年改訂版, pp40-44, 2003

● 参考文献
2) 日本作業療法士協会 (監修), 杉原素子 (編):作業療法概論. 作業療法学全書 改訂第 3 版 第 1 巻, 協同医書出版社, 2010
3) 岩﨑テル子 (編):標準作業療法学 専門分野 作業療法学概論. 医学書院, 2004

# II 臨床実習の実際

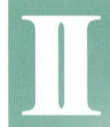

　臨床実習が始まって何日もしないうちに，実習指導者から下記のような報告を受けることがある．「対象者さんのベッドサイドにて，状況や訓練内容について指導者が説明している最中に，窓の外を見て集中していない」，「訓練場面の見学のときに居眠りをしている」，「対象者さんとかかわりをもつように指示しても，準備できていないのでできませんと断る」，「できない理由をくどくどと説明する」，「窮地に立たされると，嘘をついてその場をやり過ごそうとする」などである．

　なぜこのようなことが臨床実習の場で問題視されるのだろうか？　実習生が実習前に学内で準備できることは，何だろうか？

　臨床実習は実践学としての作業療法士育成に必要欠くべからざるものである（表1）．臨床実習を実施するために，大勢の人がかかわり，準備をし，受け入れてくださっている（表2）．目の前の対象者とふれあい，心をかよわせ，心のこもった作業療法

表1　作業療法士養成課程の実習

| | 期間，方法 | 目的 | 参加資格 |
|---|---|---|---|
| プレ実習（介護実習/シャドーイングアドバンス演習*など） | 数日～1週間程度，集団または個人，職員とともに実習生が実施できることを経験する． | 臨床に対する具体的なイメージをつくる．人とのかかわり，意思疎通の適切な方法を学ぶ． | 基本的マナーが守れる．入学初期から実施が可能． |
| 見学実習（演習） | 半日～1日または1週間，集団または個人．施設・部門の説明を受け，実務の見学をする．演習では可能な作業療法を体験する． | 施設および作業療法部門を中心に，各部署の機能を理解する．対人援助職としての基本事項を学ぶ． | 入学後半年～1年の時期．リハビリテーション・作業療法概論を履修済みまたは履修中． |
| 評価実習** | 2～3週間，半日単位で教員とともに臨床実習し，学内での指導を並行して行う． | 作業療法過程を実践する．医療人・職業人としての基本事項・態度を学ぶ． | 専門基礎科目，作業療法評価学などを履修済み．治療学の一部を履修中． |
| 総合臨床実習** | 6～10週間，最低2か所（2領域）．作業療法課程の仕上げを行う． | 作業療法実践を長期間経験する．施設の準職員として管理・運営の一部も経験する．ケーススタディを少なくとも1例完成させる． | 作業療法治療学も含め必修の8～9割を履修済み． |

*看護学領域で報告がある[1]．
**クリニカルクラークシップ：参加型実習．評価結果の解釈，問題解決，対象者・家族やチーム内でのコミュニケーションを適切にはかることが意図されている．作業療法においても，作業療法士に実習生が密着して，実践の説明や，体験指導を受けることが行われるようになってきている．

**表2 臨床実習実施の流れ**

| 実習前後の事項(かかわる人々) | 何が行われるか |
|---|---|
| 実習生の受け入れ・準備<br>(実習施設関係者/教員/実習生) | 実習施設確保 → 実習生配置決定 → 実習生個人資料準備 → 指導者会議開催 → 会議と前後して関連部署への周知徹底 → 実習生実習プログラム立案 |
| 実習地オリエンテーション<br>(実習施設関係者/実習生) | 開始当日もしくは数日後,施設と部門,職員の紹介,スケジュール,備品・機器,部門運営などの説明. |
| 対象者紹介<br>(実習指導者/実習生/対象者) | 実習生1名につき通常2～5名を担当.初顔合わせから双方のコミュニケーションと関係性が開始.情報収集のスタート. |
| デイリーノート,ケースノート<br>(実習指導者/実習生) | 見学実習以前の実習ではデイリーノートが使われ,評価実習・総合臨床実習からケースノートが加わる.ケースノートはケーススタディのもととなるのでパソコンで作成する.指導者の指導を受け適切な内容を目指す. |
| 中間実習生評定<br>(実習指導者/実習生) | 長期間の実習では途中で達成度・内容を振り返り,今後の努力目標を明らかにする. |
| 実習地最終実習生評定<br>(実習指導者/実習生/教員) | 終了日2～3日前から.到達レベルは60%(学内持ち点含め)が大半,到達目標は「1人で臨床ができる～模倣的に臨床技能ができる」などが使われる. |
| 学内セミナー<br>(教員/実習生) | 評価実習・総合臨床実習においてはメインケースの報告,その他の実習では経験内容の紹介.後日教員から詳細な指導が加わり,実習での成果とする. |

を実習生は提供する.その援助が役に立つとしたら,これほど関係者を鼓舞するものはない.かかわりの中で作業療法のおもしろさ,重要性を学生が感じ取り,早く臨床に出て経験を積み,多くのことを吸収したいと思ってもらえることを切望している.

●引用文献
1) 佐居由美, 大久保暢子, 石本亜希子, 他:看護学導入プログラムにおけるシャドーイングアドバンスの試み. 聖路加看護大学紀要 34:70-78, 2008

# 第2章
# 臨床実習の学習内容

| GIO 一般教育目標 | SBO 行動目標 |
|---|---|
| 1 臨床実習における学習の目的と目標を理解する. | 1) 総合臨床実習の目標水準を理解する.<br><br>2) 形態ごとの臨床実習の目的と到達目標を述べる. |
| 2 臨床実習に対する準備と心構えをする. | 1) 臨床実習前・中・後に行うべきことを判断する.<br><br>2) 作業療法部門の一員として求められる行動を重要であると考え,実施してみせる.<br>3) 臨床実習で求められる態度を実践してみせる. |
| 3 臨床実習の展開を理解する. | 1) 評価の一連の過程を説明できる.<br><br>2) 問題点の抽出を説明できる.<br><br>3) 目標設定について説明できる.<br><br>4) 治療計画立案について説明できる.<br><br>5) 治療実施と再評価を説明できる. |

## 修得チェックリスト

- ① カリキュラムプランニングの意義を述べることができた．
- ② 学習目標とその分類を列挙できた．
- ③ 総合実習の最低限の到達目標を述べることができた．
- ④ 臨床見学実習の目的と方法を述べることができた．
- ⑤ 臨床見学実習の GIO，SBO を列挙できた．
- ⑥ 臨床評価実習の目的を述べることができた．
- ⑦ 臨床評価実習の GIO，SBO を列挙できた．
- ⑧ 臨床総合実習の目的を述べることができた．
- ⑨ 臨床総合実習の GIO，SBO を列挙できた．

- ① 臨床実習に就く前に行うことを述べ，実践してみせることができた．
- ② 臨床実習の開始時に注意することを述べ，実践してみせることができた．
- ③ 臨床実習期間中に行うことを述べ，実践してみせることができた．
- ④ 臨床実習終了後に必要なことを述べ，実践してみせることができた．
- ⑤ 作業療法部門として行う作業療法士の仕事を列挙できた．
- ⑥ 作業療法部門の一員として心がけることを述べることができた．
- ⑦ 日本作業療法士協会倫理綱領を暗唱できた．
- ⑧ 臨床実習で注意するべき態度を列挙できた．
- ⑨ 対象者への心構えを述べることができた．

- ① 情報収集の内容・項目を述べることができた．
- ② 評価計画立案について説明できた．
- ③ 評価のまとめについて説明できた．
- ④「問題点」と「問題」の違いを述べることができた．
- ⑤ 問題点の型について述べることができた．
- ⑥ 問題点の相互関係と優先順位について述べることができた．
- ⑦ 目標の分類を列挙できた．
- ⑧ 目標設定の条件・基準を述べることができた．
- ⑨ 治療計画立案時の考慮点を列挙できた．
- ⑩ 治療手段の具体的方法を列挙できた．
- ⑪ 治療時間・頻度・段階づけの考慮すべき内容を述べることができた．
- ⑫ 治療実施における PDCA(plan-do-check-act)サイクルを説明できた．
- ⑬ 再評価の目的を列挙できた．

# I 臨床実習学習の目的と目標

## A. カリキュラムプランニングの意義と学習目標

近年，研究の進展に伴い，また，作業療法士の活動範囲（職域）の広がりによって，作業療法に関する知識や技術の蓄積はめざましい．したがって，在学中に学習しなければならない内容は増大し，膨大な量になる．しかし，養成期間の3年あるいは4年間で学習可能な内容には限度がある．そこで，学習者(以下，学生)は，作業療法を実施するために必要な知識の量を増やすのでなく，基本的な知識を身につけたうえで，必要に応じた知識を検索し，使うことができるようになることがよい，という発想の転換がなされた．これは，学生が能動的な学習方法を身につけ，問題を発見し，問題の解決をはかるということである．

さらに，学内において身につけた基礎的な知識や技術は，将来学生自身が働く現場において，評価あるいは治療の段階に応じて実習指導者のもとで実践的に試行してその能力を確実に身につけなければならない．臨床実習は，治療以外の作業療法士業務の把握や可能な範囲での実施，また，対象者の立場を理解して，思いやりのある心で接していくことを学習するための貴重な場である．学生は，能動的にまた積極的に学習に取り組まなければならない．

このように学内あるいは臨床実習場面のいずれにおいても，学生が主役であり，教育者（指導者）は，学生をサポートする援助者である．そして，学習活動を効果的に進めていくための学習計画書がカリキュラムである．カリキュラムの構成要素には，科目や単位の名称，学習の条件，学習目標，学習方法，教育評価などが含まれている．学生はどのような学習目標に到達するために，いつ，どこで，誰の指導のもとに，どのような方法で学習活動を行うか，またいつ，どのような方法で到達度を評価されるかなどを知ることができる．カリキュラムの作成は，教員の仕事と考えられがちだが，主役である学生が参加することは当然といってもよい．積極的に教員（指導者）と話し合い，よりよい学習計画にしていくことが望まれる．

学内での講義や演習と並んで，臨床実習も1つの科目であると同時に学習方法の一形態である．臨床実習は将来自分が働く場所での学習であるために，場面のもつ教育効果が非常に優れている．したがってカリキュラムプランニングのなかでも，何がどこまでできるようになればよいかという，目標設定が明確になっていることが，臨床実習を成功させる鍵であるといってもよいだろう．学生は，あとに示す目標を十分に理解し，準備して実習に臨むことが大切である．

### 1 学習目標[1)]

科目や単位の終了時に期待される学生の成果を示したものが，学習目標である．学習目標には一般教育目標(general instructional objectives; GIO)と行動目標(specific behavioral objectives; SBO)がある．

### a. 一般教育目標（GIO）

GIOは学生を主語にして，学習（実習）の終了時にどのような状態になっているかを，比較的抽象的な言葉で表現したもので，「学生（実習生）は…（ができるようになる）ために，…を身につける」という形で記述される．「…のために」の部分には，将来何のために役立つかが，「…を身につける」の部分では，そのために必要とされる総合的な能力が表現される．GIO に到達するための具体的な内容は，SBO として示される．

### b. 行動目標（SBO）

SBOでは学生の成果は具体的，行動的な言葉で表現され，「…を述べることができる」，「…が行える」のように，実際に何ができるようになるかが示される．

## 2 学習目標の分類[1]

作業療法士になるために，学生は知識ばかりでなく対象者と接するときの態度や，治療・援助のための技能などを幅広く学ばなければならない．学習目標においても知識，技能，態度の各側面が示されていることが重要である．この3領域（domains）を分類したのが教育目標分類学（taxonomy）である．

### a. 認知領域

認知領域（cognitive domain）の目標は"知識"に関するものであり，学習したことを単に思い出せるという"想起"から"解釈"，"問題解決"までのレベルがある．

### b. 情意領域

情意領域（affective domain）の目標は"態度・習慣"に関するものであり，職業人として身につけるべき基本的な目標群である．

### c. 精神運動領域

精神運動領域（psychomotor domain）の目標は"技能"に関するものであり，道具の操作，検査・測定，治療手技などに関する目標群である．

なお，本項ではこれらの分類を，知識（認知領域），技能（精神運動領域），態度（情意領域）と記述している．

## B. 臨床実習（総合実習）における目標の水準

臨床実習が終了した時点で，学生はどのような状態になっていなければならないかという，目標の水準について検討したい．理学療法士・作業療法士養成施設指導要領に規定されている臨床実習の目標は，「社会的ニーズの多様化に対応した臨床的観察力・分析力を養うとともに，治療計画立案能力・実践力を身につける．学内における臨床演習を行ったのちに，各障害，各病期，各年齢層を偏りなく行う」である．実習終了時に一人前の作業療法士となっていることが求められている．実習施設に関しては，臨床実習の3分の1を超えない範囲であれば医療機関以外の施設において行うことができるとされ，社会的ニーズの多様化に対応しようとしている．

最初に述べたように，限られた期間での臨床実習を含む学内教育において，いわゆる一人前の作業療法士になるには限界がある．そのため，対象者に応じて従来の知識・技術を検索し用いるとともに，さらに新しい知見を吸収して最新の，また最良の作業療法を提供するためには，総合実習までに capability（伸びていく素質）を養うとともに，卒業後も学習を継続する必要がある．学生は臨床実習の場でこの点を是非とも確認し，心構えをもつことが重要である．

以上のことをふまえ，現実的な臨床実習の目的は，「作業療法士としての基本的態度と，評価・治

表1 見学実習の一般教育目標と行動目標

| 一般教育目標（GIO） | 行動目標（SBO） |
|---|---|
| 1 作業療法士の業務を理解するために見学施設の役割と機能を理解する． | 1-1 見学施設が提供するサービスを列挙できる．<br>1-2 見学施設を作業療法ガイドラインに示された以下の枠組みに基づいて説明できる．<br>〈枠組み〉<br>　領　域：医療・保健・福祉（教育・職業）<br>　状態像：急性期・回復期・維持期（終末期を含む）<br>　圏　域：都道府県圏域・複数市町村広域圏域・身近な市町村圏域<br>1-3 施設を利用している，対象者の疾患や障害を述べることができる．<br>1-4 サービスの担当職種を列挙できる．<br>1-5 各職種のサービス（業務）内容を説明できる．<br>1-6 見学施設の作業療法士が担っている役割を述べることができる． |
| 2 他職種と協働するために必要な作業療法士の役割や他部門との連携を理解する． | 2-1 作業療法士の業務内容の説明を受け，見学しながら確認できる．<br>2-2 他職種との連携の重要性について説明できる．<br>2-3 施設における連携のあり方（内容・方法）について説明できる．<br>2-4 作業療法部門と関連のある施設内の各種会議・委員会などの目的を説明できる． |
| 3 作業療法士の治療・指導・援助の方法について概要を理解する． | 3-1 作業療法場面における対象者の問題点に関して，観察記録を書くことができる．<br>3-2 作業療法場面における対象者の治療・指導・援助上の目標に関して，観察をもとに予測できる．<br>3-3 作業療法場面における治療手段とその目的を具体的に述べることができる． |
| 4 専門職としての作業療法士の適性とはどのようなものかを，見学を通して認識する． | 4-1 作業療法場面における作業療法士の対象者への接し方（臨床的態度）に関して，観察記録を書くことができる．<br>4-2 対象者と接する場合に配慮しなければならないことを列挙できる．<br>4-3 接し方に配慮しながら対象者とコミュニケートできる（敬語を使う・相手の気持ちや考えを傾聴するなど．また聞くばかりでなく反応する）．<br>4-4 作業療法を実施するうえで，必要な知識や技術の領域を推測できる．<br>4-5 作業療法士になるために必要な学習（科目，内容）の意味や関連性を述べることができる．<br>4-6 作業療法士になるために今後身につけなければならないことを，具体的に述べることができる． |

療の実践力を身につける」であり，最低の到達目標としては「他職種と連携して対象者の作業療法を実施できるようになるために，コミュニケーション能力・態度を身につけ，個別の症例における臨床的問題解決についての方法論を身につける．具体的には総合臨床実習で担当した症例の，臨床的問題解決を，他の職種と連携して経験しており，卒後は，同様の症例であれば自立して作業療法が行える」水準に到達していることが必要である．

本項では，上記の水準を考慮しながら実習の目標を明確にしたい．

## C. 見学実習の目的と方法

見学実習の目的としては，従来「学習に対する動機づけ」[2]，「作業療法の理解」，また「医療人として患者に対する接遇の重要性を認識する」[3] などが掲げられている．見学実習は，入学して間もない時期，あるいは1学年の終わりに行われるのが一般的である．見学は受動的な学習方法であるために「見物（けんぶつ）」で終わってしまう可能性もある．その弊害を排除するためには事前学習を行うとともに次の2つの方法がある．1つは，作業療法という職業を理解・認識して学習を意欲的に進めていくために，入学間もない時期に行う，見学に対象者の介助などを含めた早期臨床体験（clinical early expo-

表2 評価実習の一般教育目標と行動目標

| 一般教育目標（GIO） | 行動目標（SBO） | |
|---|---|---|
| 1 作業療法計画を立案するために必要な，対象者の利点や問題点を把握できるようになるために，評価能力を身につける． | 1-1 | 対象者の印象や観察，会話に加え，記述資料や他部門の職員，家族などから得た情報を分析し，どのような問題が存在するか推論することができる． |
| | 1-2 | 1-1をもとに必要と思われる評価方法を列挙できる． |
| | 1-3 | その評価が必要と考えられた理由を述べることができる． |
| | 1-4 | どの評価から行ったらよいか，実施順序について説明できる． |
| | 1-5 | 評価に必要な道具，部屋，時間などが設定できる． |
| | 1-6 | 対象者の理解度に応じて検査の説明を行い，協力を得ることができる． |
| | 1-7 | 対象者の身体的・心理的状況やその日の状況に応じて，適切に評価を行うことができる． |
| | 1-8 | 評価結果（検査・測定結果，評価中の観察，会話を含む）を適切な用語・表現を用いて記述できる． |
| | 1-9 | 評価結果を解釈して，口頭および文書で報告できる． |
| | 1-10 | 評価結果について，どの程度説明するか指導者と検討したうえで，対象者の理解度を考慮して説明できる． |
| | 1-11 | 各評価結果から抽出された問題点の間の関連性を述べることができる． |
| | 1-12 | 作業療法で対処可能な問題点を選択することができる． |
| 2 作業療法士としての基本的態度を身につける． | 2-1 | 対象者や家族と，その場面や状況に応じて適切な内容でコミュニケートできる． |
| | 2-2 | 守秘義務を厳守することができる． |
| | 2-3 | 相手に不快感を与えない服装や身だしなみを保つことができる． |
| | 2-4 | 日々のスケジュール管理のもとに期限，時間，約束などを守ることができる． |
| | 2-5 | 指導者や関連職種に対して報告，連絡，相談が随時できる． |
| | 2-6 | 疑問をそのままにせず答えを出す努力を示すことができる． |
| | 2-7 | 問題の発生やその予想があるときに，自らの判断ばかりでなく他者の判断を求め，最善の解決策を示すことができる． |
| | 2-8 | 新しい知識や技術を取り入れる努力を行うことができる． |

sure)[3]である．もう1つは，作業療法の専門性や技術にふれ，治療者としての態度を身につける手始めとしてクリニカルクラークシップ（clinical clerkship）がある．これは，作業療法士の助手的な仕事を分担させてもらいながら，学習していく方法である．この2つの方法は体験的・参加的な要素を含んでいるため，生き生きとした経験が得られ目的にかなうものである．

## D. 見学実習のGIOとSBO

見学実習では，作業療法士という職業がどのようなものか，あいまいなままに入学してきた学生が，医療・保健・福祉の現場で作業療法のアウトラインをつかみ，今まで学んできたことやこれから学ぶであろうことの関連を理解したうえで，その後の学習に意欲的に取り組むことができることが目標となる．見学終了時に**表1**の目標に到達することが期待される．作業療法場面見学時の行動目標のいくつかは，同時進行で見ていかなければならないものもあるので，注意しておくこと．

## E. 評価実習の目的

評価実習はそれまでに学んできた基礎分野，専門基礎分野，作業療法評価学の知識・技術を総合的に適用して，対象者を理解するために実際の場面で評価を実施してみる機会である．教科書で学んだことはおおむね一般論であり，特定の対象者に対してその知識や技術を適用しようとする場合には限界がある．そこで，どのようにしたらその評価が対象者に適用できるかを，指導者の指導の

### 表3　総合実習の一般教育目標と行動目標

| 一般教育目標（GIO） | 行動目標（SBO） | |
|---|---|---|
| 1 | 対象者へ治療・指導・援助♪を行うために，作業療法計画を立案する能力を身につける． | 1–1 | 対象者のリハビリテーションゴールを達成するために，作業療法が分担する長期および短期目標を設定できる（目標は「いつまでに」，「どの程度まで」を含むものとする）． |
| | | 1–2 | 問題を解決し目標に到達するために適用する理論や方法について，選択理由を述べることができる． |
| | | 1–3 | 対象者の背景や好みなどを考慮したうえで，治療に適した作業活動を選択することができる． |
| | | 1–4 | 治療に用いる作業活動・場所・時間・人などを総合的に考慮したうえで，治療構造を組み立てることができる． |
| | | 1–5 | 対象者の禁忌事項♪を確認できる． |
| | | 1–6 | 作業療法計画を対象者・家族に対して説明し，同意を得ることができる． |
| 2 | 対象者への治療・指導・援助を作業療法計画に基づいて実施する能力を身につける． | 2–1 | 他部門や対象者に治療時間・準備などの連絡調整が行える． |
| | | 2–2 | 治療を実施するために必要な場所・材料・道具などの準備が行える． |
| | | 2–3 | 対象者の理解度や動機などを考慮しながら，治療方法について説明することができる． |
| | | 2–4 | 対象者の安全性に常に気を配りながら治療を行うことができる． |
| | | 2–5 | 治療開始後も随時，治療の進み具合や変化を対象者に伝え，治療の継続を動機づけることができる． |
| | | 2–6 | 対象者の観察や測定に基づき，実施内容が適切か否か判断できる．<br>注：適否の判断をする場合，対象者の変化ばかりでなく，学生の治療アプローチの妥当性の面から検証する必要がある． |
| | | 2–7 | 実施内容が不適切なことがわかった場合に，修正を加えることができる． |
| | | 2–8 | 対象者の急変時の対処法を準備しておくことができる． |
| 3 | 作業療法の効果や目標への到達度を確認し，計画の修正が必要か否かを判断する能力を身につける． | 3–1 | 必要に応じて，随時あるいは定期的に対象者の再評価を行うことができる． |
| | | 3–2 | 評価結果をもとに対象者の作業療法の効果を説明できる． |
| | | 3–3 | 評価結果をもとに対象者の目標への到達度を説明できる． |
| | | 3–4 | 対象者に対する作業療法計画修正の必要性の有無を説明できる． |
| | | 3–5 | 必要に応じて対象者の作業療法計画を修正できる． |
| | | 3–6 | 修正した作業療法計画を対象者・家族に説明し，同意を得ることができる． |
| 4 | 記録・報告の意義を理解し，実際に行う能力を身につける． | 4–1 | 作業療法（ケース）記録の必要性と意義を述べることができる（法的，治療的，研究的などの側面から）． |
| | | 4–2 | 必要な情報を整理して口頭で指導者・関連職種に報告できる． |
| | | 4–3 | 治療経過，評価結果，口頭報告の内容を医学用語・専門用語を用いて論理的に誤りなく記録できる． |
| | | 4–4 | 作業療法記録を要約して他部門への報告書が書ける． |
| 5 | 作業療法部門の管理・運営を理解する．<br>注：見学実習のGIO1–SBO1–1〜6も参照のこと | 5–1 | 作業療法の施設，人員配置などの基準について説明できる． |
| | | 5–2 | 作業療法の診療報酬・介護報酬について説明できる． |
| | | 5–3 | 管理上の各種記録とその目的が説明できる． |
| | | 5–4 | 許された範囲で管理上の記録を書くことができる． |
| | | 5–5 | 備品や消耗品の購入ができる． |
| | | 5–6 | 備品や消耗品の在庫管理ができる． |
| | | 5–7 | 作業療法部門と関連する施設内の各種会議・委員会などの目的を説明できる． |
| | | 5–8 | 作業療法士が地域で担っている役割を説明できる． |
| | | 5–9 | 作業療法士が後輩の育成に対して担っている役割を説明できる． |

もとに考え応用してみるのである．同時に臨床的観察力，分析力を養うとともに，職業人としての態度を身につけるための場ともなる．

## F. 評価実習のGIOとSBO

評価実習では今までに学んだ知識・技術を総合的に適用して，対象者の問題点を把握できるようになること，また対象者や関係者と接するなかで臨床的な態度を養うことが目標となる．そのため，評価実習終了時に**表2**の目標に到達することが期待される．

## G. 総合実習の目的

臨床実習は，学生が担当した対象者の個別の問題を解決する経験を通して臨床的能力を養うのに適した方法の1つである．そこでは教科書的な考え方や方法を，対象者個人に当てはめて応用することや，治療的な態度のとり方などが求められる．総合実習では，これらを作業療法の一連の流れの中で学習していく．また職業人としての態度や，円滑に業務を進めるための諸課題についても学ぶ．

## H. 総合実習のGIOとSBO

総合実習では，今まで学んできた知識や技術をもとに，作業療法の対象者における臨床的問題解決についての方法論を経験し，実践力を養い，卒業後は総合実習で担当した症例と同様の症例であれば自立して作業療法が行えるようになることが目標となる．

総合実習終了時に**表3**の目標に到達することが期待される．総合実習においても実習施設における作業療法士の役割や機能を把握したうえで取り組まなければならない．また，評価能力を評価実習のときより洗練させるとともに，作業療法士に求められる基本的態度の涵養にさらに努めなければならない．そのため，総合実習では見学実習や評価実習の目標をふまえて取り組むことが求められる．

●引用文献
1) 日本作業療法士協会（編）：カリキュラムプランニング その方法と作業療法専門科目への応用．pp6-10, 1992
2) 井上桂子：臨床実習における学生の態度面の問題とその対策．OTジャーナル 35:297-301, 2001
3) 徳永麗子：かんとうげん「教育の現場から」．OTジャーナル 28:675, 1994

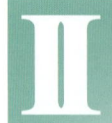

# II 臨床実習の準備と心構え

## A. 臨床実習に就く前に

　総合実習では，作業療法評価から治療・指導・援助までの一連の過程を実践する．そこでは，対象者を受け持ち，実習指導者に助言や指導を受けながら作業療法を実施する．対象者の評価や作業療法を行う段階で，態度面を修正するのは困難である．髪型や身だしなみ，話し方などの問題を指摘されると，実習生は時に自分自身を否定されたような気持ちになり，その結果，対象者だけでなく，実習指導者や他の職員と話をすることもままならなくなることも少なくない．したがって，1年生の段階から準備（レディネス）として，臨床場面に適した態度や行動を身につける必要がある．

### 1 あいさつ

　臨床で必要とされるのは評価や治療の技術だけでなく，コミュニケーションスキルも含まれる．対象者やその家族との面接場面だけでなく，臨床場面での会話を含めてコミュニケーションをとれるようにする．また，他職種との情報収集・交換を円滑に行うためには，口頭や書面などで的確な表現ができることが望まれる．

　コミュニケーションの第一歩はあいさつである．場面や相手の様子に応じて，自分から先に声をかける．昼になっても「おはようございます」は不適切である．「おはようございます」は午前11時ごろまでに交わされるあいさつである．したがって，昼過ぎに用いると，アルバイト先や友人との間では違和感がなくても，臨床場面では相手に奇異な印象を与える．

　また，帰り際の「お疲れさまでした」は同僚間で用いるものである．したがって，実習生が立ち去る際には「お先に失礼します」，実習指導者を見送る際には，「ご指導ありがとうございました」と述べるほうがよい．普段からこうした言い方を心がけることで，場面や相手に応じたあいさつが自然と行えるようになる．

### 2 敬語を用いた話し方

　敬語を使えないと社会人としては失格とみなされることがある．敬語を使わなかったために，相手を尊重する気持ちが十分に伝わらず，相手や周りの人々に不愉快な思いをさせてしまうこともある．普段の生活の中でも尊敬語，謙譲語，丁寧語，美化語を適切に使い分けて自己表現できるようにしたい．敬語が使えないばかりに言葉数が少なくなり，言いたいことも言えないようでは実習どころではない．敬語を用いて友好的に話す力は，急に身につくものではない．臨床実習に限らず学内でも，大人として教員とも敬語を用いて話すほうがよい．「わたし的には」のような若者言葉やアルバイト用語も避ける．こうした話し方は，臨床実習に限らず就職活動においても有利になる．

### 3 報告・連絡・相談

　報告および連絡は臨床実習をするうえでの義務であり，相談は実習を円滑に進めるとともに自ら

の成長のために欠かせない．しかし，これらは習慣化していないと実行できない．

報告は聞かれるまで待つのではなく，自ら進んで行う．報告の時機は予定した検査が終わったときや，進め方に変更が必要なときである．また，進み具合など中間報告も欠かせない．報告の基本は「結論から話すこと」であり，その後に経過や状況，原因を述べる．この時点では客観的事実のみで，意見や気持ちは伝えない．レポートを期限までに提出できないと先に弁解をしがちである．まず提出できないことを報告し，その後にどこまで書いたか，どこで止まっているのかを伝える．

連絡は時機を逃さずに行う．手段は対象，内容，緊急度や重要度によって異なる．「そのつもりはなかった」という「つもり」は責任転嫁の言い訳にしか聞こえない．普段でも欠席の連絡など機会は多い．

報告・連絡・相談に加えて，「確認」が必要である．「そうだと思っていました」という思い込みによる自己判断は禁物である．また，たとえば授業を欠席した際，連絡をしていれば，「ご心配をおかけしました」とあいさつしたあとで資料をもらったり，欠席して受けられなかった授業内容をどう補えばよいかを相談したりしやすい．臨床実習では連絡なしに欠席することはありえないが，授業で万が一欠席の連絡を怠った場合は「連絡せずに欠席して申し訳ありません」と謝罪してから，資料や補講などの用件を述べる．

### 4 スケジュール管理と to do リスト

個人的な予定は携帯電話などのツールで管理してもよいが，臨床では携帯電話を用いることはできない．課題遂行の計画を立て，実施日や締切日から逆算して段取りを考えたりするには，月単位，週単位，1日単位で見通せるほうがよい．したがって，8時から18時くらいまでの予定が書き込めるようなスケジュール帳を用意する．公私を色分けしてメモするなどの工夫により計画的に行動できる．さらに，自分の行うべきことを列挙し，to do リストを作成する．学内でもレポートなどの提出課題が複数出されたときには，それぞれを計画的に遂行できるよう，スケジュール帳や to do リストを活用するとよい．

### 5 記録とメモ

記録やレポート，評価表などの提出物は鉛筆ではなくペン書きにすることを習慣づける．それに伴い，修正液を用いず，訂正印を使用するなど最低限の決まりを守るよう日頃から実行する．また，話し言葉ではなく，書き言葉で表現するよう心がける．その違いがわからない間は教員に見てもらい助言を受け修正する．

メモ帳はユニフォームのポケットに入る大きさで，立ったままで書けるよう表紙の硬いものを購入しておく．実習ではすべてが目新しく，取捨選択することなく何でもメモしようとする．しかし，整理されていない情報は活用できない．したがって，あらかじめメモ帳やノートの左側に線を引き項目名を書けるようにすると，何について書いてあるのかがわかりやすい．こうしたメモのとり方は，実習場面で急に行えるものではない．教員に質問したり指導を受けたりする際などにメモ帳を携えていき，効果的なメモのとり方を身につけるとよい．

### 6 身だしなみ

「おしゃれ」は個人の趣味や嗜好によるが，実習生として必要なのは「身だしなみ」である．職業人としての身だしなみは，清潔感，安全性，機能性，TPO，健康さが要求される．

- ユニフォーム：ユニフォームや靴・靴下に白い物を選ぶことで汚れが目立ち，逆に清潔を保つことができる．ズボンを下げて履くと裾が靴の上でたるんでほこりがついたり，裾が床についたりして不潔になる．さらに，自分の価値観ではなく，相手からどう見えるかを優先する．自分では学生のつもりでも，ユニフォームを着て

いる限り，第三者からは職員と同様に見られる．対象者やその家族に見学や評価・治療の協力を仰ぎたいときに，外見（服装）や態度（あいさつ・敬語）が好ましくなければ，話を聞いてもらえないこともある．白いユニフォームから濃い色や柄のある下着が透けて見えると清潔感を損なうとともに，場面に合わない印象を与える．

また，実習施設に通う際の服装にも注意が必要である．電車・バスの中など職員や対象者・家族の目にふれることがある．場合によっては，私服で対象者宅の訪問に同行することもある．遊びに行くような格好だと思われては，実習に対する姿勢を問われてしまう．かばんなどの持ち物も同様である．したがって，私服やユニフォームの下に着る物も含めて実習用に一通りそろえておくと，きまりの悪い思いをしなくてすむ．

- **髪型など**：職員は髪を染めたり，髭をたくわえていたりとさまざまである．しかし，実習生は指導を受ける立場であることをわきまえて，身だしなみを整えたほうが対象者や家族にもよい印象を与える．他職種から指摘されることもあるので，「実習の手引き」など実習要項に沿って，適切かどうか点検したほうがよい．

### 7 臨む姿勢

「何のために実習に来たのか」と問われて，「単位のため」と答えるようでは実習を継続できない．自身で「○○できるようになる」という行動目標を具体的な言葉にして実習に臨む．

## B. 臨床実習の開始時に注意すること

臨床実習初日に実習指導者と約束した時間・場所に赴き，それから臨床実習が始まる．実習開始の時点で，施設の環境にうまく馴染めず戸惑っている自分を感じたり，養成校の教員や友人たちと違って実習指導者とうまく関係をとれないことに悩んだりする実習生は少なくないはずである．実習施設は対象者への医療や介護，福祉サービスを提供するための施設であり，実習指導者は実習指導について特別な教育を受けていることが少ない．当然のことではあるが，実習施設は臨床実習を行うことを前提につくられた環境ではないのである．

そこで，臨床実習を開始する際にまず注意するべきことを3点あげておきたい．

1点めは実習施設と環境を理解すること，2点めは実習受け入れ態勢を把握すること，そして3点めは実習指導者に自分を理解してもらうことである．そして，実習が始まってからこれらをできるだけ早期に行うことが肝心である．単純なことのように思えるが，知っておくべきポイントは意外と多いので，以下にあげる．

### 1 実習施設と実習環境を理解する

臨床実習施設は「身体機能領域」や「精神機能領域」，「発達過程領域」，「高齢期領域」，「高次脳機能領域」のように領域別に分けられていることが多いが，実際には各領域の中でも急性期から回復期，維持期で施設の特性はかなり異なり，作業療法士（以下，OT）に求められる役割も同様に相違がある．

施設に関するオリエンテーションや，作業療法場面の見学を通じて，実習施設の地域での役割やOTに求められている役割を理解することは，作業療法学生として実習施設でどのように行動したらよいかを考えるうえで役立つはずである．

- **施設の特性**：それぞれの施設はその成り立ちや歴史の中で地域での個別の役割を担ってきている．そのうえでリハビリテーション部門や作業療法部門が組織され，施設の理念を達成するために役割を担っている．たとえば，筆者の勤める施設は，「地域への一貫した医療の貢献」を理念とした病院であり，急性期から回復期，維持期までの病棟をもち，訪問看護や訪問リハビリテーションも行っている．当然，OTも急性期から維持期，訪問リハまですべてに配置されて業

務を行っているが，この点を理解したうえで作業療法の見学をしないと混乱してしまうだろう．
- OTの役割と他職種とのかかわり：その施設の専門職種の配置や対象疾患の種類と時期によって，OTが行う役割も異なる．特に看護師やケア職員などのADLにかかわる職種とどのような連携と役割分担をしているかを把握すると，自らの病棟・居室での動き方がわかってくる．
- OTのスケジュール：担っている役割を遂行するために，OTが行動するタイムスケジュールも施設ごとに工夫されている．作業療法室での業務時間と病室・居室での業務時間の配分など，その施設のリハビリテーション部門や作業療法部門の特徴が反映されており，実習でどんなことが勉強できるか理解できる．
- 外部との連携：外部との連携のしかたから，OTが院外連携をどの程度担っているのか，他職種とどのように協力しているのかが理解できる．OTが直接，ケアマネジャーや福祉用具販売店，各機関と連絡・連携をとっていることも多い．

## 2 実習の受け入れ態勢を把握する

前述したように実習指導者は実習指導について特別にトレーニングは受けていないことが多い．しかし，臨床の現場を体験することを主眼において，施設ごとに実習生を受け入れる独自の準備を実習指導者と作業療法部門で行っている．現在のところ統一された臨床実習の方法論はなく，指導者会議の際に養成校から配布される「実習の手引き」を尊重しながら，学生時代の自らの経験や実習指導者としての経験，作業療法部門での取り決めなどから，各施設・各指導者が独自に工夫しているのが現状である．よって，以下にあげる点に留意して，実習生としてどのような受け入れ態勢の中で実習を行っていくのかを把握することが，自ら主体的に行動する第一歩になる．

- 作業療法部門での受け入れ態勢：臨床実習は実習指導者個人が養成校と契約しているのではなく施設が契約しているのであって，作業療法部門全体が実習指導にかかわっている．よりよい指導を受けるために，部門責任者や実習指導者，その他のOTがどのような態勢で実習指導にあたっているかを意識しておく必要がある．
- 実習スケジュール：実習期間中に養成校で設定された課題を達成するとともに，個々の施設の臨床をより多く経験できるように計画されている．
- 何を求められているのか：100点満点の答えや完成された知識・技術を要求されていると思わなくてもよい．臨床現場をたくさん経験し，対象者の身になって考えられるきっかけを提供したいと実習指導者は考えている．どんな視点からでも現場のOTの仕事に興味をもつことから始めよう．
- 養成校と実習施設の違いや協力関係：すでに述べているように養成校は教育の場であるが，実習施設は養成校で受けた教育内容を臨床の現場で体験するところである．養成校の教員と実習指導者は，実習生がよい臨床実習を体験できるように常に協力関係をとっている．

## 3 自分を理解してもらう

慣れない場所で難しい課題を遂行していくのは当然大変なことである．しかし，実習指導者も数年前には同じ経験をしており，実習生を援助していく準備を整えて待ってくれている．何がわからないか，何を行いたいか等々，どんなことを話してもある程度許されるのが実習生だと開き直って，何でも話してみることである．以下の項目について，実習前から考え，整理しておくとよい．

- 養成校の授業や実習により自分がもっている課題
- 前の実習指導者や養成校教員から指摘された課題
- 実習で挑戦したい具体的な事柄
- 自分が考える作業療法（実習施設で体験する実践との差異）

## C. 臨床実習期間中に行うこと

　国家試験に合格しOTの免許を取得すれば，実践力はともあれOTとして従事できるようになり，他職種や対象者からは専門職としての技術や知識を期待・要求される．多数のOTが従事する施設では経験の少なさを補う教育システムや先輩のアドバイスを頼りにできるが，新米OTのよりどころになるのは臨床実習での経験である．

　臨床実習期間中に行うべきこととは，養成校で学んだ知識と実技を臨床の現場で対象者に実際に適用することである．実習中の体験は案外と覚えていて臨床現場ですぐに役立つものである．以下によりよい経験をするためのポイントを示す．

- 対象者を担当する：数名の対象者を担当することになる．何よりも大切なのは，きちんとあいさつをして，話を傾聴し，わかりやすい説明を心がけることである．誠意をもった態度が実習生の不慣れな対応をカバーしてくれるものである．
- 作業療法場面を見学する：実習指導者だけでなく，その施設のOT全員を見学できるとよい．OTは自己の社会経験や臨床で学んだ知識・技術をもとに実践している．より多くのOTの臨床場面から学び，多様性と普遍性を考えることは必ず役に立つ．
- さまざまな体験をする：担当する対象者で経験すること以外にも，疾患や障害，手技や技術，OTが行う業務など実習指導者に相談しながら，できるだけ多くの経験をさせてもらおう．

## D. 臨床実習終了後に必要なこと

- 経費の支払いと借用物品の返却：昼食代など実習施設に支払うべきものは，事務部門の業務時間内に済ませる．ロッカーの鍵や借りていた書籍などは必ず返却する．
- 個人情報の削除：削除ソフトを用いて，記録・レポート類の対象者の個人情報はすべて削除する．
- お礼状の作成：実習終了後1週間以内に指導者宛てにお礼状を出す．白い縦書きの便せんに，「拝啓」から始まり「敬具」で終わる正式な手紙を書く．封筒も白い和封筒を用いる．

　指導者からレポートなどを修正して後日提出するよう指示された場合は，それと合わせてお礼状を送付してもよいが，必ず課題の内容を教員に報告する．

- 提出物の用意：養成校に提出する記録・レポート，出席簿や成績評価表などを用意する．出席簿の不備や成績表などに所定の署名・捺印がなされているかを確認する．

## E. 作業療法部門の一員として求められる行動

　OTは対象者に関する業務以外に，作業療法部門の管理運営業務をさまざまに行っている．これらについて，実習生も作業療法部門の一員として経験し，学んでおくと，OTとして働くときに役立つことになる．以下にOTがどの分野でも日常的に行う管理運営業務をあげる．

- 作業療法室および備品の清掃・整理整頓・点検
- 衛生および感染対策
- 安全対策
- 消耗品の補充
- 個人情報保護
- 外部への対処

　実習生は現場のOTと似たユニフォームを着ているため，他の職員や特に対象者，家族の方からはすでに免許を得たOTと同じように認識されていることが多い．よって，立ち居振る舞いや対象者，家族への応対はOTに準じるように心がけつつ，学生であることをわきまえるように注意する．また，多忙なOTに代わって，かかってきた電話への応答をしなければならないこともあるので，普段からていねいな言葉遣いができるように練習しておく．

## F. 臨床実習で求められる態度

　OTは施設内外の関連専門職と協力し合い，専門職としての信頼を得られるように日々努力している．対象者や家族に対しては尚更である．知識や技術があったとしても，対人技術やコミュニケーションの能力が稚拙では，職業人，専門職として信頼されるようにはならない．以下の項目は実習前に養成校で注意を受ける事柄であるが，最終的にはOTになったときに，これらを注意するだけでも他職種や対象者との関係をかなりうまく進めることができるものである．

- 服装や身だしなみに気をつける．
- 時間や約束を守る．
- はっきりとした言葉遣いをする（特にあいさつ）．
- あいまいなことを言わない．
- できるだけ短い言葉，文章で表現できる．
- 間違えたときにはできるだけ早く修正する．

　また，OTは専門職として自らを律する倫理綱領（表1）をもつ．実習生もこれらを遵守する姿勢で臨床実習にあたってもらいたい．

　臨床実習ではケーススタディを完成させるためにさまざまな検査・評価を実施しなければならないので，疾患や障害をまず優先して考えがちになり，対象者の全体像をつかめなくなってしまうことがある．対象者の「一般情報」を大事にすることで，対象者をまず"人"としてとらえることができるようになり，目の前の"人"を援助する動機づけをもつことができる．"人"を大切にすることが，実習生がOTとしての態度を身につける始まりになるのではないかと考えている．

　また，各障害領域の臨床実習で配慮するべきことはその障害特性によって異なるものもあり，実習開始時に実習指導者によく確認しておくべきである．たとえば，身体機能領域では，対象者の身体に直接触れることで行われる手技が多く，協力してもらう対象者は身体的な負担や転倒，合併症のリスクを負う可能性がある．これらを十分理解

### 表1　社団法人日本作業療法士協会倫理綱領

1. 作業療法士は，人々の健康を守るため，知識と良心を捧げる．
2. 作業療法士は，知識と技術に関して，つねに最高の水準を保つ．
3. 作業療法士は，個人の人権を尊重し，思想，信条，社会的地位等によって個人を差別することをしない．
4. 作業療法士は，職務上知り得た個人の秘密を守る．
5. 作業療法士は，必要な報告と記録の義務を守る．
6. 作業療法士は，他の職種の人々を尊敬し，協力しあう．
7. 作業療法士は，先人の功績を尊び，よき伝統を守る．
8. 作業療法士は，後輩の育成と教育水準の高揚に努める．
9. 作業療法士は，学術的研鑽及び人格の陶治をめざして相互に律しあう．
10. 作業療法士は，公共の福祉に寄与する．
11. 作業療法士は，不当な報酬を求めない．
12. 作業療法士は，法と人道にそむく行為をしない．

して対象者への配慮を行うことは必須である．

　最後に対象者への心構えであるが，作業療法の対象となる方々は自分の身に振りかかった障害により本来の生活を中断され，自由の利かない心身をかかえて慣れない環境にいることを余儀なくされている．今後どうなっていくのか不安な毎日を過ごし，これを克服するために懸命に作業療法に臨んでいる．このような状況で，自分のことで精一杯のはずなのに，作業療法学生に快く協力してくださる気持ちに筆者は感謝の念が絶えない．縁あって担当となった目の前の対象者に対して敬意をもち，実習生という立場であっても役に立ちたい，力になりたいと心掛け，その思いを忘れなければ，自ずと臨床実習は成功裏に終えられる．

## G. つまずきやすいポイント

　この項に書かれているアドバイスをうまく消化できていれば，有意義な臨床実習を開始し継続できるのではないかと考えるが，特につまずきやすいと思われるポイントをあげる．

- 積極性を出せない（積極的でないといわれる）：
誰も知る人のいない環境で今まで経験のないこ

とを行うときに，すぐ積極的になれる人間はあまりいない．実習指導者も初めから優等生であったわけではない．普段のときと違って自分がうまく動けていないことも含めて，実習指導者に相談してみよう．また，空元気でもよいから，朝，指導者を含めて皆に大きな声であいさつするのも意外と効果がある．

- **養成校の教員とはどんなときに連絡をとるか**：普段は厳しい養成校の教員も，学生がうまく実習を進められているのかと本当は皆心配しているものである．うまくいかないことがあれば，問題が大きくなる前に気軽に相談するのもよいのではないか．実習指導者とは異なる第三者的な視点でのアドバイスをもらえるであろう．最終的には養成校の教員は学生の味方である．

- **実習指導者にうまく伝えられない**：OTとして働いていると，学生のときに想像していたよりはるかに多く，さまざまな人とコミュニケーションをとる必要や情報のやり取りをする必要に迫られる．実習生として必要なことを実習指導者に伝えることは，OTとして働くための練習の第一歩になると考えよう．口頭でも文書でも得意・不得意はあるが，得意な意思の伝達方法から広げて不得意をなくしていくように工夫するのがよい．

- **見学時の姿勢や位置，態度**：実習指導者や他のOTの臨床場面を見学する際に，何をどのように見学すればよいか，さっぱりわからないということがあるかもしれない．そういうときには自分が担当するケースで現在課題としている点を見学のポイントにしてみるとよい．また，このことを見学前にOTに伝えておくと，見学中に見るべきポイントを教えてくれると思う．当然ながら，見学中は対象者への礼儀を忘れずに．

- **健康管理**：インフルエンザなど感染症が流行している場合は，毎日の検温などセルフチェックを行う．また，睡眠時間の確保や食事の摂取，効率のよい時間の使い方を工夫して時間を作り出す．しかし，睡眠時間を優先して記録の量を減らすのは本末転倒である．記録に時間がかかる場合は，実習指導者や教員に相談してその原因を明らかにして，改善に取り組む．

- **時間管理**：その日の実習内容を相談し確認するためには，実習指導者よりも早く作業療法室に着き，準備を整える必要がある．また，催促される前に記録やレポートを提出する．なお，始業前に掃除をする場合もあるが，作業療法室の物品やその収納場所を覚えるためにも積極的に参加する．終業後も勝手に帰宅せず，その日の実習内容を報告し，翌日の内容を相談する．フィードバックは「もらって当然」ではなく，学生が助言や指導を求めることで受けられるものである．昼休みにメモした内容を整理したり，指導者がベッドサイド業務などに就いている間に記録をまとめたりするなど，時間を効率よく使う．

- **課題や記録が期限までに提出できなかった**：うまくいかなかったことは実習指導者にすぐに報告し，約束を守れなかったことについては真摯に謝罪するべきである．そのうえで，どのような解決策があるかを相談する．

- **全体像がわからない**：「実習生が全体像をまとめられないようだ」という実習指導者の言葉を何度聞いたかわからない．個別の評価項目からその問題点をあげることはできても，日常生活上の問題と関連づけることや，社会復帰したときの生活への影響を考えるのは容易ではない．特に想像しにくいのは対象者が障害を受ける前の生活や担っていた役割である．これがイメージできると，受障前と現在の対象者を比較することができるようになる．そのためには対象者の話を傾聴し，家族やMSWなどから一般情報を集めて，対象者が生活していたときのイメージが脳裏に浮かぶぐらいにまですることである．

# III 臨床実習の展開
## 評価から治療実施・再評価まで

　臨床実習では，対象者の評価・作業療法という具体的なプロセスを通して，必要となる技術を学ぶとともに，未知の疾患・状況に直面したときにどのように思考し，行動すればよいかという普遍的な考え方を学ぶ．この普遍的な考え方とは，作業療法の過程である問題解決過程である（図1）．

　問題解決過程とはビジネス界で使われ[1]，医療界にも応用されている[2]が，作業療法においては必ずしも共通認識が得られているとはいえず，細部の解釈についてはあいまいな点もある．

　本項では成書[1,2]をもとに，問題解決の流れにしたがって，用語の定義や作業療法を展開するときの考え方・注意点についてまとめる．身体機能作業療法領域を主に述べるが，基本的な考え方はどの作業療法領域においても適用可能である．

## A. 評価

　評価とは，情報収集，評価計画立案，評価実施，評価のまとめという一連の過程である．

### 1 情報収集

　一般に，情報収集は対象者に会う前に行う．情報収集を行う目的は，対象者の現状を把握すること，それらに基づいて活用できる情報は活用し，作業療法で実施する評価項目（観察・面接内容や検査・測定項目）を選択・決定することである．

#### a. 情報収集の素材

　情報収集の素材としては，処方箋（依頼箋，指示箋などともいう）・経過記録・検査記録などがある．対象者にかかわる医療関係者（医師・看護師・理学療法士・言語聴覚士・ソーシャルワーカー・介護職員など）から聞き取ることもある．

#### b. 情報の読み取り

　情報を有効に活用するには，得られた情報が何を意味するのか，どのような意義があるのかを考えなければならない．一般に，情報から読み取れるものとして以下のようなものがある．

- 処方箋：処方箋に記されている診断・障害名，発症日からは，その疾患の経過や予後予測，回復の過程，さらに機能障害を重点的に治療・指導・援助（以下，治療）することが妥当かなどの検討ができる．また，全身状態や禁忌・合併症はリスク管理（作業療法の中止基準や注意すべきバイタルサイン，身体的・精神的負荷量），作業療法の場所（ベッドサイド，作業療法室）などを決定する際の資料となる．

- 経過記録：経過記録からは既往歴・現病歴，診断名，病状・病期，合併症，毎日のスケジュールや日常生活活動（ADL）状況，他部門の治療内容，個人的状況（学歴・職業・趣味嗜好など），社会的状況（家族・家屋・経済・キーパーソンなど）などを把握でき，対象者の現在の能力を知ることができる．

- 検査記録：臨床検査データ（ラボデータともい

**表1　評価計画に含まれる要素**

- 目的（何のために評価するのか）
- 評価項目（何を評価するのか）
- 評価手段・順序（どのような手段，順序で評価するのか）
- 必要時間（何回の治療時間で評価するのか）

約するようにすべきである．

## 2 評価計画立案

評価計画には，表1に示した要素を含める．

### a. 評価計画立案時の注意

評価計画を立てるときは，他部門の情報のなかで活用できる情報は使うようにし，対象者に余分な負担をかけないことを第一に心がける．

評価目的の明確化：作業療法士として何を知りたいか，何を明らかにしたいかを考える．その際，知りたいことを具体的に文章化することが有効である．たとえば，「ADLの状況を知りたい」とするのではなく，「右手を食事動作でどのように使っているかを知りたい」というように具体的に列挙する．この文章化による利点は観察や検査・測定時の視点を意識化できることである．

実施する検査・測定の順序：階層性に注意して実施順序を決める．たとえば，ブルンストローム（Brunnstrom）法による脳血管障害の運動機能回復検査は関節可動域（ROM）を判定基準に使っており，ROMを先に測定しておかなければ運動機能回復を正確に決定することはできない．

検査・測定に要する時間：学生の場合，1回の治療時間を約40分として4〜5回で終了できるように計画・実施することが望ましい．

### b. 評価実施前の準備

評価計画を立てたら，対象者や関係部署（病棟など）に連絡・予約し（何日，何時から，どこで），必要な検査器具，記録用紙などの準備，検査・測定法の確認を事前に行っておく必要がある．

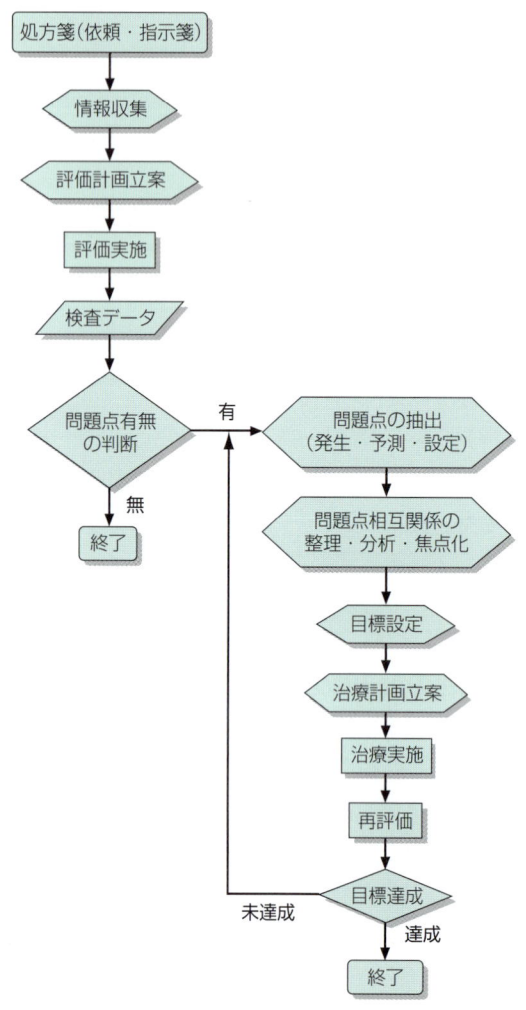

**図1　処方（依頼・指示）から治療までのフローチャート（問題解決過程）**

う）や心電図検査の結果からは全身状態を確認でき，これらはリスク管理の参考となる．画像情報からは病巣を確認できる．

### c. 情報を聴取する際の注意

情報は記録から収集できるものを先に収集する．得られた情報を整理・理解したうえで，関係者から直接聴取する場合は質問内容を絞り込み，要領よく聴取するよう心がける．

また，臨床場面では，職員は忙しく働いているため，聴取を依頼する時間をあらかじめ確認し，予

### 3 評価実施

評価を実施するときは，適切な環境を確保するとともに，十分なオリエンテーションを行って対象者の理解・協力が得られるように努める．安全性への配慮（転倒予防など），リスク管理に注意し，観察やチェックを怠らないようにする．また，面接における予後の説明のしかたについては，指導者と事前に打ち合わせておかなければならない．

### 4 評価のまとめ

評価が終了したら，そのまとめを作成する．評価の「まとめ」であって，面接や観察，検査・測定の結果をすべて記載するものではないことに注意する．対象者の年齢，性別，疾患・障害名，現病歴に加え，心身機能の状態・活動状況・社会的状況については障害（マイナス因子）だけでなく利点（プラス因子）も含めて，結果の中から適宜選択し，系統的かつ簡潔に述べる．

評価のまとめは「対象者の全体像」といわれることもあり，第三者が読んでも対象者の現状がイメージできるようなものでなければならない．

## B. 問題点の抽出

### a. 問題と問題点の違い

問題とは，"あるべき姿"と現状のギャップであり，解決すべき事柄をいう．また問題点とは，問題のうちで"専門家が対応可能な事柄"である[1,2]．

### b. 問題と問題点の判別

問題点は"専門家が対応可能な事柄"であることから，ここでは作業療法士としての視点と，対応可能な手段を持ち合わせているかという観点から問題を検討し，問題点とするかを決定する．

専門家としての手段を有しているかということについては次のような例を考えてみる．たとえば，重度のコントロール不良な糖尿病は保健・医療・福祉の専門家の立場からは「問題」となるが，"糖尿病そのもの"に対して作業療法士は対応可能な手段を持ち合わせていないので「問題点」とはならない．しかし，糖尿病をコントロールするような生活習慣がなされていない，糖尿病による末梢神経症状があるなどといった事柄については対応可能であると考えられるので，「問題点」として取り上げることができる．

### c. 問題点の型

問題点には発生型，予測（予防）型，設定型がある[1,2]．

#### 1）発生型の問題点

今現在，発生している事柄である．たとえば，「麻痺や筋力低下がある」，「ADLが遂行できない」，「病気によって仕事ができない」などである．

発生型の問題点を考える際には，医学的知識（疾患の病状・病期やその予後など），正常値や標準値（検査・測定，臨床検査の結果など），標準的な行為（ADLの遂行状況など），臨床経験などに照らして，現在発生している事柄が問題点となるかを検討する．たとえば，同じ運動麻痺でも，疾患，病状・病期によっては問題点とならないこともある．

##### 例

①発症後2週の脳卒中片麻痺者の運動麻痺は，積極的に治療する時期であるので問題点となる．②発症後10年経過した脳卒中片麻痺者の運動麻痺は，回復が見込まれる時期を過ぎており，積極的に麻痺の回復をはかるという意味では問題点とならない．

#### 2）予測（予防）型の問題点

現状で対応しなければ発生すると予測される事柄，あるいは状況の悪化をもたらさないために対策が必要と考えられる事柄である．

##### 例

①意識障害があり麻痺もある対象者の場合，現在は関節拘縮がなくても，将来，拘縮がおこるだろうという予測が立つので問題点となる．②全身状態が悪く，安静を余儀なくされている対象者の場合，体力低下や精神機能の荒廃がお

こると予測され，なんらかの対策をとる必要があり，問題点として取り扱うことができる．

### 3）設定型の問題点

現状よりもさらによい状態を目指す場合に，現在の状態とさらによい状態との差をギャップ（問題点）として取り扱う．

**例**

最低限の日常生活は遂行できているが，変化の少ない生活を送っている．この生活をもっと活発にすることで，より充実した生活になるだろうと考えるような場合，"現在の生活"と"もっと活発な生活"との差（ギャップ）を問題点として扱う．この場合，作業療法士が"変化のない生活は満足できる状態ではない"とする視点をもっていることが前提となる．

### 4）問題点を考えるときに

問題点を考えるには，まず収集した情報や検査・測定のデータから発生型の問題点があるかを検討し，さらに予測（予防）型の問題点が考えられるか，設定型の問題点が考えられるかを検討していくと思考を整理しやすいだろう．この3つの問題点のどれが中心となるかは，作業療法が展開される場面によって異なってくる．

## d. 問題点の相互関係の分析と優先順位の決定

次のステップとして，それぞれの問題点の相互関係を分析し（原因の推定・焦点化），より重要な問題点や早期に解決すべき問題点は何かを明確にする（優先順位の決定）．

### 1）相互関係の分析・原因の推定

ある問題点がより根本的な問題点が原因となって生じているのではないかと考えてみる．

**例**

①衣服を着替えることができないという問題点を考えると，左片麻痺があって上肢を使えない，片手動作の方法を学習していないことが原因として浮上した．②口元までスプーンを運べない，タオルで顔を拭けないという原因は上肢の筋力低下によるものであった．

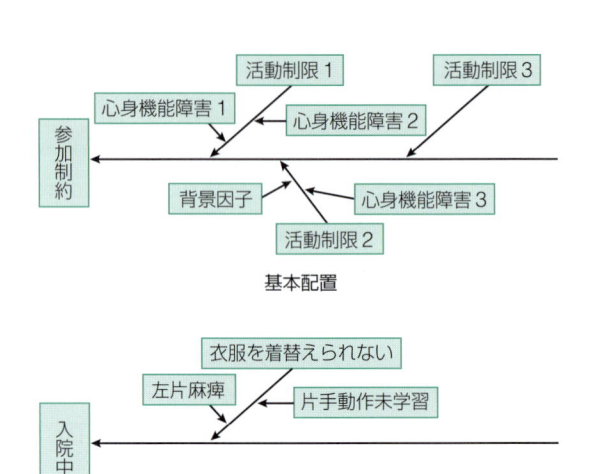

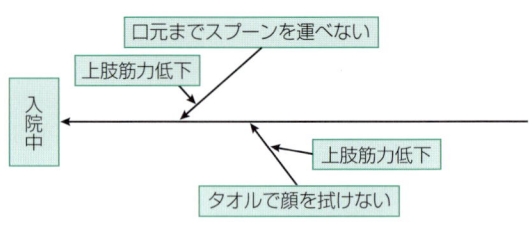

**図2　フィッシュボーンにICFを組み込んだ基本配置**

このように整理することで，1つの活動制限（生活行為上の障害）が複数の原因によって引きおこされている場合もあるし（①），いくつかの活動制限が1つの原因から引きおこされている場合もある（②）ということが明らかになり，より重点的にアプローチする領域が集約できる．

このプロセスにあたっては，フィッシュボーン（fish bone；特性要因図）の手法[3]が役立つ．国際生活機能分類（ICF）の心身機能・身体構造，活動，参加，背景因子を相互に結びつけ，魚の頭部にあたる左端に参加制約を，大骨に活動制限を，小骨に心身機能や背景因子を配置する（図2）．

フィッシュボーンの手法を使うことで，問題点の相互関係の分析や原因の推定を視覚的にとらえることができるようになる．

### 2）優先順位の決定

最終的に集約された問題点を障害レベル別に分

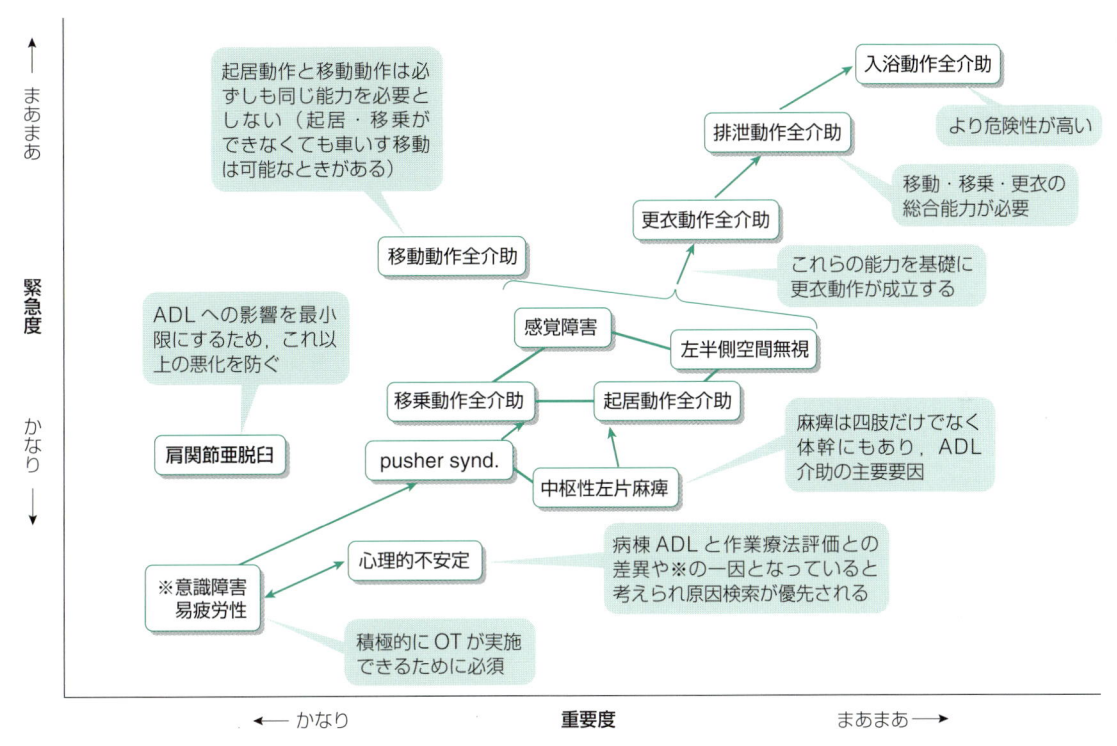

**図3　2次元展開法の例**
　□ は問題点を示す．　■ は，そこに問題点を配置した理由を示す．

けて整理し，まとめる．さらに，各レベルの問題点をより重要な，早期に解決すべき問題点から順に並べるようにする．これは医学的知識や臨床経験，対象者の希望に基づいて総合的に決定する．

　優先順位の決定には2次元展開法[4]が役立つ．図3のように横軸を重要度(対象者が重要と考えることに重きをおく)，縦軸を緊急度(専門家の判断として緊急に解決すべきことに重きをおく)とし，それぞれの問題点を両者の視点で配置し，左下に置いた重要度と緊急度の高い問題点が優先的に解決すべき問題点となる．

## C. 目標設定

　問題点を決定したら次に目標を設定する．目標は，治療によって問題点を解決することで対象者の行動がどのように変化するかという予測を明らかにしたものである．目標は達成可能と思われる現実的な目標でなければならない．

　作業療法の目標はリハビリテーションチーム全体の目標を受けて設定するが，作業療法士としての目標についてはあらかじめ原案をもっておく必要がある．

　目標は長期・短期目標(そして中期目標)といった分類のほかに，定量的・定性的目標[1,2]という分類がある．

### 1) 長期目標(long term goal; LTG)

　一般には社会的側面(参加制約)に関する目標を示す．施設によっては，短期目標を達成することによる対象者の全般的行動変化を示す場合もある．

### 2) 短期目標(short term goal; STG)

　一般には機能障害や活動制限に関する行動変化を示す．施設によっては，一定期間(例：1か月後)の治療実施後の変化を示す場合がある．

### 3）中期目標（midterm goal; MTG）

長期目標と短期目標の中間的な目標として，中期目標を設定することもある．

### 4）定量的目標と定性的目標

定量的目標とは数値で表す目標（例：肘の屈曲角度が 90°から 120°になる）をいい，治療効果を評価しやすいという利点がある．一方で，この目標を設定するには医学的知識や臨床経験が必要であり，学生が設定するのは困難かもしれない．

定性的目標とは質的に表す目標（例：肘の関節角度の拡大，上肢機能改善など）をいう．この目標の設定は容易だが，治療効果の評価はあいまいになるという欠点がある．

定性的にしか設定できない目標（"生き甲斐のある生活を送る"など QOL を問うような目標）もあるが，可能なかぎり定量的目標を設定するようにしたほうがよい．

### 5）目標設定のための条件・基準

目標設定にあたっては，目標そのものだけでなく，それに付帯する条件や基準も明らかにしておく必要がある[5]．つまり，

- いつまでに
- どのような治療を実施し
- どれくらいの介助量で，あるいはどのような自助具や補助具を使ってできるようになるか
- その行動の正確さや速度，頻度

などを観察または測定可能な言葉で表現する．

**例**

食事を自立して食べることができるようになる（1 か月間の上肢の筋力訓練後，箸を使用して，約 15 分で食べることができるようになる）．

### 6）制約条件とは

制約条件とは目標を達成しようとする場合にそれを制限する事柄であり，当事者の立場ではどうすることもできない，取り除くことが困難な客観的状況をいう[1,2]．

一般に制約条件と考えられるものには次のようなものがある．

①施設の運営方針：これによってどのような対象者を作業療法の対象とするかが決まる．

②施設の設備や人的条件：これらの条件によって，治療に利用可能な資源の種類・規模・内容が制約される．

③個人的条件：臨床実習の場合，学生であるということによる知識や技術の未熟さが制約条件となる．

④対象者側の条件：身体的側面（年齢，性別，体質，疾患など），精神的側面（気質や性格など），社会的条件（家族・家屋状況，職場の勤務条件，経済的状況など）に左右されることも多い．

制約条件はほとんどが変更不可能なものであり，問題点を解決しようとするときにすでに存在している．したがって，これらの条件を考慮して目標を設定し，治療計画を立てる必要がある．

## D. 治療計画立案

目標は問題点を解決することによって達成されるという前提に立つので，問題点（＝目標達成を妨げている原因）を解決するよう治療計画を立てる．

たとえば「更衣動作ができない」ので「更衣の練習をする」，あるいは「座位バランス改善」という目標を立てたので「座位バランスの練習をする」といった思考（これを「水平思考」と呼ぶことにする）をすることがある．しかし，治療は問題点を解決するよう行われるものであり，上述のような水平思考で行われるものではない．治療場面において，動作の繰り返し練習を行っており，現象的には水平思考的な治療と見えることがある．しかし，それは問題点の相互関係の分析・原因の推定による裏づけがあってなされているのであり，短絡的な思考・治療にならないよう注意すべきである．

### 1 治療計画立案時の考慮点

治療計画を立てるときには**表 2** に示した要因を考慮する必要がある．

表2　治療計画立案時の考慮点

- 治療理論・治療モデル：治療手段を選択する拠り所となる概念体系
- 治療手段：問題点を解決するための具体的方法
- 治療頻度：治療を行う時間・回数
- 段階づけ：対象者の進行状況に合わせた治療内容の段階づけ
- 治療計画の評価：治療計画の妥当性・経済性・難易性の検討と治療計画の再評価

## 2 治療手段の決定

治療手段は問題点を解決するための具体的方法である．これはよって立つ治療理論・治療モデルに即して選定されるが，身体機能の領域ではおおむね次のように集約される．

### a. 機能回復へのアプローチ

身体機能が回復すれば問題点が解決されるという前提に立つアプローチである．たとえば，「筋力が増強すれば（麻痺が回復すれば）ADL（例：食事動作）が可能になる」などである．したがって，筋力増強訓練や運動麻痺回復のための方法を考えるようにする．この場合，機能回復の予後予測が妥当であるかの検討と，回復に要する期間の不自由さにどう対応するかを考える必要がある．

機能回復へのアプローチは，中枢神経系が正常に保たれているかどうかによって，生体力学的アプローチと感覚運動アプローチに分類される[6]．

### b. 残存能力へのアプローチ

機能回復が望めないとの前提に立ち，残存能力を活用するような方法を考える．この場合，機能回復が望めないということを，専門家は文献や経験に基づいて理解可能であるが，対象者側もそのことについて理解・納得し，同じ前提に立つ必要がある．そのためには，十分な説明が必要である．また，失われた（回復が望めない）身体能力に対しての心理的問題への対応も同時に行う必要があろう．

### c. 代償動作へのアプローチ

残存能力へのアプローチに加え，さらに身体的な代償動作や補助具を多く活用するような方法を考える．このアプローチをとる場合，代償動作による二次的な障害への配慮・対策も重要となる．

残存機能へのアプローチと代償動作へのアプローチは，併せてリハビリテーションアプローチ[6]と同義であるといえる．

### d. 当面策と根本策

当面策とは問題の悪化，拡大を防ぐための策であり，緊急処置，応急処置，暫定処置と考えられる．一方，根本策とは問題点のなかの根本原因を解決するための策であり，是正処置，適応処置ともいう．当面策は発生問題や予測（予防）問題の一部に対してとる策であるともいえ，以下のような例が考えられる．

#### 例

①関節保護のために早急にスプリントを作製する．②関節拘縮はないが意識障害があり，自発運動を行うことができないため，関節拘縮の発生を防ぐためにROM訓練を実施する．③積極的な訓練に参加する体力がないので，まず座位時間を延ばして徐々に体力を向上するようにする．

根本策は，たとえばADL障害が筋力低下が原因で生じていると判断し，筋力訓練を行うような場合である．臨床場面においては，治療計画立案が終わってから治療実施に移るというのはむしろ稀で，治療計画を立てる前に，あるいは治療計画立案と同時並行的に当面策を実施しなければならないことがある．

## 3 治療時間・頻度の決定

次に，治療手段（治療活動）の1単位あたりの実施時間・回数を決める．つまり，ある1つの種目（治療活動）を1回の治療時間に，1日に，1週間に，どのくらい，何回行うかを決める．

一般に，治療時間は限定されている（20分を1単位として40分，もしくは60分まで）ので，その

時間内に納まるよう，時間配分を考えることも重要である．

> **例**
> ①食事動作の練習を昼食時に毎日行う．②条件を設定してサンディングを行う（1日に1回，角度30°，負荷5kgで30回）．

### 4 段階づけの検討

さらに，治療手段の段階づけを検討する．段階づけでは対象者の変化に応じて，治療活動をどのように変えていくかを決める．

考慮する点は，身体的側面では回数や負荷量，介助量などがある．認知・知的側面では作業工程の難易度，指示の内容・複雑さなどを考慮し，機器や器具の使用については自助具や介助機器の使用などを考える．

> **例**
> ①サンディング：筋力が増強してきたら負荷量を5kgから7kgにする．②輪かけ：可動域が拡大してきたら高さを30cmから40cmにする．③折り紙：工程を覚えてきたら間違えたときだけに口頭指示をするようにする．

### 5 治療計画の評価

問題点を解決する方法がいくつか考えられるとき，以下の3つの観点から検討し，最も適切な方法を選択する．

- 質的側面（妥当性）：目標達成のための手段として，その案が適切であるかどうかの検討
- 量的側面（経済性）：治療計画を実施するときの"時間と費用のかかり具合い"の検討
- 容易性の検討：治療計画実施の容易性，実現可能性の検討

## E. 治療実施

治療実施においては，常にPDCA（plan-do-check-act）サイクルの視点をもっておく必要がある．つまり，治療計画立案時の予測（plan）と実施後の結果（do）との相違を観察し，その原因を分析し（check），新たに生じた問題点を解決する方法を考え（act），再実施する（do）という一連の流れをとらなくてはならない．この流れは問題解決過程の基本である．

## F. 再評価

再評価には2つの目的がある．1つは，一定期間の治療実施後に対象者が目標を達成したかを検討するものである．再評価とは，検査・測定などを再度行い，対象者の変化をとらえることであると思いがちである．しかし，検査・測定は再評価のためのデータを得る1つの手段である．再評価において重点をおかなければならないのは，初期に立てた目標を対象者が達成できたかを検討することである．

再評価のもう1つの側面として，治療計画が適切であったかを検討することがある．対象者側の能力評価によってのみ目標が達成できたかどうかを検討するのではなく，当初の治療計画案が適切であったかという視点で客観的に振り返る必要がある．

●引用文献
1) 佐藤允一：問題構造学入門―知恵の方法を考える．ダイヤモンド社，1984
2) 熊谷二郎，河野保子：看護過程の実践理論．メヂカルフレンド社，1983
3) 駒井伸俊：フィッシュボーンノート術．フォレスト出版，2009
4) 佐藤裕二，北川　昇：高齢者歯科学におけるチュートリアル教育の実践―KJ法による問題点抽出．日本歯科医学教育学会雑誌 19:429–435, 2004
5) Pedretti LW（著），宮前珠子，清水　一，他（監訳）：身体障害の作業療法．改訂第4版, pp47–60, 協同医書出版社, 1999
6) 同上, pp3–13

## 本章のキーワード

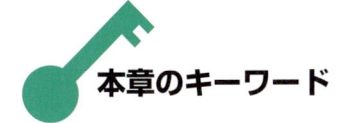

- **学習目標**  学習者の目標であり，教育の目標である．"学習者の行動に価値ある変化をもたらす"ことを目指した結果の到達点である．養成校においては卒業時を含め区切りとなる時点で何を知っていて，何をどこまでできればよいのかという目標をいう．

- **GIO**  一般教育目標(General Instructional Objectives)．学部の全課程もしくは1つの学科または1つの教授単位を終了した学習者が何ができるようになるかを総括的に記述したもので，教員および学生の双方に一般的なオリエンテーションを示すもの．

- **SBO**  行動目標(Specific Behavioral Objectives)．一般教育目標を達成するにはどのようなことができればよいのかを具体的な行動を示す言葉で表したもの．「〜する」「〜できる」という形で表現される．

- **教育目標分類学**  taxonomy of educational objectives．1956年にB.S. Bloomが示した，認知，情意，精神運動の3領域に分けた教育目標の分類であり，医学教育分野で使われている．認知領域は想起，解釈，問題解決の3レベルに分けられ，情意領域は態度と習慣を，精神運動領域は技能を意味する．

- **早期臨床体験**  早期体験実習，クリニカルアーリーエクスポージャー(clinical early exposure)ともいう．医療が実践されている現場の実情を見ることで，医療を必要とする人々の状態や医療従事者の喜びなどを知り，これからの学習への動機づけを高めること．

- **クリニカルクラークシップ**  clinical clerkship．診療チームに責任をもった一員(クラーク)として加わり，指導者の指導のもとに，実際に対象者の治療にあたり臨床能力を身につける臨床実習方法．

- **守秘義務**  職務上知りえた秘密を守る義務で，国家公務員法で国家公務員に課せられているほか，刑法において医師，弁護士，薬剤師などの守秘義務を定めている．作業療法士についても同様である．職務についている間に限らず，退職したあとも適用される．

- **禁忌事項**  医薬品・食品などで病状を悪化させ，または治療の目的にそぐわないもの，たとえばリウマチ患者に寒冷は禁忌となり，作業療法で陶芸の粘土(素材として低温)に触れることは禁忌となる．

- **治療・指導・援助**  作業療法の内容を包括的に指す場合にこの3語を続けていうか，"アプローチ"という一語で表現する場合もある．医師の指示のもとで行う医療行為なら"治療"，家族教育・生活の管理などは"指導"，社会資源の利用や地域や施設ケアなどへの橋渡しは"援助"という．

- **倫理綱領**  団体が成員の守るべき規範として定めている宣言．第2次世界大戦中のナチスの非人道的行為を受けて，世界医師会総会が被験者の人権擁護を目的として定めた「ヘルシンキ宣言」(1964)に端を発し，現在では人にかかわる職種のほとんどが倫理綱領を定めている．日本作業療法士協会の倫理綱領は文中(☞33ページ)参照．

- **ラボデータ**　　laboratory data．病気の有無や診断を目的に行われる臨床検査結果の値．臨床検査には検体検査(血液学的検査，微生物学的検査，尿・便検査など)と生体検査(呼吸循環機能検査，脳波検査，超音波検査，内視鏡検査など)がある．画像診断や病理診断も臨床検査に含むことがある．

# ケーススタディ編

# 第1章
# ケーススタディの書き方

| GIO 一般教育目標 | SBO 行動目標 |
|---|---|
| 1　臨床実習におけるケーススタディの作成について理解する． | 1）臨床実習におけるケーススタディ作成の目的，内容，方法，書き方を述べる．<br><br>2）記録の種類・特徴とそれぞれの内容を述べる． |

## 修得チェックリスト

- □ ①ケーススタディを作成する目的を述べることができた．
- □ ②ケーススタディの構成・内容を説明できた．
- □ ③ケーススタディにおいてテーマを決める重要性を述べることができた．
- □ ④対象者のプロフィールに含める事項を列挙できた．
- □ ⑤考察で検討するべき事項を列挙できた．
- □ ⑥ケーススタディにおける客観的，論理的な記述の必要性を述べることができた．
- □ ⑦記録を書くことの目的および意義を述べることができた．
- □ ⑧記録・報告の種類と特徴を列挙できた．
- □ ⑨記録・報告の基本的記載方法を述べることができた．
- □ ⑩記録・報告に最低限記載すべき事項を説明できた．
- □ ⑪報告書の種類と概要について説明できた．

## A. 総合実習における ケーススタディ

　総合実習において通常，実習生は複数のケースを担当する．そのなかの一例についてケーススタディ（症例研究）をまとめることが課題となることが多い．ケーススタディは臨床実習の集大成ともいえる．

　一般的にケーススタディは，作業療法士が対象者をどのようにとらえ，解釈し，問題解決もしくは対象者が所属する環境への再適応を実現させるために，どのように調整したか，そしてその効果を分析することを通し，今後への示唆を得る目的で書かれる．これらの実践から得られた示唆の積み重ねは，作業療法士という専門職の財産となり，日常の臨床業務をより質の高いものにするための根拠（エビデンス）を提供する．そのためケーススタディには事実の積み重ねと，それに基づく客観的・論理的考察と判断が記されなければならない．また対社会的，人道的な倫理への配慮を十分にすることはいうまでもない．

## B. ケーススタディの意義

　臨床実習においてケーススタディを作成する第1の意義は，対象者のニーズに作業療法が十分に対応できていたか否か，振り返ることにある．頭のなかで漠然と思い巡らせている間には見えなかったことが明らかになったり，見逃していた重要な事項に気づいたりするかもしれない．課題を考え，その解決について思い悩んだり，作業療法を実践したりというなかでは見えてこなかったことが，文章化によって明瞭な輪郭が与えられ，納得のいくものとなるのである．この経験は，作業療法実践力をレベルアップさせる．つまり，対象者に実施してきた作業療法がどのように行われたか，どのような成果があったか，再考すべきところはないか，分析と考察をすることが，今後の臨床活動

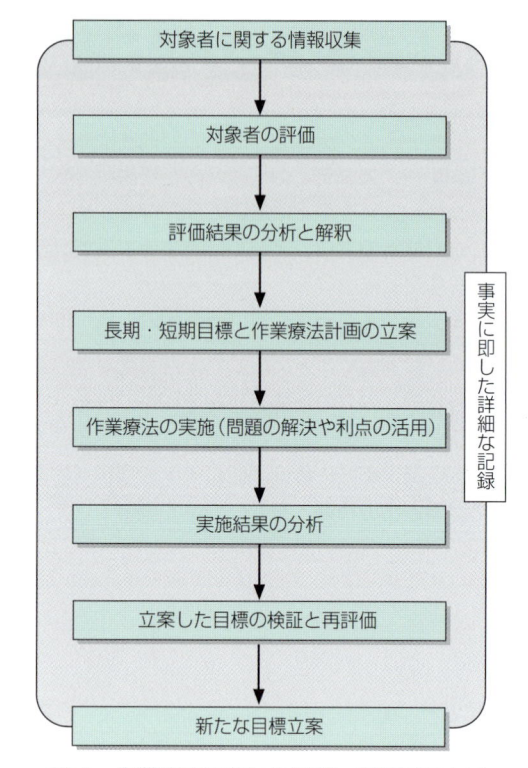

```
対象者に関する情報収集
        ↓
    対象者の評価
        ↓
  評価結果の分析と解釈
        ↓
長期・短期目標と作業療法計画の立案
        ↓
作業療法の実施（問題の解決や利点の活用）
        ↓
    実施結果の分析
        ↓
  立案した目標の検証と再評価
        ↓
    新たな目標立案
```
（事実に即した詳細な記録）

**図1　作業療法における思考・実践プロセス**

の糧になる．

　日々の臨床業務，作業療法の一連のプロセスは，目前の状況に対応する論理的・客観的思考の積み重ねである（**図1**）．この知的営為を明確にするためには記録とケーススタディを"書く"ことが不可欠である．文書化の作業には困難も伴うが，次のステップへの確実な足がかりとなり，その効果は大きい．

　臨床実習におけるケーススタディ作成のもう1つの意義は，指導を受ける機会になることである．実習生が対象者をどうとらえ，どのように考え，作業療法を実施したのかは，実習期間中に頻繁に報告し，指導を受けることができる．それに加えて，ケーススタディをまとめる過程では，思考方法，文章構成などを学習できることになる．

表1 ケーススタディの基本的な構成

【テーマ】
A 対象者のプロフィール
B 評価および作業療法課題の抽出
　1 評価期間
　2 評価項目の抽出
　3 評価結果のまとめ，対象者の状態像
　4 作業療法の対象とすべき課題(利点と問題点)
C 作業療法計画立案
　1 リハビリテーションゴール
　2 作業療法長期目標
　3 作業療法短期目標
　4 作業療法内容(目的，方法，手段/種目，手順)
D 作業療法経過と結果，今後の計画
　1 作業療法経過
　2 評価結果のまとめ，対象者の変化
　3 再評価と今後の計画
E 考察および典型的臨床像との比較

表2 対象者のプロフィールに記載する項目

① 氏名
② 年齢
③ 性別
④ 診断名(障害名)・障害側(部位)
⑤ 現病歴および既往歴・合併症
⑥ 生活歴
⑦ 第一印象
⑧ 家族状況
⑨ 経済状況
⑩ その他の特記事項

## C. ケーススタディの構成と内容

表1にケーススタディの基本的な構成を示す．具体的には各校で「症例研究指針」などの名称で提示されるガイドラインや書式フォーマットに従うこと．

まず，ケーススタディのテーマを設定する．テーマは対象とするケースを特徴づけ，理解を容易にし，かつ深めるために端的に表す．

テーマは，取り上げたケースに対し作業療法を実施した際の中心課題，もしくはコンセプトを示す．これは，なぜそのケースをケーススタディとして取り上げることにしたのかに対する答えでもある．たとえば，脳血管障害の急性期の患者に身体機能改善のための作業療法を実施し，良好な結果を得たという場合であれば，「急性期脳血管障害者の身体機能改善を目指した作業療法実践の報告」とするのもよい．要するに，ケースを通して学び，強調して論じたいことをテーマとしてあげるのである．

対象者が高齢であれば，さまざまな経歴をもち，罹患や受傷から長い時間が経過していることがあり，把握しなければならない情報が多くなる．また，作業療法は対象者の生活に視点をおいているため，多くの情報が必要となる．しかし，取捨選択を行わずにすべてを並列的に盛り込んだのでは論旨があいまいになってしまう．読み手に理解されるためには，余分なものは一時外へおいて，テーマに関連する要素となるものに焦点を当てることが必要となる．

あるいは，全体がほぼ書き上がった時点で，このケーススタディで明らかになった命題が何であるかを考えてテーマをつけることもある．

### A 対象者のプロフィール

プロフィールには表2にあげた項目を記述する．ケースによっては，これらに加えて利き手，身長・体重，服薬状況などが加えられる．設定したテーマに応じて，多くを詳細に述べなければならない場合もあれば，簡潔にしてよい場合もある．テーマに関連し，必要となるプロフィールを収集し，記載することが重要である．

### B 評価および作業療法課題の抽出

#### 1 評価期間

初めて対象者と面会した時点から，初回評価が終了した時点までを記載する．

## 2 評価項目の抽出

評価項目の決定にあたっては，対象者が現在どのような状況におかれているのかを，まず以下の3点について考慮する．
- 時系列的な特徴：発症初期であるのか，発症してから何年も経過し地域で暮らしているのかなど
- 障害の様相：障害の範囲・内容・特徴など
- 社会環境の状況：同居人，就業（就学）状況，地域社会での役割，住宅環境など

次に，対象者の状況によっては，作業療法がもち併せている手段やプログラムでは問題解決がはかれないこともある．どのような作業療法を提供すれば問題に対応できるのかを確認するとともに，そもそも作業療法の対象となりうる課題であるのかという前提を確認しておく．

対象者と家族が作業療法を受けたいと考えているのか，あるいは作業療法を必要としているのかという点も，クライエント中心の考え方に立って見極め，テーマとも関連づけて検討する．

作業療法評価には，面接，身体計測，各種検査など，対象者に対面して行う直接評価と，他職種や関係者などから情報収集する間接評価とに分けて考えることがある．いずれにしても，作業療法の対象とすべき課題は何かを常に念頭におくことが重要である．リハビリテーションゴールをふまえて作業療法の長期・短期目標を設定し，作業療法計画を考えることと同時進行となることが多い．総合的に検討しながら，作業療法に必要な評価項目を抽出する．

## 3 評価結果のまとめ，対象者の状態像

評価を実施して得られた反応，状況，情報を客観的に記録する．対象者の状態像は多様であるため，評価にあたっては，教科書に書かれているとおりに検査バッテリーや評価フォームを使用できないこともあれば，検査の測定条件を変更しなければならないこともある．そのような実施時の条件・状況は，結果とともに必ず明記しておく．

なお，作業療法の経過中や終了時に再評価する際には，初回の測定条件にそろえることが，評価の信頼性を低下させないために必要である．対象者の変化，作業療法の効果を比較するために，評価結果の客観的な記述は重要である．評価方法と結果（初回評価時，再評価時）は対応させ，表形式で示すとわかりやすい．

## 4 作業療法の対象とすべき課題（利点と問題点）

評価結果をもとに，ある問題を作業療法の対象とすべき課題とするかどうかを検討する．実際には，対象者のニーズ，作業療法士の実力・業務範囲，マンパワーなど，個別の状況と施設の特性によって決まっていく．重要なのは，なぜこのケースでは作業療法として課題にし，問題解決をはかろうとしたのか，理由を明示することである．

課題を列挙するには，以下の点を詳細に吟味するとよい．
- 今現在，対象者は何に一番困難を感じているか？
- 対象者は何を問題解決したいと考えているか，あるいは問題解決する必要があるか？
- 作業療法が提供できる作業療法・訓練・援助により，問題解決は可能か？
- 対象者が活用できる機能，使える社会的資源は何か？

特に最後の，「対象者が活用できる機能」は重要である．矢谷[1]は作業療法にあたってとらえなければならない機能・能力を，①残された能力，②今は埋もれているが引き出されうる能力，③失われて代償される能力，と分けている．それらがどのようなものか，右片麻痺を例に考えてみよう．
- 残された能力：麻痺は中等度で，右上肢は補助手機能が残存している．体幹の支持性はよく，座位・立位バランスは良好である．失語症や観念運動失行，観念失行はなく，会話ができ，物の操作や一連の行動は麻痺に障害される以外は支

障がない.
- 今は埋もれているが引き出されうる能力：杖を使用し，右下肢にプラスチック装具を装着すれば，屋外歩行も見込め，退院後は趣味の散歩と写真撮影ができるようになる.
- 失われて代償される能力：入浴時の安定した安全な移動が望めないので，浴室にいすを置いて座位をとってから浴槽内に入る方法を採用する.非利き手だった左上肢は筋力・協調性とも良好で，訓練により日常生活動作の利き手交換が見込める.

次に，問題の原因を分析し，問題間の関連性・階層性を見極めることが必要である．国際生活機能分類（ICF）に準じるか，問題構造分析を利用するとわかりやすい．

## C 作業療法計画立案

作業療法の課題に対し，作業療法長期・短期目標を設定し，作業療法計画を立案する．1つの問題を分析し，その原因をつきとめ，もしくは問題間の関連性・階層性を明らかにし，作業療法アプローチにより問題解決をはかる方法を提示する．

また，作業療法の守備範囲外の課題であっても，リハビリテーションゴール達成に欠かせない事柄については，記載する．

### 1 リハビリテーションゴール

リハビリテーションゴールとは，リハビリテーションチームにより決められる目標である．一般的には，その対象者が障害をもちながら，あるいは障害が軽減した状態で，最終的に達成する生活状況といえる．現場の状況により設定の時期や内容はさまざまである．

しばしば見受けられるのは，「社会復帰」，「自宅復帰」などの表現であるが，具体的に踏み込んだ内容が求められる．たとえば，「勤務軽減（1日4時間就労）から開始する職場復帰」，「自宅復帰し，地域の通所サービスを4回/週（1回6時間）利用」，「自宅復帰後，座位での家事遂行」などとするとよいであろう．

対象者の職業と生活が障害による影響をどのように受け，今後どう軽減できる見通しがあるのかを大まかに方向性として示す必要がある．同じ「在宅介護」でも，介護者なしでも1人でいられるのか，介助なしでできる家事はあるのか，生活リズムをどのように作るのかなどである．この具体的なイメージをリハビリテーションチームで共有したうえで，各部門の長期・短期目標が計画される．

### 2 作業療法長期目標

作業療法長期目標は，リハビリテーションゴールを達成するために作業療法が担う長期的役割を示したものである．作業療法の守備範囲の中で，個々の対象者のニーズ，要望，背景を考慮して決定する．たとえば通所サービス利用に関連したものであれば，「最大限のトイレ動作自立」や，「更衣動作の部分的自立」などとなる．

### 3 作業療法短期目標

作業療法短期目標は，長期目標を達成するために短期間（数日～数週間）での達成を目指す具体的な目標である．たとえば，「車いすからトイレへの移乗動作介助量の軽減」や，「下衣を降ろす間の立位を保つ」などである．

### 4 作業療法内容（目的，方法，手段/種目，手順）

作業療法長期・短期目標を達成するために作業療法の計画を立案する．その内容は，目的，方法，手段/種目に加え，場面設定，姿勢とその変化，運動の方向・回数，抵抗の量といった，具体的な手順である．精神科領域においては，集団・個人療法の別，作業内容がもつ負荷量などの特徴，作業療法士の治療的なかかわり方が重要となる．通常は，複数の目標達成に向け，1つの手段で対応で

きるよう企画・工夫する．1回の治療時間内にどのように構成するかについても明示する．

## D 作業療法経過と結果，今後の計画

作業療法の経過と結果は，時系列で期間を区切り，作業療法課題ごとや初回評価項目ごとに対象者の変化を示すとわかりやすい．客観的で具体的な記述を心がける．

### 1 作業療法経過

作業療法経過は，手術，服薬している薬剤の変更，対象者の心理的変化など，転換点となる時期ごとに区分するとよい．たとえば作業療法過程をもとに「作業療法導入期」としたり，対象者の状況に沿って「回復期」，「受容期」などとしたりできるだろう．区分が難しいときには，臨床実習期間を「初期」，「中期」，「終期」の3つに分ける．

### 2 作業療法結果のまとめ，対象者の変化

実施した作業療法と対象者の変化を，作業療法課題や短期目標などに対応させて記述する．具体的なデータを必ず含めて，変化の有無・変化の度合いを明示する．注意しなければならないのは，思い込み，偏見，公平性を欠く判断，根拠のない推測を避けることである．

### 3 再評価と今後の計画

再評価は，作業療法の効果をみるために，毎日，もしくは時期を決めて行う．たとえば，筋緊張のように日々もしくはその時々でチェックするべき事項と，数日～数か月の期間の変化をみなければならないものとある．

短期目標であげた項目が順調に改善していない場合は，その原因をつきとめるために，別の評価が必要になるかもしれない．短期目標の達成状況とその原因・理由を把握し，すぐに作業療法内容の変更や見直しを行う．短期目標を変更することもありうるし，長期目標を変更しなければならない状況も出てくるであろう．

臨床実習の終了時に転院・自宅復帰などが計画されている場合には，「今後の計画」として，その展望にも言及する．次のステップで対象者をとりまく環境を想定し，必要な機能維持や，再適応をはかるための調整を行うためである．ケーススタディをもとに作成された報告書によって，関係者が対象者をいっそう深く理解し，作業療法とケアを継続するために有用なものであることが望ましい．

## E 考察および典型的臨床像との比較

考察は，客観的事実に即して展開することが重要である．対象者とのかかわりのなかで得た評価結果，問題解決や調整に向け使用した作業療法のアプローチを具体的に記述する．主に対象者の変化に着目し，それを引きおこした理由を考察するとよい．「～ができた」，「～ができない」ではなく，「何がどのように改善された結果，何ができるようになった」，「何がどの程度機能低下した結果，何ができなくなった」のように，因果関係を論理的に説明できることが一番である．ただし，論理が飛躍しないように注意し，抽象論も避ける．

また，対象者の状態像を，障害や疾患の典型的な臨床像と比較する．比較検討することは，根拠に基づく作業療法〔evidence-based occupational therapy（practice）；EBOT（P）〕を行うために重要である．対象者をどうとらえ解釈するか，利点と問題点をどのように列挙し，どのような対策をとるのかを文献を調べてまとめる．

考察は，通り一遍の言葉の羅列でなく，設定したテーマをしっかりと意識し，対象者へのアプローチとその結果を分析し，多面的に考える．

# D. ケースノート(実習記録)の書き方

対象者の生活と作業に焦点を当てて作業療法を実践していくうえで、生活と作業の内容と質を正確、かつ効果的に記述することは必要不可欠である。これから臨床実習に臨もうとしている学生にとっても、記録の方法と技術を理解し、身につけることの重要性は大きい。ここではケーススタディを仕上げ、作業療法のエビデンスの構築に資することができるような、ケースノートの記録方法について解説する。

## 1 問題志向型診療記録

問題志向型診療記録(problem oriented medical record; POMR)は問題解決の思考過程が明確になる利点から、教育に熱心な臨床の場を中心に多く利用されている。POMR では経過記録を SOAP、すなわち、①subjective data(主観的情報;S):対象者の訴えなど、②objective data(客観的情報;O):検査など他覚的観察、③assessment(評価;A):S, O により得られる判断・考察、④plan(治療計画;P):A に基づく治療計画、という 4 項目で記述する。畠山は実習生が SOAP を使う際の困難さについて、O と A の区別や整理がつけられないことと、O の収集不足をあげている[2]。検査・測定の結果は転記すればよく、明確に、わかりやすく示す(表や図の利用もよい)。実習生にとってハードルの高い観察事項は、たとえば「全体に疲れている印象だった」ではなく、「目に輝きがなく、頸部・背部とも屈曲傾向であり、会話中に時折あくびをする。声量が小さく、会話量も少ない」など、できるだけ具体的に読み手に伝わるように記述する。

検査・測定はなぜそれを行うのかという目的が明らかであれば、その結果をどのように考えたらよいのか、つまり当初の目的はその結果によって達成されたとしてよいのか、あるいはさらに別の検査・測定が必要となるのかがわかる。たとえば「食事をするのに箸がうまく使えない」場合に、手指や上肢の徒手筋力テスト(MMT)を行ったとする。MMT の結果はすべて抵抗がかかる 4 レベル以上であった。筋力があるのに箸がなぜうまく使えないのか。感覚はどうか、認知は、動作遂行は、と考慮し、次の検査・測定を企画していくのである。この際にヒントとなるのが詳細かつ具体的な観察事項の記述である。「箸を金づちを持つように把持していた」という所見があれば、道具使用の問題かもしれない。行為や動作の検査を実施する必要がありそうだと、次の plan が導かれる。観察事項は具体的であればあるほど、検査・測定の結果と照合し、まだ学生の意識に上っていない新たな障害や症状に気づく手立てになるかもしれない。つまりこのような検査結果や所見に基づく判断や考察が、assessment(評価)にあたる。

もちろん経験を積んだ作業療法士であれば的確な plan により難なく導き出せるが、実習生では、初回評価、再評価のまとめ、対象者の特別なエピソード(たとえば手術や外泊、転院、退所など)、リハビリテーションチームカンファレンスなどの機会を活用し、plan を完成させる必要がある。このとき留意してほしいことは、優先順位である。今、何が作業療法実践で提供できるか。対象者や家族および関係者は何を望んでおられるのか。今実施できる妥当性のある最大限の内容を導き出す。

## 2 実習期間中の見通し

実習期間中の見通しには 2 つの側面がある。1 つは担当させていただいている対象者への作業療法実践についての見通しである。これについては SOAP の plan を駆使し、表現していく。もう 1 つは学生自身の見通しである。8〜9 週の実習期間中、残っている日程は何日か、実習全体のスケジュール(たとえば初期評価発表や症例報告発表など)からみて、今は、明日は何を完了しておかなければならないかという、いわば未来記憶(予定)とでもいうべきものがそれにあたる。実習生はこれから

**表3 記録の必須事項**

発症からの期間，回復経過または発症からの経過，機能障害の重症度，過去の治療内容，疾患特有の経過，身体構造と機能，活動因子，参加因子，環境因子，個人因子，各因子間の関連性

の見通しをもちつつ，効果的にスムーズに実習期間を送ることが求められている．いわばこの作業は実習生自身による実習遂行についてのプランニングである．日々の記録の延長として習慣化するとよい．

## 3 日々の記録の工夫

日々の記録の内容として留意したいことは毎日くりひろげられる事象をどのように定量化するかである．前にも述べたように，作業療法実践とその結果は量的なものでははかりにくく，質的変化を目的としていることが多い．対象者の自己効力感や役割獲得などはその際たるものである．質的変化を検出する評価方法が徐々に工夫されてきており，ロリッシュらのフェイススケール[3]，COPM(Canadian Occupational Performance Measure)[4]，各疾患特有のQOL評価[5] などが使用されている．意図した作業療法実践目標を明確に表現できるような指標を作業療法開始前に設定し，その経過を追うことが実施した作業療法の妥当性や効果を判定する材料となる．このように実践を表し，裏づけるのが日々の記録である．

究極のところ，作業療法実習生は何を記録すべきなのだろう？ ポイントを**表3**に示した．なお，疾患による差(中枢性か末梢性かなど)，領域による差(身体か精神かなど)，作業療法を実施する場(医療施設か福祉施設かなど)によって，視点を変えるのはいうまでもない．

●引用文献
1) 矢谷令子，福田恵美子(編)：作業療法実践の仕組み．協同医書出版社，2001
2) 畠山真弓：臨床実習施設における臨床実習の実際．市川和子(編)：標準作業療法学 専門分野 臨床実習とケーススタディ，p63，医学書院，2005
3) 岩﨑テル子，小川恵子，小林夏子，他(編)：標準作業療法学 専門分野 作業療法評価学．p335，医学書院，2005
4) 岩﨑テル子(編)：標準作業療法学 専門分野 作業療法学概論．p80，医学書院，2004
5) 前掲書3)，pp273–281，371，379

# 第2章
# 身体機能領域の
# ケーススタディ

| GIO 一般教育目標 | SBO 行動目標 |
|---|---|
| 1　ケーススタディを通じて，身体機能領域における作業療法の実際を理解する． | 1）ケーススタディにおける身体機能領域の各疾患の特徴を説明できる．<br><br>2）ケーススタディにおける身体機能領域の評価項目を説明できる．<br><br>3）ケーススタディにおける身体機能領域の作業療法実施を説明できる．<br><br>4）ケーススタディにおける身体機能領域の作業療法を実践する施設の特性と作業療法士の役割を説明できる． |

## 修得チェックリスト

- ① 脳血管障害（急性期）における病態とリスクを述べることができた．
- ② 脳血管障害（回復期）の特徴を述べることができた．
- ③ 中心性頸髄損傷の症状を述べることができた．
- ④ 関節リウマチにおける病態と禁忌を述べることができた．
- ⑤ パーキンソン病の特徴を述べることができた．
- ⑥ 頭部外傷の急性期における症状の変化を述べることができた．
- ⑦ 上肢切断者への義手導入上の留意点を述べることができた．
- ⑧ 手外科（神経損傷）のケースの特徴を述べることができた．
- ⑨ 熱傷のケースの特徴を述べることができた．
- ⑩ 癌終末期の病態を述べることができた．
- ⑪ 呼吸器障害の原因疾患と病態を列挙できた．
- ⑫ 脳血管障害の作業療法評価項目を列挙できた．
- ⑬ 脊髄損傷の作業療法評価項目を列挙できた．
- ⑭ 関節リウマチの作業療法評価項目を列挙できた
- ⑮ パーキンソン病の作業療法評価項目を列挙できた．
- ⑯ 頭部外傷の急性期の作業療法評価項目を列挙できた．
- ⑰ 上肢切断者への作業療法評価項目を列挙できた．
- ⑱ 手外科（神経損傷）の作業療法評価項目を列挙できた．
- ⑲ 熱傷の作業療法評価項目を列挙できた．
- ⑳ 癌終末期の作業療法評価項目を列挙できた
- ㉑ 呼吸器障害の作業療法評価項目を列挙できた．
- ㉒ 脳血管障害（急性期）における作業療法の短期目標と内容を述べることができた．
- ㉓ 脳血管障害（回復期）の作業療法の目標と内容を述べることができた．
- ㉔ 脳血管障害のケースなどの住宅改修の留意点を述べることができた．
- ㉕ 脳血管障害における利き手交換のポイントを述べることができた．
- ㉖ 脳血管障害における作業活動導入のポイントを述べることができた．
- ㉗ 中心性頸髄損傷の作業療法上の注意点を述べることができた．
- ㉘ 関節リウマチの作業療法上の注意点を述べることができた．
- ㉙ 頭部外傷の急性期における作業療法上の注意点を述べることができた．
- ㉚ 上肢切断者への義手訓練の段階づけを述べることができた．
- ㉛ 手外科（神経損傷）の作業療法上の注意点を述べることができた．
- ㉜ 熱傷の作業療法上の注意点を述べることができた．
- ㉝ 癌終末期の作業療法上の注意点を述べることができた．
- ㉞ 呼吸器障害の作業療法上の注意点を述べることができた．
- ㉟ 身体機能領域における急性期病院の機能と作業療法士の役割を述べることができた．
- ㊱ 身体機能領域における回復期病院の機能と作業療法士の役割を述べることができた．
- ㊲ 身体機能領域における身体障害者センターの機能と作業療法士の役割を述べることができた．

| GIO 一般教育目標 | SBO 行動目標 |
|---|---|
| **2** 身体機能領域のケーススタディの書き方を身につける． | 1）身体機能領域におけるケーススタディのプロフィール（一般情報収集）をまとめることができる．<br>2）身体機能領域におけるケーススタディの評価項目抽出から課題の列挙までができる．<br>3）身体機能領域におけるケーススタディの作業療法計画立案をまとめることができる．<br>4）身体機能領域におけるケーススタディの，経過および結果から今後の計画までをまとめることができる．<br>5）身体機能領域におけるケーススタディの考察をまとめることができる． |

## 修得チェックリスト

- ☐ ①身体機能領域のケーススタディにおけるプロフィール(一般情報収集)の内容を列挙できた．

- ☐ ②身体機能領域のケーススタディにおいて，評価項目抽出から課題の列挙までの関連を述べることができた．

- ☐ ③身体機能領域のケーススタディの作業療法計画立案で，作業療法内容を目標と関連づけることができた．

- ☐ ④身体機能領域のケーススタディにおいて，経過および結果から今後の計画を立てることができた．

- ☐ ⑤身体機能領域のケーススタディにおいて，ケースと典型的臨床像を比較できた．

## I 脳血管障害（急性期）：脳外科病棟ベッドサイドでの作業療法

## A. 対象者のプロフィール

対象者のプロフィールを表1にまとめる．

## B. 評価および作業療法課題の抽出

### 1 評価期間

6月12～18日に行った．

### 2 評価結果のまとめ，対象者の状態像（表2）

脳梗塞発症後，当院の高度救命救急センターに入院し，精査の結果，左内頸動脈狭窄が発見され，継続治療のため，当院脳外科病棟へ転科となった右片麻痺患者である．

身体測定結果は，身長 157 cm，体重 70 kg（BMI：28.4）．

妻はリウマチを患っており，夫が自宅復帰しても介護者の役割を果たすことは困難で，病院退院後，施設入所を希望している．現在の持ち家も管理が困難で売りに出しているが，まだ目途は立っていない．

対象者は，内頸動脈が90％程度梗塞されて血管が狭くなり脳に血液が十分灌流しないことが原因の，高度狭窄による血流障害である．梗塞巣はMRIでは側頭葉と頭頂葉にあり，症状として右片麻痺，失語，失行症が考えられる．また，糖尿病，肺塞栓・下肢静脈血栓症，狭心症などの合併症を有しており，酸素療法を継続しているため，リスク管理を優先しなければならない．このため，評価表を用いる評価よりは観察を優先した．非言語的コミュニケーションはある程度可能ではあるものの，失語により発語が困難なため，反応にもその内容を理解するのに時間を要した．加えて，易疲労性のため連続した評価が困難であった．

身体的には肩の疼痛，浮腫の発現で肩手症候群が疑われた．筋緊張が低く，ブルンストローム（Brunnstrom）ステージテストからも随意性は低く，深部知覚の低下によって，麻痺上肢を体の下に引き込んでも，疼痛を感知するまで自己修正ができなかった．日常生活はほぼ全介助で，肥満のため移乗動作時に介助者の負担が大きかった．

本人は自宅復帰を希望しているが，高齢でリウマチという慢性疾患をかかえている妻が介護者にはなれない．また，長女は協力的で妻の支えとなっているが，介護者としての役割は期待できない．家族はリハビリテーションによって可能なかぎりの日常生活の自立に期待しているが，最終的には施設入所となるだろうと考えている．内頸動脈内膜剥離術後はリハビリテーション継続のため，回復期病棟を有している病院への転院が予定されている．

### 3 作業療法の対象とすべき課題（利点と問題点）

作業療法の対象とすべき課題を列挙し，表3にまとめる．

表1 対象者のプロフィール　　　　　　　　　　　　　　　　　　（診療録より情報収集，妻より聴取）

| ①氏名，②年齢，③性別，利き手 | ①F.I. さん，②77歳，③男性，右利き |
|---|---|
| ④診断名（障害名）・障害側（部位） | 左内頸動脈梗塞（90%程度梗塞），失語症（意識障害，右片麻痺，言語障害）．血管が狭くなり，脳に血液が十分灌流しないことが原因の，高度狭窄による血流障害． |
| ⑤現病歴および既往歴・合併症 | 高血圧，胆石症の既往あり．昨年6月22日から8月29日まで脳梗塞で入院していたが，麻痺は残らず退院した．<br>5月12日，自宅にて見当識障害，構音障害などの異常行動が生じたため，K病院を受診したが入院には至らなかった．同日の夜間に右片麻痺が出現し，再度K病院を受診し，即入院となる．5月15日早朝，頻脈，血圧低下などにより心筋梗塞の疑いがあり，当院救命救急センター搬入となった．搬入時，意識レベルはJCS3で，検査の結果，左内頸動脈狭窄が発見され，継続治療のため，6月5日に脳神経外科への転科となった．合併症は糖尿病，肺塞栓・下肢静脈血栓症，狭心症． |
| ⑥生活歴 | 尋常高等小学校卒業後，定年まで宮大工をしていた．独学で2級建築士の免許を取得した努力家で，H神宮の修復工事にも参加した．定年後は社交ダンスを趣味とし，自宅で園芸のかたわら近所の奥さんたちとのおしゃべりを楽しむ社交的な性格であった． |
| ⑦第一印象 | 体格がよく，ベッドに臥床している．酸素療法を受けておりマスクを装着している．眼を閉じがちで，失語症，意識レベルの低下もあって反応は少ない． |
| ⑧家族状況 | 本人（77歳），妻（72歳），子どもは長女（38歳）のみ，未婚．S市で妻と2人暮らし．妻は40年来関節リウマチのため杖歩行だが，日常生活および家事動作はほぼ自立している．一戸建持ち家だが，築35年でバリアフリーには対応していない．長女はS市内で看護師をしていて，時間を見つけては看病に病院を訪れている．妻はほぼ毎日，見舞いに来院している．家族関係は良好．長女がキーパーソンである． |
| ⑨経済状況 | 本人の年金で問題はない． |

## C. 作業療法計画立案

### 1 リハビリテーションゴール

急性期のリスクを十分考慮したうえで，可能なかぎり早期に離床を行い，回復期病棟のある病院への転院へつなげること．

### 2 作業療法長期目標

ADLの自立と，特にセルフケアの自立

### 3 作業療法短期目標

①関節拘縮・肩手症候群の改善と予防
②上肢浮腫の軽減
③コミュニケーション能力の改善
④座位保持/端座位保持の実用性の獲得
⑤麻痺側上肢随意性の改善
⑥ADLの自立
⑦対象者・家族の障害受容の促進

### 4 作業療法内容

#### A ベッドサイドでの作業療法

- 目的：急性症状を勘案しつつ，早期離床・廃用の防止およびセルフケアの自立の準備
- 留意点：脳梗塞の場合は起立性低血圧に注意する．Autoregulationの消失している領域の血流がさらに低下し，脳梗塞が拡大してしまう危険性がある．アテローム血栓症も同様に注意する（ラクナ梗塞は除外される）．脳内出血とくも膜下出血は翌日からのリハビリテーションでも症状の悪化につながることはない．いずれにしても急性期は不用意な介入が重大な事故につながることを理解する．担当医や看護師とも十分な意思疎通をはかる．

表2 評価結果

| 評価項目 | 初回評価 | 最終評価 |
| --- | --- | --- |
| JCS (Japan Coma Scale) | 3. 大きい声での問いかけには応じる.「痛い」,「眠い」などの意思表示が可能. 傾眠がち. | 正常. |
| ブルンストロームステージテスト | 上肢 I-1, 手指 I, 下肢 II | 上肢 IV-2, 手指 V, 下肢 III |
| 筋緊張 | 上下肢全体に低下がみられる. | 軽度低下. |
| 深部反射 | 右二頭筋にのみ反射が軽度亢進している以外は減弱もしくは消失. | ほぼ正常. |
| 病的反射 | バビンスキー反射(+), ホフマン反射(−), トレムナー反射(−) | ほぼ正常. |
| 知覚 | 関節感覚, 表在知覚とも不明. | 深部感覚, 表在知覚とも軽度鈍麻. |
| 口腔機能 | 嚥下反射(+), 舌の動きは正常. 流涎(−) | 正常. |
| 高次脳機能 | 検査は不可能(観察から). | MMSE 8/30点, 失語症の影響があり信頼性は低い. 失語については語健忘, 発語困難, 保続がみられる. 復唱は可能. 2〜3語程度の文章に応答するが, 内容がわからないことが多く実用性は少ない. 運動維持困難の検査はほぼ正常. 失行症検査では, 動作の省略など, 若干観念運動失行が疑われる. |
| 失語 | こちらからの問いかけが簡単なものであれば, 単語レベルでの応答ができ, 最小限のコミュニケーションが可能である. | 日常生活での言語能力が回復した. |
| 運動機能評価(触診/視診) | 右肩峰部周辺の疼痛, 1横指程度の亜脱臼, 手関節以遠に浮腫, MP関節周囲の発赤が観察される. | 右肩痛, 浮腫は軽減された. |
| 他動関節可動域(制限箇所のみ) | 肩関節屈曲 105°, 内旋 50°, 外旋 55°, 手関節掌屈 55°, 背屈 45°, 手指および母指の MP 関節に 30° 前後の制限があるが, IP 関節はほぼ正常. | 肩関節屈曲 130°, 内旋 70°, 外旋 74°, 手関節掌屈 55°, 背屈 50°, 手指はほぼ正常. |
| 健側機能 | 関節可動域は正常, 握力 18 kg, 粗大筋力検査では上下肢ともに 4〜5 レベル. | 握力 20 kg, 筋力は変化なし. |
| 上肢機能 |  | 患側上肢を用いてスプーン, フェルトペンの保持が可能. お手玉, 3 cm 角のペグの把持が可能だが, 3〜5 回で疲労のため継続困難. いずれの動作も実用性には乏しい. |
| ADL 評価(FIM) | 18/126. ほとんどの動作に介助が必要. | 31/126(達成率 24.6%). 食事動作, コミュニケーションに改善をみたが, 衣服着脱, トイレ動作, 入浴動作などには介助が必要. |
| その他 |  | 身体的な耐久性が増し, 作業療法室で約 30〜40 分の治療が可能. |

## a. 良肢位の保持

- 目的:筋緊張を高める肢位の回避, 麻痺側の肩の保護
- 方法

① 患側上下肢, 頭部への保護:クッションなどで過剰な重力からの保護を行う.
② 体位変換時に肩の疼痛や過剰な筋緊張を誘発しやすいので, その方法について看護師と合

表3 作業療法の対象とすべき課題

|  | 利点 | 問題点 |
| --- | --- | --- |
| ①機能・構造障害 |  | #1 意識レベルの低下<br>#2 心肺機能低下<br>#3 高血圧<br>#4 右手の浮腫<br>#5 右肩疼痛<br>#6 肩および手指の関節可動域制限<br>#7 右上下肢麻痺<br>#8 失語<br>#9 易疲労性<br>#10 肥満 |
| ②活動制限 |  | #1 ADL能力の低下<br>#2 コミュニケーション能力の低下 |
| ③社会参加制約 | #1 病前は近隣者とコミュニケーションがとれていた | #1 趣味活動の制限<br>#2 介護者の不在 |
| ④個人因子 | #1 家族関係は良好 | #1 高齢 |

意しておく[1].
- 留意点:患側,健側双方の肢位に注意する.

### b. 関節可動域訓練(上下肢,頸部)
- 目的:関節を動かすことによる麻痺側の皮膚および筋からの運動と固有感覚の刺激
- 方法
  ①声かけをして覚醒レベルを上げながら,運動の方向を徒手的にガイドする.
  ②痛みの場所が特定できれば愛護的かつ他動的な関節運動を行い,将来の関節可動域制限を防止する.
- 留意点:急性期から関節可動域に制限をきたすことは少ない.ボディイメージを再構築しながら動きを学習する.

### c. 座位保持練習と移乗訓練
- 目的:早期の離床と基本的ADLの自立
- 方法
  ①起き上がり訓練:ベッドの背もたれを少しずつギャッチアップして座位に適応させていく.安静期間が長ければ長いほど低血圧になりやすいので注意が必要.
  ②座位保持訓練:保持が20分以上可能になれば,肘関節を支えにして起き上がり,足をベッドサイドに垂らし座位をとる.リスク管理に注意.
  ③移乗訓練:ベッドと車いすシートの高さに差がない状態で,患側を先に,車いすの手すりを利用して,頭,体幹を前屈させながら移乗動作を行う(安心感を与えるために声かけと徒手的誘導が重要).
  ④ベッドサイドでの食事動作(健側手),衣服着脱動作訓練の導入

## B 作業療法室での作業療法[2]

### a. 随意運動の回復
- 目的:随意運動およびボディイメージの回復と実用性のある日常生活動作獲得
- 方法
  ①肩の疼痛に対して温熱療法を実施:キセノン光線療法
  ②上肢の浮腫に対して波動マッサージ
  ③関節可動域訓練:必要に応じて実施

④座位保持・座位バランス訓練：プラットフォーム🖉へ移乗し，上肢・体幹・下肢のバランス回復および随意運動を誘発

⑤その他の訓練：バルーンを用いた肩のプレーシング，両手でのボールの移動，手組動作での輪投げの輪の移動，サンディングボード，片手でのスケートボード，お手玉を用いたマスグリップ🖉訓練

### b. ADL訓練[3]

- 目的：自宅復帰または施設入所に向けた，日常生活，特にセルフケアの自立
- 方法
  ①移乗動作の実用化に向けての練習
  ②患側を用いた食事（スプーン）・衣服着脱訓練（上衣～下衣）
- 留意点：観念運動性失行の傾向があるため，手順の省略や使用方法にとまどっている様子がみられ，アドバイス（誘導）を行いながら行った．

### c. 家族への支援

- 目的：障害の理解や今後の生活設計の支援
- 方法
  ①家族は，生命の危機が脱してほっとする間もなく，これからの現実的な生活設計について深刻な問題に直面していた．特に妻は病気のため，夫の介護の役割が果たせないことに罪悪感をもっており，その点については話をよく聞き，払拭したい．
  ②機能回復も勘案しながら，社会資源を用いて在宅の可能性があるかどうか，家族，主治医，看護師，リハビリテーションスタッフを交えて，今後の方向性を相談するための場の設定を行った．自宅復帰だけでなく施設入所も視野において，選択肢を広く提示し，利用できる社会資源についても説明した．

## D. 作業療法経過と結果，今後の計画

### 1 作業療法経過

#### a. 作業療法初日からのベッドサイド訓練

ベッドサイドから作業療法が開始された．リスク管理としてパルスオキシメータ🖉にて，作業療法開始時・終了時に酸素飽和度を確認した．良肢位での臥床方法を看護師と確認し，肩関節を中心に肘・手・手指関節に対して他動関節可動域訓練を行った．徐々にギャッチアップの角度を上げ80°〜85°にし，患者の意識レベルを高めるよう，宮大工の仕事について質問しながら話しかけを行った．うなずきと時折，笑顔も見せた．食事動作の訓練は理学療法士，看護師と協力した．また，要介助ながら移乗動作が可能となった．作業療法の目的や今後の予想される経過について，家族への説明も行った．

#### b. 作業療法室での訓練

下大静脈フィルター挿入術施行が行われ，ベッドサイド訓練は6日間で終了した．酸素ボンベを車いすに取り付けたまま，作業療法室での作業療法が開始された．肩痛と浮腫に対して温熱療法，波動マッサージと関節可動域訓練を行い，症状の改善をみた．座位保持，座位バランス訓練をプラットフォーム上にて施行した．4日目で酸素吸入フリーとなり，一般状態も安定してきた．端座位で，健側手を用いてのお手玉や輪投げを左右，前後に振り分ける練習を行った．利き手交換として箸動作訓練，書字動作訓練も追加した．

8日後，ブルンストロームステージは上肢Ⅳ，手指Ⅳにまで改善した．これに伴って，患側手の補助手化を目的に，両手動作訓練としてのタオルたたみ，新聞紙たたみ，定規を用いての線引きを追加した．高次脳機能も改善し，失語については語彙数が少しずつ増え，簡単な話しかけや短文

に対して応答ができるようになった．しかし，実用的なコミュニケーションには至っていない．訓練室での作業療法時間も増え，全身的な耐久性も向上した．立ち上がり，座り訓練を施行し，移乗動作も軽介助で可能となった．しかし，トイレ動作，入浴動作の自立は獲得していない．

さらに1週間後，2人部屋から6人部屋へ移って，おしゃべり好きな対象者にはよい刺激となった．失行症状も改善し，非麻痺手でのフォークや箸の操作性も改善され，うどんを上手に食べられるようになった．

7月12日に内頚動脈内膜剥離術施行．その後10日間の安静を経て，7月21日に回復期病棟のある病院へ転院した．転院先への作業療法添書を作成し，作業療法を終了した．

### 2 作業療法結果のまとめ，対象者の変化

急性期の重篤な神経症状は，1〜2週間で改善した．しかし，言語障害は速やかに改善したが，失行症などの動作障害が残っている．一方，上肢の麻痺の改善は比較的順調であったが，下肢の麻痺の回復は遅く，日常生活の自立には大きな問題となっている．特に妻は病弱であり，家族の介護には期待できない．本人は自宅復帰を希望しているが，自宅に戻るためには，介護保険などの社会資源を利用できたとしてもトイレの自立が必須要件である．今後，急性期から回復期のリハビリテーションへ移行する時期を迎え，積極的な作業療法の実施によって，今以上の機能改善が見込まれる可能性がある．

急性期リハビリテーションにおいては，急性期の神経症状やリスクなど，制限の多いなかで，どれだけ廃用症状を残さないで回復期につなげることができるかがポイントである．今回，急性期リハビリテーションにおける作業療法の役割は果たせたのではないかと考えている．今後，転院が予定されており，本人・家族の意向もふまえた，より包括的で現実的なゴールセッティングが行われるであろう．

### 3 今後の計画

転院先の病院は片麻痺患者も多く，ADL訓練の継続とともに障害への受容も促進されるだろう．今のところ特別養護老人ホームへの入所の可能性が大きいが，合併症が管理され，症状が安定し，セルフケアの自立が達成されれば，社会資源を利用しながら在宅生活が可能になるかもしれない．

## E. 考察

急性期の作業療法では，どのような変化がおこるのかあらかじめ予測しておくことが必要であろう．対象者の可能なかぎりの早期離床（ADLの自立）という共通の視点をチーム全体が見失うことなく，他職種と共同で整合性のある合理的なプログラムを進めていくことが重要である[4]．当院のような特定機能病院では医療の包括化が進み，在院期間の短縮は避けられず，急性期の効果的なリハビリテーションプログラムの指針が必要である．しかし，個別性が大きいことも念頭におくことが重要である．以下，項目ごとに考察を加える．

### 1 リスク管理

急性期における作業療法の阻害因子としてあげられるものに，意識障害，易疲労性の問題がある[4]．開始にあたっては，リスク管理の指標としてパルスオキシメータを使用した．簡便でしかもリアルタイムに対象者の状況が把握できる．重要なことは，可能なかぎりリスクを回避することである．医学的な情報と禁忌事項を確認して，対象者の全体像の把握に努めた．

### 2 評価

対象者は疲れやすく，耐久性が乏しいため，対象者が応答を必要としない検査や観察を中心とした評価を優先させた．急性期で意識障害がある場

合には，検査の正確性を期することも困難であり，同時に時間的，空間的制約下でさまざまな職種がかかわるため，評価は短時間に行うことが求められた．また急性期では，症状が悪化したり改善したりと急変することがある．この変化に対応するためにも，評価をしながら治療をし，治療をしながら評価する手法をとった．運動障害でも高次機能障害でも，対象者の示す変化に敏感であることが，効果的なプログラムを行う手がかりとなった．

## 3 チームアプローチ

開始直後から主治医を含めた担当者どうしのカンファレンスを頻回にもち，治療方針を共有した[4]．また，医療スタッフの合理的な時間配分と役割分担を行った．このことは，対象者を早期離床に導入するための鍵となった．

## 4 ベッドサイドでの作業療法

導入にあたっては，対象者への言語による働きかけ（会話）から開始し，座位訓練，食事動作訓練へと拡大していった．言語による意識の覚醒を促しながら，段階づけられた動作訓練を導入することによってADLへとつなげることができる．

最初の段階で行われる食事動作訓練の導入は，座位の耐久性が15分から20分になった時点で開始した．感覚器，特に嗅覚や味覚を刺激し，食べるという行為を介して生存への意欲を刺激できる．また，予想される関節可動域制限，廃用症候群防止に対しても，上肢の関節可動域訓練をベッドサイドで実施，理学療法士と役割を分担した．このことによって関節可動域は維持され，肩手症候群の症状を改善することができた．加えて，関節可動域訓練を1日5回，同一関節に施行することで，廃用予防はもとより，関節可動域を改善できるとされている[5]．作業療法士は関節可動域の拡大や廃用予防，対象者の動きだけでなく，意識の覚醒状態，モチベーション，身体的，精神的耐久性などを総合的に勘案しながら，次のプログラムを進めていった[6]．ベッドサイドの作業療法をうまく進めることができ，車いすへの移乗，トイレ動作へと，離床へつなげていけた．

## 5 ゴール設定と廃用予防

当初は上下肢麻痺や高次脳機能障害に加えて，高齢や合併症の多さから，車いす使用による要介護，上下肢の機能の実用性は困難と考えていた．しかし，今回の対象者は比較的短期間に意識障害，運動，失行などの神経症状が改善された．これは，本疾患の特徴である内頸動脈の高度狭窄によるもので，ワーファリンの投与など脳神経外科の治療が効を奏していた．関節可動域の改善や筋のストレッチなどの廃用予防は重要なプログラムで，特に高齢者には必須である．作業療法士は急性期の重篤な症状についゴールを低く設定してしまいがちであるが[7]，急性期こそ可能なかぎりの援助を各領域で協調して行うことが必要であろう．

## 6 家族への支援

家族の心労や不安も大きい．家族に対しても作業療法の目的や今後の見通しに関して説明を行った．高齢の病床にある父親の介護とリウマチをもつ母親の世話を，仕事の合間を縫って長女が一手に引き受けていることは大きな負担である．家族の要望やかかえている問題点などを話し合いながら，社会資源の活用などソーシャルワークを進めることが必要であった．

●引用文献
1) 阿部正之：脳血管障害：超急性期（ケアユニット）における作業療法. 坪田貞子（編）：身体作業療法クイックリファレンス, pp7-20, 文光堂, 2008
2) 深川明世：脳血管障害：急性期における作業療法. 坪田貞子（編）：身体作業療法クイックリファレンス, pp21-37, 文光堂, 2008
3) 渕 雅子：脳血管障害：回復期における機能・認知障害へのアプローチ. 坪田貞子（編）：身体作業療法クイックリファレンス, pp21-37, 文光堂, 2008
4) 生田宗博, 進藤浩美, 山岸眞喜子：脳卒中早期・回復期の作業療法の有効性. OTジャーナル 34:639-644,

2000
5) 山元梨勝, 前田哲男, 千住秀明(編)：理学療法テキスト 運動療法. pp129–152, 神陵文庫, 1996
6) 伊藤秀樹, 押田直子, 塩井美紀, 他：意識障害を有する脳血管障害の早期リハビリテーション. 臨床リハ 9:121–125, 2000
7) 濱　昌代, 進藤浩美, 土山聡美, 他：脳血管障害における発症から退院までの ADL 変化と障害の重症度及び退院先の関連. 作業療法 16:259–268, 1997

### 実習指導者からのアドバイス

　実習生が急性期の脳血管障害の作業療法を担当する場合は，臨床実習指導者からの綿密な指導下で行われる必要がある．なぜなら，病状や治療法，投薬の影響，画像の理解，生化学的データの意味など医学的な情報を理解したうえで，適切な作業療法手段（プログラム）と技術が求められるからである．また，病状の変化も早く，作業療法のプログラムの変更もタイムリーに行わなければならない．限られた時間と空間の中で最良の方法を見つけるのには十分な知識と経験が必要である．急性期の症例では，クリニカルクラークシップやインターンシップのような実習方法がよいであろう．すなわち，実習指導者が実際の様子をやって見せて，危険性の少ない技術を監視下で行わせる．あとで，実践の意味を確認するという方法である．急性期の作業療法で最も重要なことは患者の安全が最優先されることであり，そのことの担保は実習指導者がもつ．学生にとって，教育的かつ有益な実習の機会となるであろう．

　もう1つ重要な点は，対象者の神経症状が重篤で，意識がないので何もわかっていないとする対応は厳に慎まなければならない．対象者は人間であり，病気と闘っている患者だからこそ，人権が保障されなければならない．人としての真摯なかかわりが，患者を回復させる大きな力になることがある．このことを肝に銘じて作業療法を行うことが必要である．

# II 脳血管障害(回復期):車いす介助レベルで在宅復帰したケース
## 住環境調整への援助を中心に

## A. 対象者のプロフィール

対象者のプロフィールを**表1**にまとめる.

## B. 評価および作業療法課題の抽出

### 1 評価期間

臨床実習開始後1週間.評価期間中に実施可能なことから作業療法を開始する.

### 2 評価項目の抽出

臨床実習の担当開始時には発症後10週間が経過している.麻痺側の上下肢・手指とも随意性はあるものの,利き手としての実用手に至っておらず,ADLは全般的に介助を要する.評価項目を選ぶ際には,不全片麻痺で認知機能も良好な印象であるにもかかわらず,介助量の多い原因を検討する.また,今後の予想される機能回復の程度を検討する.社会復帰するうえでの問題を抽出するために,同居する妻の介護力と,自宅の家屋構造も評価を行う.

### 3 評価結果のまとめ,対象者の状態像(表2)

- 移動:車いす移動が可能であるが,移乗を中心に介助を要する動作が多い.
- 麻痺側(右)上肢の機能:分離運動が可能であるが,中枢部の固定性・支持性が不十分である.そのために,右手指の実用的使用は可能であるが,右上腕のリーチ範囲が狭く,食事動作などのADLで実際に使用しているのは左上肢である.
- 立ち上がり動作,立位:健側(左)下肢中心の立位となり,動作は左上下肢の過剰努力によって右上下肢に連合反応や共同運動パターンが出現し,非効率で安定性が低い.しかし,手すり利用により両上肢で支持可能であり,下肢機能の低下を補っている.効率的な動作を指導することで改善する可能性がある.
- 知的精神機能面:検査上は特に問題なく,ADLを行ううえでも問題ない.
- リハビリテーションへの意欲・期待:強い.歩行を獲得し,自宅に戻り,なんらかの形で職業復帰することを望んでいる.

### 4 作業療法の対象とすべき課題(利点と問題点)

作業療法の対象とすべき課題を列挙し,**表3**にまとめる.

## C. 作業療法計画立案

### 1 リハビリテーションゴール

リハビリテーション医,作業療法士,理学療法士,言語聴覚士,看護師,医療ソーシャルワーカーによるリハビリテーションカンファレンスでは,発症3か月を超えて立位保持力が低下している状況から,今後の歩行自立は困難であると予測され

**表1　対象者のプロフィール**　　　　　　　　（診療録および看護記録，MSW より情報収集．妻，次女より聴取）

| ①氏名，②年齢，③性別，利き手 | ①M.S. さん，②75 歳，③男性，右利き |
|---|---|
| ④診断名(障害名)・障害側(部位) | 脳梗塞，右片麻痺 |
| ⑤現病歴および既往歴・合併症 | 自宅で夕食後，突然に右半身麻痺と言語障害が出現し，救急車にて近くの総合病院脳神経外科に入院．左放線冠部に小梗塞を認め，入院．発症後 2 週間の点滴治療後にベッドサイドで理学療法開始．<br>発症 6 週間後，歩行獲得困難のため，自宅復帰を目指したリハビリテーション目的で当院回復期リハビリテーション病棟へ入院．作業療法とともに理学療法・言語聴覚療法開始．発症後 10 週間経過し，作業療法学生による臨床実習担当開始．既往として，高血圧，心房細動，ともに内服治療で安定している． |
| ⑥生活歴 | 大学卒業後，大手企業に勤務し，取締役として定年退職．その後，系列会社に相談役として勤務し，多忙な日々を過ごしていた．休日には妻や娘たちとゴルフや観劇を楽しむことが多い． |
| ⑦第一印象 | 大柄で年齢よりもかなり若い外見．右上下肢に随意運動がみられるが，起居動作は介助を要する．受け答えはしっかりしており，問いかけに理路整然と説明できる．現在の状況を冷静に受け止めている様子であり，ベッド上で自ら自主トレーニングを試行している．歩行できるようになって職業復帰したい希望を強く感じられる． |
| ⑧家族状況 | 70 歳の妻と 2 人暮らし．妻の体格は対象者(約 175 cm)に比べて小柄(約 150 cm)で，メニエール病の内服治療中，時に入院することもある．<br>子どもは 30 歳代後半の娘が 2 人いて，長女は単身で自営業を営み，次女は結婚し就労している．ともに住居は対象者の自宅から 2 時間近くのところにあり，今後同居して主介護者となることは困難である．<br>家族関係は良好であり，妻と娘たちは対象者のリハビリテーションや自宅復帰に対して前向きにとらえ協力的である．対象者夫婦は娘たちの生活を尊重し，夫婦 2 人での生活継続を望んでいる． |
| ⑨経済状況 | 経済的にはまったく問題ない． |
| ⑩その他の特記事項 | 高級住宅地内の戸建て住宅(木造 2 階建て)．玄関までに道路から 11 段(約 2.7 m)の外階段を昇る必要がある．各部屋は車いすでも十分なスペースがあるが，廊下幅が狭く(約 80 cm)，段差もあるため，各部屋間の行き来に車いすを利用するには家屋の改修が必要である． |

た．実用的には車いす移動となる可能性が高い．

右上肢は，利き手としての実用性獲得をある程度は目指せる．

対象者の自宅が，外階段や狭い廊下など，車いす使用が難しいことと，主介護者となる妻が，対象者に比べてかなり小柄であることから，自宅復帰を目指すにあたって詳しい情報収集を行い，住宅改修と家族指導を行う．

## 2 作業療法長期目標

自宅復帰後に，福祉器具の活用と，主に妻による介助により，在宅生活を維持できる．

## 3 作業療法短期目標

①麻痺側(右)上肢機能，特にリーチの改善
②立位バランス機能の改善
③食事・整容・書字動作に麻痺側(右)手の使用
④車いすレベルでの ADL 自立(起き上がり動作・移乗動作・トイレ動作)
⑤住宅改修の検討

## 4 作業療法内容

### a. 座位でのリーチ動作訓練

- 目的：麻痺側(右)上肢機能の改善，食事・整容動作に麻痺側(右)手の使用
- 方法：ペグや輪投げを右手で把持し，前後左右

## 表2 評価結果

| 評価項目 | | 初回評価[作業療法開始時] | 再評価[作業療法開始から7週目] |
|---|---|---|---|
| 関節可動域(ROM) | | 麻痺側(右)上肢肩関節の屈曲制限(+), 外転制限(+): 中等度 | 麻痺側(右)上肢肩関節の関節可動域制限(+): 軽度 |
| ブルンストロームステージ | | 上肢 III, 下肢 IV, 手指 V<br>上下肢とも分離運動が可能である(特に末梢部は良好)が, 四肢中枢部の筋緊張が低いため抗重力位での活動は共同運動パターンの支配が強い.<br>体幹筋の働きも弱く, 背部(特に腰背部)の過剰な努力的収縮がみられる. | 上肢 IV, 下肢 IV, 手指 V<br>上肢末梢部の分離運動がさらに改善し, 四肢中枢部の筋緊張も高くなり, 共同運動パターンの支配から分離運動がみられる.<br>腰背部の過剰な努力的収縮が改善した. |
| 感覚機能 | | 表在・深部感覚鈍麻(+): 軽度 | 感覚鈍麻(−): 意識しなければ感じないほど |
| 反射 | | 深部腱反射は麻痺側がやや亢進.<br>トレムナー反射(+), バビンスキー反射(+) | 初回評価時と変わらない. |
| 上肢機能 | | 前方・上方へのリーチや空間での保持能力が低いが, 下方へのリーチは可能である. 車いすのハンドリムの駆動は行える. 手指の把持能力と操作能力は十分にある. 膝上での物品操作ができる. 書字は机に上肢をのせて可能(文字の崩れはある). 箸の把持・操作は可能であるが, 食物を口まで運ぶことが困難. 握力: 右2kg, 左23kg. | リーチについて改善がみられた結果, さまざまな場面で右手を伸ばしてつかまることができている. 食事・整容動作では利き手として使用が可能. |
| 知的精神機能 | | 図形模写課題(麻痺手): 崩れがあるが問題なし<br>MMSE: 30点<br>コース立方体組み合わせテスト: IQ 74<br>レーヴン色彩マトリックス検査: 30/36<br>TMT (trail making test): part A 276秒, part B 410秒<br>三宅式記銘力検査: 有関係対語 10, 無関係対語 5–7–8<br>高次脳機能障害は特になく, 生活上問題は認められない. | MMSE: 30点<br>コース立方体組み合わせテスト: IQ 78<br>TMT (trail making test): part A 228秒, part B 285秒<br>三宅式記銘力検査: 有関係対語 10, 無関係対語 6–8–8<br>高次脳機能障害はみられない. |
| 日常生活活動(ADL): 機能的自立度評価法(FIM) | | | |
| セルフケア | 食事 | 6点: 健側(左)手でスプーンを使用. すくいやすい食器が必要. | 7点: 麻痺側(右)手で箸とスプーンを使用. 左手で食器を保持. |
| | 整容 | 6点: 動作可能: 健側(左)手を中心に使用. | 7点: 麻痺側(右)手を利き手として使用. |
| | 入浴・清拭 | 1点: 要介助: 体幹の前面だけ自力で清拭動作可能. | 3点: 要介助: 背中, 殿部, 下肢の一部のみ. |
| | 更衣(上半身) | 6点: 動作可能: 車いす座位で. | 7点: 動作可能: 車いすおよびベッド端座位で. |
| | 更衣(下半身) | 5点: 動作可能: ベッド上臥位で. ただし時間がかかる. | 6点: 動作可能: 車いす座位で. |
| | トイレ動作 | 3点<br>立位保持は可能: 健側手で縦手すりにつかまり, 壁に寄りかかる.<br>下衣の上げ下げは要介助: 麻痺側(右)手で行えるが不完全.<br>ベッド上での尿器操作は可能: 側臥位で. | 4点<br>下衣の上げ下げは要見守りまたは要介助: 体幹を支える介助が必要なことがある. |
| 排泄コントロール | 排尿管理 | 7点 | 7点 |
| | 排便管理 | 4点 | 7点 |

(つづく)

に移動する訓練を行う.
- 手順: 麻痺側上肢を誘導し, 分離運動を促す. 現在でも可能な下方へのリーチから開始し, 段階的に上方・前方へ伸ばせるように訓練する.

### b. 食事・整容・書字動作訓練
- 目的: 麻痺側(右)上肢機能の改善, 食事・整容動作に麻痺側(右)手の使用
- 方法: 作業療法室で動作訓練を行い, 病室の実際のADL場面に介入する.
- 手順: 麻痺側上肢を誘導しながら, ADL動作を行う.
- 留意点: 作業療法室である程度可能となった段階で, 病室のADL場面で同様に行う. 実用的

表2 （つづき）

| 評価項目 | | 初回評価[作業療法開始時] | 再評価[作業療法開始から7週目] |
|---|---|---|---|
| 移乗 | ベッド・いす・車いす | 2点<br>起き上がりは要介助：背臥位から両手で左右のベッド柵をつかんで起きようとするが，困難．<br>座位保持は可能：上肢の支持なし．<br>移乗は要介助：両手で手すりやベッド柵につかまるが，立ち上がり，方向転換に介助が必要． | 6点<br>起き上がりは動作可能：側臥位から．<br><br><br>移乗は動作可能：移乗用バーを両手で把持できる． |
| | トイレ | 3点：車いす用トイレを使用．<br>要介助（軽度）：車いすから移乗の際に． | 6点：車いす用トイレ（病院内）を使用．<br>動作可能：手すりを使用して．<br>自宅のトイレであれば要介助：軽度 |
| | 浴槽・シャワー | 1点：機械浴を利用．<br>全介助：ストレッチャー移乗時に． | 4点：介助浴用シャワーキャリーを使用．<br>要介助：手を添える程度． |
| 移動 | 歩行 | 1点：歩行動作は困難． | 3点：装具装着し，平行棒の介助歩行訓練中． |
| | 車いす | 5点<br>操作可能：両側上肢と健側下肢を使用．スピードは遅く，方向転換にはかなり大回りとなる． | 7点<br>操作可能：両側上肢と健側下肢を使用． |
| | 階段 | 1点 | 2点：訓練用の階段を理学療法士と歩行訓練中． |
| コミュニケーション | 理解 | 7点：他の認知項目を含めて問題なし． | 7点：他の認知項目を含めて問題なし． |
| | 表出 | 7点 | 7点 |
| 社会的認知 | 社会的交流 | 7点 | 7点 |
| | 問題解決 | 7点 | 7点 |
| | 記憶 | 7点 | 7点 |

表3 作業療法の対象とすべき課題

| | | 利点 | 問題点 |
|---|---|---|---|
| ①心身機能 | | #1 麻痺側上下肢末梢の分離運動：良好<br>#2 非麻痺側運動機能：良好<br>#3 知的精神機能：良好 | #1 麻痺側上下肢中枢部の筋緊張：低下<br>#2 健側上下肢の過剰努力：ある<br>#3 体幹機能障害：ある |
| ②活動 | | #1 自主トレーニング：積極的に試行中<br>#2 FIMの認知項目：良好 | #1 ADL全般：要介助（軽度）<br>#2 移動：歩行困難<br>#3 車いす操作：可能であるが不十分 |
| ③参加 | | #1 仕事上の交友関係：広く多彩<br>#2 家族：共有の趣味（ゴルフ，観劇）をもつ | #1 病前の仕事：休職中<br>#2 仕事復帰の見込み：困難 |
| ④環境因子 | | #1 経済状態：良好 | #1 住宅環境：車いす使用困難<br>#2 世帯構成：高齢者夫婦2人 |

なレベルとなった時点で，負担のない範囲で利き手である右手の使用へ戻していく．

### c. 起き上がり・移乗動作訓練

- 目的：立位バランス機能の改善，車いすレベルでのADL自立
- 方法：病室のベッドで起き上がり・移乗動作を指導する．
- 手順：起き上がり動作を効率的にできるように変更する．現在使っているベッド柵では移乗が困難なため，移乗用バーに変更する．起き上がりから車いす移乗までの一連の動作を指導する．
- 留意点：両上肢を有効に使用し，効率的な動作パターンとなるように留意する．

### d. トイレ動作訓練

- 目的：車いすレベルでのADL自立，立位バランス機能の改善

- 方法：作業療法室と病棟の車いす用トイレを使い，下衣の着脱動作を工夫し，指導する．
- 手順：健側上肢で手すりにつかまり，上体を壁にもたれかけさせて，麻痺側上肢で下衣を上げ下げする．介助から見守りへ段階的に変更する．
- 留意点：自立度の変化を看護師に報告し，病棟でも実践する．自宅のトイレ構造を考慮に入れて指導する．

### e. 住宅改修のための情報収集と面談・訪問

- 目的：住宅改修の検討
- 方法：住宅の情報を収集し，家族・対象者と面談する．実際に訪問し，介助指導をする．
- 手順：住宅の図面と写真を家族から入手し，動作のシミュレーションを行う．住宅改修や福祉用具導入の必要がある部分を検討する．対象者・家族と話し合い，今後の生活のイメージ，必要となる改修を確認する．対象者・家族とともに自宅へ訪問し（可能であればケアマネジャー，改修業者が同行する段取りをつける），実際に動作を行いながら，環境調整の方法を最終的に決定する．対象者・家族に介助指導を行う．

## D. 作業療法経過と結果，今後の計画

### 1 作業療法経過

#### a. 初期（開始後2週間）

麻痺側（右）上肢は徐々に分離した動きを学習し，リーチ範囲が拡大し始めた．

ベッド上の起き上がり・移乗動作は，見守りで可能となった．一度側臥位をとってから両上肢で片側のベッド柵につかまって起き上がる動作パターンに変更し，ベッド移乗に移乗用バーを導入したことで，動作が容易となった．

家族に住環境整備の必要性を説明した．住宅改修や介助方法の指導を行うために住宅の図面と写真を依頼した．

#### b. 中期（開始後3～5週目）

主治医から本人と家族に説明があった．実用的な移動は車いすとなる予測のため，住環境整備を始めるように伝えられた．本人・家族は了解しながらも，歩行できるまで回復する可能性も追求していきたい希望が出され，車いす移動自立と家族による介助歩行を目標とすることになった．

麻痺側（右）上肢のリーチ能力が改善し，食事・整容動作での使用や，車いす座位から手すりやベッド柵を把持することが可能となった．

一方，右下肢の支持性は改善傾向にあるものの，両下肢だけでの立位保持は依然困難である．立位でADLを行うには手すりなどが必要である．平行棒内で理学療法士よる介助があれば歩行可能となった．

車いす駆動は上下肢機能の改善に伴い，スピードと座位の安定性が向上した．しかし，段差の乗り越えや自宅廊下幅を想定した旋回は困難であった．

移乗とトイレ動作は見守りで可能となり，自立に近づいた．移乗では移乗用バーを使用し，トイレ動作は車いす用トイレまたはベッドサイドのポータブルトイレを使用している．

#### c. 後期（開始後6～7週目）

麻痺側（右）上肢の利き手としての使用が可能となった．

移乗はベッド，車いす用トイレとも可能となったが，自宅のトイレ構造を想定した練習では依然として介助が必要である．

歩行については平行棒内であれば家族の介助でも可能となったが，階段や段差は困難だった．

住宅の改修案を作成した．玄関の段差にスロープを設置することを想定して，車いすに乗せたまま介助する指導を行ってみたが，妻の体格では困難であることがわかった．このように動作指導や介助指導を行った結果，住宅改修案を修正するこ

とができた.

### 2 作業療法結果のまとめ，対象者の変化

麻痺側(右)上肢機能，特にリーチについては改善がみられ，さまざまな場面で右手を伸ばしてつかまることができるようになり，立位・移乗での麻痺側下肢の支持性の低さを補えるようになった．また，食事・整容動作では利き手として使用が可能となった．

立位バランス機能は改善したが，下肢だけでの立位保持は困難であり，手すりなど上肢支持が必要である．

ADL については，ベッドの起き上がり・移乗動作は両手でベッド柵と移乗用バーにつかまり自立したが，トイレ動作は下衣を着脱するときの立位バランスが不十分で見守りが必要である．

住宅改修については，対象者と家族の積極的な関与があった．改修案に基づいて動作指導と介助指導をさまざまに行い，改修案を修正していった．その結果，具体的で現実的な改修案を検討できた．

### 3 再評価と今後の計画

再評価により，機能と ADL の回復が確認された(表2)．

今後予定される住宅改修の要点を以下にまとめる(図1)．対象者は車いす中心の生活となることを了解しながらも，歩行の希望があった．また，職場には相談役として月に1〜2回の出勤をし，余暇には家族で外出をしたいという希望があったため，外出がより容易にできることを考慮した．

①居室・居間・廊下：幅員が狭く，普通型の車いすは使えない．家屋内は6輪型車いすを導入した．戸の段差は敷居を取り除くかスロープを設置する．

②トイレ：病院の車いす用トイレであれば動作が自立可能になったことから，自宅トイレの壁を外して隣室の押入れスペースまで広げ，側方から車いすでトイレにつける方法も検討した．し

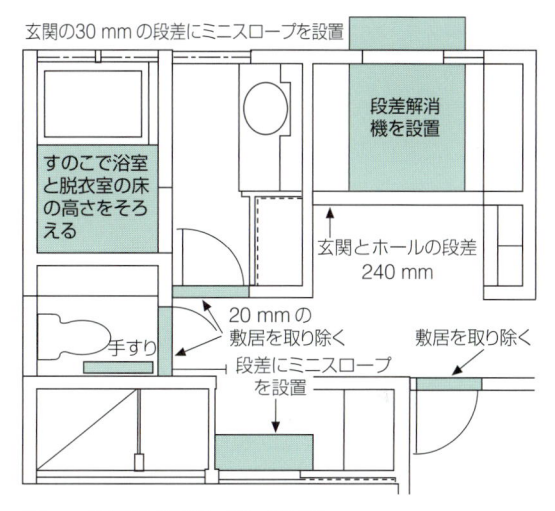

**図1 家屋改修案（1階・部分）**

かし，大改修になってしまうことへの抵抗感と，歩行への期待感があった．結論として，トイレは戸の敷居の除去と手すりの設置をすることになった．トイレ入口から妻の介助による伝い歩きをし，180°回転して便座に座る．または，浴室用シャワーキャリーをトイレにも使用できるタイプのものを選択する．夜間の排泄用にはポータブルトイレと尿器を用意した．ベッドは介護用ベッドと移乗用バーを導入した．

③浴室：入浴を妻が介助するのは負担が大きいという判断から，介護保険の訪問入浴サービスを利用することにした．浴室と脱衣場の段差解消のため，すのこを導入し，シャワーキャリーを使ったシャワー浴のみをする．

④玄関・外階段：外出時には介護保険などの訪問介護サービスを利用することも検討した．しかし，対象者と家族の希望に沿って，妻1人の介助で外出が可能となる方法を考えた．玄関の段差は240mmあり，自宅訪問時にスロープを試行してみたところ，妻の負担が大きかった．そこで，埋め込み型段差解消機を使用することとなった．外階段は屋外用の椅子式階段昇降機を使用し，階段下に外出用の普通型車いすを用意する．

⑤その他：歩行・立位練習用に居間に手すりを設置する．

以上の住宅改修と福祉用具導入を計画しこれを前提とした動作訓練と介助指導を行い，住宅改修が完成した時点で再度自宅へ対象者と訪問し動作指導を行い，自宅復帰への準備をする．

## E. 考察および典型的臨床像との比較

対象者は高次脳機能に問題はなく，自己の現状を現実的にとらえてリハビリテーションに取り組んでおり，家族も積極的にかかわり参加したので，スムーズに住環境整備の検討まで行えた．

上肢機能に関してはもともと末梢の分離性のよさがあり，これを生かしながら，課題であったリーチ範囲の拡大を促すことができたと考える．麻痺側上肢の機能が改善したことで，両手支持での移乗・立位保持などができるようになり，ADL全般の自立に結びついた．一方で，下肢の支持性の低下は回復がみられず，歩行や段差昇降の介助量が多く，家族による介助は今後も課題となる．家族も介助指導や住環境整備に積極的に参加したことで，本人・家族が納得のできる住宅改修案を作成することができた．

脳血管障害による片麻痺は重症度によって回復の経過に違いがあるとされているが，本ケースでは末梢の麻痺は軽度，中枢部の麻痺は中等度であり，発症後3か月以降に麻痺回復の進行が緩やかになったのは典型的臨床像と合致する．この時点から作業療法士としてかかわり，住環境整備を始めたのは，在宅復帰後の生活を想定するタイミングとしてはよかったと考える．

●参考文献

1) 河本玲子：適正な環境調整って何？―介護保険下の住宅改修実態調査から．臨床作業療法 4:356-360, 2007
2) 野村 歓，橋本美芽：OT・PTのための住環境整備論．三輪書店，2007
3) 安本勝博：こうすればいい環境調整―関係者との連携のポイント．臨床作業療法 4:365-369, 2007
4) 岡村英樹：OT・PT・ケアマネにおくる建築知識なんかなくても住宅改修を成功させる本．三輪書店，2007
5) 山本伸一（編）：中枢神経系疾患に対する作業療法―具体的介入論からADL・福祉用具・住環境への展開．三輪書店，2009
6) 福井圀彦，藤田 勉，宮坂元麿（編）：脳卒中最前線．第3版，医歯薬出版，2003

---

### 実習指導者からのアドバイス

自宅復帰を目指した援助・指導をするためには，実際に改修を行うかどうかにかかわらず，住宅構造と周辺環境の情報収集が必須である．

住宅改修を行う場合には，対象者が自力で行える部分と介助を要する部分を明確にし，時間帯（大まかには日中と夜間）による生活状況，移動能力と動線を確認する．また，介護者の評価も重要であり，介助する能力だけでなく介護者自身の望む生活も考慮する．介護保険などの在宅サービス（訪問介護や訪問入浴介護）も総合的に検討して，住宅改修案ができあがる．

住宅改修は，経済的な負担と住居へ手を入れる決断を伴う．そのため，計画案は1つだけでなく複数を提示することが重要である．このケースでは歩行獲得への期待と，愛着のある自宅に大きな改造を加えることへの抵抗感があった．この気持ちを尊重して，車いすを前提とした大改造とはせず，屋内は段差解消や手すりの設置にとどめ，妻の介助と介護保険サービス利用を考えた．職業復帰と外出のために外階段に昇降機を設置したのも，対象者と家族の選択によるものである．

# III 脳血管障害(回復・維持期):利き手交換を行って主婦復帰したケース
## 掃除・調理動作を中心に

## A. 対象者のプロフィール

対象者のプロフィールを表1にまとめる.

## B. 評価および作業療法課題の抽出

### 1 評価期間

評価期間は2週間.評価期間中に治療を開始しながら評価も同時に行う.

### 2 評価項目の抽出

臨床実習評価開始時には発症後7週間が経過している.この時期は身体機能面の回復への期待は大きいが,本人,家族のニーズを考慮し,評価項目を検討する.特に今後の生活イメージをもちながら,家事動作の評価も具体的に細かく評価を行う.

麻痺側(右)上肢機能の予後も考慮し,非麻痺側(左)上肢機能の評価を行う.

家事動作はほぼ全般的に介助を要する状態であるが,どのように改善していけるか,方法も含め検討する.また,家族状況,家族関係,病前の生活も評価を行う.

家屋状況(家事を行ううえで必要な箇所)および住居周辺の環境も評価を行う.

### 3 評価結果のまとめ,対象者の状態像(表2)

- 麻痺側(右)上肢機能:中枢部は共同運動パターンに支配されており,末梢部は随意性がほとんどみられない.非麻痺側(左)上肢使用時,麻痺側(右)上肢の連合反応が出現する.また,体幹部の筋緊張が低く,ADLおよび家事動作時,非麻痺側(左)上肢を中心に片手動作となっており,非対称位姿勢をとり,非麻痺側(左)上肢の肩甲帯から頸部にかけて過剰な努力性となっている.
- 感覚機能:表在・深部感覚ともに正常.
- 知的精神機能:コース立方体テストの結果では,境界線であるがADLには問題がみられない.
- 立位:立位時,重心が非麻痺側に限定され,過剰な努力性になるため,麻痺側(右)上下肢の連合反応が出現し,立位バランスが不安定となる.両側変形性膝関節症のため長時間の立位も困難.
- 歩行:介助歩行が可能(四点杖で10m程度).
- 家事動作:掃除・調理動作全般に介助を要する.
- リハビリテーションへの意欲:訓練には積極的に取り組み,目標を明確にもっている.

### 4 作業療法の対象とすべき課題(利点と問題点)

作業療法の対象とすべき課題を列挙し,表3にまとめる.

## C. 作業療法計画立案

### 1 リハビリテーションゴール

リハビリテーション医のMRI画像診断上,麻痺側(右)上下肢の機能は,上肢は物を押さえられ

### 表1 対象者のプロフィール

| ①氏名，②年齢，③性別，利き手 | ①M.K.さん，②61歳，③女性，右利き |
|---|---|
| ④診断名(障害名)・障害側(部位) | 脳梗塞(ラクナ梗塞)・内包後脚，右片麻痺 |
| ⑤現病歴および既往歴・合併症 | 自宅近くを散歩中に下肢の動きに違和感があり，救急車にて近くの総合病院を受診し，同日入院となる．同日夜間にラクナ梗塞を発症する．MRIにて内包後脚中心に梗塞を認め，右半身麻痺と構音障害が出現する．<br>発症後，3日目よりベッドサイドにて理学療法，作業療法，言語聴覚療法を開始する．発症4週後，在宅復帰を目標に当院回復期リハビリテーション病棟へ入院．既往として2年前に脳出血を発症したが，後遺症はなし．1年前より両側変形性膝関節症があり，痛みおよび筋力低下がある．合併症としては糖尿病があるが，内服治療で安定している． |
| ⑥生活歴 | 高校卒業後，飲食店に勤務し結婚を機に退職．結婚後，しばらくは主婦業に専念していたが，子どもが結婚したので，飲食店に再就職する．2つの飲食店を掛け持ちしながら主婦業を行っていた． |
| ⑦第一印象 | 小柄で年齢より若く見え，キャリアウーマンのように感じる．コミュニケーションは構音障害があるものの良好．将来のことを具体的に考えている． |
| ⑧家族状況 | 同じ歳の夫と2人暮らし．夫は鉄工関係の自営業で，多忙な毎日を送っている．夫との関係は良好で，家事全般を本人がこなしている．夫も本人も退院後，主婦としての役割を望んでいる．1人娘がいるが，3年前に結婚し近くに住んでいる．娘夫婦も共働きである． |
| ⑨経済状況 | 経済的には貯蓄があり夫が自営業をしているので，特に問題はない． |
| ⑩その他の特記事項 | 両側変形性膝関節症は手術の対象ではないが，立ち上がり時に痛み(+)．1戸建ての木造2階建て住宅．近くにはスーパーが徒歩5分ほどの場所にある．夫は自営業で多忙なので，帰宅時間が不定期である．性格は社交的で友人が多く，何事に対しても前向きである． |

る程度の補助手，下肢は両側変形性膝関節症があるため，長時間の立位動作は不可能であるが，杖歩行・つたい歩きが可能と予測された．

麻痺側(右)上肢は物を押さえられる程度の補助手となるため，利き手交換が必要である．

立位を伴うADLについては，早期に自立を目指す．

IADLに関して，買い物は困難と予測されるが，調理・掃除は非麻痺側(左)優位，麻痺側(右)上肢が補助手での，動作習得と環境設定と工夫，自助具の使用にて可能と予測されるため，調理・掃除動作の自立を目指す．

同居している夫と近くに住んでいる娘に，できることとできないことを明確にしながら家族指導を行う．

### 2 作業療法長期目標

杖歩行レベルでの家事動作(調理・掃除)自立での主婦復帰．

### 3 作業療法短期目標

①麻痺側(右)上肢機能の改善：物を押さえられる程度の補助手
②立位バランス機能，耐久性の改善
③非麻痺側(左)の利き手としての機能確立
④調理動作の自立(自助具使用)
⑤掃除動作の自立
⑥家屋環境設定の検討

### 4 作業療法内容

#### a. 座位での上肢操作性訓練

● 目的：麻痺側(右)上肢機能の改善，麻痺側(右)

**表2 評価結果**

| 評価項目 | 初回評価[作業療法開始時] | 再評価[作業療法開始から7週目] |
|---|---|---|
| 関節可動域(ROM) | 麻痺側(右)上肢肩関節屈曲, 外旋に中等度制限(＋), 両側膝関節に中等度制限(＋)と痛み(＋) | 麻痺側(右)上肢肩関節屈曲, 外旋に中等度制限(＋), 両側膝関節の痛みは変化なし. |
| ブルンストロームステージ | 上肢Ⅱ, 下肢Ⅲ, 手指Ⅰ<br>上肢は連合反応が出現するが, 随意的には困難である. 下肢は共同運動パターンに支配されていて, 支持性が不十分. 手指はほとんど反応がない. 体幹筋の筋緊張が低く, 非麻痺側(左)上肢使用時, 頸部から肩甲帯に努力的な収縮が認められる. | 上肢Ⅲ, 下肢Ⅳ, 手指Ⅱ<br>上肢の随意的な動きは改善したが, 共同運動パターンに支配されている. 下肢の支持性が改善した. 頸部から肩甲帯に認められていた努力的な収縮が改善した. |
| 感覚機能 | 表在・深部感覚ともに正常. | 初期評価時と変化なし. |
| 反射 | 麻痺側深部腱反射は亢進. ホフマン反射(＋), トレムナー反射(＋), バビンスキー反射(＋) | 初期評価時と変化なし. |
| 上肢機能 | 非麻痺側(左)上肢使用時に麻痺側(右)上肢の連合反応が出現する.<br>STEF(simple test for evaluating hand function；簡易上肢機能検査)：81点 | 非麻痺側(左)上肢使用時の麻痺側(右)上肢の連合反応が軽減する.<br>STEF：92点 |
| 下肢機能 | 両側変形性膝関節症のため痛みがあり, 長時間の立位動作は困難である. | 両側膝関節の痛み軽減と50mの歩行が可能となる. |
| 知的精神機能 | MMSE：25点<br>コース立方体組み合わせテスト：IQ 82<br>TMT(trail making test)：part B 290秒<br>特に高次脳機能障害は認められず, ADL上でも問題なし. | MMSE：28点<br>コース立方体組み合わせテスト：IQ 87<br>TMT(trail making test)：part B 150秒<br>特に高次脳機能障害は認められず, ADL上でも問題なし. |
| 日常生活活動(ADL)：Barthel Index(BI) | | |
| 食事 | 5点：非麻痺側で箸使用. 移動箸がうまく使えず, こぼしてしまう. | 10点：箸でこぼさずに可能. |
| いすとベッド間の移乗 | 10点：麻痺側(右)下肢が膝折れするときがある. | 15点 |
| 整容 | 5点 | 5点 |
| トイレ動作 | 5点：ズボンの上げ下ろし介助. | 10点：ズボンの上げ下ろし自立. |
| 入浴 | 0点：浴槽の出入り時介助. | 5点：シャワーいすを利用し自立. |
| 移動 | 5点：介助歩行可能だが長距離困難(四点杖で10m程度). | 15点：50m歩行可能. |
| 階段昇降 | 0点 | 5点 |
| 更衣 | 10点：座位で自立. | 10点：立位で自立. |
| 排便自制 | 10点 | 10点 |
| 排尿自制 | 10点 | 10点 |
| 家事動作 | | |
| 調理 | | |
| 　洗いもの(水の使用) | 非麻痺側(右)上肢のみで, 非対称位姿勢をとる. 連合反応が強く出現する. | 対称位姿勢にて連合反応が軽減した. |
| 　刃物の使用 | 食材の形状に合わせて, 刃物を操作することが困難. | 麻痺側(右)上肢で押さえることが可能(自助具使用も含む). 食材によっての力の入れ方がぎこちない. |
| 　火の使用 | 逃避的な姿勢をとり, 連合反応が強く出現し, 立位が不安定になる. | 逃避的な姿勢をとるが, 動作的には可能. |
| 　鍋などの使用 | 不可能. | 自助具使用にて可能. |
| 掃除 | | |
| 　掃除機の使用 | 立位バランスの低下, 歩行能力の低下により困難. | 掃除機の柄の部分を杖の代わりとして移動可能. |
| 　拭き掃除 | 立位バランス低下により, テーブルなどの拭く範囲が狭い. | テーブルなどの拭く範囲も広くなり, 側面も可能. |

上肢連合反応の抑制, 調理時麻痺側(右)上肢が補助手として(物を押さえる)使用可能
- 方法：端座位にて前方に机を置き, 麻痺側(右)上肢でボールをまわす. 麻痺側(右)上肢をボール上で保持し, 非麻痺側上肢でブロックを移動させる.
- 手順：準備として, 座位姿勢を非対称位から対称位に, 骨盤から体幹, 体幹から頸部と修正す

表3 作業療法の対象とすべき課題

| | 利点 | 問題点 |
|---|---|---|
| ①心身機能 | #1 感覚機能が正常<br>#2 高次脳機能障害が正常<br>#3 非麻痺側が良好 | #1 麻痺側上下肢の随意性の低下<br>#2 体幹筋の筋緊張低下<br>#3 非麻痺側の過剰努力性<br>#4 両側膝関節の痛み |
| ②活動 | #1 訓練に意欲的<br>#2 できることは自分で積極的に行う | #1 排泄,入浴動作一部介助<br>#2 独歩困難<br>#3 掃除・調理が困難 |
| ③参加 | #1 性格が社交的で友人が多い<br>#2 主婦としての責任感が強い | #1 主婦業が困難<br>#2 病前の仕事は休職中で復帰は困難 |
| ④背景因子 | #1 経済的には問題がない<br>#2 夫婦関係が良好<br>#3 娘が近くに住んでいる | #1 家屋環境は車いす使用困難<br>#2 夫は自営業で多忙 |

る.麻痺側(右)上肢を誘導し,三角筋の収縮と肩,肘の分離運動を促す.最初はボールの位置を前方にし,徐々に外側へと段階づける.
- 留意点:開始前に座位姿勢を整える.麻痺側(右)三角筋の収縮が得られるように誘導する.麻痺側(右)上肢の連合反応が出現しないように,非麻痺側(左)上肢の過剰な努力をコントロールする.訓練中に非対称姿勢にならないように注意する.

### b. 立位バランス,耐久性の向上訓練
- 目的:立位バランス,耐久性の改善.調理,掃除動作の自立
- 方法:立位で輪投げの輪などを上下左右に移動する.机,棚などを雑巾で拭く.
- 手順:立位の準備として,両側の足底が接地できるように体幹から誘導する.輪投げの位置を徐々に変更していく.雑巾で拭く動作の場合は拭く範囲を上下左右前方に広げていく.
- 留意点:両側変形性膝関節症があるため,大腿四頭筋の収縮を十分に確認する.非麻痺側(左)上肢が先行しないように,左右対称的な肢位で誘導し効率的な動作となるように注意する.

### c. 利き手交換訓練
- 目的:非麻痺側(左)上肢の利き手としての機能

確立,調理動作の自立
- 方法:アンデルセン手芸(特に紙をペーパーナイフで切る動作),麻痺側(右)上肢を補助手として紙を押さえながら,非麻痺側(左)上肢を使用し,ペーパーナイフで切る.
- 手順:麻痺側(右)上肢で紙を押さえるにあたって,前腕部での固定から始め,手関節での固定へと段階づける.
- 留意点:麻痺側(右)上肢の連合反応と非麻痺側(左)上肢の過剰努力に注意する.

### d. 調理動作訓練
- 目的:非麻痺側(左)上肢を利き手,麻痺側(右)上肢を補助手としての調理動作の自立
- 方法:洗う動作,刃物の操作,火の操作,鍋などの操作に分析し,自助具紹介および使用での動作指導を行う(図1).
- 手順:簡単で工程の少ないメニューから工程の多いメニューへと段階づける.
- 留意点:非対称姿勢にならないように注意する.特に危険となる動作は自助具使用を優先する.動線を考慮した環境設定(物品の位置等).

### e. 掃除動作訓練
- 目的:立位バランスの向上と掃除動作(掃除機の

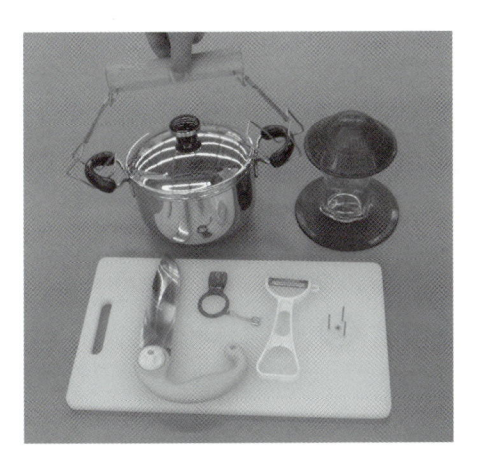

図1 調理に使用する自助具

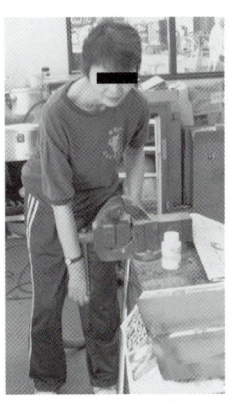

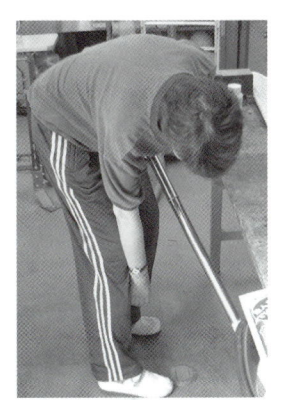

図2 掃除動作訓練
a. 平坦な場所の掃除　b. 重心の上下移動を伴う場所の掃除

使用,拭き掃除)の自立
- 方法:非麻痺側(左)上肢で掃除機を把持し,床および机の下を掃除する.テーブル,机上,棚の側面等を横移動しながら雑巾で拭く(図2).
- 手順:掃除機使用に関して,平坦な場所の掃除から始め,机の下などの重心の上下移動を伴う場所の掃除へと段階づける.拭き掃除に関しては前方から始め,側方,横移動を伴いながら棚の側面へと段階づける.
- 留意点:対象物に間近まで近づき,直前で対象物を正面にすえるように,麻痺側をできるだけ前方に回り込ませるように誘導する.また,骨盤,体幹から両下肢足底での支持感覚を感じてもらう.

f. 家屋環境設定
- 目的:調理時の動作効率の変更,動線の確認
- 方法:台所周辺の情報を収集し,家具の移動,調理器具の位置を変更する.
- 手順:家屋の見取り図と写真を参考に,食器棚・冷蔵庫等の確認を行い,動線を確認しながら動作確認を行う.同時に動作効率も検討し調理器具の位置の変更も検討する.
- 留意点:立位バランス,横移動能力,方向転換能力,動作効率,動線を考慮し,調理器具の変更を行う必要がある.

## D. 作業療法経過と結果,今後の計画

### 1 作業療法経過

#### a. 初期(開始後2週間)

麻痺側(右)肩甲帯の固定性と動きが改善し,座位および立位での非対称姿勢も改善した.左右対称位姿勢保持,麻痺側(右)下肢の支持性の向上に伴って,立位バランスが向上した.しかし,非麻痺側(左)上肢使用時の麻痺側(右)上肢の連合反応は出現している.

また,立位動作を伴うADLでは非対称姿勢ではあるものの自立となった.

利き手交換訓練では紙を麻痺側(右)上肢で固定する際,麻痺側(右)三角筋の収縮が得られた.

退院後の主婦復帰を考え,家屋情報を得るため,家族に家屋の見取り図と写真をお願いした.

#### b. 中期(開始後3~5週間)

非麻痺側(左)上肢使用時の麻痺側(右)上肢の連合反応が軽減し,非麻痺側(左)上肢の過剰な努力も軽減した.

麻痺側(右)上肢は物を押さえられる補助手としての機能が確立した．また，横移動も支持により安定し，杖歩行が可能となった．しかし，両側変形性膝関節症の影響で長時間の移動は困難であった(20m程度)．

この時期より，家屋状況を考慮し，動作効率や動線，家具・電化製品の位置の変更を検討しながら掃除動作，調理動作(自助具使用)を積極的に行った．

### c. 後期（開始後6〜7週間）

歩行は50m程度可能となった．

掃除動作のうち掃除機の使用については移動の際，掃除機の柄の部分を杖の代わりとして移動(対称位姿勢)を行うことが可能になり，ほこりを吸引する際も，無理に押さえることなく可能となった．また，覗き込み動作も若干可能となった．雑巾がけについてはテーブルなどの対象物に正面から近づけるようになり，拭く範囲も広くなり，側面も可能となった．

調理動作のうち洗う動作については，自助具使用により片手動作で可能となった．刃物の操作は食材を切るとき，麻痺側(右)上肢で押さえる程度は可能となった．しかし，非麻痺側(左)上肢のぎこちなさは残っている．火の操作についてはコンロから逃避的な姿勢をとるが動作的には可能となった．鍋の操作については自助具使用にて可能となった．

## 2 作業療法結果のまとめ，対象者の変化

麻痺側(右)上肢は肩甲帯から肩にかけての固定性が改善され，物を押さえられる程度の補助手となった．また，麻痺側(右)上肢の連合反応も軽減した．

非麻痺側(左)上肢はぎこちなさが残っているが，利き手としての機能が可能となった．

歩行能力は，杖歩行レベルまで改善した．しかし，両側変形性膝関節症の影響で長距離や長時間の立位は困難であった．

立位バランス機能は，支持ありでの方向転換や横移動が可能となった．

掃除動作については，監視下での掃除機の使用や拭き掃除が可能となった．

調理動作については，時間がかかるものの，食器洗い，刃物の操作，火の操作，鍋の使用が可能となった．しかし，支持なしでの横移動や方向転換時に立位が不安定なときがある．

家族指導では，掃除・調理動作は可能なレベルであるが，今の段階では監視が必要であることを説明した．また，物の配置もよく使用するものはリーチ範囲の中で配置を変更した．

対象者にとって退院後も主婦としての生活ができる可能性が具体化されてきたので，ますます訓練に対して意欲的になり，今後の生活がイメージできるようになった．

## 3 再評価と今後の計画

再評価により，心身機能と家事動作の回復が確認された(表2)．

今後の計画としては，麻痺側(右)上肢に関しては，麻痺側(右)肩周囲の固定性をさらに高め，物の固定能力を強める．同時に，末梢部の操作性を高める必要がある．特に補助手としての物を押さえるだけでなく，非麻痺側(左)上肢で補助しながら把持ができるようにする．

立位バランス機能については両側変形性膝関節症の影響も強く，大腿四頭筋の筋力も不十分なので装具の検討を行い，立位バランスを向上させ，支持なしで安定した方向転換・横移動ができるようにする．

掃除動作に関しては，物の移動も含めた移動能力を安定させる．

調理動作については，単品のメニューではなく複数のメニューを同時に遂行できるように動作効率と時間の短縮をはかる．

家族指導では，掃除動作・調理動作のできる動作と困難な動作を具体的に指導する必要がある．また，退院後の具体的な生活をイメージできるよう

に指導する．たとえば，洗濯は洗濯乾燥機を使用し，干すのは介助，買い物はヘルパーや娘にしてもらうなどである．

## E. 考察および典型的臨床像との比較

　対象者は麻痺側（右）上肢の麻痺は強いものの，感覚機能・高次脳機能には問題が認められなかった．家事動作を行ううえでは，感覚機能・高次脳機能障害が認められなかったことと，主婦復帰に対しての希望が強かったので，早期に家事動作訓練を導入できた．また，家族の理解，協力があり，ニーズである家事動作訓練を訓練開始当初から行えた結果，退院後の生活をイメージできやすくなったと考えられる．

　家事動作はどのような方法で可能か，危険な動作は何かを具体的に家族に対して指導することが，家事動作を進めるうえで重要である．

　対象者の梗塞部位は内包後脚である．内包はいくつかの神経伝導路が集束し，後脚には皮質脊髄路と感覚線維が存在する．内包後脚の前方が損傷すると上肢の麻痺が強く，後方が損傷すると下肢の麻痺が強くなるとされている．この対象者は上肢の麻痺が強いことから，内包後脚前方の損傷であると推測される．

●参考文献
1) 広田真由美：調理活動の再獲得に向けたアプローチ．臨床作業療法 4:73-79, 2007
2) 高橋栄子：掃除―活動分析アプローチの視点に基づいた作業療法支援．臨床作業療法 4:417-423, 2007
3) 山本伸一（編）：中枢神経系疾患に対する作業療法―具体的介入論から ADL・福祉用具・住環境への展開．三輪書店，2009
4) 澤　俊二（編）：特集 作業療法技術の再構築―家事．OT ジャーナル 41:518-723, 2007

---

### 実習指導者からのアドバイス

　掃除・洗濯・調理などの家事動作は主婦にとって大きな役割の1つでもある．退院後，少しでも家事動作ができると家での役割が生まれ，家での居場所，存在感にかかわってくるので重要である．また，特に台所回りは，その対象者にとっての"なわばり"となっていることが多いので，家具の配置を移動するときには，対象者と十分に話し合うことが必要である．

　家事動作訓練を行ううえで重要な要素として，身体機能，能力，家族関係，意欲，性格，心理面，生活歴が関与しているので，情報収集および評価することが重要である．また，1日のスケジュール，生活様式も細かく評価する必要がある．家事動作を細かく分析し，1つひとつ確認し，動作の自立，動作効率の向上で時間の短縮をはかることを目的とし，検討していくことが重要である．

　家族関係については対象者の能力を理解し，協力できる体制が整っていることが重要である．意欲・性格・心理面については，対象者は退院後も主婦としての役割を継続したいという強い希望があったため，訓練に対しても積極的であった．動作を1つひとつ確認し，できることを確認しながら，できないことは自助具使用（無理に自助具を強制しない）などで早い段階で自立させ，さらなる意欲向上へとつなげ，次のステップへと進めていくことが必要である．

　家事は毎日タイムリーに繰り返されるものであるので，長期的に継続できることを前提とし，動作習得をはかるべきである．決して無理をさせずに，安全に動作ができることを目標とする．できないことは家族の協力や介護保険の在宅サービスを利用するなどで対応することも検討する．

# IV 脳血管障害（回復期）：興味・価値観を考慮した作業活動を導入して意欲を引き出せたケース

## A. 対象者のプロフィール

対象者のプロフィールを表1にまとめる．

## B. 評価および作業療法課題の抽出

### 1 評価期間

臨床実習開始後1週間．評価期間中に実施可能なことから作業療法を開始する．

### 2 評価項目の抽出

臨床実習の担当開始時には発症後6週間が経過している．発症したことに対する精神的ショックが大きく，機能回復に対する期待が高い状況である．年齢的にも若い方であり，家庭復帰・復職に向けて具体的にどのような課題があるのか評価を行う．

表1 対象者のプロフィール　　　　　　　　　（診療録および看護記録，MSWより情報収集．妻より聴取）

| | |
|---|---|
| ①氏名，②年齢，③性別 | ①A.B.さん，②40歳代後半，③男性 |
| ④診断名（障害名）・障害側（部位） | 脳出血，左片麻痺 |
| ⑤現病歴および既往歴・合併症 | 自宅にて左半身の脱力と痺れを自覚．自分で救急車を要請し，A病院脳外科入院．右被殻に出血を認め入院．発症3週間後に自宅復帰・復職を目指したリハビリテーション目的で当院回復期リハビリテーション病棟へ入院．作業療法・理学療法を開始する．発症後6週間経過し，作業療法学生による臨床実習担当開始．合併症として高血圧があるが，内服治療にて安定している． |
| ⑥生活歴 | 大学卒業後，現在の会社に入社．課長職．スポーツマンで趣味はスキー，野球．休日は家族を連れてのドライブを楽しんでいた． |
| ⑦第一印象 | 背が高く若々しい印象の方．問いかけへの受け答えはしっかりとしており，知的な印象を受ける．年齢的にも若く，発症したことに対するうつ的な言動が聞かれ，精神的ショックの大きさがうかがえる． |
| ⑧家族状況 | 妻（40歳代前半，就労している）・大学生の長女・高校生の長男・小学生の次女・実母との6人暮らし．父親はすでに他界．家族関係は良好であり，妻や子どもたちは対象者のリハビリテーションに対して協力的であるが，家族の大黒柱だった対象者の発症にかなりの戸惑いがみられる． |
| ⑨経済状況 | 経済的には本人のかけていた保険からの収入も見込めることのことで，余裕のある様子．ただ子どもたちが学生であるため，復職を強く希望している． |
| ⑩その他の特記事項 | 戸建て住宅（木造2階建て）． |

## 表2 評価結果

| 評価項目 | | 初回評価[作業療法開始時] | 再評価[作業療法開始から7週目] |
|---|---|---|---|
| 関節可動域(ROM) | | 上肢：右肩関節に一横指の亜脱臼あり．肩関節屈曲・外転・外旋で疼痛制限あり．<br>下肢：制限なし． | 上肢：亜脱臼は改善傾向．痛みも軽減し，可動域の拡大がみられる．<br>下肢：制限なし． |
| ブルンストロームステージ | | 上肢 III，手指 III，下肢 IV | 上肢 IV，手指 IV～V，下肢 VI |
| 感覚検査 | | 表在・深部感覚ともに中等度鈍麻 | 表在感覚軽度鈍麻，深部感覚は改善 |
| 反射 | | 深部腱反射は麻痺側内転・屈筋群に亢進あり．ワルテンベルグ反射(＋)，トレムナー反射(＋)，バビンスキー反射(＋) | 初期評価時と変化なし． |
| 上肢機能 | | 麻痺側上肢は低緊張で，肩関節前下方に一横指ほどの亜脱臼を認める．上肢挙上には過剰努力を要し，屈曲パターンで臍部まで可能．連合反応で手指の屈曲強まり，ADL 上の参加は困難． | 上肢中枢部の低緊張のため依然として屈曲パターンは出現するが，肩関節屈曲 90°までの挙上も可能となった．手指はつまみ動作が可能となり，拙劣さはあるがなんとかパソコンのキー操作も行えるようになった．ADL 上の参加も多くなった． |
| 知的精神機能 | | 図形模写：問題なく描写可能<br>MMSE：29/30 点<br>コース立方体組み合わせテスト：IQ 99<br>TMT(trail making test)：part A 105 秒<br>　　　　　　　　　　　　　　part B 152 秒<br>三宅式記銘力検査：有関係対語 7-8-10<br>　　　　　　　　　無関係対語 3-6-9<br>明らかな高次脳機能障害はみられず，日常生活上の影響もない． | MMSE：30/30 点<br>コース立方体組み合わせテスト：IQ 124<br>TMT(trail making test)：part A 65 秒<br>　　　　　　　　　　　　　　part B 131 秒<br>三宅式記銘力検査：有関係対語 9-10<br>　　　　　　　　　無関係対語 6-8-10<br>検査上も日常生活場面でも明らかな問題はみられない． |
| 日常生活活動(ADL)：機能的自立度評価表(FIM) | | | |
| セルフケア | 食事 | 7 点：常食．右手・箸を使用して自立． | 7 点 |
| | 整容 | 7 点 | 7 点 |
| | 入浴・清拭 | 5 点：タオルを絞るなど，両手で行うことは介助を要する． | 6 点：自助具を使用し時間はかかるが自力で可能． |
| | 更衣(上半身) | 4 点：ボタンかけや着衣後の修正に介助必要． | 7 点 |
| | 更衣(下半身) | 4 点：靴下の着脱に介助を要する． | 7 点 |
| | トイレ動作 | 7 点：立位保持し自力で可能． | 7 点 |
| 排泄コントロール | 排尿管理 | 7 点：昼夜ともに失禁なし． | 7 点 |
| | 排便管理 | 7 点 | 7 点 |
| 移乗 | ベッド・いす・車いす | 7 点：起居動作も含め安全に自力で行える． | 7 点 |
| | トイレ | 7 点 | 7 点 |
| | 浴槽・シャワー | 5 点：見守りで動作は行える． | 6 点：時間はかかるが自力で可能． |
| 移動 | 歩行・車いす | 7 点：訓練時は T 字杖使用し介助，ADL 上は車いすを使用． | 7 点：杖を使用せずに安定して独歩可能． |
| | 階段 | 5 点：手すりを使用し，見守りで可能． | 6 点：手すりは必要だが自力で可能． |
| コミュニケーション | 理解 | 7 点：他の認知項目を含めて問題なし． | 7 点：他の認知項目を含めて問題なし． |
| | 表出 | 7 点 | 7 点 |
| 社会的認知 | 社会的交流 | 7 点 | 7 点 |
| | 問題解決 | 7 点 | 7 点 |
| | 記憶 | 7 点 | 7 点 |
| 合計 | | 114/126 点 | 123/126 点 |

## 3 評価結果のまとめ，対象者の状態像(表2)

- 対象者・家族の希望：対象者は歩行の自立，パソコン操作，自動車運転，スキー，復職．家族は歩行レベルでの身辺動作自立，可能であれば復職．
- 姿勢運動パターンおよび姿勢筋緊張：座位保持可能であるが，腹部の低緊張により骨盤後傾位となり，重心は麻痺側後方へ偏位している．麻痺側骨盤周囲は低緊張であり下肢は外旋位となっている．体幹の抗重力伸展活動は不十分であり，腰背部を過緊張にさせて姿勢保持している．そのため重心移動の範囲は狭く，胸郭・両側肩甲帯周囲の運動性の欠如もみられる．
- 移動能力：訓練場面ではT字杖を使用し軽介助での歩行は可能．しかし中枢部低緊張のため不安定性があり日常生活上は車いすを使用している．
- 上肢機能：麻痺側上肢中枢部は低緊張で，肩関節前下方に一横指ほどの亜脱臼を認め，痛みもある．上肢挙上には過剰努力を要し，屈曲パターンで臍部まで可能．動作で連合反応が出現し，肘関節・手関節・手指の屈曲が強まり，ADL上の参加は困難．利き手は右側で，箸の使用・書字など問題なく可能．
- ADL能力：病棟内の移動は車いすを使用して自立．身辺動作は主に右手を使用して行っているが，左上肢の参加はできておらず入浴時の洗体動作などは一部介助を要す．Barthel Index は70/100点．
- 知的精神機能：明らかな高次脳機能障害はみられず，意欲の指標(Vitality Index)も10/10点で，日常生活上の問題はみられない．
- 心理面：麻痺が残らず完治するとの期待が強いわりに，病棟での自主訓練やADL上の積極的な上肢の使用には消極的で，十分に回復するまでは作業療法士による機能訓練をしてほしい様子である．

## 4 作業療法の対象とすべき課題（利点と問題点）

作業療法で対象とするべき課題を列挙し，表3にまとめる．

## C. 作業療法計画立案

### 1 リハビリテーションゴール

主治医，作業療法士，理学療法士，言語聴覚士，看護師，介護職，栄養士，医療ソーシャルワーカー(MSW)によるリハビリテーションカンファレンスでは，対象者が若年・初発であり，身体機能面が改善傾向で知的精神機能面も問題がないことから，独歩でのADL自立・左上肢の活動参加が期待できるとされた．復職に関しても職場の状況によっては可能であると思われ，確認していくこととした．また，機能回復への期待が高く，焦りや苛立ちがみられるため，主治医から病態の説明を行い，リハビリテーションチームでの精神的な支援も行っていくこととなった．

### 2 作業療法長期目標

自宅復帰後，歩行レベルでADLが自立し，自己管理が行える．具体的に復職に向けての課題(自動車運転や職場で求められる能力)の検討が行える．

### 3 作業療法短期目標

①左肩関節の疼痛緩和
②左上肢機能(リーチ・手指分離性)の改善
③左上肢のADL上の活動参加
④歩行レベルでのADL自立(入浴動作も含める)
⑤自己管理方法の獲得
⑥作業活動を通した精神的な安定と，QOLの向上

表3 作業療法の対象とすべき課題

|  | 利点 | 問題点 |
|---|---|---|
| ①心身機能 | #1 非麻痺側運動機能は良好<br>#2 麻痺側下肢の分離運動は比較的良好<br>#3 座位保持は安定して可能<br>#4 介助があれば杖歩行可能<br>#5 知的精神機能は良好 | #1 左側肩関節・股関節周囲・体幹中枢部の低緊張<br>#2 左上肢麻痺中等度<br>#3 表在・深部覚ともに中等度鈍麻<br>#4 左側肩関節周囲の疼痛<br>#5 歩行バランスの低下<br>#6 機能回復への期待が高く,現状に対する苛立ち・焦りが強い |
| ②活動 | #1 FIM 認知項目は良好<br>#2 訓練への意欲はあり | #1 歩行での病棟内移動が行えていない<br>#2 片手動作での ADL 動作が困難 |
| ③参加 | #1 病棟生活での活動への参加には協力的で他患とのコミュニケーションも良好<br>#2 家族関係は良好<br>#3 職場での対人関係も良好<br>#4 趣味を通じての友人が多い | #1 病前の仕事は休職中<br>#2 仕事復帰に必要なパソコン操作や車の運転など現状では困難<br>#3 病前の趣味活動(スキー・野球)が困難 |
| ④環境因子 | #1 経済状態は問題なし<br>#2 家族は健康で協力的<br>#3 持ち家一戸建て | #1 子どもたちが 3 人とも学生である |

## 4 作業療法内容

### a. 肩関節の関節可動域訓練

- 目的:肩関節の痛みの緩和,それに伴う上肢使用への影響を軽減
- 方法:温熱療法(ホットパック)の施行のほか,徒手的関節可動域訓練・筋緊張の調整を行う.
- 手順:ホットパックにて疼痛部位の疼痛の軽減をはかり,その後徒手的に関節内運動・筋緊張の調整をはかる.
- 留意点:痛み刺激は対象者にとって精神的なストレスになるため,痛みの部位・程度について事前にしっかり評価を行う.また状態によって主治医にどの程度行ってよいか確認をする.はじめは軽く関節・筋に動きを入れる程度にし,痛みがなく緩んできたら徐々に可動範囲を広げていく.

### b. 左上肢の操作訓練

- 目的:麻痺側上肢(左)機能の改善,食事・整容・更衣などの動作時の麻痺側上肢の使用
- 方法:徒手的な筋緊張の調整とペグやお手玉を使用しての操作訓練を行う.
- 手順:まずは上肢に影響を与えている姿勢アライメント・筋緊張の調整を行い,実際の道具操作の中で上肢の自律的な反応を引き出していく.
- 留意点:努力的要素を引き出さないように,初めは机上(除重力)での粗大な活動から,徐々に細かいもの・空間的な操作の必要なものへ段階づけ,両上肢の協調動作へつなげていく.

### c. 食事・整容・更衣などの ADL 上の使用訓練

- 目的:麻痺側上肢(左)機能の改善,食事・整容・更衣などの動作時の麻痺側上肢の使用
- 方法:作業療法室では b. の動作訓練を行い,病棟での実際の動作場面で訓練を行う.
- 手順:上肢の筋緊張の調整を行い,実際の道具操作の中で自律的な反応を引き出す.
- 留意点:動作がスムーズに行えるような道具の工夫や周辺環境への配慮も行う.

### d. ADL動作訓練
- 目的：ADL動作の効率的な実行と，自立
- 方法：作業療法室ではb.の動作訓練を行い，実際のADL場面で訓練を行う．
- 手順：起居・食事・整容・更衣など実際に動作を行う中で，効率的な動作方法の指導を行っていく．
- 留意点：スムーズに動作が行えるように自助具の検討や周辺環境の整備も行う．病棟スタッフに指導内容を伝達し，病棟生活でも実践してもらう．

### e. 自己管理方法の指導
- 目的：病棟でも自主訓練を行うなど，自己の身体状況の管理の実践
- 方法：自己管理の必要性と内容の意味（どのような効果があるのか）について説明し，具体的な方法について提示する．
- 手順：具体的な訓練方法の提示を行い，やり方の指導を行っていく．
- 留意点：病棟スタッフにも指導内容を伝達し，病棟生活でも実践してもらえるよう促しをしてもらう．

### f. 作業活動を用いてのQOLの向上
- 目的：楽しみや達成感を感じられるような援助を伴う作業療法の活動による，精神的な安定やQOLの向上
- 方法：これまでの生活状況や対象者の興味の対象について本人・家族から情報収集し，具体的な作業活動の提示を行う．
- 手順：対象者の心理状態や意欲に合わせて作業活動の導入を行う．
- 留意点：対象者が作業活動を通して達成感を感じられるように，課題の難易度や段階づけ，指導のしかたの検討を行う．

## D. 作業療法経過と結果，今後の計画

### 1 作業療法経過

#### a. 初期（開始後2週目）
　作業療法開始当初から下肢機能は比較的保たれ，利き手の右側上肢は使用できることから，非麻痺側優位の努力的な動作パターンが目立っていた．そのため麻痺側上肢の連合反応が出現し，肩の痛みを訴え上肢の使用が困難な状況がみられた．

　まず肩関節の痛みの緩和をはかりながら姿勢筋緊張の調整を行い，課題に取り組むための姿勢反応の準備状態を整えた．また，食事や更衣などのADL動作の中で操作感覚を感じてもらえるように指導し，上肢の自律的な反応を促していった．その結果，更衣での袖のつまみやファスナーの合わせなどの左手指でのつまみ動作が可能となり，食事場面でも右手に合わせたお椀の操作といった左右の協調動作も可能となってきた．

　しかし普段のADL場面では依然として手指の屈曲が強く，自分の思うとおりに操作できないことへの苛立ちがみられ，家族へ感情的にあたる様子がみられた．病棟での自主練習も促すが，右上肢で生活動作はおおむね行えるため，「うまく使えるようになったらね」となかなか受け入れてもらえない状況だった．

#### b. 中期（開始後3～5週目）
　体幹中枢部の安定性が向上したことで立位バランスの改善もはかれ，独歩が可能となった．上肢の空間での操作性の向上をはかるため，目の高さでの棒へのリーチやワイピング・洗濯バサミの付け外しなどを行い，中枢部での努力的な挙上のパターンから末梢部からのリーチへと促していった．対象者には自動車のハンドルやギア操作をイメージしてもらいながら訓練を進めると，意欲的に取り組む姿がみられた．

ADL上の麻痺側上肢の参加場面も徐々にみられるようになってきたが、依然として主体的に自主訓練を行う様子はみられず、作業療法による機能的なアプローチを求める様子がみられていた．

歩行レベルにてADLがほぼ自立したため、主治医から今後の方針として自宅退院・外来での訓練継続の話がされたが、対象者は入院での集中的な訓練を強く希望し、機能的な回復へのこだわりが強くなっている印象を受けた．自宅への外泊も行うようになったが、その際、妻にあたるようになり、小学生の次女が精神的に不安定になっているようだと、医療ソーシャルワーカーより情報があった．

### c. 後期（開始後6～7週目）

対象者にとって興味のある活動の導入によって精神的な安定とQOLの向上がはかれないかと考え、対象者の昔からの趣味である野球を取り入れてみることにした．

ボールを打つ動作では、プラスチックのバットを両上肢で把持し振る、ボールの飛んでくるところに合わせての空間操作やスピード調整を行うなど、課題としては難しいものであったが、いざ行ってみるとかえって努力的なパターンが減少し、滑らかな上肢操作が可能だった．難しいと思っていたバット振りやキャッチボールができたことで、楽しんで課題に取り組む様子がみられた．パソコン操作訓練でも自分のノートパソコンを持ってきてもらい、子どもたちの写真を編集したり、以前行っていた仕事内容を打ち込んでみたり、家族への手紙を書く、日記をつけるなど、対象者にとって意味のある活動につなげていった．病棟でも自主的にパソコン操作練習を行うようになり、日記をつけて訓練時に見せてくれるようになった．

病棟での自主訓練は、その活動の意味、引き出される（期待される）反応についてなどを説明することで、主体的に取り組むようになった．家族へも状況を説明し、対象者の心理状態に合わせたかかわりを行ってもらえるよう援助した．すると、外泊時に家族と映画へ出かけるなど、生活を楽しむ様子もみられ、笑顔が多くなってきた．

### 2 作業療法結果のまとめ、対象者の変化

歩行は独歩で行えるようになり、ADLは入浴を含めて自立した．依然として麻痺側上肢の空間操作性や手指の分離性の低下はあるが、日常生活上の参加が可能となった．身体機能面の回復にこだわり精神的に不安定になった時期もあったが、対象者にとって興味のある作業活動を導入して訓練を進めたことで、セラピストにやってもらう訓練ばかりを求める状況から主体的に自主訓練なども行うようになり、上肢機能に対し固執する発言が減り、笑顔も多くなっていった．パソコン操作など今後の生活につながる課題が行えるようになってきたことが精神的に影響したのではないかと思われた．

### 3 再評価と今後の計画

再評価により、身体機能面とADLの向上が確認された（表2）．ADLではBarthel Index 100点、FIMも表2に示すような向上がはかれた．今後は自宅復帰に向けて外泊を繰り返し行うようにし、実際の生活上の問題点について確認していく．対象者・家族ともに希望している復職についても、職場の意向や求められる能力について家族を通じて確認し、必要な訓練を行っていく．また、ピアサポートグループへの参加など、対象者・家族の精神的なサポート体制についても検討していく．

## E. 考察および典型的臨床像との比較

対象者は年齢的に若く、突然の発症によって父親として、また職業人としての役割の遂行が困難な状態となっていた．その不安や焦りから、身体機能の回復へ強いこだわりを示していると考えら

れた．そのため，野球やパソコン操作など対象者にとって興味や価値のある作業活動を導入し，楽しみや達成感をもってもらえるように援助していった．知的には問題のない方であり，現状の問題点をそのつど本人にフィードバックし，対象者のニーズである復職に向けて「今，何を行うか」といった現時点での目標を明確にしてアプローチを進めるよう意識した．

現在も対象者の上肢の麻痺は残存しており，生活上の支障がなくなったわけではないが，課題を行うなかである程度自分で緊張の状態をコントロールできるようになり，積極的に自主トレーニングを行ったり，ADL上での参加が得られるようになった．麻痺のある状態でも自身にとって価値のあるパソコン操作などの活動が行えるという自信が，対象者の主体性を引き出したのではないかと考える．

対象者は若年での初発であり，比較的麻痺の改善は順調であったが，発症3か月を過ぎ回復の進行が緩やかになった．これは典型的臨床像と合致する．

今後は，状態の自己管理が行っていけるように対象者・家族への自己管理指導や，具体的な復職に向けての課題の検討などを行っていく必要があると考える．

●参考文献
1) 山本伸一（編）：中枢神経系疾患に対する作業療法―具体的介入論からADL・福祉用具・住環境への展開．三輪書店, 2009
2) 柏木正好：環境適応―中枢神経障害への治療的アプローチ．第2版, 青海社, 2007
3) 上田　敏：ICF（国際生活機能分類）の理解と活用―人が「生きること」「生きることの困難（障害）」をどうとらえるのか．萌文社, 2005
4) Gary Kielhofner（編著), 山田　孝（監訳）：人間作業モデル―理論と応用．改訂第3版, 協同医書出版社, 2007

---

### 実習指導者からのアドバイス

　脳血管障害は突然の発症によって，今までの生活から急激な変化を余儀なくさせる．ある日突然，家庭の中での役割や職業人としての役割の遂行が困難となることで自身の価値観が危うくなり，焦りや苛立ちから機能回復へのこだわりにつながりやすい．

　作業療法士は，こうした機能訓練的なアプローチでは解決できない問題（障害の受け入れや目前の課題への取り組みの導入など）に対して，「作業活動」という手段を用いてかかわることができる．対象者にとって意味や価値のある活動は，身体機能面への固執から実際の生活場面での課題へと対象者の視点を転換させる一助となる．

　筆者も，対象者が興味や価値のある活動を行うなかで，セラピストからの一方的なかかわりでは引き出しえない能力を発揮したり，達成感や自己有能感を感じて意欲的に取り組めるようになる様子を見るたびに驚かされる．やはり，モチベーションが大切なのである．

　作業療法士ならではの作業活動の導入のしかたについて，担当の実習指導者と検討してみてほしいと思う．

# V 中心性頸髄損傷者が車いす介助レベルで単身生活を始めるケース
## ADL拡大と下肢痙性コントロールを中心に

## A. 対象者のプロフィール

対象者のプロフィールを表1にまとめる．

## B. 評価および作業療法課題の抽出

### 1 評価期間

作業療法開始後1週間を評価期間とする．

### 2 評価項目の抽出

当院での作業療法開始時には，受傷後4週間が経過している．上下肢の麻痺は改善傾向にあるものの，抗重力活動は不可能でありADL全般に介助を要する．そこで評価項目を選ぶ際には，少しでも介助量を減らしADL自立度を高められるよう，今後の機能改善や活動性向上をはかるとともに，予想される筋緊張の亢進や痙性出現による動

表1 対象者のプロフィール　　　　　　　　　　　　　　(診療情報提供書およびカルテ，カンファレンス資料より情報収集)

| | |
|---|---|
| ①氏名，②年齢，③性別 | ①M.M.さん，②33歳，③男性 |
| ④診断名(障害名)・障害部位 | C3/4 中心性頸髄損傷♪(不全四肢麻痺)・四肢体幹機能障害 |
| ⑤現病歴および既往歴・合併症 | モトクロスバイク練習中，ジャンプして着地時に転倒・受傷して，大学病院に搬送される．X線上骨傷はないものの，MRI上T2強調画像でC3/4レベルに高信号が認められ，C4レベル以下の運動感覚障害および膀胱直腸障害を呈する．受傷後4週間が経過して，「退院先の検討および在宅生活の確立を目指したリハビリテーション」を目的に当院に入院した． |
| ⑥第一印象 | 「何とか動けるようになりたい」，「自分のことは自分でやりたい」と笑顔で自分の目標を言うなど，明るく積極的な印象をもった．しかし大柄な体格(180cm/90kg)にもかかわらず，上下肢の運動性は低いように見えた．機能改善や能力拡大がみられないと介助者の身体的負担も大きいものと思われた． |
| ⑦生活歴 | 仕事はトラック運転手であり，知人女性宅に同居していた．休日には，モトクロスバイクの練習やレースを楽しんでいた． |
| ⑧家族状況 | 幼少時に両親が離婚しており，母親の所在は不明である．父親は近隣に居住していたが疎遠状態であった． |
| ⑨経済状況 | 国民年金の未払いや生命保険の未加入に加えて，自宅マンションやオートバイなどのローンもあり，経済的に厳しい状況である．住宅ローンの免責申請や借金返済などの経済的な整理が必要なので，知人女性や父親などの協力を要請していく必要がある． |
| ⑩その他の特記事項 | 知人女性との入籍や同居に関しては，経済的な課題が大きく，現時点では困難とみられる．近隣の賃貸住宅に転居し，訪問看護や在宅サービスを利用した単身生活を送れるよう目標を設定する． |

作障害を予測する．作業療法プログラムと在宅生活でのホームプログラムを検討することとする．

### 3 評価結果のまとめ，対象者の状態像(表2)

- 全身の広範囲に運動・感覚麻痺が生じているため，リクライニング車いすを使用しており，車いすでの移動も介助を要する．
- 大柄なため，起居・移乗動作を中心に多くの介助量を要する．
- 上肢の抗重力活動は不可能であるため，食事動作などのADL動作は困難であった．しかし重力除去位ではわずかに運動性がみられたため，ADL動作を段階づけて導入していけば自立する可能性が感じられた．
- 起居・移乗などの姿勢変換の介助時に下肢の痙性が確認されており，過剰努力によって上下肢の分離性が損なわれないように注意する必要がある．
- 経済的な問題や住居設定など社会的な課題も多く，作業療法と並行して整理していく必要がある．本人のリハビリテーションへの期待や意欲は強く，少しでも自立して，自分らしい生活を営めるよう望んでいる．

### 4 作業療法の対象とすべき課題（利点と問題点）

作業療法の対象とすべき課題を列挙し，表3にまとめる．

## C. 作業療法計画立案

### 1 リハビリテーションゴール

受傷後1か月でC4完全麻痺の身体状況からC5不全麻痺への改善がみられたことから，移動や移乗，身の回り動作の自立を目指すことにより，在宅生活における介助量の見極めを行う．知人女性の協力を得ながら，近隣の賃貸住宅での訪問看護や在宅サービス，福祉機器などを利用した単身生活を設定していく．

### 2 作業療法長期目標

社会資源を利用して，自分らしい単身生活を始める．

### 3 作業療法短期目標

① 上下肢や体幹機能の改善
② 下肢にみられる痙性のコントロール
③ 食事，車いす駆動などのADL自立
④ 移乗動作の介助量軽減
⑤ 住環境整備および社会資源の利用検討

### 4 作業療法内容（目的，方法，手段/種目，手順）

#### a. 臥位および座位における上肢活動の促通

- 目的：両側上肢の機能改善，食事・車いす操作での両手使用
- 方法：上肢の重力除去位の運動から抗重力活動へと徐々に筋活動を促通していく．
- 手順：まず臥位姿勢での徒手的な上肢促通を行う．その後，机上でのタオルワイピングやローラーボードなど平面上の座位活動を行い，次に顔や頭へのリーチといった空間の抗重力活動を訓練する．

#### b. 食事・車いす操作訓練

- 目的：両側上肢の機能改善，食事では右手を中心とした両手の使用，車いす操作は両手の使用
- 方法：作業療法室で動作訓練や自助具選定を行ったあと，実際の病棟におけるADL訓練を行う．
- 手順：食事は把持機能を代償する自助具を選定して，上肢牽引装置(portable spring balancer；以下，PSB)を用いた練習から始める．抗重力活動を行うことができるようになれば，PSBをはずして昼食から病棟での食事を始める．車いす操作は，右手のジョイスティックコントロー

### 表2 評価結果

| 評価項目 | | 初回評価[作業療法開始時] | 退院時評価[作業療法開始から6か月後] |
|---|---|---|---|
| 関節可動域 | | 両肘関節に伸展制限+：軽度<br>両股関節SLR制限+：中等度 | 著明な制限なし |
| 感覚機能 | | C6以下鈍麻，肛門周囲+<br>(受傷時：C4以下消失，肛門周囲−) | C8以下鈍麻，肛門周囲+ |
| 脊髄損傷の分類 | | ASIA機能障害スケール🔑：C 不全<br>(受傷時：A 完全)<br>Frankelの分類(改良型)：B1 運動完全麻痺・感覚不全麻痺<br>(受傷時：A 完全麻痺) | ASIA機能障害スケール：D 不全<br>Frankelの分類(改良型)：C2 運動不全，歩行できない |
| 上肢運動機能 | | Zancolliの上肢機能分類🔑：C5B<br>(受傷時：C4)<br>粗大な運動性+，抗重力活動−<br>重力除去位での運動性+ | Zancolliの上肢機能分類：C8A<br>携帯電話を把持したり，ボタンを押すことも可能． |
| 下肢運動機能 | | MMT：0<br>座位，移乗介助時に下肢屈曲痙性+<br>背臥位では下肢伸展痙性+ | MMT：2~4<br>粗大な屈伸運動可能<br>体幹前傾に伴う下肢屈曲痙性+ |
| 座位バランス評価：ISMG(鷹野改) | | Trace：ごく短時間の不安定な座位<br>(受傷時：Zero：まったく不可) | Good：外力に対して立ち直り，座位保持可能 |
| 日常生活活動：機能的自立度評価法(FIM) | | | |
| セルフケア | 食事 | 1点：全介助 | 5点：フォーク把持具準備 |
| | 整容 | 1点：全介助 | 5点：準備 |
| | 入浴・清拭 | 1点：特浴使用 | 1点：特浴使用 |
| | 更衣(上半身) | 1点：全介助 | 3点：頭部のみ介助 |
| | 更衣(下半身) | 1点：全介助 | 1点：全介助 |
| | トイレ動作 | 1点：ベッド上排便 | 1点：ベッド上排便 |
| 排泄コントロール | 排尿管理 | 1点：毎回介助導尿 | 1点：膀胱ろう介護者管理 |
| | 排便管理 | 4点：坐薬挿入介助：隔日 | 4点：坐薬挿入介助：隔日 |
| 移乗 | ベッド・車いす | 1点：リフターもしくは2人/1人介助 | 5点：トランスファーボード使用/近位監視 |
| | トイレ | 1点：ベッド上排便 | 1点：ベッド上排便 |
| | 浴槽・シャワー | 1点：特浴使用 | 1点：特浴使用 |
| 移動 | 車いす | 1点：リクライニング車いす使用 | 6点：車いすグローブでの自力駆動 |
| | 階段 | 1点：エレベータのみ使用 | 1点：エレベータのみ使用 |
| コミュニケーション | 理解 | 7点 | 7点 |
| | 表出 | 7点 | 7点 |
| 社会的認知 | 社会的交流 | 7点 | 7点 |
| | 問題解決 | 7点 | 7点 |
| | 記憶 | 7点 | 7点 |

表3 作業療法の対象とすべき課題

|  | 利点 | 問題点 |
|---|---|---|
| ①心身機能 | #1 上下肢,体幹の運動性:改善傾向<br>#2 感覚機能:改善傾向<br>#3 起立性低血圧,褥瘡などの合併症(−) | #1 上肢の抗重力活動が不可能<br>#2 下肢の痙性(+)<br>#3 体格が大きい |
| ②活動 | #1 座位バランス:改善傾向<br>#2 コミュニケーション・認知:良好 | #1 セルフケア:全介助<br>#2 移動:車いす駆動操作不可<br>#3 移乗:介助量が大きい |
| ③参加 | #1 交友関係:広く多彩<br>#2 知人たちとの共有の趣味(モトクロスバイク)をもつ | #1 受傷前の仕事:退職<br>#2 復職(トラック運転手):困難<br>#3 趣味活動(バイク)再開:困難 |
| ④環境因子 | #1 知人女性との関係:良好 | #1 父親との関係:不仲<br>#2 経済状態:ローン返済など課題多い<br>#3 知人女性との同居:できない |

ラーによる電動車いす操作から始めて,次に走行性の高いスポーツ型車いすを両手で駆動していく.
- 留意点:訓練室において,食事動作や車いす移動がほぼ可能となった時点で,病棟場面での開始を検討する.負担のない範囲で,外部動力の利用から自力での動作に支援していく.

### c. 起き上がり・移乗動作訓練
- 目的:臥位から座位への起居動作の獲得,車いすとベッド間の移乗動作の自立
- 方法:病棟で安全な移乗ができるように,電動ベッドの背上げ機能を用いて起き上がる方法と,最適なスリングシートを選定してリフターで吊り上げて移乗する方法を指導する.訓練室ではベッド柵を利用した端座位への起き上がり訓練を行う.移乗は,立位を経由して移乗する方法と端座位で側方に移乗する方法を指導する.
- 手順:起き上がり動作が効率的にできるように,下肢をベッドから下ろして上肢で柵を保持して起き上がることを誘導する.移乗の際,下肢の支持性が十分発揮できるように,座面を高くしたり,上肢で柵を保持して立ち上がることを誘導する.また車いす座位から殿部を浮かせて側方移乗ができるように,両上肢でベッドや車いすを支持してもらい移乗動作を誘導する.殿部の挙上が不十分な場合は,トランスファーボードを利用する.
- 留意点:下肢の努力的な緊張によって,痙性を高めすぎないような動作方法の獲得と,動作後のセルフリラクセーションを心がけるように指導する.

### d. 住環境整備および社会資源の利用指導
- 目的:退院先の住居整備と単身生活における介助方法の検討
- 方法:物件探しや内覧は知人に依頼する.住宅情報を収集して生活イメージを作りながら,介助方法や福祉用具の利用を検討していく.
- 手順:住宅図面および写真を入手し,車いすでの移動をシミュレーションしながら在宅生活のイメージをもってもらい,快適に暮らせるか検討する.住居が決定したところで,単身生活における介助方法を決定して,相談支援事業所の担当ケアマネジャーやヘルパーなどに福祉機器の利用や介助方法を伝達する.社会資源の利用と福祉用具による環境整備を実施する.
- 留意点:住宅選定のアドバイスやシミュレーショ

ンは実施するものの，本人が最終的に決定することとする．

## D. 作業療法経過と結果，今後の計画

### 1 作業療法経過

#### a. 初期（入院後2か月）

両上肢の抗重力活動が徐々に可能となり，前腕や手関節のコントロールがわずかに可能となったので，自力での食事や車いす駆動を目標とすることとした．下肢の随意収縮も出現し，数秒間の端座位保持も可能となったため，移乗動作の自立も目標に加えた．ところが腰背部やハムストリングスの筋緊張が亢進して，起居動作中の腰の痛みや移乗介助時の下肢の屈曲痙性がみられるようになり，それらの動作を障害した．そのため家族に対しては，電動ベッドやリフターを使った移乗介助を指導した．

#### b. 中期（入院3～4か月）

手指機能も向上して，携帯電話の操作も指先で可能となる．食事は食事用具を保持する自助具とPSBを使った練習から始まり，PSBなしでも右上肢で口へのリーチが可能となった．そのため病棟での食事摂取量や回数を徐々に増やした．また，右手によるジョイスティックコントローラーでの電動車いす移動が可能となり，並行して両手での車いす駆動も駆動距離を伸ばしていった．起き上がり時の腰の痛みや立ち上がり時の下肢痙性に対しては，アンバランスな筋緊張によるものと考えられたため，動作の中で拮抗筋が協調して働くように練習を行った．

#### c. 終期（入院5～6か月）

上衣の着脱は，頭部のみ介助すれば更衣が可能となった．ベッドから車いすへの移乗動作もトランスファーボードを使用して近位監視で可能となり，介助者の負担は減少した．しかし対象者の前方への転倒の恐怖心があったため全身が緊張しており，弾みや反動を使った起居・移乗動作であったため，ますます筋緊張や痙性が亢進した．介助者が力ずくで動かそうとすると，痛みが発生した．そのため自分の支持面を微調整しながら重心移動を行い，痛みや緊張がなく動ける範囲を拡大することを目標とした．十分なセルフコントロールや二次障害への予防ができない部分に関しては，家族へのホームプログラムとして，①側弯予防のために，背臥位での胸郭と骨盤の分離介助運動，②立位アライメントを整えるために，背臥位での股関節の自動介助運動と足関節のストレッチ，③肩甲帯周囲の筋緊張を整えるために肩関節の自動介助運動，④座位姿勢改善のために座位での骨盤前傾と体幹伸展の自動介助運動，を指導した．

### 2 作業療法結果のまとめ，対象者の変化

対象者は，重度四肢麻痺の状況から著明な改善がみられ，上肢の抗重力活動や粗大な握りやつまみ，端座位での姿勢保持や下肢の支持性がみられるなど，不全麻痺となった．

日常生活では，道具の準備に介助を要するものの食事や車いす駆動が可能となり，ベッド移乗も近位監視で可能となったり，介助者の立ち上がり誘導による立位保持もできるようになった．

しかし，機能改善やADL動作が拡大していく一方，腰痛や痙性などの二次障害がみられたため，能力低下の予防に向けたアプローチとホームプログラムの指導を行った．

### 3 再評価と今後の計画

再評価により，機能改善とADL自立が確認された（表2）．

対象者は知人宅の近隣に住みながら，訪問看護や在宅サービスを利用しながら独居生活を営むことを目標とした．そのため住宅選定のアドバイス

としては，車いすベースでの退院先住宅を探し，在宅生活シミュレーションにより社会資源の利用と福祉用具による環境整備を実施した．今後予定される家族指導と在宅支援の要点を以下にまとめる．

① 痙性がおこらないようにセルフコントロールや介助をしてもらい，対象者自身が予防しきれない部分については，ホームプログラムを指導する．
② 退院先の住宅は改造ができない賃貸物件のため，人的支援と福祉用具で対応していくこととする．屋内は退去時に原状回復が可能なように，リフターや簡易スロープなどの撤去可能な福祉用具の利用を指導した．また日常生活全般の準備や監視に加えて介助が必要になるため，ヘルパーの利用時間と在宅生活のタイムスケジュールを調整しながら，相談支援事業所のケアマネジャーと検討していく．
③ 屋外の車いすによる長距離駆動は困難なため，外出は介助が必要となる．家族やガイドヘルパー等と外出経験を積んで，電動車いすの給付申請を検討していく．
④ 単身生活後も家族や支援者との連絡や社会参加のために，携帯電話やパソコン操作ができる環境を準備していく．
⑤ 退院後に，本人からの相談に対応できる外来体制と地域スタッフと連携協力できる相談体制を整備し，在宅生活を構築していく経過を見守る．

## E. 考察および典型的臨床象との比較

一般的には，「中枢神経系の回復はごくわずか」といわれているものの，臨床的に頸髄損傷の感覚・運動麻痺の回復は確認される．しかし脊髄損傷者に対する急性期，回復期でのアプローチによっては，機能回復やADL自立度が大きく左右され，対象者の社会参加や人生へも影響してしまうことを感じている．

対象者は，高位の頸髄損傷でありながら不全麻痺となり，機能改善や動作獲得が多くみられた事例である．複雑な家族関係や経済状況があるなか，家族の協力のもと課題を整理して，入院6か月後で単身生活のスタートができるよう準備できたことは素晴らしい．

入院中には在宅調整と並行して，機能訓練と動作訓練をした．ただ，下肢の筋緊張が高まり痙性の問題も大きくなってきたため，在宅後も対象者自身や家族が対応できるように指導してきた．特に中心性頸髄損傷者は，「ただ単に動ければよい，できればよい」ということを訓練目標にしてしまうと，数年後には筋緊張が高く痙性に支配されて，機能障害や動作障害が著明になることが予測される．そのため「リラックスして動く，多様に動ける」というような，動作の質の改善を目指した支援をすることが，将来的に痙性を高めず，二次障害で悩まない生活を維持するうえでは必要になる．

また在宅生活を始める支援を行う場合，家族関係や経済状況などのプライベートな問題や状況に対して，親身となり真摯に受けとめることが大切ではあるが，セラピスト個人としてかかわるよりはリハビリテーションチームとして対応していくことが必要である．

● 参考文献
1) 松本琢磨：頸髄損傷の急性期と回復期のADL支援. OTジャーナル 37:531–537, 2003
2) 玉垣 努：高齢不全頸髄損傷に対するアプローチ. OTジャーナル 43:1092–1096, 2009
3) 松本琢磨，袴田和美，中川翔次，他：中心性頸髄損傷への環境からのアプローチ—在宅復帰患者から私たちのアプローチを再考する. OTジャーナル 43:1114–1120, 2009
4) 冨田昌夫：対麻痺の動作/完全四肢麻痺の動作. 奈良 勲（監修），高橋正明（編）：標準理学療法学 臨床動作分析, pp132–147, 医学書院, 2001
5) 神奈川リハビリテーション病院脊髄損傷マニュアル編集委員会（編）：脊髄損傷マニュアル—リハビリテーション・マネージメント. 第2版, 医学書院, 1996

## 実習指導者からのアドバイス

　急性期の重度四肢麻痺者を支援する場合，セラピストが患者の機能回復の限界を作らず，わずかな変化を毎日積み重ねることが大切である．ただし，「できればよい」というような ADL 動作ではなく，時間や月日を重ねても痛みや筋緊張を高めないかどうか，「動作や活動の質を問うこと」が必要となる．対象者の真似をしたり，一緒に動いてみて，「無理していないか，頑張りすぎていないか」，セラピスト自身が患者の身になって，身体的な負担をチェックすることが望まれる．

　頸髄損傷は中枢神経の障害でありながら伝導路の障害ということで，中枢神経疾患としてのアプローチが考えられてこなかった．したがって従来の治療内容は，残存筋の筋力強化や関節可動域の確保，そして自助具のような補助手段による動作能力の拡大が中心であった．また頸髄損傷の病態について，"損傷部以下の脊髄は死んでいる" と誤解があったが，"麻痺部位は生きているが協調的に動けない" という理解へとパラダイムシフトがおきた．そういった考えから，麻痺部位へのアプローチの重要性が増してきた．頸髄の完全麻痺と診断されても，体幹や下肢に少しでも運動や感覚がよみがえる不全麻痺を目指したり，正常運動に近い動作が可能となることを目標としている．

　近年，高齢者が段差につまずいて転倒した結果，中心性頸髄損傷による不全麻痺になる例が増加している．高齢者も含む不全麻痺患者の特徴は，健常なときのイメージで努力的に目的を遂行することである．決して倒れないような固定姿勢を保持して粗雑で強引に動作を行うため，全身的に筋緊張を高めた単一的動作パターンとなり，多様な環境に応じたバリエーションをもたせることも，臨機応変に解決することも困難になる場合が多い．患者は，身体を支えきれずに転倒する恐怖心や不安を常にもっている．そこで，「心」と「身体」を分けることなく，患者の日常行為に対するアプローチが大切となる．

　安心して行為するには，自分がどうなっているかが常にわかり，環境についてもわかることが必要である．つまり「自己の定位」と「環境の知覚」を促しながら，治療を展開することが大切になる．そのうえで「行為」を知識や概念ではなく，行為のなかで知覚される情報に基づいて，活動の方向づけをいかにしていくかである．身体に障害をもったとしても，環境のなかで探索するように動き，知覚することで，新たな秩序を発見して自分なりの活動を体得していく．このような学習を通じて，さらに新たな活動を発達させていくことが，動作能力の改善であり，運動機能や感覚機能の改善を促進する．

　動作や道具操作に慣れ，習熟してうまくなることに価値があるのではない．身体や道具を操作することを通して，環境と自分の相互関係や自分の身体図式に気づかせていく．それが作業療法である．急性期のベッドサイドから維持期の在宅生活まで，すべてのライフステージにおいて自己管理と問題解決の基本となる．私たちは不全麻痺患者に対して，このような知覚探索を促すためにかかわらなければならないと考えている．

　在宅サービスを利用する場合，対象者がどのような在宅生活を送るか把握して，介助や支援項目を訪問時間内に整理して実施できるように助言できるとよい．家族関係や経済状況などのプライベートな問題や状況に対しては，実習期間では対応困難であるため，実習指導者に委ねることが適切である．今回の対象者は将来的に起業したいと考えており，身体機能や ADL 支援にとどまらず，人生の支援ができるような信頼関係を築く努力が大切である．

# VI 青壮年期の関節リウマチ：将来に対する不安のなかにも自信回復の兆しが見えたケース

## A. 対象者のプロフィール

対象者のプロフィールを**表1**にまとめる．

## B. 評価および作業療法課題の抽出

### 1 評価期間

右環・小指伸筋腱断裂後の腱縫合術・右手関節滑膜切除術 の術前評価と，術後3日間，術後8週で最終評価を実施する．術後1日目より術後プログラムに沿って治療を開始する．

### 2 評価項目の抽出

全体像をとらえるためにスタインブロッカー（Steinbrocker）のRA進行度・RA機能障害度 、ランスバリー（Lansbury）活動性指数を調査した．また，臨床検査の結果により炎症の程度を把握し，評価，作業療法実施の際の負荷の参考とした．各種理学評価（ROMテスト，リーチ，MMT，疼痛）は術前後の成績の評価とした．ADL評価〔厚生省（当時）神経・筋疾患調査研究班ADLテスト表〕，IADL評価，職業についての調査をすることで，身体構造の変化が及ぼす影響を把握し，術後プログラムの参考とした．

### 3 評価結果のまとめ，対象者の状態像

7年前に関節リウマチ（rheumatoid arthritis；以下，RA）の診断を受け，入院，通院治療を繰り返している．今回は右環・小指伸筋腱断裂による手指伸展制限のため手術適応となった．手指屈曲は可能だが，握力の低下（右150 mmHg，左110 mmHg）がみられた．ランスバリー活動性指数28％，臨床検査（CRP ：0.3 mg/dl，ESR ：17 mm/h）より，RAの活動性は軽度と考えられ，stage Ⅲ，class Ⅲであった．

ADLは，握力が必要な「物を運ぶ（4 kgの砂嚢10 m）」，「水道の蛇口を開閉する」，「タオルを絞る」の3項目について低下していたが，ほかは自立していた．

IADLについては，家事はすべてを行っていたが，右環・小指伸筋腱断裂以降は，右手指の伸展障害と握力の不足により左片手中心の活動を強いられていた．また，5年前より左手関節の炎症と拘縮変形が徐々に進行（現在，屈曲10°，伸展25°，橈屈10°，尺屈15°），握力も低下し，家事全般にわたり不便を訴えていた．

職業は主に事務作業，接客を行っていた．重いものの運搬は，同僚の協力を得るようにしているとのことであった．

心理面では，2年前の12月に右肩の変形が進み，全人工関節置換術を施行した経緯があり，今回の悪化に対し，家事や仕事ができなくなるのではないかという将来への不安を強くいだいていた．

### 4 作業療法の対象とすべき課題（利点と問題点）

作業療法の対象とする課題を**表2**にまとめる．

表1　対象者のプロフィール

| ①氏名，②年齢，③性別 | ①Y.Y.さん，②29歳，③女性 |
|---|---|
| ④診断名 | 関節リウマチ（RA） |
| ⑤現病歴および既往歴・合併症 | ・7年前：RAと診断され，以後，入院，通院治療を行う．<br>・5年前：当院へ通院開始．薬物療法を受ける．<br>・3年前12月：右肩関節痛が強くなり，物理療法を開始する．<br>・2年前：右肩関節機能改善を目的に作業療法開始する．右肩関節の破壊が徐々に進行し，同年10月ころには挙上困難となったため，担当医師に手術適応である旨意見を具申する．その結果，同年12月に右肩全人工関節置換術が施行され，肩関節の機能は大幅に改善され，職場復帰となった．以後，週1回の外来通院を継続している．<br>・今年7月：右環・小指伸筋腱断裂に対し，腱縫合術と右手関節滑膜切除術が施行される． |
| ⑥生活歴 | 短期大学卒業後，地元の会社に入社（事務作業中心）し現在も所属している． |
| ⑦家族状況 | 家族は，祖父，両親，夫（35歳，団体職員），娘の5人暮らしで，初診時から現在に至るまで，入院，外来通院治療を繰り返しながらも仕事，育児，家事をすべてこなしている． |
| ⑧経済状況 | 問題なく，社会保障として身体障害者手帳3級を得ている． |

表2　作業療法の対象とすべき課題

|  | 利点 | 問題点 |
|---|---|---|
| ①心身機能 | #1 患部以外の関節機能：良好<br>#2 RA活動性：軽度 | #1 手・手指機能：術後の機能障害<br>#2 心理：機能障害の増悪に伴う将来に対する不安 |
| ②活動 | #1 リハビリテーション：意欲的 | #1 ADL：握力低下により全般的に低下 |
| ③参加 | #1 仕事：同僚の協力がある | #1 家事：主に非利き手使用のため困難<br>#2 仕事：事務作業能力や接客業務能力の低下 |
| ④環境因子 | #1 家族：協力的 | #1 RAに対する職場，家族の理解：不足 |

## C. 作業療法計画立案

### 1 リハビリテーションゴール

　まずは術後の機能障害を改善し，職場復帰を目指す．また，短期間に増悪していることによりおこっている不安に対し，心理的な支持を行う．RAの理解の向上により，増悪予防法を習得する．

### 2 作業療法長期目標

　自宅復帰後に主婦としての役割が担え，職場復帰し無理なく仕事が続けられる．

### 3 作業療法短期目標

①手指筋力，関節可動域改善
②事務作業，接客業務能力の改善
③家事能力の改善
④RAの理解の向上

### 4 作業療法内容

#### a. 術後療法

・目的：右手・手指機能の改善
・方法
　・術後1日目：右手関節，手指の他動運動．環・小指については腱に張力をかけず1関節ずつの運動．シーネ固定（5週目以降固定除去）

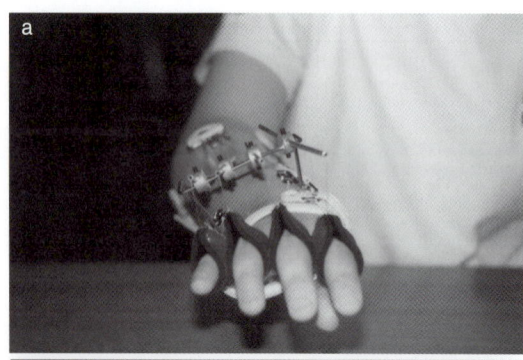

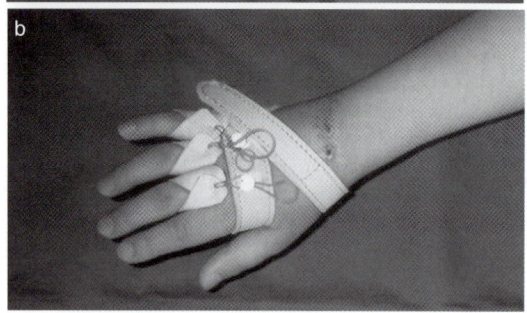

**図1 ダイナミックスプリント**
a：術後に用いられたダイナミックスプリント
b：仕事でも邪魔になりにくい簡易ダイナミックスプリント

・術後3週目：環・小指の自動運動．ダイナミックスプリント（図1a）による手指の屈曲，伸展運動
・術後5週目：手指の抵抗運動
- 手順：徒手的に行う．ダイナミックスプリントを作製し自動運動する．
- 留意点：術後療法プログラムに従い行う．腱の断裂や癒着に注意する．

### b. 事務作業，接客作業訓練
- 目的：事務作業，接客作業の改善
- 方法：術後5週目以降，作業療法室で書字訓練，タイピング訓練，お茶出しを経験する．
- 手順：回復に合わせた安全な方法を指導する．

### c. 家事訓練
- 目的：家事能力の改善
- 方法：術後5週目以降，作業療法室で調理，掃除，洗濯を経験する．
- 手順：回復に合わせた安全な方法を指導する．
- 留意点：使いすぎによる関節の二次障害をおこさないようにする．

### d. RAの知識の向上
- 目的：RAの理解の向上から増悪を予防することの習得
- 方法：RAの病態の説明，関節保護法✎，エネルギー保存法✎について指導する．
- 手順：図などを用いたわかりやすいテキスト（自作または既存のもの）をもとに指導する．必要に応じて実践し，より理解を得る．
- 留意点：わかりやすく説明し，理解を深める．質問には具体的に答え，不安に対してそのつど対応する．

## D. 作業療法経過と結果，今後の計画

### 1 作業療法経過

　右環・小指伸筋腱断裂に対し腱縫合術と右手関節滑膜切除術が施行され，術後療法を実施した．右環・小指ではMP関節の伸展は徐々に改善され，術後8週には環・小指ともに－15°となった．ただ，伸筋腱縫合術後で，右環・小指のMP関節の屈曲制限が残存しており，握りは困難となっていた．そのため握力は，右120 mmHg，左110 mmHgと，術前より若干低下がみられていたが，それも徐々に回復傾向であった．8週過ぎに退院し復職となったため，使用していたダイナミックスプリント（図1a）の代わりに，仕事でも邪魔になりにくく，かつ，本人の希望も取り入れて，手袋で隠れるような極力平坦で小さいタイプを作製し，装着してもらった（図1b）．

　書字訓練は病室で実施した．退院時には十分書字が可能となった．タイピング訓練は数回経験し

てもらったところ，テンキーを押すスピードが若干落ちたとのことであったが，仕事上問題ないとのことであった．お茶出しの経験も数回行ったが，滑膜切除術後の手関節拘縮が影響し急須や湯飲みの持ちにくさを訴えたため，無理をせず，職場の同僚に協力してもらうよう指導した．

家事訓練では，調理，掃除，洗濯を経験することで，家庭復帰に対する自信となった．

RA への理解を得るために指導した結果，疾患の特性を知ることで一時的な不安をいだかせたようだが，関節保護法やエネルギー保存法に沿った活動を心がけ，関節機能の増悪を予防しようという努力が始まった．また，生活の諸場面でおこるRA や ADL などの疑問に対してできるかぎり具体的に解説し，RA の理解と不安の解消を促した．その結果，仕事や家庭生活に前向きな言動が聞かれるようになった．

### 2 作業療法結果のまとめ，対象者の変化

RA の病変による関節機能の低下や腱断裂に対し機能再建術が実施され，作業療法では術後療法を実施した．結果は，おおむね良好な成績を得ることができ，一時的に低下した ADL や IADL の向上につなげることができた．また，家事動作や事務作業などへの自信ができた．

RA の理解を促したことで，疾患に対する不安がやや解消した印象を受けた．また，症状増悪の予防への意識が高まり，結果として，職場の上司，同僚，家族に理解を求める行動へとつながり，職場や家庭において協力が得られるようになった．

### 3 再評価と今後の計画

対象者は，9月に退院して以降，月1回のリウマチ外来通院となっている．右手指，手の再建術後8週で作業療法は終了となったが，今後の外来診療の経過中におこりうる機能障害や心理的不安に関して，医師による早期発見とリハビリテーションの早期処方を促し対応していく．

## E. 考察および典型的臨床像との比較

青壮年期の RA 患者の多くは，発症して間もない，いわゆる早期 RA の段階と思われる．『リウマチ白書』によると，RA 患者の不安は，悪化・進行，ADL の低下，薬の副作用や合併症の3つに集中しており，特に再発，進行の不安は若い人に多いという結果となっている．すなわち，多くは働き盛りに発症に見舞われるわけで，機能障害のみならず，精神的な不安にもさらされることとなる．

対象者は発症して2年後に当院に通院することとなり，約2年間の間に2回の手術を受けることとなった．20歳代後半で，仕事に，私生活にこれから充実するというときの発症であったと考えられる．作業療法は，そのつどかかわってきたが，右手機能低下後は将来に対する不安の訴えが多くなってきた．機能障害の改善が最優先であるのは間違いないが，並行して，青壮年期の RA 患者によくみられる将来への不安に対するかかわりも重要である．

このような不安に対し，まずは機能の改善を最優先し職業復帰や家事の自立を目指すこととした．それは，対象者の不安の原因が機能障害に起因するものと考えられたためである．機能が十分に改善されれば，社会人として，また母，妻としての役割を担うことができ，心理的安定につながるものと考えた．

また，発症間もない患者は RA の病態や予後について理解が不十分なケースが多く，将来に不安をもちやすい．RA についての理解を深めてもらうことも重要と考えた．しかし，やみくもに不安を与えるだけの指導ではなく，事実を伝えながら，改善するために取り組むべき目標をもたせることが大切と考える．また具体的な指導として，その時々の機能障害や，生活状況に即した関節保護法・エネルギー保存法などの指導も行った．対象者のもつ障害や生活上での疑問点について1つひとつ

解説し，実際に行ってみることにより，RA とのつき合い方を少しずつ理解し，それにより不安の軽減につながったと推察する．

●参考文献
1) 日本リウマチ友の会（編）：2005 年リウマチ白書—リウマチ患者の実態（資料編）．p71, 日本リウマチ友の会, 2005
2) Melvin JL（編），木村信子（監訳）：リウマチ性疾患—小児と成人のためのリハビリテーション．第 3 版，協同医書出版社, 1993
3) 石原義恕, 今野孝彦：これでできるリウマチの作業療法．南江堂, 1996
4) 障害者福祉研究会（編）：ICF 国際生活機能分類—国際障害分類改定版．中央法規出版, 2002

### 実習指導者からのアドバイス

　関節変形や腱損傷によりおこる機能低下に対する治療法に手術療法がある．治療効果を明確にするために術前後の評価が重要となる．術後療法については，術中の状況が以後の目標に大きく影響することが多いことから，執刀医と十分に検討したプログラムを作成し実行するとよい．

　術後の最終的な目標は対象者の活動につなげることであり，ニーズや ADL，IADL，その他の生活状況を十分把握し，対象者に沿った目標設定や治療計画の立案が大切である．今回，術後 8 週で退院となり職場復帰することとなったが，右環・小指 MP 関節の伸展制限が残存していた．そのため，復帰後も装具の上から手袋などを装着して，客や同僚への気遣いを少しでも軽減しながら MP 関節の伸展方向への矯正が継続できるよう，ダイナミックスプリントを工夫した．その後の経過は良好であり，対象者も不安が少なく仕事ができると満足していた．対象者のニーズに応えるために常に創意，工夫し，よい治療を提供する努力がよい結果につながると考える．また，信頼関係も生まれ，治療の助けとなる．

　青壮年期の RA は，発症して間がない例が多いと推察される．疾患についての理解が不十分であることや，家事，育児，仕事など社会的役割を担っていることが多いことから，疾患に対して将来の不安をいだいていることが多い．対象者についても，たび重なる障害から将来への不安をいだいていた．テキストに沿った RA 教育は基本的な教育としては重要であるが，対象者が実際に障害をもち，治療の実施や社会復帰をするなかでリアルに RA について学べたことは，不安をもちながらも RA という病気とうまくつき合っていくためのよい経験となったと考える．その経過のなかで，常に傾聴し，そのつどていねいに援助したことで，より RA の理解の向上や不安の解消につながったと考える．また，対象者自身が疾患を理解することはもちろんのこと，家族や友人，職場など，周りの人たちが支えていく環境をつくることも重要である．

# VII 高齢者の関節リウマチ：訪問看護・介護部門との連携と家族の協力による自宅復帰を目指したケース

## A. 対象者のプロフィール

対象者のプロフィールを表1にまとめる．

## B. 評価および作業療法課題の抽出

### 1 評価期間

入院時：2月21日～25日の4日間

### 2 評価項目の抽出

入院時，関節リウマチ（以下，RA）の進行度，機能障害度，活動性を把握し，全体像をとらえるために，スタインブロッカーのRA進行度・RA機能障害度，ランスバリー活動指数を調査した．また，臨床検査の調査により炎症の程度を把握し，評価や作業療法実施の際の負荷の参考とした．対象者は多様な障害が重複していたため，各種理学評価（変形，疼痛，ROMテスト，MMT，リーチ）および簡易上肢機能検査（STEF），日常生活活動（activities of daily living; ADL）評価〔厚生省（当時）神経・筋疾患調査研究班ADLテスト表〕により機能障害が及ぼす活動への影響を分析した．また，訪問による家屋状況，在宅医療・介護サービスの内容，家族の介護力を調査し，自宅復帰に向け参考とした．

表1 対象者のプロフィール

| ①氏名，②年齢，③性別 | ①K.Y.さん，②69歳，③女性 |
|---|---|
| ④診断名 | 関節リウマチ |
| ⑤現病歴 | ・30年前：関節リウマチと診断．寛解と増悪を繰り返すなか，入退院を余儀なくされる．<br>・1996年より数回にわたる下肢関節の人工関節置換術を受ける（1996年：右股関節全人工関節置換術，1999年：左膝関節全人工関節置換術，2001年：左膝関節全人工関節再置換術および右膝関節全人工関節置換術施行）．<br>・昨年：肺炎にてK病院に入院する．約8か月の長期入院と臥床により廃用をおこし全身の機能低下をおこした．<br>・2月：肺炎の症状が安定し，リハビリテーション希望により当院入院となり，理学療法，作業療法，薬物療法としてステロイド療法を受けることとなった． |
| ⑥家族状況 | 結婚以来，専業主婦．夫と息子家族と同居である．主介護者は夫だが日中不在のため長男の妻が介護を行うこととなっている． |
| ⑦経済状況 | 夫，長男が自営の会社（建設会社）の役員であり特に問題はない．しかし，介護の面で，長男の妻は中・小学生3人の子どもをかかえており，学校やクラブ活動などへの送り迎えや家事などで留守にすることが多く，対象者は日中1人で過ごせることが必要である．<br>社会保障は介護保険要介護3，身体障害者手帳3級を取得している． |

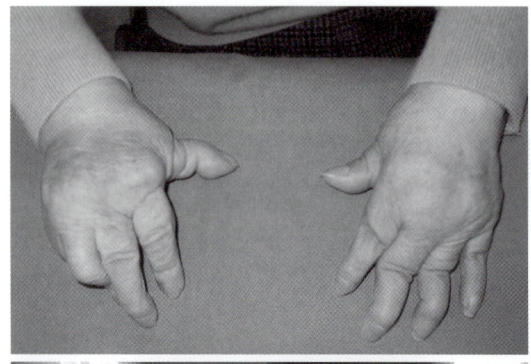

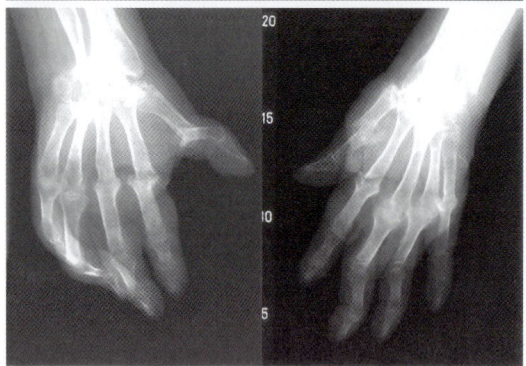

図1 両手指の変形の状況

## 3 評価結果のまとめ，対象者の状態像

入院時，肺炎による内科的な問題点は特になかったが，ランスバリー活動指数で47％，臨床検査でCRP3＋(4.9 mg/dl)，ESR 40 mm/h とRAの活動性が中等度で安静を考慮する状態と考えられた．機能的には，全身の関節の変形（ムチランス型）が著明であった．スタインブロッカーの進行度ではstage IV，機能障害度の改訂分類基準でclass IVであった．

上肢においては，左肩関節の骨吸収，左肘関節の動揺性，両手指ムチランス型変形，右手指MP掌側亜脱臼(特に示指)，右母指MP外側脱臼，CMC関節の強直（図1）などによるROM制限がみられた．また，リーチと握力に障害があり，これらはSTEFの成績にも反映していた．さらに全身の関節変形と長期臥床による筋力低下が著明で，セルフケアなどのADL低下に影響していると考えら

れた．上肢機能，ADL，家屋状況を表にまとめた（表2）．

すでに一部家屋改造がなされていたが，当院入

表2 評価結果

**リーチ**

| 項目 | 右 | 左 | 項目 | 右 | 左 |
|---|---|---|---|---|---|
| 頭上 | 可 | 不可 | 反対側の肩峰 | 可 | 不可 |
| 頭頂 | 不可 | 不可 | 肩甲骨下角の5cm下 | 不可 | 不可 |
| 額 | 可 | 不可 | 肛門部 | 不可 | 不可 |

握力：右34 mmHg，左36 mmHg

**ROM・MMT**

| | | ROM（自動） | | MMT | |
|---|---|---|---|---|---|
| | | 右 | 左 | 右 | 左 |
| 肩 | 屈曲 | 130 | 105 | 3 | 2 |
| | 外転 | 150 | 60 | 3 | 2 |
| 肘 | 屈曲 | 110 | 95 | 3 | 3 |
| | 伸展 | −25 | −35 | 3 | 3 |

STEF：右50点52%，左30点31%

**ADL：25/96**

| 起居 | 寝返り全介助，起き上がり手すりを使用し半介助 |
|---|---|
| 移動 | 屋内杖歩行 |
| 食事 | セッティングし太柄スプーン使用にて自立 |
| 更衣 | 全介助 |
| 整容 | 自助具使用にて半介助 |
| 入浴 | 全介助 |

**家屋状況**

| 玄関 | 勝手口にスロープ設置，勝手口の段差あり |
|---|---|
| 部屋間段差 | なし |
| 居間・食堂 | 日中はここでほとんどを過ごす．食卓，余暇兼用．背もたれいす座面高45 cm |
| 寝具 | 電動ベッド(3モーター)，ベッド手すりあり |
| トイレ | 洋式，ウォシュレット，手すりあり |
| 浴室 | 電動リフター付き |
| 居住範囲のスイッチ | 設置高さ，スイッチの種類がさまざまで，使用できないものがほとんど |

表3 スイッチの状況と問題点ならびに自助具・スイッチ改良の効果

|  | 状況 | 問題点 | 自助具・スイッチ改良の効果 |
| --- | --- | --- | --- |
| ガスコンロ | 高さ：63.5～70 cm<br>ボタン式，持続スパーク方式 | ボタンが重く指では押し込めない | 自助具の持ち手側で押すことで確実に可能となった |
| 瞬間湯沸かし器 | 高さ：114～119 cm<br>タッチキー式 | タッチキーは押す場所が一点であり硬いため押し切れない | 自助具で容易に可能となった |
| エアコン | 高さ：127 cm<br>タッチキー式，レバー式 |  |  |
| 電動ベッド | 高さ：フリー<br>タッチキー式 | タッチキーであり，また持続的に押しておくことが困難 | タッチキー式からボタン式に改造，指でも可能となった |
| 電話 | 高さ：フリー（子機を使用）<br>ボタン式 | スイッチが小さく硬いため誤操作あり | 自助具で容易に可能となった |
| テレビ・ビデオ | 高さ：フリー<br>ボタン式 |  |  |

院時の状況では不適合と考えられた．重度の身体機能障害から，在宅生活がすべて自立できるまでに能力を回復させることは困難と考え，獲得可能なADL以外については介護保険によるサービスを利用し，家族の負担をなるべく少なくすることが必要と考えた．

日中，介護サービスを受けているときや通院時においては，訪問ヘルパーなどがかかわっている．しかし，それ以外の時間で主介護者である長男の妻が留守にすることが多く，留守中の活動の困難さが問題となった．特にベッドからの起き上がり，寝室から居間への移動，日中の冷暖房管理，簡単な炊事，テレビ鑑賞などの余暇活動のためのスイッチ操作の困難を改善してほしいとの要望があり，問題となった．

対象者が過ごす空間は，寝室と居間である．寝室にはすでに電動ベッド（レンタル）があり，電動ベッドのリクライニング機能を利用すれば起き上がりが可能であり，高さの昇降機能を利用すれば立ち上がりも可能で，フロア内の移動が可能と考えられた．しかし，ベッドスイッチ（タッチ式）の持続的操作が困難であった．原因としては両手指の著しいムチランス型変形による関節内支持機構の破壊が，示指でのプッシュ力不足をおこしていたことと，右母指MP関節の外側方向への脱臼による把持能力低下が考えられた．

冷暖房のスイッチは壁に高さ127 cmの位置に取り付けてあったが，これは右上肢のリーチ範囲ではあるものの，右手指の著しい変形のため操作が困難であった．比較的手指機能の保たれている左側においても，肩関節の挙上が不十分で，操作が困難であった．

そのほか，テレビ・ビデオ，電話，ガスコンロのスイッチはボタンが小さい，硬い，重いなどの理由で困難であった（表3）．

### 4 作業療法の対象とすべき課題（利点と問題点）

作業療法の対象とすべき課題を列挙し，表4にまとめる．

## C. 治療計画立案

### 1 リハビリテーションゴール

RAの活動性は中等度であり，今後も障害の重積が考えられる．また，過度の身体的負担はさらに関節症状を増悪させる可能性があることを考慮

表4 作業療法の対象とすべき課題

| | | 利点 | 問題点 |
|---|---|---|---|
| ①心身機能 | | #1 関節機能：残存（右＞左）<br>#2 知的精神機能：良好 | #1 RA活動性：中等度<br>#2 関節機能：ムチランス型，重度障害 |
| ②活動 | | #1 移動：杖歩行可 | #1 起居：困難<br>#2 ADL全般：要介助（重度） |
| ③参加 | | #1 参加意欲：あり | #1 役割：参加困難 |
| ④環境因子 | | #1 経済状況：良好<br>#2 住宅環境：バリアフリー（手すりなど改修済み）<br>#3 家族：協力的 | #1 住宅内の設備・機器環境：スイッチ類の不適合 |

する必要がある．RAについてさらに理解を深め，リウマチ体操などの運動の持続や，関節保護法の実践，自助具の導入による生活活動への参加により，運動機能や生活機能低下を予防する．

在宅生活では，1人で留守番をする時間が多いと予測される．自助具や福祉用具の導入や工夫，家族の協力，在宅介護サービスとの連絡・連携により，より安全に快適に過ごせるように支援する．

## 2 作業療法長期目標

自宅復帰後に，運動機能や生活機能を維持しながら，安全に，快適に在宅生活を過ごすことができる．

## 3 作業療法短期目標

①RAの理解が向上し，自己管理ができる
②全身筋力の維持・改善（特に上肢）
③更衣における自立動作の拡大
④起居・移動動作の自立
⑤家屋（設備・機器）への適応

## 4 作業療法内容

### a. リウマチ教育（関節保護法，エネルギー保存法）

- 目的：RAの理解の向上による自己管理の達成．負担のかかる方法を避け，障害の重積を予防しながらの生活活動への参加
- 方法：作業療法室や病室で動作を確認し，指導する．
- 手順：在宅で実施すると考えられる動作1つひとつについて行う．
- 留意点：在宅での生活に沿うように指導する．

### b. リウマチ体操指導

- 目的：全身の筋力の維持・改善
- 方法：作業療法室でリウマチ体操の自作ビデオやパンフレットを使用し指導する．各項目の動作を各5回ずつゆっくりと行う．
- 手順：リウマチ体操を習慣づける．在宅では同じ動作項目の収録された自作ビデオを渡し，いす座位で行う．
- 留意点：痛みのない範囲でゆっくりと行う．

### c. 更衣動作訓練

- 目的：更衣における自立動作の拡大
- 方法：ソックスエイドとリーチャーを作製し，動作指導および訓練を行う．
- 手順
  - ソックスエイド：紐をループにし引っ張りやすくしたソックスエイドを作製し，使用法を指導する．
  - リーチャー：衣服や靴下の着脱時に使用できるように，太柄で握りやすく先端の形状がフック式のリーチャーを作製し，更衣訓練を行う．

- 留意点：そのつど，使用しやすいものに修正する．

#### d. ベッドスイッチの改造
- 目的：自宅における，1人でのベッド上の起居動作や屋内の移動動作の実行
- 方法：作業療法室や病室のベッドを利用し，電動ベッドの背上げ機能，高さ上下機能を利用した起き上がり，立ち座りの方法を指導する．
- 手順：自宅復帰前に，ベッドスイッチをタッチキー式からボタン式に改良するよう業者に依頼する．
- 留意点：できるだけ自宅で動作確認をする．自宅復帰後は，家族や訪問看護師に動作確認や指導を依頼する．また，退院後も訪問し，動作の再確認や必要があれば再指導する．

#### e. スイッチ押し自助具作製，指導
- 目的：安全かつ快適な生活のための家屋内の設備や機器の使用
- 方法：エアコン，テレビ，ビデオ，ガスコンロなどのスイッチ操作を可能にするための自助具を作製し操作の練習をする．
- 手順：自宅復帰前に練習し，復帰後使用できるようにする．
- 留意点：できるだけ自宅で動作確認をする．自宅復帰後は，家族や訪問看護師に動作確認や指導を依頼する．また，退院後訪問し，動作の再確認や必要があれば再指導する．

## D. 作業療法経過と結果，今後の計画

### 1 作業療法経過

#### a. 入院時から退院時まで（約2か月間）
入院当初より，リウマチ教育を実施し，現状を十分把握できるようにした．また，常に疾患に関する質問や不安に答えるようかかわった．

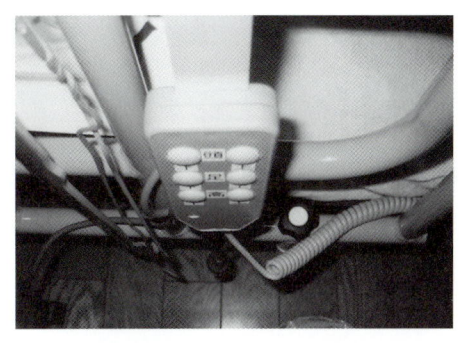

図2 感度を上げ，タッチキー式からボタン式に改良したベッドリモコン

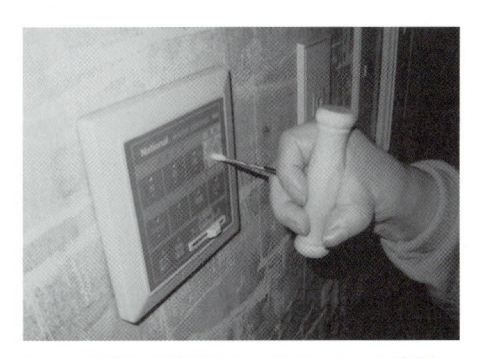

図3 手掌で把持できるポインターを作製

リウマチ体操は，自作ビデオやパンフレットを利用し，毎日，朝，夕の2回実施した．

更衣訓練として，作製したソックスエイドとリーチャーを使用し，柔らかい靴下の着脱が可能となった．また，ベストなど柔らかく着やすい衣服を脱ぐことは可能となった．

起居動作の自立のため，業者に依頼して自宅のベッドスイッチをタッチキー式からボタン式に改良し，感度も上げてもらった（図2）．退院前に自宅で動作確認した結果，左示指での操作が可能となり，背上げ機能，高さ上下機能を使用し起き上がり，立ち上がりが可能となった．

各種スイッチを押すことができるように，手掌で把握できるポインター（ワインオープナーを利用，図3）を作製し，病室や作業療法室にあるスイッチで操作練習をした．

b. 退院後

退院後，訪問看護師とともに自宅を訪問し，生活状態の確認と指導を実施した．

## 2 作業療法結果のまとめ，対象者の変化

RAの活動性の増悪はみられず，関節機能や筋力は維持された．リウマチ体操の方法は覚え，入院中は毎日実施できたが，退院後確認したところ，自宅では実践されていなかった．

作製した自助具により，柔らかい衣服の着脱は可能となり，留守中にベストを着脱するなどして室温に対応することができるようになった．しかし，着脱できない衣服も多く介助が必要である．

ベッドスイッチを改良することで，1人で起き上がりや立ち上がりが可能になり，寝室から居間などへの移動ができるようになり，家族が留守中の活動範囲が広がった．

各種スイッチを押すために作製したポインターは，強直した右母指CMC関節の安定性を利用し，右母指と右示指の中手骨間で押すこととした．また，金属の先端にはシリコンを塗り，持ち手の両端には滑り止めシートを貼ることで滑り止め効果をつけ，より使いやすくした．プッシュ力は，2種類のピンチゲージで2倍以上の増加がみられ，実際のスイッチでの効果についてはすべてのスイッチにおいて操作が容易となり，対象者の満足が得られた（表3）．

## 3 再評価と今後の計画

退院後，訪問看護師とともに自宅を訪問し，生活状態の確認と指導を実施した．自宅復帰後は，RA体操は毎日行っていなかったため，改めてその必要性を指導し促した．また筋力訓練方法の指導も行った．

ベッドでの起き上がり，立ち上がりの確認や，ベッドスイッチ操作の確認を行ったが，立ち上がり時に床が滑りやすいことや，ベッドスイッチの設置場所が悪いためうまく使用できていなかった．

そこで，滑り止めの方法やスイッチの設置場所を再指導した．なお，スイッチ類の操作は，ほぼ行えていた．

今後も定期的に自宅を訪問し，生活状況の確認や再指導を実施し，在宅生活が維持できるように努める．

## E. 考察および典型的臨床像との比較

RAの好発年齢は20～45歳といわれている．経過はさまざまであるが，徐々に進行し，それに伴い全身の機能障害が積み重ねられていく．高齢者のRA患者においては，その経過から全身の機能障害やそれに伴う能力障害，精神的苦痛を伴っている場合が多いと推測する．また，他の疾患を併発する率も高くなる．さらに，長期にわたる薬物の服用は副作用を引きおこすことがある．そういう経過のなかで，単にRAの症状だけで収まらないのが高齢者RA患者の病態といえるであろう．

対象者も例外ではなく，RAの長期罹患，肺炎による臥床が原因の廃用などにより重度な障害となった．そのような対象者に対し，私たちはRA症状のみならず全身の状況を十分把握しておく必要があり，さまざまなリスクの管理や，RA症状に悪影響の出ないような配慮をする必要がある．

対象者は，重度の機能障害があり，ADLやIADLにおいてできない動作が多かった．なかでも，入浴動作はすべてにおいて自立困難であった．まずはできる動作を獲得することから始め，できない動作については，介護サービスや家族の協力を得ることとした．結果，いくつかの動作ができるようになったことが，本人の自信と充実感につながったと考えられる．それがきっかけとなり，日常の活動量が増すことで運動機能の維持，向上や，新たな希望へとつながっていくことが期待できた．

今回，在宅支援をするうえで考慮したことは，生活状況や家屋状況をよく把握することであった．

そこで，入院直後から家庭訪問や，数回にわたり長男の妻，夫との面談を行った．対象者とともに訪問し実際に自宅での生活能力を確認できたことや，家族との面談により介護能力などの状況を把握したり家族の希望が聞けたことは，治療計画を立案するうえで有用であった．また，ケアマネジャー，訪問看護師との連絡を密にし，介護サービスを考慮したプログラム立案が可能であった．さらに退院後も訪問し，入院中に得たことが実践されているかの確認を行い対処した．外来通院時に病院の中で聴くだけでは十分に把握できなかったのではないかと考える．

臨床実習中に頻回に訪問をすることは時間的に容易なことではないが，対象者を通して，できるかぎり状況を把握する努力が必要であると考えられた．また，介護・福祉・保健の分野のスタッフと連絡を密にするなど，常に対象者の最新の状態を把握できる体制を整えておくことで，対象者や介助者の生活の維持が可能と考えられた．

● 参考文献
1) Melvin JL（編），木村信子（監訳）：リウマチ性疾患―小児と成人のためのリハビリテーション. 第3版, 協同医書出版社, 1993
2) 石原義恕, 今野孝彦：これでできるリウマチの作業療法. 南江堂, 1996
3) 障害者福祉研究会（編）：ICF 国際生活機能分類―国際障害分類改定版. 中央法規出版, 2002
4) アメリカ関節炎財団（編），日本リウマチ学会（訳）：リウマチ入門. 第9版, 日本リウマチ学会, 1990

---

### 実習指導者からのアドバイス

　RA の作業療法において，RA の活動性を把握することが最も重要である．そしてその活動性の程度に基づき，生活における動作・活動の方法や程度を十分に検討し，身体や関節機能への負担を避け障害の進行を最大限に予防しながら，治療効果を上げる必要がある．また，薬物の副作用などにも注意しなければならない．

　高齢者の場合，RA 症状のみならず，高齢者におこりやすい疾患や症状がみられる場合があるため，十分に考慮してかかわる必要がある．

　対象者のような重度の障害をもっている場合，自宅復帰後においてできる動作は限られると予測できる．疾患の特性を考慮し，できるだけ負担の少ない方法で，できることを1つでも増やすことで，生活の中で活動量を増やせると考える．その際，対象者のニーズを十分に考慮することが肝要である．今回，対象者の生活の実情や要望に合わせて自助具やスイッチの工夫をていねいに実施できたことは，1つひとつの援助はささやかでも，対象者の生活の安全と安心につながる効果があったものと思われる．

　対象者が，介護者の過負担にならない範囲で協力を得ながら安全に快適に在宅で生活を維持するためには，訪問看護や訪問介護などの各種サービスの利用が有効である．できるだけ治療計画立案のときから家族や他職種との連携をとりながら進めると，作業療法の目標を立てる際，より具体的となりやすい．また，自宅復帰後も連携をとりながらフォローすることで，対象者や家族の生活の維持がはかれると考える．

# VIII パーキンソン病患者の廃用による機能低下に対する作業療法と住宅改修の提案を行ったケース

## A. 対象者のプロフィール

対象者のプロフィールを**表1**にまとめる。対象者はパーキンソン病（Parkinson disease；以下，PD）の患者で，リハビリテーション医（以下，リハ医）からの処方内容は，「手指巧緻動作の改善とADLの向上」である．

## B. 評価および作業療法課題の抽出

### 1 評価期間

病棟でのADL実施状況の観察なども含めておおむね1週間で評価する．評価期間中に実施可能なことから作業療法を開始する．

### 2 評価項目の抽出

PDは安静時振戦，固縮，無動，姿勢反射障害などの運動性症候と睡眠障害，精神症状，自律神経障害などの非運動性症候などが出現する．これらのことから活動性が低下し，四肢・体幹に屈曲方向の変形・拘縮がおこりやすくなる．発症年齢が50～65歳に多く，機能低下は疾患によるものだけでなく老化や廃用による要因が加味される（**表2**）．

評価は，機能障害の要因を見極めるために，筋力や関節可動域など標準値がわかるテストや筋緊

**表1　対象者のプロフィール**（診療記録および看護記録，リハビリテーション医の処方内容より情報収集．妻より聴取）

| ①氏名，②年齢，③性別 | ①T.S.さん，②70歳，③男性 |
|---|---|
| ④診断名（障害名）・障害側（部位） | パーキンソン病．H＆Y stage IV |
| ⑤現病歴および既往歴・合併症 | 上肢の振戦で発症．当科（神経内科）外来フォローアップ．薬剤調整良好だったが，発症4年後，精神症状が出現し，第1回目の入院．その後，安定していたが，薬剤調整が不規則になりADLが低下し，今回（発症後5年）再入院になる．無動・寡動，振戦，姿勢反射障害の増悪，歩行困難，幻覚などがある． |
| ⑥生活歴 | 大手家電メーカーの技術者として勤務し定年退職した．読書や散歩などを趣味として毎日継続している．人づき合いは苦手で，地域住民とのかかわりも薄い． |
| ⑦第一印象 | パーキンソン病特有の表情（仮面様顔貌）もあり，内向的で神経質そうな印象． |
| ⑧家族状況 | 妻（68歳），長女（38歳）と同居．妻は小柄で温厚，控えめな感じ．健康ではあるが病弱な印象．長女は会社勤めで，父親の介護負担が増大することを懸念し自宅退院に否定的． |
| ⑨経済状況 | 経済的な問題はない． |
| ⑩その他の特記事項 | 木造2階建ての自宅．和室主体の構造で敷居段差が多く，収納スペースが少なくタンスや本棚が廊下に置かれて，移動スペースが狭い． |

表2 評価結果

| 評価項目 | 初回 | 再評価[2か月後] |
|---|---|---|
| 筋力 | MMT　　全身ほぼ正常<br>握力　　Rt 23.1 kg　Lt 17.2 kg<br>ピンチ力　Rt 4.9 kg　Lt 4.1 kg | MMT　　全身ほぼ正常<br>握力　　Rt 26.6 kg　Lt 21.6 kg<br>ピンチ力　Rt 5.5 kg　Lt 4.3 kg |
| 関節可動域 | 右肩関節外旋約70°で痛みが出現し，可動域制限がみられる．<br>iliotibial band（腸脛靱帯）の短縮がある． | 右肩関節外旋の痛みは軽減し，可動域制限が約10°改善する．<br>iliotibial band（腸脛靱帯）の短縮に軽減がみられる． |
| 筋緊張 | 高度の固縮がみられる． | 固縮の軽減がみられる． |
| 姿勢反射障害 | 強い　易転倒 | 減弱 |
| 上肢機能 | STEF　Rt 65/90　Lt 64/90<br>（年齢階級別得点平均90点で限界得点75点）<br>左手の小立体の項目において，低得点が目立つ． | STEF　Rt 74/90　Lt 71/90<br>初回評価時に比べて，小球，ピンの項目が低得点．ピンはホールに差し込むことに時間を要している． |
| 知的機能 | HDS-R 16点（認知症疑いレベル） | HDS-R 24点（非認知症レベル） |
| H&Y stage | stage IV | stage II |
| ADL（病棟評価表*） | | |
| 食事 | 1-a　無動・寡動が出現し，口へ運ぶスプーンが途中で止まった状態になる． | 4　無動・寡動はみられない．箸で食事可能． |
| 更衣 | 1-b　端座位姿勢で前開き上衣の脱衣時にバランスを崩し側方に倒れそうになる． | 3-a　端座位姿勢での衣服の着脱は可能． |
| 排泄 | 1-b　下衣着脱に介助が必要． | 4　下衣着脱，後始末，洗浄便座の操作が可能． |
| 入浴 | 1-b　背もたれのあるシャワーチェア座位で洗髪・洗体介助．浴槽への出入りは手すり利用も介助． | 2～3-a　洗髪・洗体（前面）は可能．体の背面の洗体に一部介助が必要．手すりを利用した浴槽の出入りに監視が必要． |
| 整容 | 1-b　濡れタオルで洗顔し，歯磨き介助でうがい受けを利用する． | 1-a～3-b　洗面所で洗顔や歯磨きが可能．電気シェーバーで髭剃り可能．爪切りは部分的に介助（1-a）． |
| 移動 | つたい歩き． | 屋外独歩可能． |
| 発語 | 小声でぼそぼそとした発語で聞き取りづらい． | 小声であるが聞き取れる発語 |
| 書字 | 振戦が強く判読不能な形態の文字 | 振戦の影響はみられるが判読可能な文字 |

*病棟評価表

病棟ADL評価の項目と内容

| 項目 | 内容 |
|---|---|
| 食事 | 片手にスプーンや箸を持ち，他方の手で食器を持って食べる |
| 更衣 | 上衣，下衣，靴下，靴などの脱着 |
| 排泄 | 下衣脱着，後始末，器具の操作 |
| 入浴 | 洗体，洗髪，浴槽の出入り |
| 整容 | 手洗い，洗顔，歯磨き，整髪，髭剃り，爪切り |

病棟ADLの段階

| | |
|---|---|
| 5 | 上手にできる（ほぼ正常～正常）． |
| 4 | 自力ででき，正常より劣るが，実用性はある． |
| 3-a | 自力でできるが，時間がかかりすぎる． |
| 3-b | 自力でできるが，仕上がりが不十分． |
| 2 | 監督・指示を受けながら，自分でできる． |
| 1-a | 部分的に手助けを要する． |
| 1-b | 手助けが必要で，身体の保持も要する． |
| 0 | できない． |

表3 作業療法の対象とすべき課題

| | 利点 | 問題点 |
|---|---|---|
| ①心身機能 | #1 関節可動域：右肩外旋の制限と iliotibial band の短縮はみられるが，他の関節可動域は保たれている．<br>#2 筋力も MMT では，全身ほぼ正常． | #1 パーキンソン症状の増悪<br>● 筋緊張：高度の固縮<br>● 姿勢反射障害：強い<br>● wearing-off 現象：出現<br>● on-off 現象：出現<br>● 無動・寡動：出現<br>● 振戦：出現<br>● 知的機能：認知症疑いレベル |
| ②活動 | #1 ADL ⎫<br>#2 移動 ⎬ 薬剤調整で改善可能<br>#3 発語 ⎭ | #1 ADL：要介助<br>#2 移動：つたい歩き<br>#3 発語：小声で不明瞭 |
| ③参加 | #1 外出：散歩が趣味 | #1 仕事：定年退職<br>#2 地域：人付き合いが苦手で，地域住民との関係が薄い |
| ④環境因子 | #1 経済状況：良好 | #1 住宅環境：段差，移動スペースの狭さなどで歩行移動が困難<br>#2 世帯構成：妻と長女．長女は同居に否定的 |

張，姿勢反射，知的機能を把握するテストを行う．長期レボドパ治療に伴う wearing-off 現象，on-off 現象，幻覚妄想などの症状による動作能力低下の有無を診療記録から入手する．ADL はすでに病棟で評価している結果を参考にしながら，病棟に出向き，できるだけ実際の場面を観察する．なお，ここで用いた ADL 評価表は神経内科病棟で実施しているものである．家屋改修の提案のために家屋構造評価も行う．

## 3 初回評価結果のまとめ，対象者の状態像

表2に示す．今回は薬剤効果が薄れた状態で再入院となった直後で，パーキンソン症状の増悪による機能低下が増大した状態の評価結果である．
①筋力：握力が右 23.1 kg，左 17.2 kg で，70 歳男性の平均的な握力 30 kg に対して左右ともに低下がみられる．
②関節可動域：外旋約 70° で痛みによる右肩関節可動域制限がみられる．
③上肢機能：STEF 測定値が平均より 30%弱低下

している．
④認知：HDS-R の結果が認知症疑いレベルである．薬剤調整中で精神面も不安定な状態がみられる．
⑤ADL：全項目が介助レベルである．
⑥移動：転倒しやすく独歩が困難で，自力移動はつたい歩きである．

## 4 作業療法の対象とすべき課題（利点と問題点）

表3に示す．

## C. 作業療法計画立案

### 1 リハビリテーションゴール

神経内科医（主治医），リハ医，作業療法士（以下，OT），理学療法士（以下，PT），言語聴覚士（以下，ST），担当看護師，医療ソーシャルワーカー（以下，MSW）によるリハビリテーションカンファレンスでは，主治医から薬剤調整が良好に進んでおり，長

期レボドパ治療に伴う症状は改善されるであろうと結論づけられた．そのうえで，次の4点の方針が確認された．

① OT，PT，ST は，廃用要因で機能低下をきたした部分の機能改善を目的に実施する．
② OT は PT と協議し，病状の進行に伴う障害の重度化に対して，車いすが利用できる住環境整備を提案する．
③ MSW は自宅退院に消極的な長女に，介護負担が増加した場合の社会資源の利用方法などを説明する．
④ MSW は自宅退院後の活動性を維持するために，デイケアセンターなどの外出先の確保を提案する．

## 2 作業療法長期目標

退院後の居宅において以下のことが実施できるようにする．
① ADL 維持
② 趣味活動（読書や散歩など）の継続による活動性の維持
③ デイケアセンター等の利用

## 3 作業療法短期目標

① 上肢機能の改善
② 手指巧緻動作能力向上
③ ADL（食事，更衣，整容）の改善
④ 住宅改修企画案作成

## 4 作業療法内容

### 1）上肢体幹機能訓練

- 目的：廃用により機能低下をきたしている関節可動域や筋力，上肢動作スピードの改善と関節拘縮予防
- 方法：棒やセラピーパテ（やや固めのもので500gの分量）を利用した運動
- 手順：右肩関節の他動 ROM 訓練は，右肩のホットパック後に作業療法室内のベッド上仰臥位姿勢で実施する．

【棒を利用した運動】
① ベッド上仰臥位になり，両手で棒を持ち上肢を伸展位に保ちながら挙上し，頭上まで持ち上げ，その位置から大腿部まで上肢を伸展位に保ったまま棒を下ろす．
② ベッド上端座位で両手に棒を持って上肢を伸展位にしたまま，両手を左右に振って体幹を回旋させる．
③ ベッド上端座位の肢位で両手に棒を持って上肢を伸展位にしたまま，体幹を屈伸させる．

【セラピーパテを利用した訓練】
① いす座位でテーブル上にセラピーパテを置き，両手で引き伸ばす．
② 次に月見団子程度の大きさの団子を20個ほど作る．
③ ピンチ力を高めるために，作った団子を両手3指でつまみ，つぶして平らにする．

- 留意点：姿勢が崩れて転倒しないように，端座位での訓練は側で監視しながら実施する．

### 2）手指巧緻動作訓練

- 目的：STEF の小立体項目の動作は，上肢を前方に伸展して小立体をつまみ持ち上げて，身体前面にあるボード上のスペースに移動するものである．この動作に時間を要していたことの改善
- 方法：直径5mm 長さ50mm のペグ棒50本を卓上に置き，前方へ上肢を伸ばして届く位置にボードを立てかけて，そこにペグ棒を1本ずつ差し込む．
- 手順：左右どちらの手から開始してもよいが両手ともに行う．ペグ棒をボードにすべて差し込むまでの時間をストップウォッチで計測し，毎回記入する．

### 3）ADL（食事，更衣，ベッドへの移乗，浴槽への出入り）訓練

- 目的：作業療法室内で練習できる ADL の向上
- 方法：作業療法室で箸，衣服を利用した動作訓練を行い，病室で実施する際に介入し指導する．浴

槽への出入りはADL室の浴槽を利用する．ベッドへの移乗は作業療法訓練後に病室で行う．
- 手順：食器と口の位置が近づくように，食器の下に補高用の台を設置してその上に食器を載せる．衣服はゆったりとした前開きで大きめのボタンのものを用意し，着脱はADL室の和室内で壁にもたれた姿勢で行い，側方に転倒しても危険がないようにする．浴槽への出入りは手すりを利用し動作を介助する．次第に介助を軽減し見守りだけで実施する．
- 留意点：うつ的になる心理面を配慮して，十分にできる段階まで失敗しないような環境で練習する．

### 4）住宅改修企画案作成
- 目的：住宅改修による居宅での活動性向上
- 方法：家族から自宅に関する情報を収集する．実際に訪問して調査する．
- 手順：住宅の図面と写真を家族から入手する．車いすでの動線の確認などを，本人と家族と話し合う．ケアマネジャーに連絡をとり，住宅改修に関する打ち合わせを自宅で行うため一緒に訪問する．

## D. 作業療法経過と課題，今後の計画

### 1 作業療法経過

#### 1）初期（開始後2週間）
右肩関節の他動関節可動域訓練により，右肩関節の可動域は徐々に改善した．棒を利用した運動では体幹の屈伸や回旋の可動範囲が拡大し，セラピーパテを利用した運動では，パテを両手で引き伸ばす動きや丸めて団子にする動作がスムーズになった．ペグボードはペグをつまむスピードが速くなった．衣服着脱訓練はADL室の和室内で壁にもたれた状態で練習し，上衣の着脱が時間はかかるが可能になった．

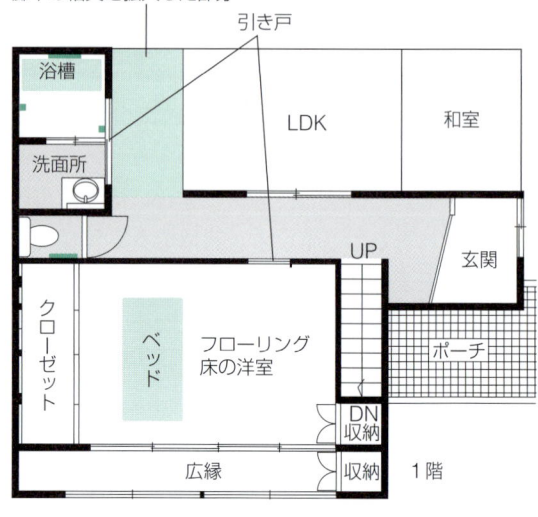

**図1 住宅改修案**

本人と家族に住宅改修の必要性を説明し，家屋の図面や写真の提出を依頼した．

#### 2）中期（開始後3～5週目）
投薬の調整が進んだためもあり，姿勢反射障害が改善し，廃用要因による機能低下も改善してきた．衣服着脱はベッド上端座位姿勢で可能になり，ほぼ自立した．病棟での箸を使った食事も自立し，浴槽の出入りは手すりを利用して見守りで可能になった．歩行は安定し，作業療法室には独歩で来室できるようになった．

住宅改修案として，現状の起居・歩行移動が行いやすくなることと，今後の車いす使用を考慮して以下の案を作成した（図1）．
- 和室の居室をフローリング床の洋室にして，トイレの近くにする．
- 居室，LDK，浴室，洗面所の入り口のドアは引き戸にする．
- ベッドの位置は，そこへのアプローチがスムーズに行えるように，部屋のドアから弧を描いて近づけるところに設置する．
- トイレや洗面所への動線部分の廊下は広めに

する．

- トイレは温風暖房機能付きの洗浄便座にして，右側にL型手すりを設置する．
- 浴室の出入り部分に縦手すり，洗い場正面に縦手すり，浴槽前面に横手すりを設置する．シャワーチェアを導入する．

なお，足先を引っかけることによる転倒を防止するため，床には毛足の長い敷物を敷かないように指示する．

3）後期（開始後6～7週目）

投薬が安定してwearing-off現象，on-off現象，無動・寡動，振戦などの症状が改善した．ADLはほぼ自立レベルとなり，独歩で屋外歩行が可能になった．書字も十分判読できる形態になった．

長女も父親の自宅復帰を受け入れる気持ちになり，住宅改修の完了をもって退院することになった．

## 2 作業療法結果のまとめ，対象者の変化

右肩関節の可動範囲は他動的なROM訓練でほぼ改善した．上肢機能訓練も順調に実施することができた．薬剤調整が進みPDの症状は改善をみた．書字は判別可能な程度に形態が改善し，ADLはほぼ自立レベルとなった．表情も豊かになり会話をするようになった．家屋改修は，すくみ足や転倒への対応として，廊下の幅を広げ引き戸にすることなどを提案した．この提案に対して，当初は対象者の自宅退院に消極的であった長女からも支持を得た．

## 3 再評価と今後の計画

再評価の結果は表2に示したように，運動機能と知的機能およびADLの回復が確認できた．

今後も廃用による機能低下の防止が必要であり，デイケアなど外出先を確保することで，活動性を維持させることが重要になる．

自宅での趣味活動（読書）では，長時間同一の姿勢をとらないように休息を入れ，体幹の屈伸・回旋運動などの体操を行うようにする．

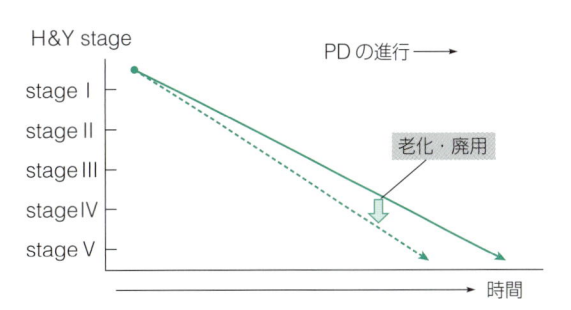

図2 PDの進行と老化・廃用による障害の重度化

PDは病態の変化がおこりやすく，それに伴う機能低下で移動能力が容易に低下するので，車いすなどの福祉用具導入や介助支援に関する評価や計画を作成する必要がある．

今回の住宅改修で屋内の車いす移動は可能であるが，室内から車いすを利用して外出する場合は，広縁から庭にスロープを設置して出入りするような方法が容易で現実的であろう．

# E. 考察および典型的臨床像との比較

対象者の機能低下の大部分が投薬に伴う要因であったことから，薬剤調整が順調に進んだことで，大幅な機能回復が得られた．また，機能訓練や操作訓練により廃用による機能低下も改善し，処方内容の「手指巧緻動作の改善とADLの向上」が達成できた．

PDそのものの病態は不可逆的であり，H&Y stageに示されているように，機能障害は段階的に重度化していく（図2）．

一般にPD患者の作業療法への処方は，ADLに問題が生じた段階から出されるので，H&Y stage II以降のADLへの対応と，障害が進んだ段階の趣味活動の継続や意思伝達手段の確保などが中心になる．

今回は薬剤調整入院期間中の事例であり，開始当初はH&Y stage IVのレベルであった状態が

stage II まで改善することを経験しただけでなく，PD が進行した場合の車いす使用を想定した住環境整備も行えたことは有意義であった．

● 参考文献
1) 中馬孝容：オーバービュー，パーキンソン病の非運動性症候―在宅指導にいかす取り組み．臨床リハ 17：220–226，2008
2) 平井俊策，森松光紀，江藤文夫，他：神経疾患のリハビリテーション．平井俊策，江藤文夫，岡本幸市，他：目でみる神経内科学，第 2 版，医歯薬出版，pp189–202，2004
3) 神先美紀：パーキンソン病に対する作業療法．坪田貞子（編）：身体作業療法クイックリッファレンス，文光堂，pp146–160，2008
4) 山永裕明，中西亮二，野尻晋一：パーキンソン病．米本恭三，石神重信，浅山 滉，他（編）：実践リハ処方（臨床リハ別冊），pp89–97，医歯薬出版，1996
5) 田中勇次郎：病態動作能力．日本作業療法士協会（監修），生田宗博（編）：作業療法評価学，改訂第 3 版，協同医書出版社，pp148–158，2009
6) 田中勇次郎：神経変性疾患．岩﨑テル子（編）：標準作業療法学 身体機能作業療法学，pp189–203，医学書院，2005

### 実習指導者からのアドバイス

　PD のように疾病が進行する疾患では，加齢や廃用などの要因で機能低下が加速することを理解する必要がある．
　できない要因が病態によるものか廃用によるものか突き止めるためにはテストが必要になる．しかし，「どうすればできるようになるか？」を考えたとき，疾病が進行する疾患では，より容易な環境を設定することが求められる．それには，動作観察が重要であり，「何ができて，何ができないか？」について観察を通して判断することである．自力で行えない場合の対応として，住環境整備や道具・福祉用具類適合に精通する必要がある．

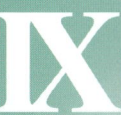

# IX 頭部外傷で記憶障害を呈したケース
## 急性期における急速な症状の変化に対する対応を中心に

## A. 対象者のプロフィール

対象者のプロフィールを表1にまとめる．

## B. 評価および作業療法課題の抽出

### 1 評価期間

ベッドサイドでのリハビリテーションは胸腔ドレーン抜去後の10病日目より開始となった．意識レベルはGCS（Glasgow Coma Scale）でE3V3M6，ADLはベッド上全介助で自発的な発語はなく，作業療法の主な目的は刺激入力による意識レベルの向上，理学療法士（以下，PT）との共同による離床訓練であった．

評価は訓練室移行後に開始した．移行日の24病日からをI期，意識清明となった42病日からをII期，病棟内ADLフリーとなった67病日からをIII期とし，I～III期の評価結果を表2に示す．

### 2 評価項目の抽出・結果

#### a. I 期

I期では意識障害の残存，病識の欠如が根底にあり，発動性低下や作話，退行傾向がうかがえた．評価に取り組む姿勢にムラがあり，協力，理解が得られない場面も多かった．身体機能では上肢は鎖骨骨折を認めるが麻痺はなく順調な改善を示す一方，左同名半盲，左半側空間無視は観察からも明らかで，すべてのADLに介助を要した．

#### b. II 期

II期では意識レベルの改善に伴い注意障害と記憶障害が明らかになった．左下肢麻痺，発動性の改善により歩行は安定し，病棟内ADL自立となった．しかし服薬や物の管理は困難で，常に指示，監視が必要であった．病識も徐々に向上し多弁となり，現状に対する不安の訴えが増加した．

#### c. III 期

III期の評価の目的は，家庭生活における具体的な問題点の把握と外的手段の活用などの対策を検討することにあり，調理実習や外泊での評価も行った．注意障害，記憶障害の改善は徐々に認められるものの，テスト上正常範囲には達しなかった．ADLもムラがあり依然として院内移動，服薬の監視を必要とした．調理実習や外泊場面では物の探索困難が認められ，指示が必要であった．心理面では行動前に周囲に了解を得るようになり不安の訴えは少なくなったが，多幸的な印象がうかがえた．この時期には身体的な問題はほぼ認められなかった．

### 3 作業療法の対象とすべき課題（利点と問題点）

I期，III期での問題点を表3に示す．I期の初回評価時には意識障害に伴う通過症状が混在し知的レベルの低下も疑われたが，III期の最終評価時には左同名半盲，左半側空間無視，身体機能についてはほぼ改善し，主症状は記憶障害と全般的注

**表1 対象者のプロフィール**　　　　　　　　　（診療録および看護記録，MSW より情報収集．夫，母親より聴取）

| ①氏名，②年齢，③性別 | ①A.Y. さん，②31 歳，③女性 |
|---|---|
| ④診断名（障害名）・障害側（部位） | 右急性硬膜下血腫，左急性硬膜外血腫，低酸素性脳症，左不全片麻痺，意識障害 |
| ⑤現病歴および既往歴・合併症 | バイク走行中に自転車と接触し転倒し受傷，救急車にて当院へ搬送，一時心肺停止あり．到着時の意識レベルは GCS で E1V1M2．合併症として左鎖骨骨折，左外傷性気胸を認めた．<br>同日：開頭血腫除去術，硬膜下ドレナージ術施行，胸腔ドレーン留置，挿管<br>2 病日目：喘息発作出現し，呼吸器管理となる．<br>9 病日目：抜管，酸素 8 *l* 投与，胸腔ドレーン抜去<br>10 病日目：ベッドサイドにてリハビリ開始<br>14 病日目：MRI にて右側頭葉，後頭葉に高信号域を認め挫傷が疑われる．右前頭葉と両側の側頭葉に術後硬膜外血腫を認める．<br>24 病日目：訓練室にてリハビリ開始，作業療法学生による臨床実習担当開始となる．内服治療としてバルプロ酸ナトリウム（抗てんかん剤）が使用されている． |
| ⑥生活歴 | 短大卒業後，企業に就職，結婚により退職し，第 2 子の出産後パートタイマーにて就業，現在ファーストフード店に週 3 日通勤している． |
| ⑦第一印象 | 中肉中背でヘッドネットを被り，車いすのバックレストに寄りかかりぼんやりとした様子．右向き傾向で，左側からの声かけへの反応は乏しく，受け答えにムラがあった． |
| ⑧家族状況 | 夫（38 歳）と息子（11 歳，8 歳）の 4 人家族．夫は企業に勤務，2 人の息子は小学生．家族関係は良好であり，夫はリハビリテーションや自宅復帰に対し協力的．近隣に住む母親が子どもたちの世話や夫に代わりリハビリテーションを見学するなど協力的． |
| ⑨経済状況 | 問題ない |
| ⑩その他の特記事項 | エレベーター付きのマンションの 3 階．買い物，通勤には自転車を使用していた． |

意障害に絞られた．それらの症状の，ADL および社会面への具体的な影響を考える必要があった．

## C. 作業療法計画立案（表4）

### 1 リハビリテーションゴール

主婦としての家庭復帰

### 2 作業療法長期目標

監視下での家事動作の獲得

### 3 作業療法短期目標

- ベッドサイド期：意識レベルの向上，早期離床
- I 期：病識の獲得の促進，耐久性の向上
- II 期：課題への集中力向上，外的手段の活用
- III 期：外的手段活用の定着，ADL 自己管理の確立，家庭での問題点把握

### 4 作業療法内容

ベッドサイド期では，血圧や脈拍測定をしながら，姿勢変換刺激および言語刺激を与えて覚醒を促し離床を進めることが訓練の主体であった．そして観察による評価から高次脳機能の症状を予測した．

#### a. I 期

①棒体操，グリップ訓練
- 目的：廃用性低下予防，訓練方法の記憶
- 方法：重りを巻いた棒を両手で持ち肩・肘の運動を行う．グリッパーを用いた握力強化訓練も実施．
- 手順：運動用具と棒体操の方法をイラストにした用紙を渡し，運動を促す．その際に，あらか

表2 評価結果

|  | I期(24〜33病日) | II期(42〜47病日) | III期(67〜75病日) |
|---|---|---|---|
| 意識 | E4V4M6 | 清明 | 清明 |
| 身体機能 | 左下肢麻痺 III | 左下肢麻痺 VI | 左下肢麻痺 VI |
| 病識 | 欠如 | 障害への気づき，不安 | 混乱時，周囲に援助を求める |
| 知的側面 | | | |
| 　HDS-R | 10/30 | 23/30 | 29/30 |
| 　コース立方体組み合わせテスト | 43点 IQ72 | 124点 IQ111 | 未実施 |
| 注意 | | | |
| 　順唱 | 4桁 | 6桁 | 7桁 |
| 　逆唱 | 3桁 | 4桁 | 5桁 |
| 　かなひろいテスト🔑　物語 | 6/20　理解不可 | 26/40　理解不十分 | 33/39　理解可 |
| 　TMT (trail making test)🔑 | | | |
| 　partB (平均91.4秒) | 279秒 | 189秒 | 165秒 |
| 記憶 | | | |
| 　三宅式記銘力検査 | | | |
| 　　　有関係対語 | 0-1-0 | 7-10 | 8-10 |
| 　　　無関係対語 | 未実施 | 4-6-5 | 3-7-8 |
| 　Rey複雑図形　模写 | 34/36 | 36/36 | 36/36 |
| 　　　即時再生 | 0/36 | 20.5/36 | 24/36 |
| 　　　5分後再生 | 未実施 | 19.5/36 | 20.5/36 |
| 　　　30分後再生 | 未実施 | 10/36 | 19/36 |
| 　意味記憶：一般常識(事件の年数，首相名など)に関する問題5題 | 未実施 | 1/5 | 2/5 |
| 　エピソード記憶：個人の歴史(入学年数，子どもの誕生日など)に関する問題5題 | 未実施 | 0/5 | 4/5 |
| 　道順記憶 | 未実施 | 病棟，訓練室にて混乱 | 病棟，訓練室，売店の記憶可 |
| ADL(Barthel Index) | 57/100 移動介助，常に声かけ要す | 80/100 病棟内フリー，服薬管理困難 | 80/100 院内監視，服薬は指示・監視 |
| その他 | 発動性低く，退行した言動検査，訓練への集中困難 | 多弁で不安の訴え多く，泣く場面も | 周囲に確認とり行動する 笑顔多くやや多幸的 |

じめ決めた回数とともに運動方法の確認を行い記憶することを求める．

②RO法(reality orientation法)
- 目的：意識レベルの確認，認知刺激
- 方法：日付，曜日など見当識を確認する．
- 手順：毎日日付，曜日などを聴取しカレンダーで確認する．誤った場合は，暦や前日の出来事などのヒントを与えて関連づけて記憶しやすいように働きかける．

③食事メニューの記録
- 目的：記憶障害の自覚，訓練の習慣化
- 方法：毎食のメニューを記載し，訓練時に想起させ，記載内容で確認する．
- 手順：毎食のメニューを書き込めるよう項目を設けたノートを用意し，食事に付いてくるメニューカードを参考に記載するよう伝える．訓練時に作業療法士(以下，OT)がノートを確認し，メニューについて質問し記憶の想起を促したのち，ノートを見ながらフィードバックする．

④単語列挙
- 目的：記憶障害の自覚，訓練の習慣化
- 方法：テーマにまつわる単語を10個など，決め

### 表3　問題点

| Ⅰ期：初回評価（24〜33病日） | Ⅲ期：最終評価（67〜75病日） |
|---|---|

＊health condition（健康状態）
頭部外傷（右側頭葉，後頭葉挫傷，両前頭葉血腫），低酸素性脳症，左鎖骨骨折，外傷性気胸

＊body functions & structure（心身機能・構造）

| Ⅰ期 | Ⅲ期 |
|---|---|
| #1 意識レベル，発動性の低下 | #1 高次脳機能障害（記憶，注意） |
| #2 高次脳機能障害（記憶，注意） | #2 心理的不安定（不安の訴え） |
| #3 病識の欠如 | #3 病識の低下 |
| #4 左下肢麻痺 | #4 左下肢麻痺 |
| #5 耐久性の低下 | #5 多幸的性格変化 |
| #6 左同名半盲 | |
| #7 左肩関節ROM制限 | |
| #8 退行傾向 | |

＊activity（活動）

| Ⅰ期 | Ⅲ期 |
|---|---|
| #1 ADL能力低下（介助，指示，監視を要す） | #1 ADL能力低下（服薬管理困難，物が探せない） |
| #2 移動能力障害（要介助） | #2 移動能力障害（院内監視歩行） |
| #3 コミュニケーション障害（作話） | #3 コミュニケーション障害（作話） |

＊participation（参加）

| Ⅰ期 | Ⅲ期 |
|---|---|
| #1 家庭復帰困難 | #1 家庭復帰困難（自己管理能力不十分） |
| #2 主婦業復帰困難 | #2 主婦業復帰困難（家事動作管理困難） |
| #3 パートタイマーへの復帰困難 | #3 パートタイマーへの復帰困難 |

＊environmental factors（環境因子）

| Ⅰ期 | Ⅲ期 |
|---|---|
| #1 日中1人暮らし | #1 日中1人暮らし |

＊personal factors（個人因子）

| Ⅰ期 | Ⅲ期 |
|---|---|
| #1 2児の母親 | #1 2児の母親 |

### 表4　目標設定と治療経過

リハビリテーションゴール：主婦としての家庭復帰
作業療法長期目標：監視下での家事動作獲得

| | 短期目標 | プログラム | | 24病日　42病日　67病日　95病日 |
|---|---|---|---|---|
| Ⅰ期 | 病識の獲得の促進<br>耐久性の向上 | 廃用性低下予防，方法の記憶<br>意識レベルチェック，認知刺激<br>記憶障害の自覚，訓練の習慣化 | ①棒体操，グリップ訓練<br>②RO法<br>③食事メニューの記録<br>④単語列挙<br>⑤OTへの訓練終了の報告 | |
| Ⅱ期 | 課題への集中力向上<br>外的手段の活用 | 視覚的記憶訓練<br>記憶の整理，日常への活用 | ⑥ペグの図案再生<br>⑦日記のチェック<br>⑧調理の材料，手順記載 | |
| Ⅲ期 | 外的手段活用の定着<br>ADL自己管理の確立<br>家庭での問題点把握 | 家事動作訓練<br>注意，記憶の自己認識の促し | ⑨調理実習<br>⑩外泊時の家事動作試行<br>⑪外泊時のチェックリスト記入 | |

られた数書くよう促す．
- 手順："○○について○個書きましょう"と書いた用紙を渡し記載を促す．途中で書けなくなった場合は関連語・語頭音などのヒントを与え完成させる．

⑤OTへの訓練終了の報告
- 目的：記憶障害の自覚，訓練の習慣化
- 方法：開始時に訓練内容を確認し，すべて終わったら知らせるように伝える．
- 手順：訓練の内容を確認，用具の準備をしたうえで"すべて終わったら知らせる"ことを約束する．訓練が終了しても知らせてこない場合は，約束したことの確認をする．知らせることができた場合は褒め言葉などで課題が完了できたことを伝える．

### b. II期

⑥ペグの図案再生
- 目的：視覚的記憶の訓練
- 方法：規定時間図案を提示し記憶を促し，その後図案を見ずに図案どおりに6色のペグを組み立てる．
- 手順：再生が困難な場合は，提示のみでなく一度図案を見ながら組み立てる，停滞した時点で図案を再提示するなど，完成できるように導く．また，記銘方法についても色，場所，個数などの覚えるポイントを整理できるよう働きかける．

⑦日記のチェック
- 目的：記憶の整理，日常への活用
- 方法：スケジュール，出来事，会った人など項目の例をあげ，毎日の日記を書くよう促す．訓練時にフィードバックし，記憶の整理をする．
- 手順：初めは項目を設け，徐々に自由記載にしていく．内容の確認には，看護師や家族からの情報も得て，正しい情報を記録に残せるようにする．作話や誤情報が含まれている場合も，むやみに否定するのではなく，"誤っているかもしれない"と本人が受け入れられるよう，その理由などを交え一緒に検証していく．

⑧調理の材料，手順記載
- 目的：記憶の整理，日常への活用
- 方法：作った経験があるような一般的な料理について材料と手順を書き出す．
- 手順：足りない材料・手順について，一緒に検証しながら修正していき完成させる．

### c. III期

⑨調理実習
- 目的：家事動作訓練
- 方法：あらかじめ記載した調理の材料・手順に基づき調理を実施する．
- 手順：手順に混乱をきたした場合は記載した用紙で確認する．操作が難しい工程については介助する．終了後に，混乱箇所，困難であった内容について再確認をする．
- 留意点：再確認は次回の成功のためのステップであり，失敗の追及とならないよう配慮が必要．

⑩外泊時の家事動作試行
- 目的：家事動作訓練
- 方法：外泊時に家族の監督下において調理，掃除などの家事動作を実施する．
- 手順：材料・用具の準備・片付け，手順の混乱などチェック項目を家族に渡し，監督と評価を依頼する．チェックリストに基づき，自己評価と家族の評価とを検証し次の課題について話し合う．

⑪外泊時のチェックリスト記入
- 目的：注意・記憶の自己認識の促し
- 方法：外泊時の問題点について，家族によるチェックリストの記入により確認する．
- 手順：スケジュール管理，用具の準備・片付け，問題行動などについてチェックリストを作成し，家族に記入してもらう．帰院後，内容確認しフィードバックを行う．具体的な解決方法について検討する．

## D. 作業療法経過と結果，今後の計画

### 1 作業療法経過

#### a. I期

つじつまが合わないながら会話可能となったが，集中して評価や訓練に取り組むこと，訓練室の場所やプログラムを覚えることは困難であった．見当識の確認など簡易な内容の繰り返しを行い，訓練の習慣化，耐久力向上をはかるとともに，病識の理解を促すことを目標とした．訓練室にて1週間経過時「ここはじめて来た」，単語想起は1/5と記憶障害著明であったが，徐々に「覚えが悪いみたいね」と自覚がうかがえ，食事メニューなどの短期記憶課題は7割程度まで可能となった．また院内の監視歩行が可能となりADLの改善をみるが，ナースコールを使えず看護師が通るのを待っている状況で，常に監視を要した．

#### b. II期

評価，訓練への耐久性が向上したが集中力は十分といえず，プログラムを習慣的に行うことや理解も不十分であった．見当識は改善したため，RO法，食事メニューの記録を日記のチェックに変更し，外的手段の導入，課題の習慣化を試みた．日記は夢との混乱や感想の記載が多く，"夜に書く"決まりも守れなかった．わからないこと，将来への不安の訴えが多くなったため，より目的がはっきりした課題が望ましいと考え，視覚的な記憶課題と調理の材料，手順記載を導入した．また記憶のあいまいさが心理的不安定につながるものと考え，訴えを受容的に傾聴し，家族や看護師と連携をはかった．集中力に欠けるものの課題の記銘が徐々に可能となり，訓練用具の準備はメモを見ずに可能となった．調理に関する記載では，材料，手順の欠落が認められた．家屋構造，子どもに関する記憶の混乱があり，逆行性記憶の低下が疑われた．

#### c. III期

前日の出来事の記憶にまだ断片的な部分があるが，混乱すると周囲への確認やメモを読み返すなど，少しずつ外的手段の活用がみられるようになった．調理実習では調味料の場所を忘れるが手順は問題なく行え，手続き記憶は保たれていた．家族の理解は良好で試験外泊が可能となった．外泊時に家族に託したチェックリストより，服薬，家事道具の場所を忘れることを認めたが，自己評価では「できたと思う」と認識は不十分であり，まだ自己管理能力は低いと思われた．

### 2 今後の計画

今後主婦業への復帰に向けて，複数の動作を設定し，注意の配分や記憶障害の影響をチェックすることや，外泊を通し実際場面での安全管理や金銭管理についての評価を行い，家族を含めた指導を行うことが必要と考えられた．

当院で急性期治療の経過を経て95病日目に認知リハビリテーション目的にてリハビリテーションセンターへ転院となった．

## E. 考察

頭部外傷では意識障害の深さ，長さが予後予測の重要な因子とされる．この対象者の場合，受傷時GCSはE1V1M2，意識障害は1か月余り残存し重度の障害が予測されたが，III期には記憶，注意障害を残すのみとなった．

#### a. 責任病巣

鈴木[1]によると急性硬膜下血腫の症例の多くは程度の差はあれ，なんらかの脳損傷があり，直撃損傷の側にも反衝損傷の側にも発生する．対象者は発症2週間後のMRI(右後頭葉，側頭葉挫傷)およびI期II期での症状(左下肢麻痺，左半側空間無視，病識の低下，地誌的失見当など)から右半球症状が主体と思われた．しかし記憶障害は通過症

状の回復がみられたII期，III期において，左半球起因の言語性記憶低下を含んでいた．受傷時の血腫除去術が両側で施行され，左側へのミッドラインシフトを認めていたことに加え，低酸素脳症，びまん性脳損傷の存在から，両側性の病変と考えられた．

## b. 個人・病期に合わせた評価

　頭部外傷のリハビリテーションは多彩な症状を呈し，若年層ほど個人の社会的背景に応じた個別の評価，プログラム立案が必要となる．急性期では意識レベルの改善に伴う症状の変化のため，障害の本質をとらえることが難しく，活動範囲の拡大により新たな問題点が出現する．そのため経過を追って常に系統的な評価やプログラムの変更が行えるよう，心がけておく必要がある．また身体，精神，性格変容の問題が実際場面にどう反映されるかは，机上のテストだけでは把握が難しい．行動観察による評価や病前性格，病棟での様子などの情報との照合が必要で，家族や看護師と連携が重要である．対象者は身体機能面や手続き記憶が比較的良好であったため動作としては可能なことも多かった．しかし記憶障害，注意障害により自己管理が困難で，指示，監視は行動範囲が広がるごとに必要となるものが増えていく状態であった．入院中のADLは服薬などの自己管理を除き自立したが，今後，家事動作や母親としての役割の獲得には自己判断能力が必要であり，多幸的な性格変容も影響すると考えられる．後方施設に急性期の経過や今後の問題点を伝え，環境調整を含めた作業療法の継続を委ね，当院での作業療法は終了した．対象者は長期目標達成まであと一歩と思われ，早期の実現を願う．

## c. 高次脳機能障害へのアプローチ

　高次脳機能障害は症状が多彩で定量的な評価が難しく，治療介入についても再現性に基づいた治療効果の報告は少なく，エビデンスの観点から治療選択を考察するうえでの情報も症例報告に頼らざるをえないのが現状である．

　この対象者の場合，I期では意識障害が根底にあり，精神機能面は知的側面を含め，全般的に低下がみられた．集中力を著しく欠き，実施不能な検査も多く，訓練は病識を促すため，シンプルな記憶課題をその場で確認することが中心であった．

　原[2]は記憶障害リハビリテーションの原則の1つであるerrorless learningについて，いったん誤りを経験すると誤りを排除することが困難であり，誤りが強化されて同じことを繰り返すと述べている．そのため初めから正しい反応を引き出し，誤りの経験を除くことが記憶の混乱の予防につながると考えられる．この対象者でもRO法，メニュー確認などをerrorless learningの原則に基づき課題の項目を規定することにより混乱を避け，かつ繰り返し働きかけることにより，記憶障害の自覚がみられるようになった．受傷から2か月後のIII期には知的側面および身体面の問題は改善され，検査上も障害を認めなくなっていた．しかし注意，記憶障害では改善傾向ながらテスト上正常域には至らず，ADLでも監視が必要なレベルであった．

　また心理面では病識が改善傾向となったII期のころより不安の訴えが多くなった．軽度記憶障害患者のリハビリテーションプログラムとして，視覚イメージ法やPQRST法などの内的ストラテジーとともに，メモやカレンダーを用いた外的補助具の活用法は，実用的な推奨レベルを有するとされ[3]，不安や混乱の軽減につながり社会復帰できたとの報告[4]もある．この対象者の場合も，III期には混乱するとメモを読み返すなど代償的手段の活用がみられるようになり，今後家庭復帰の目標達成に向けて日常的な問題の解決につながることが期待される．

● 引用文献

1) 鈴木倫保：急性硬膜下血腫．山浦　晶, 田中隆一 (監修)：標準脳神経外科学, 第11版, pp264–266, 医学書院, 2008
2) 原　寛美：記憶障害. 臨床リハ 18:799–805, 2009
3) 久保美帆, 上村喜彦：急性期におけるノートの活用―右前頭葉損傷により作話, 見当識障害, 健忘症状を呈した症例を通して. 第42回日本作業療法学会誌, p95, 2008
4) 鈴木雄介：びまん性軸索損傷後に記憶障害を呈した症例への復職に向けた関わり. 第42回日本作業療法学会誌, p95, 2008

● 参考文献

5) 山崎克枝：脳損傷. 二木淑子：OT 臨床ハンドブック, pp54–88, 三輪書店, 1999
6) 丸山哲弘：記憶障害. 宇野　彰 (編)：高次神経機能障害の臨床実践入門―小児から老人, 診断からリハビリテーション, 福祉まで, pp44–49, 新興医学出版社, 2002
7) 綿森淑子, 本多留美：記憶障害のリハビリテーション―その具体的方法. リハ医学 42:313–319, 2005
8) 角田　亘, 橋本圭司：障害の特徴. 総合リハ 35:859–864, 2007
9) 伊藤武哉, 生駒一憲：治療と訓練. 総合リハ 35:871–880, 2007

---

### 実習指導者からのアドバイス

　急性期には意識障害や情動障害から, 特に高次脳機能障害の検査が困難なことも多い. つまりはこれらの症状が安定し検査が可能となること自体が症状の変化であり, その過程の評価には観察による行動分析が有効であろう. たとえば課題へ取り組める持続時間や反応を引き出すために要した働きかけの回数などを記録することで数値化も可能であり, 経過を追うこともできる.

　記憶障害患者にとっては, 記憶が低下しているという指摘や指導されたこと自体も覚えていないため,「前に言いましたよ」,「いつもと同じように」などの言葉が"いわれのない要求"ととらえられることがある. その要求は取り巻く多くの人から言われることとなり, 不満や不安をかかえることにつながる. さらに"覚えられない"自覚がある場合も不安は付きまとい, その不安は怒りや興奮として表されることもある. 評価や訓練にあたり"正しいこと"を伝える必要があるが, "誤り"を強調するのではなく, たとえば日付を確認する際にカレンダーの提示や前日の自筆の日記を見せるなど, 本人が誤りに気づき正答に導けるような配慮を心がける.

　記憶障害リハビリテーションの原則には errorless learning と並び, 環境調整が重視されている. 入院中の環境においては病室の入口やトイレのドアに目印を設ける, 物の置き場所を一定にする, ノートで確認する項目を決める等があり, その環境に定着できるよう働きかける必要がある. 患者の混乱を避けるために, リハビリスタッフ, 看護師および家族などの関係者が共通の認識をもち働きかけられるよう連携をはかることが大切である.

# X 上肢切断者の義手使用の援助：筋電義手を使用して職場復帰したケース

職場での事故により右前腕切断を呈した症例の作業療法経過，ならびに職場復帰を果たすために行った評価・訓練・義手の選定，退院後の職場での様子を報告する．

## A. 対象者のプロフィール

対象者のプロフィールを表1にまとめる．

## B. 評価および作業療法課題の抽出

### 1 評価期間

作業療法処方から3日程度で実施．

### 2 評価目標

復職に影響する心身機能と，義手操作訓練を進めるうえでの理解力や応用力を把握し，治療・訓練方針を決定する．

### 3 評価項目

#### a. 身体機能

- 身体測定：身長，体重，断端長，断端周径
- 断端状態：皮膚や軟部組織の色，形態，伸縮性，柔軟性，温度，腫脹，発赤，浮腫，発汗など．
- 疼痛の有無，部位
- 幻肢の有無やタイプ，状態（例：拳を握りしめている状態など）
- 関節可動域：残存肢・切断肢・体幹
- 感覚
- 筋力：上下肢・体幹（筋電義手の場合，断端部の筋収縮の有無により電極の位置を決定する）

表1 対象者のプロフィール

| ①氏名，②年齢，③性別，利き手 | ①S.R.さん，②20歳，③男性，右利き |
|---|---|
| ④診断名 | 右前腕切断 |
| ⑤現病歴・治療歴 | 4月25日，仕事中，機械に右上肢を挟まれ受傷．受傷直後N病院にて再接着術を施行．1週間後の5月2日，血管損傷が強く，前腕切断術施行．7月19日，職場復帰に向けて義手作製・訓練（能動義手・筋電義手）を目的に当センターに入院．7月20日，作業療法開始． |
| ⑥生活歴 | 高校卒業後，プラスチック容器の製造・加工会社に勤務．趣味は休日にゲームセンターでゲームをすること． |
| ⑦第一印象 | 明るい性格で，訓練に対する意欲も高い． |
| ⑧家族状況 | 父，母，弟の4人暮らし．婚約予定． |
| ⑨経済状況 | 労働災害補償保険，休業補償給付支給．経済的には余裕があり，問題なし． |

表2 評価結果（身体機能）

| | 初期評価[7月20日〜23日] | | 最終評価[11月16日〜19日] | |
|---|---|---|---|---|
| 身体測定 | 身長 165 cm, 体重 50.1 kg | | 変化なし | |
| | 断端長 200 mm<br>（左前腕長 240 mm に対して 83%）長断端 | | 変化なし | |
| | 断端周径 | | | |
| | 外側上顆 | 周径 232 mm | 220 mm | |
| | 外側上顆より末梢に 50 mm | 周径 205 mm | 195 mm | |
| | 外側上顆より末梢に 100 mm | 周径 190 mm | 170 mm | |
| | 外側上顆より末梢に 150 mm | 周径 172 mm | 143 mm | |
| | 外側上顆より末梢に 175 mm | 周径 150 mm | 126 mm | |
| 断端状態 | 傷：先端部に手術跡あり | | 変化なし | |
| | 皮膚温：異常なし | 形態：円錐型 | 変化なし | 変化なし |
| | 疼痛：なし | 神経腫：なし | 変化なし | 変化なし |
| | 幻肢：なし | 発汗：少ない | 変化なし | 多い |
| | 浮腫：軽度 | 脂肪：少ない | 改善 | 変化なし |
| 関節可動域 | 右肘 屈曲 135°<br>右前腕 回外 55°　＊制限はいずれも拘縮のため<br>その他については特に問題なし | | 右肘 屈曲 140°<br>右前腕 回外 65°<br>その他については特に問題なし | |
| 筋力 | MMT<br><br>握力<br>右前腕部筋収縮 | 左右肩・肘 5<br>右前腕回内 5, 回外 4<br>左 42 kg<br>手関節屈筋群 あり（強い）<br>手関節伸筋群 あり（強い） | 変化なし<br>右前腕回内変化なし, 回外 5<br>変化なし<br>変化なし<br>変化なし | |
| 筋緊張 | 手関節屈筋群・伸筋群ともに過緊張<br>屈筋群・伸筋群の筋の弛緩不十分 | | 手関節屈筋群・伸筋群ともに過緊張軽減<br>屈筋群・伸筋群の筋の弛緩可能 | |
| 感覚 | 問題なし | | 変化なし | |

### b. 精神・心理

障害受容，義手操作の理解力・応用力，精神障害の有無と程度，知的障害の有無と程度，意欲，ニーズ

### c. 社会背景

生活環境，職業，経済状態

### d. ADL（activities of daily living）

基本動作，食事，整容，更衣，排泄，入浴（片手動作での ADL を検証する）

### e. IADL（instrumental activities of daily living）

仕事，家事，交通機関の利用

## 4 評価結果のまとめ

身体機能・ADL の評価結果は**表2，3**に示す．

精神・心理面は安定しており，切断した事実について認識し，失った手に対しての執心を捨て適応しようとしている．義手に対しては興味をもっており，訓練の受け入れも良好．健側（左）のみの ADL に関しては，前院から左手での箸操作や書字訓練，洗体用の自助具作製をしており，片手動作の ADL は獲得していた．切断肢（右）の浮腫，関節可動域制限，右手関節屈筋群・伸筋群の過緊張

表3 評価結果(機能的自立度評価表：FIM)

| | | 初期評価[7月20日～23日] | 最終評価[11月16日～19日] |
|---|---|---|---|
| 日常生活活動(ADL) | | | |
| セルフケア | 食事 | 7点：左手で箸にて摂取. | 7点：変化なし |
| | 整容 | 7点：左手を中心に片手動作にて可能. | 7点：義手を使用し両手動作にて可能. |
| | 入浴・清拭 | 6点：ブラシ・ループ付きタオル使用. | 6点：変化なし |
| | 更衣(上半身) | 7点 | 7点 |
| | 更衣(下半身) | 7点：左手を中心に片手動作にて可能. | 7点：義手を使用し両手動作にて可能. |
| | トイレ動作 | 7点 | 7点 |
| 排泄コントロール | 排尿管理 | 7点：可能 | 7点：変化なし |
| | 排便管理 | 7点：可能 | 7点：変化なし |
| 移乗 | ベッド・いす | 7点：可能 | 7点：変化なし |
| | トイレ | 7点：可能 | 7点：変化なし |
| | 浴槽 | 7点：可能 | 7点：変化なし |
| 移動 | 歩行 | 7点：可能 | 7点：変化なし |
| | 階段 | 7点：可能 | 7点：変化なし |
| コミュニケーション | 理解 | 7点：可能 | 7点：変化なし |
| | 表出 | 7点：可能 | 7点：変化なし |
| 社会的認知 | 社会的交流 | 7点：可能 | 7点：変化なし |
| | 問題解決 | 7点：可能 | 7点：変化なし |
| | 記憶 | 7点：可能 | 7点：変化なし |
| IADL(補足) | | | |
| 家事 | 調理/洗濯/掃除など | 片手で自助具使用にて可能であるが，両手動作が必要とされることが多く，作業に時間を要する. | 義手を使用することで時間も短縮され，両手動作にてスムーズに動作を遂行することが可能. |

が，義手使用時に影響する可能性がある．特に浮腫，肘屈曲・前腕回外制限，右手関節屈筋群・伸筋群の過緊張については筋電義手を使用するにあたり操作時の誤作動を引きおこす原因ともなりうる．職場復帰に向けては，機械の部品や製品の測定，品質管理，荷物の運搬など両手動作で行う活動が多くあり，片手動作では時間を要し困難となることが予測された．

### 5 作業療法の対象とすべき課題（利点と問題点）

表4にまとめる．

## C. 治療計画

### 1 リハビリテーションゴール

職場復帰

### 2 作業療法長期目標

①能動義手・筋電義手操作における両手動作や巧緻動作の獲得
②浮腫の軽減，関節可動域の向上，筋緊張コントロール

表4 作業療法の対象とすべき課題

| | 利点 | 問題点 |
|---|---|---|
| ①心身機能 | #1 利き手交換の獲得<br>#2 障害への適応努力あり | #1 右前腕回外可動域制限<br>#2 右手関節屈筋群・伸筋群の筋緊張亢進<br>#3 右前腕部の浮腫 |
| ②活動 | #1 片手でのADL自立 | #1 物品の運搬・計測・操作が困難(両手で物を持つことや製品の計測を行うことが困難)<br>#2 片手動作のため,ADL動作を遂行することは可能であるが,時間を要する<br>#3 家事動作困難 |
| ③参加 | #1 積極的にリハビリに参加している<br>#2 家族との交流(外泊も定期的に行っている) | #1 以前の仕事を行うことが困難(部署の異動が必要) |
| ④環境因子 | #1 経済的には問題なし | #1 近辺に義手を整備してもらえる施設がない |
| ⑤個人因子 | #1 義手に対しての理解あり<br>#2 年齢が若く体力もある | #1 趣味活動の制限<br>#2 外見に対する偏見をもっている |

## 3 作業療法短期目標

①生活・職場に適した義手の選定
②義手操作能力の向上

## 4 作業療法内容

対象者がイメージしている義手の機能を把握し,より義手のイメージを具体化できるように義手装着者やビデオを通して義手の種類や訓練,社会復帰後の様子などを紹介する.本人のニーズは,「筋電義手を使用して職場復帰したい」である.医師,義肢装具士,作業療法士の話し合いの結果,動作が可能と思われる2種類の義手(能動・筋電)を比較することとする.

## D. 作業療法経過と結果

### 1 経過

治療・訓練経過を図1に示す.

### 2 内容・結果

#### a. 能動仮義手(随意開式能動フック)の作製

断端部の形成と早期の義手操作訓練を目的に,医師,作業療法士が協力して訓練用仮義手(ソケットはギプス包帯をもとに作製したもの)を作製.

#### b. リラクセーション・ROMエクササイズ

前腕の筋硬結,肘関節・前腕回外の関節可動域制限は,筋電義手の操作訓練を行うにあたり誤作動をおこし,スムーズな操作の阻害因子となるため,リラクセーション・ROMエクササイズを実施することにより,関節可動域と筋の"収縮"と"弛緩"を十分に行える状態を確保した.

#### c. 能動義手(随意開式能動フック・ハンド)基本操作訓練

操作訓練を行うにあたり,ハーネスやケーブルの走行やゴムの枚数などを選定しフックの開き幅を調整する.その後装着方法を指導.ゴムは2枚の抵抗から行い,義手で「つかみ」,「離し」の訓練から開始.物品の選択については,形状はサイコロ状のブロックや角柱ペグから行い,大小異なる物や滑りやすい球状のビーズ,スポンジ,紙コップなど,形状はより大きいものへ,材質はより柔らかいものへと段階的に移行する.また,物品移動は前後左右・高低差をつけて肩の屈曲・伸展・内外転・肘の屈曲・伸展を含めた複合運動も実施.

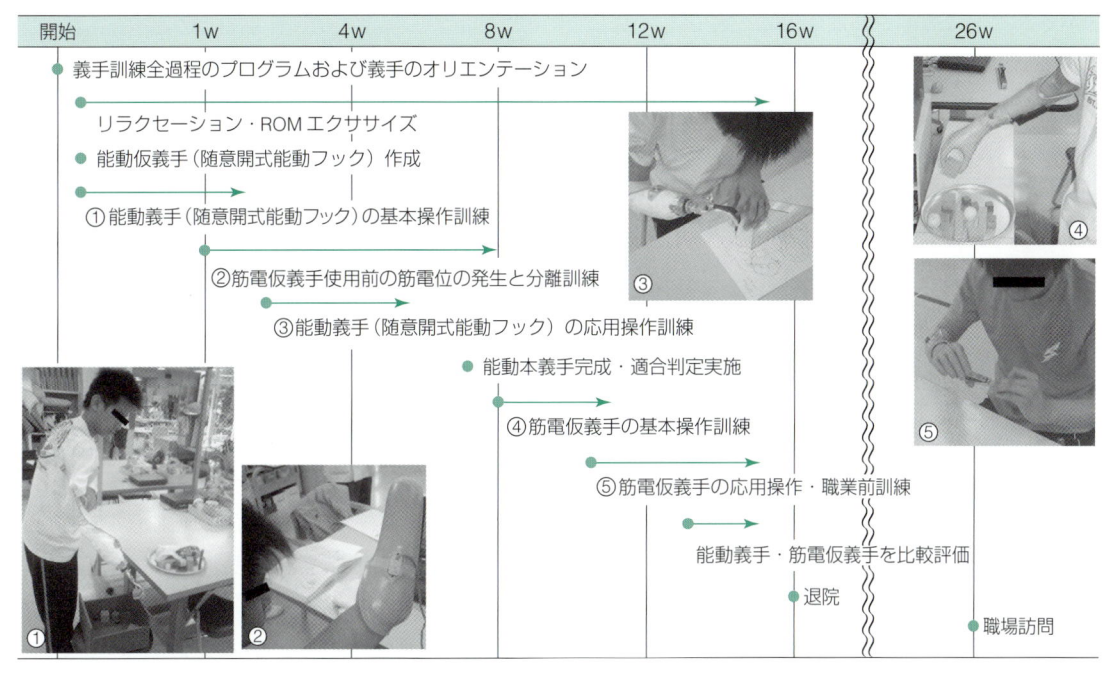

**図1 治療・訓練経過**

| 開始 | 1w | 4w | 8w | 12w | 16w | 26w |

- 義手訓練全過程のプログラムおよび義手のオリエンテーション
- リラクセーション・ROMエクササイズ
- 能動仮義手(随意開式能動フック)作成
- ①能動義手(随意開式能動フック)の基本操作訓練
- ②筋電仮義手使用前の筋電位の発生と分離訓練
- ③能動義手(随意開式能動フック)の応用操作訓練
- 能動本義手完成・適合判定実施
- ④筋電仮義手の基本操作訓練
- ⑤筋電仮義手の応用操作・職業前訓練
- 能動義手・筋電仮義手を比較評価
- 退院
- 職場訪問

ゴムの枚数も徐々に増やし，最終的には4枚とした．また，フックと同様にハンドも使用し，フックとハンドの操作性の違いなども確認した．この間も断端部の状態とソケットとの適合状態を確認し調整を行い約2週間で習熟した．

### d. 筋電仮義手使用前の筋電位の発生と分離訓練

マイオトレーナーを使用して手関節背屈が「開く」，掌屈が「閉じる」の2チャンネルを選択．筋電制御方式は，ハンドの開閉のみを行うデジタルハンド♪と，ハンドの開閉のスピードが調整できるDMCハンド♪の2種類からDMCハンドを選択し訓練を開始する．手関節掌屈・背屈の筋収縮と弛緩を十分に確認できたため，電極の位置を選択しながら筋電計を用いて筋電信号制御訓練を行う．実施するにあたり十分に筋収縮と弛緩，屈筋と伸筋が分離できるように，さらに電極の感度を調節しながら筋疲労に注意し，分離した筋収縮を閾値に応じて出現できるように訓練を実施した．また口元に近づけたとき，上方伸展位，背中などさまざまな手のポジションで制御訓練を実施．筋電計を使用して電極位置も決定したため，ソケットはノースウェスタン型を選択し，それを装着した状態での筋電信号制御訓練を行った．ソケットのチェックアウトでは，断端の装着が容易に行えるか，フィット感はどうか，肘関節に可動制限が生じていないか，電極の位置がずれていないかを確認する．制御訓練も約5週間で実用的な筋電位の発生と分離が可能となる．筋電増幅装置の感度も「強度」から「中等度」と軽減した．

### e. 能動義手(随意開式能動フック)応用操作訓練

ヘンプ(麻)を使ったアクセサリー制作，木工，ウッドクラフト，プラモデルの作製などさまざまなアクティビティを行う．実施するなかでダイナミックな操作や巧緻性を必要とする作業も行うこ

とができ，主に義手を補助手として使用し，時には鉛筆で線を引くなど，実用手レベルまで使用可能となった．

### f. 筋電仮義手基本操作訓練

まず，着脱方法，取り扱い方法を説明．次に筋電義手装着前訓練で行ったようにさまざまなポジションでハンドの開閉練習を行うが，"義手の重み"による疲労が出現しハンドの誤動作を生じることがあり，訓練を通して持久性を身につけていくよう促す．また，物品の把持動作訓練を行う．物品は硬い積み木から始め，柔らかいスポンジ・紙コップなどへ移行．物品の材質・形状・重さなどを段階づけて実施する．さらに，目的物に応じて把持方向を上から，横から，斜めからと工夫することを学習し，また目的物の大きさや硬さに合わせたハンドの開き・閉じを練習する．目的物の移動（持ち運び）の練習として，水平方向や垂直方向，それを組み合わせたさまざまな方向にリーチする練習も行う．約2週間で筋電義手のみの動作で自由自在に開閉可能となった．

### g. 筋電仮義手応用操作訓練

基本的には能動義手と同じ方法で実施．本人のニーズには，筋電義手を職場で使用したいということもあり，さらに細かな制御や両手動作が必要となるため，応用操作訓練では，ハンドの素早い開閉やハンドの特性を活かし，ハンドのどの部分で押さえるか，ハンドは開いたまま押さえるのか，ハンドで把持するのか，手継ぎ手の回旋角度をどの程度調整するのかなど，さまざまなアクティビティを通して指導する．また，繰り返しハンドの開閉をアクティビティのなかで実施することで知覚の再構築を促した．筋電義手を使用するにあたりADL上では誤作動や肩や肘および体幹の代償動作が入らないよう自然な体の動きのなかでの操作が行えるようになった．

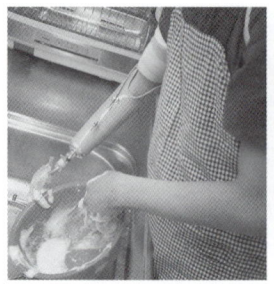

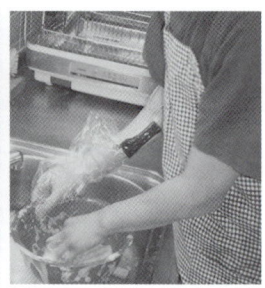

**図2 調理動作訓練（左：能動義手，右：筋電義手）**

### h. 職業前訓練

業務内容の聞き取りの結果，製品管理や機械の部品や製品の測定，品質管理，荷物の運搬などを行っており，訓練では業務内容に類似して精密ドライバーを使用した訓練や物品の運搬・パソコン操作などを実施した．パソコン操作では，ハンド開閉スイッチのON-OFF制御をOFFにして開閉制御機構を強制的に止めるような工夫も実施した．

### i. 家事動作訓練

掃除・洗濯・調理などの動作を能動義手・筋電義手の双方を使用して実施．調理では，能動義手は水に濡れても支障なく実施でき，筋電仮義手は水に濡れると故障の原因となるので，念のためビニール袋を巻いて実施するなど工夫した（図2）．その他の家事動作でも，筋電義手はコントロールケーブルがないため能動義手に比べリーチに制限が少なく，上方で洗濯物を干すなどの動作で有効であり，裁縫など巧緻性が必要となる動作では能動義手が有効であるなど，さまざまな家事動作に応じて能動義手と筋電義手を使い分けた．

### j. 能動義手（フック・ハンド）と筋電義手の比較評価実施

能動義手では，随意開式能動フックと随意開式能動ハンド，筋電義手を使用．随意開式能動ハンドは随意開式フックと比較してハンドの開口幅が狭く，巧緻性に欠け，把持力の調整が困難．外見に対してはフックと比較して見栄えがよいが機能

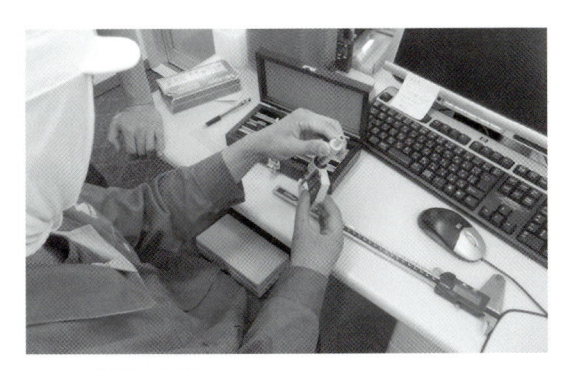

図3 製品の測定

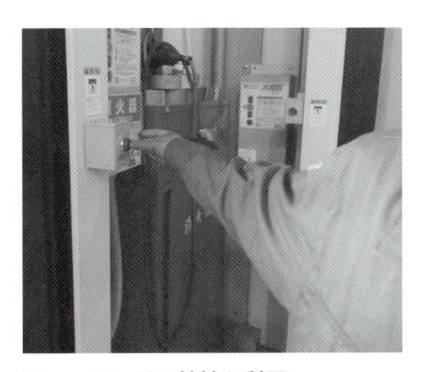

図4 ハンドの特性を利用

性に欠ける．そのため，生活上すべての動作において能動フックのほうが有効であった．

筋電義手と随意開式能動フックの比較では，随意開式能動フックはADL上水に濡れても義手には支障はなく，調理や細かなものをつまむといった動作では有利である．しかし，職場での動作においては，巧緻動作は筋電義手より有効に活用できるが，先が鋭利なため商品を傷つけるおそれもあり，作業の操作ではコントロールケーブルが前や上方へのリーチを阻害するため物品の把持が困難．また把持力は，随意開式能動フックは握力5.0 kg，筋電義手は握力13.6 kgと筋電義手のほうが強く，外見上でも筋電義手のほうが見栄えもよいことから，筋電義手のほうが実用的であった．

### k. 退院

能動本義手(フック・ハンド)は入院から約8週目に労働災害補償保険により支給され，チェックアウトを行った．筋電義手は身体障害者福祉法における基準外交付を申請し支給待ちのため，訓練用筋電仮義手を貸し出した上で退院となった．

### l. 職場での様子

職場復帰後に一度，受傷当時のことを思い出してパニック状態となったが，精神面での安定をはかるため配置転換がなされ，その後は落ち着いている．

作業中は筋電義手を装着しており，機械の部品・製品の測定時(図3)や荷物の運搬時に使用．能動義手では製品を傷つけるおそれがあるが，筋電義手では把持力も強いため重い荷物を持つこともでき，ハンドの把持力の微調整も行え，製品に傷をつけることもなく把持できる．物品の運搬・投げ入れが可能であり，非切断肢・体幹の動きに干渉せず誤作動なく両手動作で行えており，自然な体の動きの中で業務を遂行することができている．またボタンを押す・パソコンを操作するなどの場面ではハンドを開くことで，母指でボタンを押すことができており，ハンドの形状特性を十分に発揮し必要に応じてスイッチのON-OFFを切り替えて誤作動がおきにくいように実施していた(図4)．しかし，義手使用に伴いアウターグローブの汚れや破損が出現し，また常に筋電義手を装着しているため断端肢がかぶれ，臭いもするという問題も聴取することができた．

## E. 考察と今後の計画

入院当初からあげていた筋電義手を使用したうえで職場復帰をするという目的は達成された．基本操作訓練・応用動作訓練・ADL訓練はじめ，職場での機械の整備を想定し，木工やプラモデルなどの活動を通した両手動作での協調動作訓練，物品の形状を崩さないようにハンドで把持する微調

整訓練などを行い，ハンドの回旋機構を利用することでよりスムーズな両手動作を促すことができた．また，ハンドの形状特性を活かし母指でキーボードを打つパソコン操作訓練や，ハンドの摩擦力を利用して両手動作での荷物の運搬を実施したことが職務でも十分活かせており，効果的な訓練が行えていたのではなかと思われる．また，筋電義手を使用するにあたり知覚の再構築に時間を要するが，筋電義手を毎日使用することで無意識にハンドの開閉・手継手の回旋操作が行えてきていると思われる．

精神的なストレスに対しては，職場の配慮もあり配置転換がなされたことで軽減し，その後はトラウマ反応もなく仕事をこなしている．

今後の計画としては，筋電義手のグローブの汚れや速乾性のある断端袋を検討するなどのメンテナンスも含め，精神面のフォローアップも不可欠だと思われる．

● 参考文献

1) 澤村誠志：切断と義肢．第4版, 医歯薬出版, 1999
2) 陳　隆明：筋電義手訓練マニュアル．全日本病院出版会, 2006
3) 柴田八衣子, 大塚　博, 澤村誠志, 他：筋電義手の装着訓練とメンテナンス—実際の症例から．日本義肢装具学会誌 17:249–256, 2001
4) 白濱勲二, 小林隆司, 金村尚彦, 他：上肢切断と心理学．日本義肢装具学会誌 20:33–36, 2004
5) 日本作業療法士協会(監修), 古川　宏(編)：作業療法学全書 改訂第3版 第9巻 作業療法技術学1 義肢装具学．協同医書出版社, 2009
6) 日本作業療法士協会(監修), 古川　宏, 黒岩貞枝(編)：作業療法学全書 改訂第2版 第9巻 作業療法技術論1 義肢, 装具, リハビリテーション機器, 住宅改造．協同医書出版社, 1999
7) 千住秀明(監修), 大峯三郎, 橋元　隆(編)：義肢装具学．神陵文庫, 2008
8) 陳　隆明：上肢切断のリハビリテーションの今後．日本義肢装具学会誌 20:37–41, 2004
9) 陳　隆明, 澤村誠志, 中村春基, 他：筋電義手の有用性と実用性—実際の症例から．日本義肢装具学会誌 17:243–248, 2001
10) 山下英俊, 柴田八衣子：兵庫リハにおける筋電義手使用者の実際から—その1・復職可能となった右前腕切断者の一症例．第17回日本義肢装具学会学術大会講演集, pp70–71, 2001

### 実習指導者からのアドバイス

　義手には，重量の面，感覚のない点，装飾性が劣る点，筋電義手が高価・入手困難・メンテナンスが不十分な点，機能面で期待にそぐわない点，パーツの入手が困難な点など，種々の問題があることを正しく認識し，健常な手のようにはならないこと，把持機能を有する道具としての補助手段であることを本人に正しく教えることが最も重要である．万能なものではなく，ある動作を限られた場面で有効に行うための自助具的な発想を十分理解してもらうことが義手を活かす使い方であると思われる．そのためにも，ケースのニーズや義手に対する価値観・心理状態を十分理解したうえで，義手の種類やパーツ，訓練内容，チェックアウトなどについて患者を含め医師・義肢装具士などの他職種と連携しながら多くの情報を提供することで，本人の期待に沿うようにかかわることが必要とされる．このケースでは，筋電義手を職場で使用したいというニーズがあり，ADL場面や職場で必要とされる動作の練習を実施するなかで，義手の有用性を自分自身実感できたことで義手の実用的な使用に至った．しかし，義手を使用することで生活の幅が広がると新たな課題が出現する．入院中だけではなく退院後も定期的なフォローアップをすることで，義手が自助具という"道具"ではなく"万能な自分の手"として扱えるように，ともに考え，可能性を広げる姿勢をもつことが必要とされる．

# XI 手外科（末梢神経障害）のケース：上腕骨骨幹部骨折に合併した橈骨神経麻痺に対して保存療法が施行されたケース

## A. 対象者のプロフィール

対象者のプロフィールを**表1**にまとめる．

## B. 評価および作業療法課題の抽出

### 1 評価期間

受傷後4～6週．

### 2 評価項目の抽出

骨折の治癒過程を考慮して評価項目および手段を選択する．また，神経麻痺の状況を把握し，神経再生および機能の回復について予測する必要がある．そして，骨折および神経麻痺によるADL・IADL障害を把握する．

### 3 評価結果のまとめ，対象者の状態像（表2）

肘関節のROMは骨折部を考慮し自動で測定した．上腕三頭筋・腕橈骨筋のMMTはROM制限を認めていること，痛みと痛みによるスパズム（攣縮）が考えられることから，2または3以上であることを確認するまでにとどめた．

対象者は右上腕骨骨幹部骨折と右橈骨神経麻痺を受傷後，保存療法が施行され，4週間が経過した男性患者である．治療方針として，右上腕骨骨幹部骨折については，現時点で医師よりファンクショナルブレース装着下での軽負荷の肘関節他動運動が許可されている．そのため，肘関節の評価と運動は上腕骨の回旋に注意しながら，自動運動から軽負荷の他動運動までにとどめることとする．今後は骨癒合の経過に応じて運動の種類と負荷量を増していく予定である．右橈骨神経麻痺につい

**表1 対象者のプロフィール**

| ①氏名，②年齢，③性別，利き手 | ①K.I.さん，②35歳，③男性，右利き |
|---|---|
| ④診断名（障害名）・障害側（部位） | 右上腕骨骨幹部骨折，右橈骨神経麻痺 |
| ⑤現病歴および既往歴・合併症 | 1月27日：スノーボードにて転倒し受傷．右上腕骨骨幹部骨折にはハンギングキャストによる保存法を行い，右橈骨神経麻痺は連続性ありと判断され経過観察となった．初診時に右上腕骨外側上顆から近位6cm近位にティネル徴候を認める．<br>2月10日：右肩関節振り子運動開始．<br>2月28日：ハンギングキャストをファンクショナルブレースに変更後，外来にて作業療法開始． |
| ⑥生活歴 | 妻と同居している．仕事はシステムエンジニア（中間管理職），パソコンワークと事務業務が主体．受傷前の業務量は多かったが，現在は調整して半量程度としている． |

表2 評価結果

| 評価項目 | 初回評価［受傷後4〜6週］ | 最終評価［受傷後12週］ |
|---|---|---|
| 痛み | 自発痛なし，運動時痛は肘関節周囲にあり． | 自発痛なし，運動時痛なし．肘関節屈曲・伸展強制時に軽度伸張痛あり． |
| 腫脹 | 上腕部から手指まで軽度残存． | 認めない． |
| 自律神経症状 | 特記することなし． | 特記することなし． |
| ティネル徴候 | 右上腕骨外側上顆から近位4cmにあり． | 右上腕骨外側上顆から遠位3cmにあり． |
| SWT（Semmes-Weinstein monofilament test） | 右手背橈側 Purple（4.31） | 右手背橈側 Blue（3.61） |
| 痺れ | 右手背橈側に軽度あり． | 右手背橈側に軽度あり． |
| ADL・IADL | 洗顔，洗体，洗髪，ネクタイ結び，ボタン留め，左手の爪切りには妻の介助が必要． | スプリント装着下で食事は右手で箸使用し可能．スプリント装着下で洗顔，洗髪，ネクタイ結び，ボタン留め，左手の爪切り自立．洗体はスプリント装着し可能． |
| 仕事 | パソコン操作には主に左手のみ使用．書字は左手でサインのみ可能． | 現職に復帰．スプリント装着下でキーボード操作可能．書字はスプリント装着下で右手で可能． |
| 観察事項 | 下垂手，下垂指を呈し，右手使用時は手関節掌屈と虫様筋で手指伸展を代償している．歩行時は右上肢をかばって抱えている．表情は不安げであるが，問いかけに対して真剣に落ち着いて答える． | スプリントを外すと，下垂手，下垂指を呈している． |

ROM

| | | | | |
|---|---|---|---|---|
| 肘関節（伸展/屈曲）※自動 | 右（−45°/90°） | 左（0°/140°） | 右（−10°/130°） | 左（0°/140°） |
| 前腕（回内/回外） | 右（80°/45°） | 左（80°/90°） | 右（80°/90°） | 左（80°/90°） |
| 手関節（掌屈/背屈） | 右（75°/75°） | 左（75°/80°） | 右（75°/75°） | 左（75°/80°） |
| 手指 | 制限なし | | 制限なし | |

MMT

| | 右 | 左 | 右 | 左 |
|---|---|---|---|---|
| 上腕三頭筋 | 3以上 | 5 | 5 | 5 |
| 腕橈骨筋 | 2 | 5 | 4 | 5 |
| 回外 | 3以上 | 5 | 4 | 5 |
| 長橈側手根伸筋 | 0 | 5 | 2＋ | 5 |
| 総指伸筋 | 0 | 5 | 2− | 5 |
| 固有小指伸筋 | 0 | 5 | 1 | 5 |
| 尺側手根伸筋 | 0 | 5 | 2− | 5 |
| 長母指外転筋 | 0 | 5 | 0 | 5 |
| 短母指外転筋 | 0 | 5 | 0 | 5 |
| 短母指伸筋 | 0 | 5 | 0 | 5 |
| 長母指伸筋 | 0 | 5 | 0 | 5 |
| 固有示指伸筋 | 0 | 5 | 0 | 5 |

表3 作業療法の対象とすべき課題

| | 利点 | 問題点 |
|---|---|---|
| ①心身機能 | #1 手関節・手指にROM制限なし<br>#2 ティネル徴候が遠位に進んでいる | #1 骨癒合が十分ではない<br>#2 肘関節・前腕にROM制限あり<br>#3 腕橈骨筋以下に橈骨神経支配筋のMMT低下<br>#4 橈骨神経支配領域の皮膚知覚低下<br>#5 橈骨神経支配領域の痺れあり<br>#6 運動時痛あり |
| ②活動 | #1 非利き手である左手でADLほぼ自立 | #1 箸操作，書字など利き手としての動作困難<br>#2 洗体，洗髪，ネクタイ結び，ボタン留めなどの両手動作困難<br>#3 左手の爪切りが困難<br>#4 キーボード操作が右手で困難 |
| ③参加 | #1 自宅生活可能<br>#2 家事は妻が実施 | #1 現職に復帰できていない（業務調整中） |
| ④環境因子 | #1 妻と同居 | |
| ⑤個人因子 | #1 リハビリテーションに対し真剣である | #1 歩行時，右上肢をかばう |

ては，回復の経過を適宜評価し，筋力に応じたプログラムを導入する．

初回作業療法評価においては，骨折部周囲の自発痛は消失し，上腕から手指に軽度の腫脹が残存しているのみである．また特記すべき自律神経症状も認めない．これにより，受傷後の炎症症状はほぼ消退したものと考えられる．

肘関節と前腕のROMは，骨折後の腫脹と安静固定による関節軟部組織性の拘縮を認めている．肘関節は許可された自動運動での測定であるため，運動時痛および廃用による筋力低下もROM制限の要因となっている．

橈骨神経支配筋の筋力は，MMTで上腕三頭筋3以上（骨折の安静度のため自動のみ測定），腕橈骨筋は2まで回復しているが，それ以下の橈骨神経支配筋は0であり，下垂手と下垂指を呈している．また，橈骨神経支配領域の感覚は右手背の皮膚知覚低下と痺れを認め，ティネル（Tinel）徴候は右上腕骨外側上顆から近位4cmの部位に認めている．

ティネル徴候は4週間で2cm遠位に前進しており，受傷後の神経再生は順調に進んでいると考えられる．しかし，手関節背屈筋群の運動点まで神経再生が到達し，背屈位での手の使用に十分な筋力が回復するには，少なくとも2か月は要すると予想される．

ADLは右手での箸使用は困難であるため，左手でスプーンとフォークを使用し自立している．洗体，洗髪，ネクタイ結び，ボタン留めなどの両手動作，左手の爪切りは妻の介助が必要である．これらは肘関節屈曲および前腕回外のROM制限と右手関節背屈，母指・手指伸展障害によるものである．仕事はシステムエンジニアであり，すでに復職しているが，右手での書字困難とパソコンのキーボード操作困難により業務量を調整している．本人のニーズは早期の現職復帰である．

## 4 作業療法の対象とすべき課題（利点と問題点）

作業療法の対象とすべき課題を列挙し，表3にまとめる．

## C. 作業療法計画立案

### 1 リハビリテーションゴール

受傷前と同様に右手を利き手として使用し，現職に復帰する．

### 2 作業療法長期目標（6か月）

ROMに関しては，ファンクショナルブレース内で骨折部の安定をはかりながら，可及的早期に関節可動域訓練を行うことで，受傷前のROMの獲得が可能と考える．橈骨神経は骨折時の牽引または圧迫による損傷と考えられ，連続性が保たれており，受傷後に良好な神経再生を認めている．以上のことから，長期目標は受傷前と同様に右手の利き手としての機能獲得とする．

### 3 作業療法短期目標（2週間）

骨折の治癒過程および神経再生過程に合わせて，段階的に設定する．
①肘関節および前腕機能の獲得
②手関節背屈および母指・手指伸展機能の代償と獲得
③具体的には，スプリントを装着した書字，爪切り動作，キーボード操作，箸操作，ネクタイ結び・ボタン留め動作

### 4 作業療法プログラム

作業療法は週3回の頻度で外来で行い，対象者自身が自宅で行うホームエクササイズを指導する．

#### a. 肘関節の関節可動域訓練

ファンクショナルブレース装着下で，上腕骨の回旋，痛みの増悪，筋スパスムの出現に注意し，自動運動～軽負荷での他動運動を行う．外来時には目標値を定め，適宜フィードバックしながら行う．ホームエクササイズでは，外来時に獲得できた可動域を維持することを目標に，1時間に1回程度を目安に自動運動を実施するように指導する．

#### b. 前腕・手関節・手指の関節可動域訓練

麻痺筋のため，過伸張しないよう注意し，ROMの維持を目標に他動で行う．ホームエクササイズでもセルフストレッチを1日1回以上行う．

#### c. 段階的な筋力増強プログラム

回復筋は易疲労性を考慮し，1回につき10分程度の短時間にとどめる．骨折の治癒過程に応じたプログラムを行う必要があるため，肘関節の抵抗運動開始の時期に関しては医師に確認のうえ，許可されてから開始する．

MMT 0～1の筋：低周波治療を行う．ホームエクササイズでは，低周波治療器を使用する．

MMT 2, 2-の筋：低周波，表面筋電図によるバイオフィードバック，重力除去位での自動運動，他動的肢位保持訓練を行う．ホームエクササイズでは，重力除去位での自動運動，他動的肢位保持訓練を継続する．

MMT 3以上の筋：抗重力位での抵抗運動を行う．ホームエクササイズでは自動運動を中心に継続する．

#### d. スプリンティング

手関節を背屈位に固定するカックアップスプリント（図1）を作製し，手の使用時にはそのスプリントに母指・手指伸展補助用バネを取り付けて代償型スプリント（図2）とする．外来時にはスプリントを装着して右手での箸使用，書字，パソコン操作等のほか，アクティビティを用いた訓練を行う．ホームエクササイズでは，代償型スプリントを手の使用時に装着し，夜間はバネを取り外したカックアップスプリントのみを装着する．スプリントの装着スケジュールと管理方法を指導する．

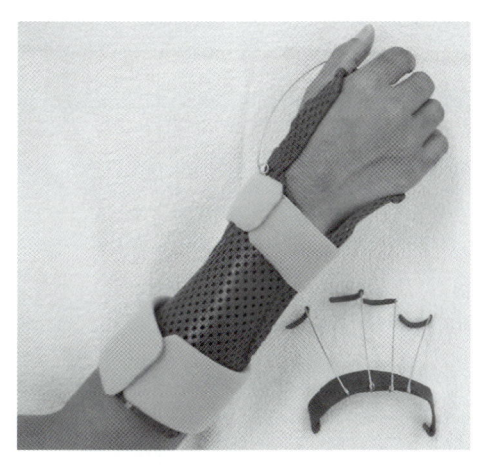

**図1 手関節背屈位保持のためのカックアップスプリント**
目的：下垂手に対しての重力や拮抗筋による麻痺筋と軟部組織損傷の予防．二次的なMP関節伸展拘縮の予防．手の正常なテノデーシスアクションの促進
種類：固定・支持・保護を目的とした手関節背屈位でのスタティックスプリント
デザイン：背側タイプ（日中の手の使用時に装着しても邪魔にならないようにするため）
装着時間：夜間および日中の手の安静時

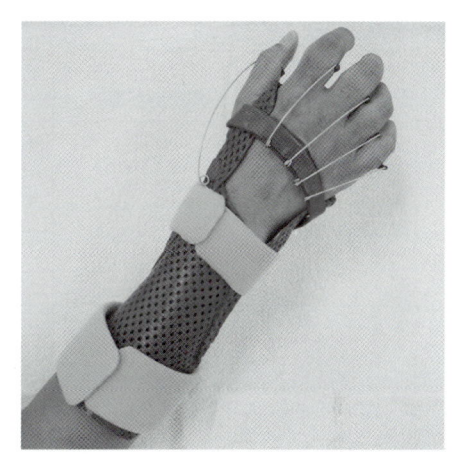

**図2 母指・手指伸展補助用バネを取り付けた代償型スプリント**
目的：手指伸展障害に対しての伸展補助を通した，日常生活における麻痺手の機能的な使用
種類：代償型スプリント
デザイン：ロープロファイルタイプ（手の形に沿う形にすることで日常生活において邪魔にならないようにするため）．スタティックスプリントに母指・手指の伸展を補助するコイルバネを取り付ける．
装着時間：日中の手の使用時

## D. 作業療法経過と結果，今後の計画

### 1 経過

受傷後4～12週までの経過を**表4**に示す．

受傷後8週で右上腕骨骨幹部骨折は仮骨形成され，肘関節の中等度負荷による他動運動と低負荷の抵抗運動が許可された．受傷後12週で骨癒合が得られ，ファンクショナルブレースは終了となった．橈骨神経高位麻痺による運動麻痺は，受傷後6週で長橈側手根伸筋，受傷後10週で総指伸筋が再支配された．

### 2 結果

最終作業療法評価結果を**表2**に示す．

### 3 今後の計画

- 残存した肘関節伸展制限を改善する．
- 神経再生の経過を筋力評価，感覚評価，ティネル徴候で追い，筋力の回復状況に応じたプログラムを継続する．
- 手関節背屈筋群がMMT3以上となり，生活上背屈位での手の使用が可能となれば，カックアップスプリントは終了し，スプリントを母指・手指伸展用バネを取り付けたハンドベースに変更する．
- 機能回復まで長期間を要することが見込まれるため，対象者に適宜経過をフィードバックし，そのつど問題点を解決し，支持的に接していく．

表4 作業療法経過

| | 関節可動域訓練 | MMT（変化のあった筋のみ記載） | 筋力増強プログラム | スプリント | ADL・IADL・仕事 |
|---|---|---|---|---|---|
| 4週〜 | 自動運動<br>自重での持続伸張<br>軽負荷での他動運動（上腕骨の回旋に要注意） | | ●上腕三頭筋，腕橈骨筋，回外筋 → 自動運動<br>●橈骨神経支配筋 → 低周波 | 手の使用時 → 母指・手指伸展用バネ付きカックアップスプリント<br>夜間 → カックアップスプリント | |
| 6週〜 | | 長橈側手根伸筋1<br>橈骨神経支配筋0 | ●上腕三頭筋，腕橈骨筋，回外筋 → 自動運動<br>●長橈側手根伸筋 → 低周波，バイオフィードバック，他動的肢位保持訓練<br>●橈骨神経支配筋 → 低周波 | | スプリントを装着し，書字・キーボード操作が一部可能<br>ネクタイ・ボタン操作自立 |
| 8週〜 | 仮骨形成後，他動運動の負荷量を増加 | 腕橈骨筋4<br>回外筋4<br>長橈側手根伸筋2<br>橈骨神経支配筋0 | ●上腕三頭筋，腕橈骨筋，回外筋 → 抵抗運動<br>●長橈側手根伸筋 → 低周波，除重力位での自動運動，他動的肢位保持訓練<br>●橈骨神経支配筋 → 低周波 | | |
| 12週〜 | 骨癒合後，ファンクショナルブレース除去 | 長橈側手根伸筋2＋<br>総指伸筋2−<br>尺側手根伸筋2−<br>橈骨神経支配筋0 | ●上腕三頭筋，腕橈骨筋，回外筋 → 抵抗運動<br>●長橈側手根伸筋，総指伸筋，尺側手根伸筋 → 低周波，除重力位での自動運動，他動的肢位保持訓練<br>●橈骨神経支配筋 → 低周波 | | スプリントを装着し，右手動作・両手動作が自立 |

## E. 考察および典型的臨床像との比較

　右上腕骨骨幹部骨折は，ファンクショナルブレース装着による保存療法が施行され，受傷後8週で仮骨形成，12週で骨癒合が得られた．骨折面の大きいらせん骨折であったこと，血行に問題がなかったこと，ファンクショナルブレース内で固定肢位が良好に得られたことが，順調な骨癒合につながったものと思われる．

　作業療法では，早期には骨癒合を妨げないよう，自動運動を中心に行い，仮骨形成後からは軟部組織の拘縮に対して，段階的に運動の負荷を増していった．これにより，肘関節屈曲130°伸展−10°と受傷前ROMをほぼ獲得することができた．残存している肘関節の伸展制限については，現在のプログラムを継続し，拘縮組織を伸張していく．

　橈骨神経高位麻痺による運動麻痺は，受傷後6週で長橈側手根伸筋，受傷後10週で総指伸筋が再支配され，神経再生は順調に進んでいる．作業療法では麻痺筋が神経再支配され機能回復筋となり，その回復状況に応じた段階的な筋力増強プログラムを実施したことにより，筋力は12週時点で腕橈骨筋4，長橈側手根伸筋2＋，総指伸筋・尺側手根伸筋2−まで回復している．固有小指伸筋，長・短母指伸筋・固有示指伸筋はまだ再支配されていないため，低周波，ストレッチング，スプリントにより，可能なかぎりの筋萎縮予防，筋性の拘縮予防を行う必要がある．

　また下垂手・下垂指に対して，重力や拮抗筋に

よる麻痺筋と軟部組織損傷の予防，二次的な MP 関節伸展拘縮の予防，かつ手の正常なテノデーシスアクションの促進のためには手関節背屈位固定が必要であり，手関節背屈固定用のカックアップスプリントを作製した．さらに母指・手指の伸展補助を目的に，カックアップスプリントに着脱可能な伸展補助用バネを取り付けた代償型スプリントとした．これにより二次的な障害を予防するとともに，スプリント装着下で日常での右手の使用が可能となったと考えられる．

橈骨神経麻痺による知覚障害に関しては，障害範囲が手背橈側であり，日常生活上の手の使用に対しては大きな影響はなく，経過ともに改善が見込まれるためプログラムは立案しなかった．

末梢神経損傷患者の手の機能回復は神経再生に依存している．そのため，作業療法では神経再生に基づいた段階的な機能面に対するプログラムに加え，機能面では達成困難なニーズに対しては適宜スプリントや自助具などによる代償的な手段が必要となる．訓練を進めるうえでは，対象者に対して回復にはある程度の時間がかかること，その間の廃用や二次的障害を予防すること，能力障害を積極的に改善する方法があることを十分説明し理解を得ることが大切と考える．

今回は骨折の治癒が順調に進み，可動域が得られたこと，筋力低下に対する機能的なプログラムを実施しつつ，能力障害を代償するスプリンティングを行ったことにより，治癒過程に沿った手の機能的な使用が可能となったものと思われる．今後も利き手としての機能回復を目指し，作業療法プログラムを継続していく．

●参考文献
1) 大井宏之：外傷による肘関節部神経損傷の治療. *MB Orthopaedics* 18(4):60, 2005
2) 中田真由美：作業療法士のためのハンドセラピー入門. 第 2 版, pp62-76, 三輪書店, 2006
3) 石川 齊, 古川 宏, 小平憲子, 他（編）：図解作業療法技術ガイド. 第 2 版, 文光堂, 2003
4) 奥村修也, 高橋勇二：上肢の障害―外傷性損傷. 総合リハ 34:333-341, 2006
5) 奥村修也：末梢神経縫合術後の作業療法. OT ジャーナル 37:360-364, 2003
6) 中野 隆, 村瀬政信, 木全健太郎, 他：末梢神経の機能解剖 (6). 理学療法 24:750-771, 2007
7) 聖マリアンナ医科大学病院リハビリテーション部作業療法科：OT 臨床ハンドブック. 増補版, 三輪書店, 2007

### 実習指導者からのアドバイス

末梢神経障害の対象者に対し，最善の作業療法を提供するためには，どの末梢神経が，どこのレベルで，どの程度損傷されているのか，詳細で正確な評価が必要である．そのため，医師の行う検査結果（X 線検査，超音波，神経伝導速度検査，手術時所見など）を詳細に情報収集することに加え，作業療法でも受傷機転などの情報収集と，MMT や感覚検査など機能評価を正確に行うことが必要である．それらの評価を行うことで，作業療法士・対象者ともに神経再生と筋力回復の関係性が実感でき，対象者に症状の改善経過と現在行っているプログラムの効果，今後の見通しなどの明確なフィードバックが行える．それによって対象者もより意欲的にプログラムに取り組めるようになるのである．

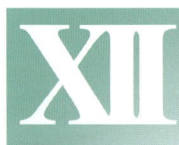

# XII 全身熱傷患者の安定期
## 日常生活活動への援助を中心に

## A. 対象者のプロフィール

対象者のプロフィールを**表1**にまとめる.

## B. 評価および作業療法課題の抽出

### 1 評価期間

11月17～19日に行った.

### 2 評価結果のまとめ，対象者の状態像(表2)

身長158 cm, 体重56 kg.

リハビリテーションによってもとの機能を取り戻して，現職復帰を希望している．もしそれが不可能であっても人間関係が良好なので，なんらかの職を得て今の会社に戻りたいとのことである．

対象者は受傷後4回の植皮術を受け，発症2か月後から作業療法が開始された．最も大きな障害は頸部，上肢，下肢および手指にある肥厚性皮膚瘢痕で，これに伴う関節可動域制限のため，頸部や上肢のリーチ動作と把持機能およびしゃがみ動作に制限がある．さらに頸部の瘢痕により頸部の屈曲伸展および回旋が困難で，口を完全に閉めることが困難であった．

また，肩関節屈曲制限によって，高所の物が取れない，背中を流す際に皮膚のつっぱり感があるため十分に行えないなどの問題がある．手指の屈曲拘縮により，財布から小銭を取り出しにくい，箸の使用や書字動作が困難である．しかし，掌側の知覚が温存されており，関節可動域が改善されれば手の機能にとって有益となる．

下肢では股関節，膝関節の関節拘縮がしゃがみ動作を困難にしており，狭い空間の中に潜る配管工としての仕事は，職業復帰の際，大きな阻害因子となる．経済的には労災補償で問題はないが，上肢のみならず下肢の関節可動域が要求されるほか，20 kgの重量物を運ぶことが必要で，上肢下肢ともに正常以上の能力を必要とすることから現職復帰はかなり困難とみられる．復職に際しては，配置転換など雇用者側の配慮が必要とされる．

### 3 作業療法の対象とすべき課題（利点と問題点）

作業療法の対象とすべき課題を列挙し，**表3**にまとめる.

## C. 作業療法計画立案

### 1 リハビリテーションゴール

皮膚移植後の瘢痕形成を抑制，皮膚性瘢痕による関節拘縮を改善し，低カリウム症♪による全身倦怠感，易疲労性を改善し，職業復帰を目指す．

### 2 作業療法長期目標

職場復帰に必要なADLおよび機能を獲得する．

## 表1 対象者のプロフィール　　　　　　　　　　　　　　　　　　　　　　（診療録より情報収集）

| | |
|---|---|
| ①氏名，②年齢，③性別，利き手 | ①S.Y. さん，②48 歳，③男性，右利き |
| ④診断名（障害名）・障害側（部位） | 全身熱傷 IIs〜IId（51%），植皮術後の皮膚瘢痕と関節拘縮，顔面，頸部，下肢，上肢を含む全身の熱傷． |
| ⑤現病歴および既往歴・合併症 | 11 年前に胆石除去術の既往あり．9 月 17 日，地下工事中ガス爆発によって負傷する．T 市 O 病院に搬入され，同日，当院救急部に搬送される．搬入後，人工呼吸器にて全身管理される．上気道熱傷，急性腎機能不全を合併，植皮術を合計 4 回施行．9 月 24 日分層植皮，背部デブリドマン施行，10 月 4 日全層植皮，大腿後面から内面デブリドマン施行，10 月 8 日全層デブリドマン（左上肢，頸部に全層植皮），10 月 9 日広範囲分層植皮術（左上腕背部，右手，両下肢）施行．10 月 18 日抜管し，10 月 29 日形成外科病棟転科となる． |
| ⑥生活歴 | E 市の中学校を卒業し，上京して数年働いていたが，その後 S 市へ移住し，配管工として現在の会社に就職し，現在に至っている． |
| ⑦第一印象 | 外観は顔面，頸部などに広範な瘢痕があり，口，首の動きも制限を受けている．肩，手指にも関節制限がある．多少ふらつき感がある．顔面全体が赤く，初対面の人にはかなりのインパクトがあるが，患者は落ち着いている．意思疎通は良好で，もの静かな優しい印象を受ける．リハビリテーションに関しては積極的に参加したいと意欲的である． |
| ⑧家族状況 | 本人（48 歳）と妻（45 歳）の 2 人暮らし．子どもはいない．妻は専業主婦．パチンコ，競馬のほか，会社の同僚や夫婦で旅行することが趣味で北海道の温泉はほとんど行ったとのこと．夫婦関係は良好．住宅は賃貸アパート（3LDK）．配置転換でも現在の会社に復帰したいと考えている．キーパーソンは妻である． |
| ⑨経済状況 | 労災補償の給付を受給している． |

## 3 作業療法短期目標

① 皮膚瘢痕形成の抑制
② 皮膚瘢痕の軽減
③ 関節可動域の拡大
④ 握力/つまみ力の増加
⑤ 手指巧緻性の獲得
⑥ ADL の自立
⑦ 全身性耐久性の向上

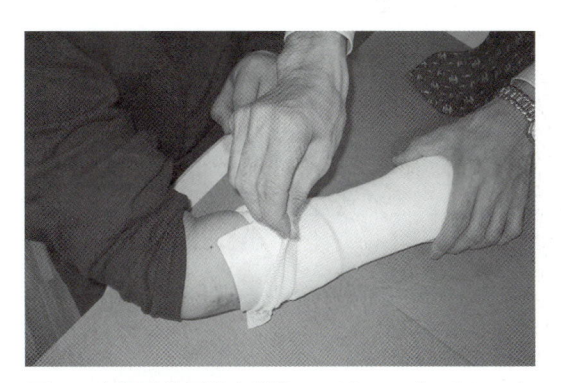

図1　広範囲分層植皮術後：シリコンジェルシートと弾性ガーメントを同時に使用

## 4 作業療法内容

- 温熱療法：バイブラバス，キセノン光線（①，②）
- 瘢痕マッサージ（①，②）
- スプリント療法：（①，②）
  弾性グローブ装着（圧迫力 18〜21 mmHg），シリコンジェルシート装着（図1），Philadelphia 型のカラースプリント（サーモプラスチック材）（図2），ダイナミックエクステンションスプリント，ナイトスプリント
- サンディング，スケートボード（③，⑦）
- バルーンを用いた肩のストレッチング（③）
- 関節可動域訓練（③）
- 作業活動（皮細工）（④，⑤）
- ADL 訓練（箸の練習，書字の練習）（⑥）
- 患者および家族への支援

## 表2 評価結果

| 評価項目 | | 初回評価 | 最終評価 |
|---|---|---|---|
| 運動機能評価<br>自動関節可動域/他動関節可動域<br>(制限のある箇所のみ以下にあげる) | 頸部 | 屈曲 10°, 伸展 10°, 回旋左右 15° | 屈曲 35°, 伸展 30°, 回旋左右 30° |
| | 肩関節 | 右：屈曲 75°, 外転 55°, 内外旋ともに 45°<br>左：屈曲 95°, 外転 60°, 内外旋ともに 45° | 右：屈曲 120°, 外転 100°<br>左：屈曲 125°, 外転 85° |
| | 肘関節 | 左右とも伸展 −10〜25° の範囲に制限があるが動作の制限にはなっていない．屈曲は左右とも 120〜125° | 屈曲伸展とも変化なし |
| | 手指 | 左右とも第 2 指から第 5 指まで MP 関節伸展は 25〜30°, 屈曲は 10〜15°, IP 関節屈曲はほぼ正常域だが，PIP, DIP 関節ともに 60〜75° の伸展制限がある．母指は IP, MP 関節は 0° 位で伸展拘縮しているが，CM 関節は掌側および橈側外転ともに 35〜45°, 内転 0° の可動性がある． | 左右とも第 2 指から第 5 指まで MP 関節伸展は 25〜30°, 屈曲は 35〜45°, IP 関節屈曲は正常，PIP, DIP 関節ともに 35〜40°. 母指は IP, MP 関節は変化せず伸展拘縮．CM 関節は掌側および橈側外転ともに 45〜50°, 内転 0°. |
| | 股関節屈曲 | 右 95°, 左 80° | 右 100°, 左 120° |
| | 膝関節屈曲 | 右 95°, 左 90° | 右 115°, 左 115° |
| 筋力 | | 左右ともに低下はあるが麻痺筋はなく, ほぼ 3+〜4+ までのレベルにある． | 左右ともに若干の低下はあるが, ほぼ 4〜5. |
| 握力 | | 右 4 kg, 左 8 kg | 右 10 kg, 左 14 kg |
| pulp pinch (power) | | 右 2.5 kg, 左 3.5 kg | 右 3.5 kg, 左 4.5 kg |
| lateral pinch (power) | | 右 3.0 kg, 左 3.5 kg | 右 4.0 kg, 左 5.0 kg |
| 簡易上肢機能検査(STEF) | | 右 63/99 点, 左 68/99 点. 右手の機能が左手に比べてやや低下している. 把持パターンとしては lateral pinch. | 右 80/99 点, 左 88/99 点 |
| 知覚 | | 手掌部の触圧覚はセメス-ワインスタイン (Semmes-Weinstein)・モノフィラメントテストでは 3.33〜3.85, 2PD test は 3〜4 cm. 手背部など植皮部はほぼ感覚脱失 | 変化なし |
| ADL (FIM) | | 108/126 点.<br>食事動作は柄を少し太くしたスプーン(自助具)を用いて食事動作を行っている. 箸の使用は困難.<br>書字はフェルトペンでは可能だがボールペンは筆圧が低く読みにくい.<br>小銭の出し入れが困難, タオル絞りが不完全.<br>歯磨き動作は電動歯ブラシを両手で保持.<br>衣服着脱動作ではジッパーの掛けはずし, ボタン掛け動作に介助が必要.<br>高い所の物が取れない.<br>頸部の関節可動域制限のため, 口が十分に閉まらない, 振り向くことが困難, 下の部分が見づらい.<br>階段の昇降は可能だが時間を要する.<br>洋式トイレの使用は可能だが, 和式トイレの使用は不可能.<br>入浴も肩まで浴槽に入ることは困難(小さないすを使用).<br>洗体動作が一部困難で介助が必要である. | 123/126 点.<br>食事動作は市販のピンセット型の自助具を用いて箸動作が可能.<br>柄の太いボールペンでの書字が可能.<br>小銭の出し入れが可能. タオル絞りは不完全だが可能.<br>衣服着脱動作ではジッパーの掛けはずし, ボタン掛け動作が自立.<br>頸部の関節可動域が改善し, 食事動作が容易.<br>階段昇降は自立.<br>洋式トイレの使用は可能. |
| 心理・社会・対人関係 SDS Test (日本版) | | うつ傾向はない.<br>社会復帰に対しては意欲的, 作業療法に対しても積極的である. 他の患者とのコミュニケーションも良好である. | 変化なし |

表3 作業療法の対象とすべき課題

| | 利点 | 問題点 |
|---|---|---|
| ①機能・構造障害 | #1 理解・判断力など知的機能は良好 | #1 皮膚瘢痕<br>#2 関節可動域制限<br>#3 皮膚の引きつり感<br>#4 低カリウム症<br>#5 全身倦怠，易疲労性 |
| ②活動制限 | | #1 ADL能力の低下<br>#2 把持力，握力の低下<br>#3 歩行，しゃがみ動作困難 |
| ③参加制約 | #1 家族関係良好<br>#2 職場の上司の理解がある． | #1 現職復帰への制限<br>#2 趣味活動の制限<br>#3 外見に対する偏見/差別 |

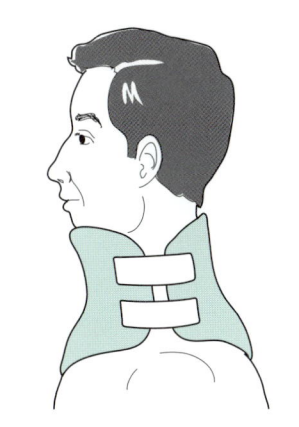

図2 頸部伸展用カラースプリント

## D. 作業療法経過と結果，今後の計画

11月11日から作業療法が処方された．瘢痕の軽減を目的に瘢痕マッサージを施行．装具療法としては弾性グローブ装着と瘢痕硬結部にシリコンジェルシートを装着した．また，頸部の瘢痕拘縮に対して，サーモプラスチック材でPhiladelphia型のカラースプリントを作製，内側にシリコンジェルシートを貼った．

関節拘縮除去の目的で他動・自動関節可動域訓練を施行した．12月16日，理学療法，作業療法の目的でリハビリテーション科へ転科となるが，12月21日にMRSA感染のため再度形成外科へ転科，3週間ベッドサイドでの実施となるが作業療法は継続した．翌年1月から関節可動域の改善とともに，セルフケア動作を中心にADLは改善され，院内での生活はほぼ介助なしで行えるようになった．

3月上旬退院となり，以降は外来通院となった．頸部の瘢痕拘縮は改善され，口が閉まるようになり，頸部の自由度が改善された．退院と同時にカラースプリント装着を中止した．手指の屈曲補助装具(図3)は引き続き装着され，夜間装具(図4)も継続した．握力，把持力強化のため，パテ訓練，ダンベル，サンディング，スケートボード訓練も行われた．6月末までに日常生活は自立し，当科での作業療法は終了した．職場復帰に関しては会社と調整中である．労災保険の打ち切りが検討されているため，今後のリハビリテーションは調整が必要である．

## E. 考察

熱傷の約半数以上が顔や手指など露出している場所に多発する．このため患者は機能障害とともに，外観に対するハンディキャップを余儀なくされる．このため熱傷のリハビリテーションの中心は，植皮術後の瘢痕形成の抑制と軽減，関節可動域の維持，改善および心理的なサポートである．

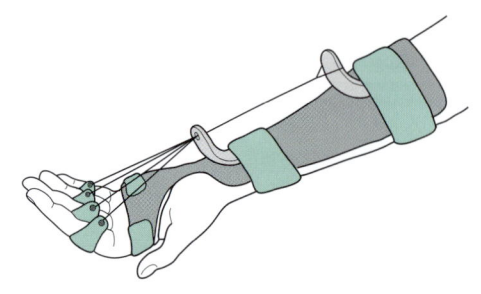

**図3 動的MP関節屈曲補助装具**

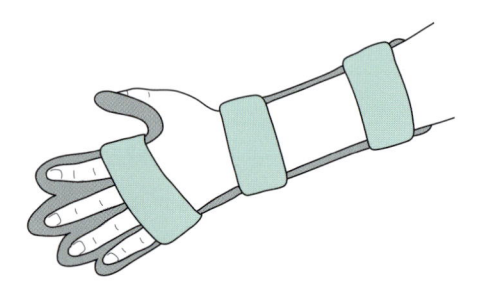

**図4 指伸展位保持夜間装具**

熱傷のリハビリテーションは植皮術後のケアから始まって、関節拘縮を可能なかぎり防止しながら、ADLの自立へとつなげていくことが重要である．加えて、瘢痕[1)]による外見の変化は多くの熱傷患者には受け入れがたい苦痛が伴うこともしばしばである．

## 1 瘢痕の管理と装具療法

対象者は、受傷後、4回の植皮術を経て2か月後に作業療法が処方された．瘢痕の軽減として用いた瘢痕マッサージとスプリンティング[1-3)]は、瘢痕の軽減を促進し、弾性グローブ（ガーメント）[4)]と指伸展装具および夜間伸展装具は手関節の関節可動域の拡大に貢献した[5)]．ただし、熱傷による分層植皮術後の皮膚は一般に薄く、知覚がほとんどないため、スプリントによる圧迫障害には十分な管理が必要である．性急な矯正力よりは300g程度の低負荷で長時間の矯正力を作用させることが効果的である[6)]．その意味でも熱傷後の瘢痕管理に果たす装具療法の役割は重要であり、作業療法士は装具療法中の対象者の変化をきめ細かに観察することが必要である．また、弾性グローブによる皮膚への圧迫は、皮膚表面の瘢痕を抑制し、肌理を整えてくれる．なお、シリコンジェルシートも同様な効果が知られている．しかし、この機序に関しては、保湿効果が貢献しているなどの説もあるが、はっきりしていない[7)]．今回の対象者では頸部の瘢痕に対して、内側にシリコンジェルシートを貼ったカラースプリントを作業療法士が作製した．この結果、瘢痕が小さくなり、皮膚の伸張力が増し、頸部の関節可動域が改善し、口の閉まりも可能となった．

## 2 段階的作業療法アプローチ

瘢痕のアプローチと並行しながら、愛護的な他動関節可動域訓練、自動関節可動域訓練を行うことが効果的である．長時間で低負荷の可動域訓練は装具療法でも可能だが、バルーンを用いて、自己コントロールできる強さの伸張力で長時間負荷をかけることができる[7)]．肩関節や肘関節で行うことが容易で、ホームエクササイズとしても利用できる．上肢のリーチ動作の改善のためにはサンディングボード、スケートボードを行うと、関節可動域の改善と同時に筋力強化になる．また、把持動作の改善のためにはパテを用いて手指の屈曲、伸展を行うことによって、可動域と把持力の改善につながる．その後に、対象物を実際に操作するような革細工作業を追加することによって、実用的な動作の獲得へとつなげることができた．そのことがADL動作の改善、箸動作や書字動作の改善に貢献した．

## 3 心理的なサポート

顔面の瘢痕、突っ張り感や色調の変化はあるものの、生来の性格にもよるが、外観へのこだわりは少なく心理的にも大変落ち着いていた．また、家族や会社の友人の支えもあってか、復職にも強い意欲を示した．作業療法場面では、同じ障害をも

つ患者とふれあいの機会をつくり，そのことも障害を受け入れるための契機にもなった．

最後に，今回の対象者には全身管理などで早期からの作業療法の実施ができなかったことは大変残念であった．早期からの関与で関節可動域制限を最小限にし，日常生活の自立を早める可能性があったのではないかと考えている．

●引用文献
1) 加倉井周一，初山泰弘，渡辺英夫（編）：装具治療マニュアル 疾患別・症状別適応 新編．pp341–350，医歯薬出版，2000
2) やさきききよし，長谷川鉄士良：熱傷とスプリント．PTジャーナル 33:261–267, 1999
3) 矢崎　潔：手の機能回復訓練と作業療法．理学療法 1:137–146, 1964
4) Weinstock-Zlotnick G, Torres-Gray D, Segal K: Effect of Pressure Garment Work Gloves on Hand Function in Patients with Hand Burns: A pilot study, J HAND THER 17:368–376, 2004
5) Boscheien-Morrin J, Conolly WB: The Hand: Fundamentals of Therapy. 3rd ed, pp219–225, Butterworth Heinemann, 2000
6) 津山直一，田島達也（監訳）：ハンター 新しい手の外科—手術からハンドセラピー，義肢まで．pp161–191, 協同医書出版社，1994
7) Prosser R, Conolly WB: Rehabilitation of the Hand and Upper Limb. pp66–74, Butterworth Heinemann, 2003
8) 対馬祥子：手の熱傷に対する作業療法．坪田貞子（編）：身体作業療法クイックリファレンス，pp358–373, 文光堂，2008

## 実習指導者からのアドバイス

　熱傷の急性期作業療法を経験するのは主に救命救急センターなどであるが，その後の治療は皮膚・形成外科などのある総合病院で実施することが多い．特に，皮膚形成術を数回に分けて行う必要のある長期の経過が必要な対象者には，形成外科とともにリハビリテーション科が携わることが望まれる．
　皮膚形成後のリハビリテーションとして皮弁が生着すれば，作業療法が開始される．癒着の解離と装具療法，皮膚性の拘縮除去および心理的支持が作業療法の主要な役割である．熱傷による関節拘縮は，廃用性の関節拘縮とは異なり，関節内の機能は比較的正常に保たれており，拘縮の原因となる皮膚の柔軟性の確保とそれに合わせた関節可動域の拡大がポイントとなる[8]．そのためには，皮膚の乾燥を防ぐ軟膏を塗布したあとに，低負荷でゆっくりしたストレッチングを皮膚に加え，皮膚の瘢痕の解離と移植された皮膚の柔軟性を確保する．その他，超音波療法や温熱療法（バイブラバス）と，個体差はあるもののシリコンシートによる皮膚への密着など，多角的な手法を用いて瘢痕を軽減する．同時に装具療法で徐々に可動域を広げ，実用的な手の使用方法を獲得させる．また，手掌面の瘢痕は知覚低下にも繋がるので機能評価の際は考慮すること．
　最後に重要な点は，美容上の問題である．特に若い対象者にとって深刻な問題である．近年，美容形成外科のめざましい進歩によりかなりの改善が見込まれる．しかし，ほとんどの対象者は心理的に大きな打撃を受けるもので，単なる受容的な態度や傾聴だけでは解決しないことも多く，必要があれば専門の精神科医のコンサルテーションが必要であることを念頭におくべきである．

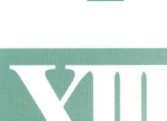

# XIII 癌終末期患者のQOL向上をはかる：余暇活動によりその人らしさを発揮することができたケース

## A. 対象者のプロフィール

対象者のプロフィールを**表1**にまとめる．

## B. 評価および作業療法課題の抽出

### 1 評価期間

処方からおよそ3日程度で実施する．評価期間中に実施可能なことから作業療法を開始する．

### 2 評価項目の抽出

対象者にできるかぎり負担をかけないために，チーム内ですでにある情報を効率よく共有し，確認の必要な部分を随時精査する．

診療録をよく読み，担当医師，担当看護師，担当理学療法士，社会福祉士，ボランティアスタッフ，チャプレン（院内の宗教家），管理栄養士などのチームスタッフから情報収集する．また，朝の病棟申し送りやケースカンファレンスに参加し，①現病歴，②現在の主症状，③現在の主な治療方法，④リスクと禁忌事項，⑤身体機能評価，⑥精神機能評価，⑦日常生活活動（activities of daily living; ADL）評価，⑧生活歴，⑨家族歴，⑩対象者本人および家族のニーズ，などの情報から評価する．

### 3 評価結果のまとめ，対象者の状態像（表2）

肺転移に起因すると考えられる喉の痛みと咳は，息苦しさを稀に訴える程度である．腰椎骨転移に起因すると考えられる腰背部痛と消化器症状（腹痛・便秘・下痢・腹部膨満感・嘔吐・食欲不振），下肢のしびれと脱力がある．主治医から病名と病状についての説明は受けているが，予後については知らされていない．時に不眠，心理面では不安・抑うつの症状がみられる．

主治医を中心としてホスピス医が協力し，痛みと不快症状に対する薬物コントロールを実施している．かかわりをもつすべての職種が情報を共有しチームとして機能することで，全人的（身体的・精神的・社会的・霊的）な支持・支援を行っている．

骨折を避けるため移乗動作時の転倒に注意する必要がある．痛みの増悪を防ぎ，動作を行う際に腰部への圧迫と負担をかけないこと．褥瘡予防などに留意する．排便の状況が食欲など全身状態を左右することを理解して対応し，不眠，不安，抑うつなどの心理的な面への配慮を行うことも必要である．

### 4 作業療法の対象とすべき課題

#### 1）身体機能およびADL

原発である甲状腺癌による大きな問題はなく，腰椎への骨転移による対麻痺と腰背部痛が立位，座位を困難にしており，数か月に及ぶ臥位での生活を余儀なくされている．このためADL全般に多くの介助を要する．ほぼベッド上の動作に限られてはいるが，自立しているセルフケアを効率的に改善できる方法があれば検討する．また介助方法

**表1 対象者のプロフィール**

| | |
|---|---|
| ①氏名, ②年齢, ③性別 | ①S.A. さん, ②56歳, ③女性 |
| ④診断名(障害名)・障害側(部位) | 甲状腺癌, 転移性肺癌, 転移性骨癌, 腰椎転移による下半身麻痺 |
| ⑤現病歴および既往歴・合併症 | ●50歳：甲状腺癌と診断されA病院にて甲状腺全摘出術を受ける．その後，化学療法を実施する．<br>●54歳：腰痛の発生により受診し，両肺への転移と腰椎骨転移が発見される．化学療法を実施する．<br>●55歳：A病院にて腰椎骨転移に対してTh12～L2, 3の後方固定術を受ける．その後，化学療法と放射線療法を実施する．<br>●56歳：尿閉となりA病院に入院，留置カテーテルを使用するようになり寝たきりとなる．一時退院し自宅で生活するが，便秘，食欲不振，嘔吐，全身倦怠感などのため再入院．症状が改善しないためホスピス転院となる．腰背部の疼痛と消化器症状などに対して服薬治療を中心に実施．リハビリテーション(理学療法・作業療法)が開始となる． |
| ⑥生活歴 | 若いころから創作活動に興味があり絵画を趣味としてきた．結婚後も主婦としてまた母親としての役割を果たしながら絵を描き続け，美術展で作品を発表してきた． |
| ⑦第一印象 | ベッド上で寝たきり状態が続いているにもかかわらず，非常に個性的でエネルギッシュな人である．好き嫌いがはっきりしていて，はきはきと自分の意見を述べる．気に入らないことがあると表情や言葉にすぐ表れる．気が強く短気な印象を受ける． |
| ⑧家族状況 | 夫と2人暮らし．夫は勤務していた企業を退職ののち，嘱託職員として働いている．頻繁にホスピスを訪れて夫婦で過ごしている．本人の性格や時に激しい言葉をよく理解し受け止めている．長男夫婦と孫は同じ市内で別居している． |
| ⑨経済状況 | 夫の収入，退職金と貯金があり問題なし |
| ⑩その他の特記事項 | 処方目的は余暇活動の援助．ベッド上臥位または短時間の半座位(ギャッチアップ45～60°)で可能な作業活動の実施． |

を安全かつ容易に行えるように工夫する．入院のきっかけとなった便秘，食欲不振，嘔吐，下痢などはホスピスでの治療によりコントロールされ小康状態を保っているが，必要な場合は便秘に対して腹部のマッサージ方法を指導する．現在は本人の体力，気力も十分にあり，「元のように元気になりたい」という希望も強い．しかし，予後は月単位と考えられ，残された機能を発揮して充実した生活を送ることが課題となる．

### 2) 精神機能

理解力，コミュニケーション能力などの問題はない．心理的には，「以前かかっていた医者は何もしてくれず信頼できなかった．ここ(ホスピス)に来て，やっと痛みがとれて楽になったけれど，ここでできるならほかでももっと楽にできたはず」という医療不信，「こんなふうに動けないままになって過ごさないといけないなんて，ひどいことやと思う」という失望，さらに今後症状が増悪することに対して強い不安を感じて抑うつ的になることがある．しかし本来の性格は陽気でバイタリティがあり，熱心に絵を描き続けてきた．今後の生活においても積極的に行動しようという力が残されている．訴えがあればよく聴き，共感することを心がける．作業活動の導入により，エネルギーを自然な形で使用し発散することで不安や抑うつから気持ちをそらせて自分らしさを取り戻すことを目指す．

### 3) 自宅退院の検討

自宅退院の可能性を検討し，必要に応じ，外出，外泊を試みる．

表2 評価結果

| 評価項目 | | 評価結果 |
|---|---|---|
| 身体機能評価 | 全身状態 | 腰背部痛,便秘,嘔吐,食欲不振はほぼコントロールされ,日によって変動はあるが体調は安定している. |
| | 消化・排泄 | 下痢か便秘に偏りやすい.適度の排便があれば食欲もあり,食事をおいしく食べることが可能である. |
| | 下部体幹から下肢の運動麻痺 | 筋力低下(下肢筋力3~4−),感覚鈍麻,しびれがある.関節可動域は大きな制限はない. |
| 精神機能評価 | 意識状態 | 清明,理解力は良好である. |
| | 認知機能 | 問題なし |
| | コミュニケーション機能 | 問題なし |
| | 心理的状態 | 発病から現在に至るまでの経過のなかで経験した喪失体験と,医療不信による心的外傷がある.現在の活動制限による苦痛とそれに起因すると思われるいらだちにより訴えが多く,周囲への要求が厳しいことがある.今後の変化に対する不安が強く,感情的になり,話しながら泣き出すことがある. |
| ADL評価 | 起居 | ほとんどの時間を背臥位または側臥位で過ごす.ベッド柵を上肢で保持して体位変換を行うことが可能であり,ギャッチアップして20~30分程度の座位も可能である. |
| | 移乗 | 2~3人で全介助により実施する. |
| | 車いす座位 | 体幹コルセットを装着して半時間程度の保持可能. |
| | 車いすの自走 | 数mの距離をゆっくり進むことが可能. |
| | 立位 | 体幹コルセットを装着し,つかまり立ちが数分程度可能. |
| | 歩行器歩行 | 体調のよいときは,理学療法士の介助を受けながら10m程度可能. |
| | 食事 | ベッド上側臥位にて自立. |
| | 更衣 | 上着以外ほぼ全介助. |
| | 整容 | 歯磨き,洗面(タオルでの清拭),整髪,化粧など,ベッド上での動作は可能. |
| | 排泄 | 排尿は留置カテーテルを使用.排便はおむつを利用し,全身状態がよければポータブルトイレを使用.必要に応じて摘便を実施. |
| | 入浴 | ベッド上清拭,特殊浴室にての入浴いずれも全介助. |
| 個人のニーズ | | 自宅退院の希望:「もっと元気になったら家に帰りたい」.作業活動への高い意欲:「じっとしているのがしんどいし,退屈していらいらする」,「ベッドの上で寝たままでもできることが何かしたい」.自分らしさの発揮の欲求:「自分がやりたいと思うことをしたい」という意思が明確にみられる. |

# C. 作業療法計画立案

## 1 リハビリテーションゴール

　最期まで苦痛が少なく,QOLの高い生活を保障する.

## 2 作業療法長期目標

　最期までその時期の状況に応じた,かつできるかぎり本人の意思を反映させた生活の実現をはかる.可能であれば外出,外泊を試みることで退院の可能性を検討する.

### 3 作業療法短期目標

- ベッド上臥位のままで実施できる作業活動を紹介し，継続する．
- 作業療法実施によりいらだちや不安の軽減をはかる．

短期目標達成のために，以下のような点に配慮しながら働きかける．

- 作業活動により自分の残された力を発揮する機会を得ることができる．
- 作業活動とその作品により，自分の今に価値があると感じることができる．
- 訴えや要求が正当な範囲でできるかぎり受容され，大切にケアされていると感じることができる．

### 4 作業療法実施上の留意点

- 作業活動はベッド上仰臥位，側臥位または短時間のギャッチアップ半座位で行うため，身体に過度な負担をかけない作業姿勢が保てるものを選択する．
- ある程度自由に活動を実施できるように，作業療法士がそばにいないときにも安全に作業を継続できるものが望ましい．また作業療法士に援助が必要なときにすぐ連絡がとれるようにしておく．不在の予定などを明確に伝えておく．
- 作業活動が長時間に及び，過労となったり痛みの増悪をおこさないように十分に注意する．そのため実施時間と休憩時間の目安や，実施目標を取り決めておく．
- ベッド上や寝具が不潔にならないように道具や材料を選択する．
- 本人の要求水準を満たす完成度の高い作品ができるように工夫する．

## D. 作業療法経過と結果，今後の計画

### 1 作業療法開始から2週間

革細工で夫のための財布を作製する．デザインは本人が考案し，スタンピングの実施は作業療法士が介助する．染色は本人が実施．レーシングはシングルステッチとして本人が自分のペースで実施する．夫も作業を見守りながら必要な箇所を手助けしている．完成時，「春の財布やから，縁起がよろしいなあ．こんなんどこにも売ってない．大切に使ってもらいましょう」とスタッフや周囲の人にうれしそうに見せている．痛みが軽減され，その他の症状も比較的よく管理された状態で，理学療法では歩行器による歩行訓練を開始する．

### 2 3〜7週目

紙細工によるティッシュペーパーボックスづくりを実施する．作業療法士が厚紙の材料セットと数種類の和紙，のり，仕上げ用ワックスを準備し，作り方を一通り説明する．自分のペースで作業し，困ったことや材料の不足があれば作業療法士に連絡が入る．材料の和紙に関しては好みがはっきりしていて注文が厳しい．

作品は本人自らベッドサイドで使用するもの，自宅用，同室の人のもの，息子の家用，病棟詰め所用などを次々に作製する．その後2段や3段の小物入れも作製する．ベッド上で和紙を広げることやのりの使用が困難ではないかとの危惧があったが，必要に応じて短時間ギャッチアップしたベッドにもたれながら作業を進めている．本人が自由に作業できること，完成した作品を周囲の人に贈り，すぐに使ってもらえることが創作意欲をさらに強くしたように思われる．

### 3 8〜12週目

刺し子刺繍を行う．ふきん，のれん，テーブル

センターと次々に大きな作品に挑戦する．

「これをやっていたら痛いのを忘れる．いらいらせえへんねん」と，目覚めてから就寝までかなりの時間を針と糸を持って過ごす．作業療法士が訪問すると刺し子をしながら昔の話をしたり，世間話をする合間に今の気持ちを話すようになる．臥位のまま長時間針を進めるが体調は安定し，疲れた様子はみられない．一針一針が目に見えて確実に積み上がっていくことが心地よいリズムを生み出し，それが本人の気持ちに合っているように思われる．生き生きとしている．

## 4 13週目

ホスピス病棟ロビーでの作品展を実施する．3日間，刺し子作品と紙細工など作業療法でつくった作品と以前描いた絵画を数点自宅から運び，小さな個展を実施する．個展前日から当日の服装や髪型を考えて準備し，当日は綺麗に化粧をして車いすに乗り，作品の前で記念撮影を行う．晴れ晴れとした笑顔がみられる．心身ともに安定した状態で，一時退院を目標に試験外泊を検討する．

## 5 14〜16週目

週末を利用し外泊を実施する．大きなトラブルなく元気に戻るが，「家はいいけれど家族に迷惑をかける，病院のほうが気楽でいいわ」と，介護負担が大きいことを気にする．

編み物を開始する．夫のためのベストを編む．体調は日によって変動し，理学療法の移動訓練は「もう今日はしんどいわ」と休むことがある．

徐々に体力の衰えと全身倦怠感が発生するほか，腹痛，腰背部痛が悪化し作業時間が短くなる．主治医から病状の悪化についてていねいな説明を受け，「できるかぎりやってもらったらそれでええわ」，「私もよう頑張ってきたしなあ」と話す心境に至る．

## 6 18週目

食事摂取が困難になり，眠っている時間が長くなる．作業療法士が訪問しても本人は覚醒しないが，まずそばに近づいて静かに声をかけてから付き添っている夫と会話を交わすようにする．週末，家族に見守られながら永眠された．

## E. 考察および典型的臨床像との比較

癌（悪性新生物）は1981年に脳卒中を抜き日本の死亡原因の第1位となった．その後さまざまな対策，研究が継続されているにもかかわらず，現在も死亡率は心臓病，脳卒中の約2倍にも達している．癌は治癒したあとも治療の副作用や後遺症が残り，常に再発と転移の不安が残る．癌と診断されたときから死と隣り合わせにいるという大きな心理的ストレスが発生し，それが持続する．

対象者は甲状腺癌を全摘出術によって治療した．4年後に肺転移と骨転移による対麻痺のために大きくADLが制限される．しばらく家族に介護されて自宅で生活していたが尿閉をきっかけに寝たきりとなり，加えて痛みの増悪，嘔吐，食欲不振などがおきたため，家族の介護負担も考慮してホスピスに入院となった．入院後は疼痛緩和治療が成功し，ADL上も負担の少ない安定した動作が獲得され，家族の介護負担も軽減されるという状態に至った．

この対象者は痛みと消化器症状がコントロールできれば体力，精神力が十分に残っており，それを作業活動に使いたいとの希望が明確であった．これは若いころからの趣味活動である絵画制作が長年継続されていたことからも了解できる．

作業療法士の役割はベッド上臥位で実施できる作業活動の選択と準備，指導である．限られた条件の中で実行可能な作業活動を選び，それを対象者の欲求が充足されるような形で実施していくこ

とが必要であった．

この対象者の場合は，"時間を無為に過ごさない"ことから開始した作業活動が"誰かのために作る"（夫のための革財布）という形になった．これは入院当初心身ともに痛み，不安定であった妻が，感情をぶつけて傷つけた夫との関係修復に役割を果たしたと考えられる．ベッドサイドでの共同作業は言葉を介さない和解をもたらすことがある．

次に取り組んだ紙細工では作品を周囲へのプレゼントとして配り，感謝されることで，自らの価値を見いだすことができた．長期間にわたり介護されていた人（与えられる人）が作品を贈ることで"与える人"に変わることができる．この意味は大きい．刺し子刺繍は"作品を残す"，"作品が認められる"ことに価値があった．自分の力が一針一針を刻み作品ができ上がっていく過程に，今を生きていることを写しとるような手応えがあったのではないだろうか．短時間でのれん，テーブルセンターを仕上げたことからも，本来対象者がもっていたエネルギーが大きかったことがうかがえる．またその作品，すなわち，自分のエネルギーが形を変えた姿を展示会で多くの人から承認されて，生き生きとした喜びの表情がみられた．

振り返ってみると活動種目はそのときそのときに対象者の「新しい何かをしたい」という要求を満たすべく革細工，紙細工，刺し子と変わったが，それは対象者があるニーズを満たして次の段階に移行する時期と合致していたと考えられる．

終末期にできるかぎり苦痛が少なく過ごすための症状の緩和は医師による技術であり，快適な環境と身のまわりのケアは看護師が中心となって保障する．さらにチームメンバーの一員として作業療法士が存在することで，有意義な時間を過ごし，目にみえる形で作品が残る価値は大きいといえる．

● 参考文献
1) 辻 哲也，里宇明元，木村彰男（編）：癌のリハビリテーション．金原出版，2006
2) 目良幸子：ターミナルケアと作業療法．岩﨑テル子（編）：標準作業療法学 専門分野 身体機能作業療法学，pp341-356，医学書院，2005
3) 玉野 彩：緩和ケア病棟に関わる作業療法士の役割の実際．OTジャーナル 44:119-124, 2010

---

### 実習指導者からのアドバイス

　ターミナルケアとは，一般に外科的手術や化学療法などの医学的治療が効果を期待できず，生命予後が3〜6か月と予測される対象者とその家族に対して行うケアである．さまざまな職種がチームとなって協力し，最期までその対象者のQOLが維持できるように援助することがそのポイントである．その対象者らしさを理解し，個別性を尊重することが大切である．

　整形外科疾患や脳血管障害などのようにリハビリテーション訓練に励むことで機能が回復し，能力が向上するとは限らず，場合によってはどんどん機能が低下していく状況のなかで，目と気持ちを背けずに対象者のそばにいることは覚悟のいることである．しかし厳しい状況の中で見いだせる喜びも価値が大きく，作業療法士自身も鍛えられる経験となる．

　本レポートは実習終了後の経過を含め記述することが終末期を理解するために重要であると考えて，作業療法全期間を含めた経過と結果とした．

# XIV 呼吸器疾患：急性増悪期から自宅退院までを支援したケース

## A. 対象者のプロフィール

対象者のプロフィールの詳細は**表1**にまとめる．

## B. 評価および作業療法課題の抽出

### 1 評価期間

初期評価は担当開始後から3日間である．事前に診療録や看護記録からも情報を収集し，慢性閉塞性肺疾患（chronic obstructive pulmonary disease; COPD）と診断されてからの治療経過や急性増悪の回数，喫煙歴などを把握する．また，定期的に実施されている肺機能検査や炎症反応のデータ，胸部X線から，どのように治療が進んでいるかを把握する．

### 2 評価項目の抽出

臨床実習開始時は，急性増悪から抗菌薬投与による点滴治療が終了し，点滴ルートが除去された状態であった．安静度は病室内レベルであり，排泄は介助でポータブルトイレを使用し，歩行は未実施であった．

評価に際しては，急性増悪前の活動レベルが目標設定の参考になるので，患者または家族から情報収集を行う必要がある．それらをふまえて，呼吸機能障害がどのように日常生活に影響するのかを考えながら，まずは動作観察や会話から呼吸状態を評価する．

基本的な胸部のフィジカルアセスメント，骨格筋の筋力評価などの身体機能やADL・IADLの評価を行う．ADL・IADL評価は，活動がどのように遂行されているかを肢位，速度などの観点から，また，その時の呼吸パターンや呼吸数の変化などにも注目し，$SpO_2$などのバイタルサインとBorg Scaleでの呼吸困難の評価を行う．

診療科では自宅退院の方向性を検討しているが，独居でもあるので，現状の身体機能で元の生活に戻ることができるかどうかという視点の情報を提供してほしいとの依頼があり，自宅の家屋構造や独居生活に必要な自宅周囲の環境に関して評価を行う．

### 3 評価結果のまとめ，対象者の状態像（表2）

- 本人の希望：今回の入院前のように独居生活に戻ること．
- 認知機能：急性増悪による治療後であり，見当識があいまいであったが，MMSEは24/30点であり，特に問題は認めなかった．
- 身体機能：軽度の円背を認め，四肢に著明な関節可動域制限は認めないが，上肢筋力は低下していた．巧緻動作には特に問題を認めなかった．端座位での呼吸状態は，胸式優位の浅い頻呼吸となっており，呼吸数は24回/分であり，安静時の血圧は116/82 mmHg，脈拍数は82 bpm，$SpO_2$ 94%であった．ベッドサイドでの初回評価時には，酸素療法が1$l$/分の流量で実施されており，安静時の呼吸困難は自覚していなかっ

## 表1　対象者のプロフィール

（診療録および看護記録より情報収集．娘より聴取）

| | |
|---|---|
| ①氏名，②年齢，③性別 | ①K.T.さん，②72歳，③女性 |
| ④診断名（障害名）・障害側（部位） | COPD（閉塞性換気障害：%VC 82%，FEV$_1$/FVC 42%），活動レベルはMedical Research CouncilのGrade 5（息切れがひどくて外出できない，または衣服の着脱でも息切れが生じる）であった． |
| ⑤現病歴および既往歴，合併症 | 身長152 cm，体重42 kg．20歳ごろから1日10本の喫煙歴があったが，5年前にCOPDと診断されてからは禁煙している．診断を受けてからこれまでの間に2度の急性増悪での入院歴があり，最近の入院は半年前であった．前回の退院後には，定期的な呼吸器内科の診察で通院し，投薬治療を継続していた．HOTは導入していない．<br>今回は，1週間前から労作時呼吸困難が出現し，徐々に増悪していったため当院呼吸器内科を受診し，急性増悪と診断され，緊急入院の運びとなった．治療経過は入院後1週間の抗菌薬の投与で，自覚症状とX線所見は改善傾向を認めたが，その間は経口摂取が困難な状態で臥床状態であった．血液検査ではCRPの値が入院時7.05 mg/dlから0.30 mg/dlまで改善していた．<br>点滴治療も終了し，離床の促進とADLの拡大に向けてリハビリテーションが処方された．カンファレンス2日前の血液ガスのデータからは，PaCO$_2$は32 Torrであり，I型の呼吸不全であった．酸素流量の増加によるCO$_2$ナルコーシスの心配はない． |
| ⑥生活歴 | 24歳で結婚し，2人の子育てをしながら，パートタイムで60歳まで店頭での販売業務に従事していた．64歳で夫と死別し，以降は独居であったが，身辺動作には問題はなく，家事もすべて自分で実施していた．5年前にCOPDと診断されてからは，2度の入院歴はあるが，退院後のADLは著明な低下をきたすことなく生活していた． |
| ⑦第一印象 | 小柄な女性，ベッドサイドから作業療法を開始したが，長く話すと息切れが出現してしまう状態であった．四肢の筋萎縮が顕著であり，前腕部にてハンカチーフサインを認めた．「また一人暮らしに戻りたい」とか細い声で話される． |
| ⑧家族状況 | 夫と死別してからは独居生活である．長男は遠方に在住，長女が車で1時間程度の距離に在住しているが，日中は就業しており，支援を受けることができない． |
| ⑨経済状況 | 年金生活である．介護保険の認定は受けていない． |
| ⑩その他の特記事項 | 自宅は戸建て（2階建て）で，台所や風呂は1階にあり，2階は寝室で，ベッド就寝であった．自宅から徒歩で10分程度の距離にスーパーマーケットがあり，今回の入院前は，手押しの買い物カゴを使って買い物に出かけていた． |

た．労作時には，Borg Scaleで4（やや強い）～5（強い）程度の呼吸困難を自覚していた．

- 起居動作：ベッドからの起き上がりは，ベッド柵を使用した努力性を伴う動作となり，換気が亢進しがちで，軽介助を必要としていた．ベッドからの立ち上がりには，臥床の影響による下肢の筋力低下のため，前方からの腋窩支持による軽介助が必要であった．静的な立位保持は可能であった．
- 移動：担当開始時は，車いすへ移乗するところまでしか活動レベルの拡大がはかられていなかった．
- セルフケア（利き手：右手）

〔食事〕食事形態は，粥キザミ食から開始されていた．右手でスプーンを使用し，飲み込みの際のむせはないが，両上肢の疲労感の訴えがあった．飲み込みの際の呼吸休止で呼吸困難が誘発されることはなかった．

〔更衣〕病衣の更衣動作は，開始時は看護師による全介助で実施されていた．かぶりシャツとズボンの更衣の評価を行った．かぶりシャツは両上肢を挙上した大きな動作で着脱を行っており，直後に換気の亢進を認めた．ズボンの更衣は，座位で両足を通し立位で上げ下ろしを実施する方法で，立ち上がりに軽介助が必要であった．前方に横手すりを設置すれば，一側上肢で手すりを支持しながら左右交互に上げ下ろし動作を実施できた．立位保持が不十分であることから，立位保持に集中して呼吸を休止している場面が観

表2 評価結果

| 評価項目 | 初回評価［作業療法開始時］ | 再評価［作業療法開始から5週目］ |
| --- | --- | --- |
| 認知機能 | MMSE：24/30点<br>見当識で失点 | 著変なし |
| 心理機能 | 特に問題なし | 特に問題なし |
| 関節可動域 | 著明な制限なし，体幹は左右回旋30°と固い． | 著変なし |
| 筋力 | 上肢筋力は，両肩関節屈曲3+レベル，肘以遠4-レベル，握力は左右5kg，下肢筋力は3+レベル | 両肩関節屈曲4-レベル，肘以遠4レベル，握力は右13kg，左11kg，下肢筋力は4-レベル |
| 呼吸様式 | 浅い，頻呼吸，安静時呼吸数24回/分，$SpO_2$ 94% | 浅い，頻呼吸（呼吸法を習得可能），安静時呼吸数22回/分，$SpO_2$ 94% |
| ADL（Barthel Index） | | |
| 食事 | 10点：自力摂取可能も軽度の息切れを自覚． | 10点：息切れの出現なし． |
| 移乗 | 10点：立ち上がりの際に軽介助が必要． | 15点：介助なしで実施可能． |
| 整容 | 5点：セッティング介助にてベッド上で実施可能． | 5点：歩行で洗面台まで移動して，実施可能． |
| トイレ動作 | 5点：ポータブルトイレ使用にて，ズボンの上げ下ろしに介助が必要． | 10点：介助なしで実施可能．排便時の息切れは軽減． |
| 入浴 | 0点：未実施． | 5点：動作の工夫を行うことで適切な時間での入浴が可能． |
| 歩行 | 5点：歩行不能． | 15点：6分間歩行の評価が可能な程度まで改善． |
| 階段昇降 | 0点：不能． | 10点：手すり使用で階段昇降可能． |
| 更衣 | 0点：上着の更衣のみ実施可能． | 10点：ズボンの更衣が実施可能． |
| 排便コントロール | 10点：失禁なし． | 10点 |
| 排尿コントロール | 10点：失禁なし． | 10点 |
| 得点 | 55点 | 100点 |
| IADL | | |
| 炊事 | 実施困難 | 可能：息入れ感を伴いながらも適宜いすに腰かけて実施可能． |
| 掃除 | 実施困難 | 可能：上肢の頻回な反復運動を減らし，工程の間に深呼吸を数回挟むことで息切れは軽減． |
| 洗濯 | 実施困難 | 可能：洗濯かごを台の上に置くなどの工夫をして実施可能． |
| 買い物 | 実施困難 | 自宅近くのスーパー（徒歩で10分程度）からの荷物の運搬は困難． |
| 他部門からの情報 | | |
| 6分間歩行 | 実施不可 | 318m<br>$SpO_2$ 開始時96% → 終了時92%<br>脈拍数開始時88 → 終了時122bpm<br>終了時 Borg Scale 5 |

察され，完了時には，呼吸数が30回/分と増加しており，呼吸困難もBorg Scale 5であった．
［入浴］病室で看護師による清拭で対応されていた．初回評価時は，安静度がベッド周囲の活動に制限されていたため，全身状態と下肢機能の改善に応じて，適宜検討することになった．

［排泄］介助で病室のポータブルトイレに移乗し，下衣の上げ下ろしと排便後の後始末には軽介助を必要としていた．排泄後のBorg Scaleは4であったが，排便時のいきみを伴ったあとでは呼吸困難が増悪するとの発言が聞かれた．

● 家事など：担当開始時には，生活関連活動は未

表3 作業療法の対象とすべき課題

| | 利点 | 問題点 |
|---|---|---|
| ①心身機能 | #1 精神・心理機能：良好<br>#2 関節可動域制限：なし<br>#3 合併症：特になし<br>#4 禁煙：できている | #1 廃用性の筋力低下：あり<br>#2 肺機能障害：あり<br>#3 運動耐容能：低下 |
| ②活動 | #1 現在のADL：一部実施可能<br>#2 入院前のADL・IADL：自立 | #1 負荷量の大きいADL：中等度以上の介助，または未実施<br>#2 急性増悪前の生活：独居生活 |
| ③参加 | #1 家族：定期的に長女の訪問あり | #1 地域での独居生活：困難 |
| ④環境因子 | #1 急性増悪への治療：終了<br>#2 自宅周囲の環境：買い物などには便利 | #1 世帯構成：独居<br>#2 介護保険：未申請<br>#3 経済状況：年金生活<br>#4 人的支援：長女が車で1時間程度の距離に在住<br>#5 住環境：未整備 |

実施であり，移動能力等の向上に伴い，評価していく．

## 4 作業療法の対象とすべき課題（利点と問題点）

作業療法の対象とすべき課題を列挙し，表3にまとめる．

## C. 作業療法計画立案

### 1 リハビリテーションゴール

主治医，リハビリテーション医，作業療法士，理学療法士，看護師，医療ソーシャルワーカーによるリハビリテーションカンファレンスでは，急性期治療を終え，現在は積極的に離床をはかる時期にあり，各部門でリスク管理をしながら，現在の活動レベルを十分に把握して，可能な範囲から活動を拡大する方針となった（表4）．

作業療法では，現在介助で実施されている更衣動作などから息切れと動作遂行の特徴を，呼吸困難を誘発しやすい動作（上肢の頻回な反復動作，横隔膜呼吸を阻害する過度な体幹の屈曲，呼吸と動作の不一致など）がどの程度含まれているかという

表4 運動療法やADL・IADL訓練時のリスク管理上の注意点（主治医より）

$SpO_2$ 90%以下，または脈拍数120 bpmにて中止する．ただし，入浴動作時には$SpO_2$が低下しやすいため，一時的に$SpO_2$が85%まで低下しても，休憩をとって90%まで改善してから再開する．
基本的には酸素療法なしでの評価を行い，$SpO_2$の低下を認めれば，1～2 l/分の範囲の流量で使用する．そのうえでも活動時の$SpO_2$の維持ができない場合には，主治医に相談して，活動時の酸素流量の増加を検討する．
自覚症状はBorg Scale 5程度で一時休憩をとる．

観点から評価・指導していき，併せて運動耐容能の低下している上肢の筋力増強訓練も行う．

理学療法では，リハビリ室で移動能力の向上を目標に，下肢の筋力増強訓練，歩行訓練を実施していく方針となった．加えて，呼吸法の指導（腹式呼吸，口すぼめ呼吸）も実施する．

呼吸器内科では，HOTは導入しないで退院する方向性で検討されている．今後の方向性としては，臥床に伴う四肢の筋力低下を認めるものの，介護保険によるヘルパー利用などのサービスを活用した独居生活を視野に，1か月後の退院を目指す方向となった．自宅退院に際しては，福祉用具の適応を検討する必要がある．

## 2 作業療法長期目標（4週間後）

自宅に退院し，介護保険を活用しながら独居生活に復帰し，在宅生活を維持する．

## 3 作業療法短期目標（2週間後）

現状のADL・IADLを把握し，自宅での独居生活が可能か評価し，改善が望める部分に関しては積極的に指導していく．
①立位でのズボンの上げ下ろし動作の獲得，呼吸困難の軽減
②トイレ動作時の呼吸困難の軽減
③入浴動作，家事動作の評価による介助が必要な部分の明確化

## 4 作業療法の内容

以下の活動中には，活動ができる，できないの視点だけではなく，$SpO_2$ の測定やBorg Scaleでの呼吸困難の評価，動作の方法・速度などの遂行の質を記録する．

### a. 更衣動作訓練

- 目的：上肢支持なしでのズボンの更衣動作の自立，動作時の呼吸困難の軽減
- 方法：作業療法室のプラットフォームで前方に移動式の横手すりを設置して繰り返し動作訓練を実施する．その際には呼吸を休止することがないように，口すぼめ呼吸を意識的に実施する．
- 手順：横手すりを一側上肢で支持した状態でのズボンの上げ下ろし動作訓練から徐々に手支持なしへと支持を減らしていく．
- 留意点：膝折れなどに注意しながら，近接監視レベルにて実施する．事前に腹式呼吸や口すぼめ呼吸の方法を確認する．

### b. トイレ動作訓練

- 目的：排泄動作時の呼吸困難感の軽減
- 方法：作業療法室でポータブルトイレを使用した排泄動作訓練を呼吸法と合わせて指導する．
- 手順：排便時のいきみは呼吸困難を増悪させるため，呼気に合わせて腹圧をかける．便秘にならないように，食物繊維を含む食事を心がけるなどの生活指導も行う．
- 留意点：実際の排泄時に指導内容を反映させるように働きかける．

### c. 入浴動作訓練

- 目的：効率的な入浴動作の獲得，入浴時の呼吸困難の軽減，福祉用具の適応の検討
- 方法：ADL室の入浴装置などの模擬的環境で，浴槽の出入り，洗体・洗髪動作に分けて訓練する．また，指導内容が実際の入浴場面へ活かせるように，病棟の入浴場面での評価，指導も行う．酸素療法はせずに評価するが，必要に応じて使用できるようにボンベを用意しておく．
- 手順：清拭期間中には自宅で実施していた入浴の全工程を模擬的に評価する．可能であれば，病棟での入浴場面で評価する．バイタルサインの変動や呼吸様式の変化，呼吸困難を評価する．連続した動作の妨げにならないように，浴槽から出たあと，洗体後，洗髪後などの工程の間でバイタルサインは評価する（表5）．

初回評価と，浴槽台などの福祉用具を使用した場合の呼吸困難の変化，動作の工夫や呼吸との同調による変化を比較する．無理なく導入できる方法を優先して組み合わせて，方法の修正であれば習得できるように働きかける．
- 留意点：模擬動作中に $SpO_2$ が顕著に低下して呼吸困難がBorg Scale 5まで増悪すれば，そこで中止する．$SpO_2$ の測定時には，手指の水分を拭き取る．呼吸困難の増悪によるパニック時の速やかな呼吸状態の回復への対処方法をあらかじめ学んでおく[1]．

### d. 家事動作訓練

- 目的：家事動作の実用性の評価，実用性が高け

表5 入浴評価表

| 患者氏名 | K.T. | 担当OT | □□ | 日付 | ○/△ | [評価場所：ADL室・病棟] |
|---|---|---|---|---|---|---|

酸素流量（安静時） 0 l/分　酸素流量（運動時） 1～2 l/分　評価時の酸素流量 1 l/分
所要時間 24分　血圧（安静時）114/82 mmHg　血圧（終了時）132/86 mmHg

| | SpO₂ | Pulse | f | BS | 動作速度 | 呼吸パターン | 呼吸リズムの乱れ | 備考 |
|---|---|---|---|---|---|---|---|---|
| 開始前（安静時） | 96 | 86 | 22 | 0 | 速い・適切・遅い | 腹式・胸式・その他 | あり・なし | |
| 脱衣後 | 94 | 88 | 22 | 0.5 | (速い)・適切・遅い | (腹式)・胸式・その他 | あり・なし | |
| ③洗体後 | 88 | 104 | 28 | 4 | (速い)・適切・遅い | (腹式)・胸式・その他 | (あり)・なし | |
| ①洗顔後 | 94 | 92 | 24 | 1 | (速い)・適切・遅い | 腹式・(胸式)・その他 | (あり)・なし | |
| ②洗髪後 | 92 | 92 | 28 | 4 | (速い)・適切・遅い | 腹式・(胸式)・その他 | (あり)・なし | |
| 浴槽跨ぎ後（入） | 91 | 102 | 26 | 3 | 速い・(適切)・遅い | 腹式・(胸式)・その他 | (あり)・なし | |
| 浴槽座位 | 92 | 103 | 26 | 3 | 速い・適切・遅い | 腹式・(胸式)・その他 | (あり)・なし | |
| 浴槽跨ぎ後（出） | 91 | 102 | 26 | 4 | 速い・(適切)・遅い | 腹式・(胸式)・その他 | (あり)・なし | |
| 体を拭いたあと | 92 | 104 | 30 | 5 | (速い)・適切・遅い | 腹式・(胸式)・その他 | (あり)・なし | |
| 着衣後 | 91 | 112 | 29 | 5 | (速い)・適切・遅い | 腹式・(胸式)・その他 | (あり)・なし | |
| 完了後 30秒 | 91 | 112 | | 4 | | 腹式・(胸式)・その他 | (あり)・なし | |
| 1分 | 91 | 112 | | 4 | | 腹式・(胸式)・その他 | (あり)・なし | |
| 1分30秒 | 92 | 108 | | 4 | | 腹式・(胸式)・その他 | (あり)・なし | |
| 2分 | 92 | 108 | 26 | 2 | | 腹式・(胸式)・その他 | (あり)・なし | |
| 2分30秒 | 92 | 104 | | 2 | | 腹式・(胸式)・その他 | (あり)・なし | |
| 3分 | 94 | 96 | 25 | 1 | | (腹式)・胸式・その他 | あり・なし | |

※変化のあった部分のみ記載する．洗髪や洗体の順序が異なる場合には番号をつける．

れば，より効率的な動作方法や遂行の指導
- 方法：ADL室にて，実際の食材を用いた炊事動作で評価，指導を行う．
- 手順：炊飯と一品のおかず，汁物の課題を実施する．自宅の設定に近づけ，しゃがみ込みなどの動作についても評価しておく．
- 留意点：本事例の対象者であれば問題はないが，在宅酸素療法を実施している場合の火気の扱いは熱傷や火災の危険性があり，厚生労働省からの通達で禁止されている[2]．酸素流量が1～2 l/分程度であれば酸素療法なしでの口すぼめ呼吸などでの火気の取り扱いも可能であるが，4～5 l/分と多い場合には電磁調理器の使用をすすめる．

掃除や洗濯についても同様に実用性を評価，指導し，介助が必要な場合には，具体的に地域のスタッフにも伝える．

## D. 作業療法経過と結果，今後の計画

### 1 作業療法経過

#### a. 初期（開始後1週間）

ベッドサイドからの開始であったが，理学療法にて速やかに平行棒歩行訓練に移行し，ポータブルトイレへの移乗の介助量が軽減した．立ち上がりやすいように，ポータブルトイレの座位面を足底が接地する状態で少し高めに調整することで，監視レベルでの実施が可能となった．

更衣動作に関しても，下肢の支持性の向上に伴いズボンの着脱動作が安定してきた．呼吸を休止していた動作にも余裕が生まれ，動作と呼吸を同調できるようになってきた．

カンファレンスで，病室での独歩が可能となり，ベッド周囲や排泄動作も監視レベルへと向上したと報告し，介護保険サービスの利用による自宅退院を目標として進める方針が決定した．

### b. 中期（開始後2〜3週目）

3週目に入り，入浴動作の評価が実施できる程度に運動耐容能が向上し，模擬的な動作をADL室にて実施した．洗髪，洗体などの動作実施が速く，呼吸様式は浅い頻呼吸となっていた．開始前はSpO$_2$ 96％, Borg Scale 0 であったが，終了時はSpO$_2$ 91％, Borg Scale 5 と強い息切れを自覚し，呼吸数も22回/分から29回/分まで増加していた．

評価から観察された非効率な動作工程のうち，①動作の速度を少しゆっくりに修正する，②工程の間で深呼吸を2〜3回はさむ，③口すぼめ呼吸と洗体動作を同調させる，息こらえをしない，という3つのポイントを取り入れながら繰り返し練習を行った結果，終了時にSpO$_2$ 94％, Borg Scale 2 での実施が可能となり，実際の入浴場面でも指導内容を順守することで，同様の息切れ感の軽減を認めた．

自宅の洗い場のいすは高さが20 cmであり，膝を抱え込んだ状態での洗髪動作などが観察されており，その動作を避けるために，介護保険を利用してシャワーチェアの購入について助言した．病院の備品で試し，使いやすさを経験してもらった．

炊事動作については，いすに腰かけて動作することで，顕著な息切れを自覚することなく食事の準備が可能となった．

### c. 後期（開始後4〜5週目）

介護認定の結果が通知され，要介護2の認定となった．ケアマネジャーが来院し，リハビリテーション場面を見学した際に，買い物には現状は介助が必要であること，入浴動作が指導どおりに自宅でも実施できているかどうかを一度確認することを依頼した．

最終的には家事支援でのヘルパー利用と週1回の訪問リハビリテーションを利用することが決定した．訪問リハビリテーション担当者に紹介状を作成して申し送り，入院中の訓練が自宅生活で活きるように働きかけた．

## 2 作業療法結果のまとめ，対象者の変化

開始当初は，ベッドサイドで介助を伴うポータブルトイレの使用という活動レベルであり，息切れも強く認めていたが，理学療法での運動療法や歩行訓練と並行して，ADL・IADL訓練を実施することで，息切れに対して自己対処ができるようになってきた．身辺動作に関しては，Borg Scale 2 程度での実施が可能となり，簡単な炊事程度は自力で実施できるようになった．運動負荷の強い入浴動作では，効率的な動作を実施しながら，環境面もシャワーチェアを導入することで，実用レベルでの入浴動作が可能となった．

本人からは独居生活に向けて，「だいぶ元の状態に近づいてきた．動作を工夫していけばやっていけそうな気がする」との発言が聞かれた．

## 3 再評価と今後の計画

再評価では，6分間歩行の測定が可能となるなどの運動耐容能の向上を認め，身辺動作に関しては，介助を要する項目が買い物程度になり，掃除や洗濯も動作工夫し，環境を調整することで，軽度の息切れを伴いながらも実施可能となった．

他職種と情報交換を行いつつ進めることで，中期に実施したカンファレンスにおいて，自宅退院の方向性が明確になり，地域との連携により円滑な自宅退院が実現した．

退院までに一度試験外出を実施し，その際にはケアマネジャーが同伴して，自宅での身の回り動作がどの程度実施可能かどうかを評価する運びとなった．その結果をふまえて，現状で介助が必要な家事の抽出と，要介助部分を具体的に拾い上げ，円滑な退院に向けての具体的サービス調整を行う．

## E. 考察および典型的臨床像との比較

　対象者は，COPDの急性増悪にて入院した72歳の女性であった．認知機能障害を認めていなかったことから，動作訓練に対しては，事前に指導内容を実践することができると考えられた．

　治療中の臥床期間により廃用症候群を呈していたが，運動療法と並行して病棟生活において，ADL・IADL指導を進めていくことで，本人の自宅退院に向けての意欲も高まっていった．この時期の患者は日常生活における自信を喪失していることが多いため，実施可能な活動に関しては，病棟生活での遂行を促して自己効力感を高めていくことが重要であると考えられた．

　環境面では，入院前に独居であったことから，今後の生活についてのサポートの充実が課題としてあがってきた．呼吸器疾患特有の息切れを伴う活動制限を考慮して評価，検討し，2度目のカンファレンスで本人の希望と現状の能力のすり合わせを行い，自宅退院の方向性が決定した．

　呼吸器疾患の障害像は外見だけでは判断できないので，活動の実施の可否だけではなく，自覚症状やバイタルサインを確認しながら評価，指導する必要がある．また，介護保険などのサービス利用で地域との連携をはかる際にも，過介助とならないような情報提供を行う必要がある．

　この点において，ケアマネジャーが来院した際に，実際の訓練場面から情報提供を行うことができ，最終的に外出機会を設けて動作確認を行う手配ができたことは有効であったと考えられる．

●引用文献
1) 高島千敬：日常生活の工夫とトレーニング．塩谷隆信，高橋仁美（編著）：臨床実践！虎の巻 呼吸ケア・リハビリテーション mini, pp106–113, 中外医学社, 2010
2) 在宅酸素療法における火気の取扱いについて：医政総発0115 第 1 号・医政指発 0115 第 1 号・薬食安発 0115 第 1 号 http://www.mhlw.go.jp/stf/houdou/2r98520000003m15-img/2r98520000003m9w.pdf, accessed 2010.7.16.

●参考文献
3) 高島千敬：作業療法．高橋仁美，宮川哲夫，塩谷隆信（編）：動画でわかる 呼吸リハビリテーション, 第 2 版, 中山書店, pp122–132, 2008

---

### 実習指導者からのアドバイス

　呼吸器疾患の対象者に作業療法を実施する際には，呼吸機能障害が片麻痺や切断などのように外見から判断できる疾患ではないことを理解しておく必要がある．中等度くらいまでの重症度であれば，呼吸困難を自覚しながらも，休憩しながらであれば身辺動作を自分で実施できることが多いという特徴がある．労作時の呼吸困難の増悪が大きな生活障害の因子となるが，呼吸機能検査が必ずしも実施されているとは限らない．対象者の呼吸様式を，そのリズムやパターンから把握する視点を養うことが必要である．

　活動時の評価のポイントは，呼吸困難の変化はもとより，活動時の呼吸数，呼吸様式（深さや速さ），$SpO_2$の変化を測定しながら，呼吸困難を誘発しやすい動作工程（上肢を挙上して行う動作，上肢の反復動作，腹部を圧迫する動作，息こらえなど）がどの程度含まれているかを観察することである．評価の際には，評価表を作成して使用するとよい．

　実際の ADL・IADL 指導は，動作速度の調整，適切な休憩，動作方法の修正，動作と呼吸の同調，動作の簡略化，環境整備などからいくつかの手段を組み合わせて，呼吸困難の軽減をはかり，その人らしい生活の再構築を支援する．このような視点を養うことで，呼吸機能障害のみならず高齢者にも安全に対応することができる．

## COLUMN 1　アフォーダンスの視点から，頸髄損傷を考える

### アフォーダンスとは

　21世紀は脳科学の時代と言われており，再生医療も含めて大脳生理学が注目を浴びている．行為の研究にしても同様だが，従来伝統的なゲシュタルト知覚の「中枢-推論説」などの知覚理論は脳を中心に取り組まれてきた．しかし，J.J. ギブソン[1]はこの感覚器官から知覚を説明する知覚理論のパラドクスを指摘し，「基礎的定位のシステム」，「視るシステム」，「聴くシステム」，「味わい・嗅ぐシステム」，「接触のシステム」をもつ「知覚システム*」として表現し，動物の行為が身体内部のみで決定されるものでなく，環境が運動制御に大きく関与していることを提示した．環境が動物に提供する行為の可能性を「アフォーダンス（affordance）」という言葉を用いて表現し，加えて，動物が取り囲む環境に適応し行為を行う際の，意識・無意識かは問わず，自発的に探索していく行為の重要性を示唆している．

* アフォーダンス理論によれば，私たちは「眼で見ているのではない」し，「耳で聞いているのでもない」．極端な言い方をすると「見させられている」，「聞かされている」のである．大地は歩くことを支え，いすは座ることを支持する，といったアフォーダンスを備えているといわれる．アフォーダンスは事物の"物理的"性質だけではない"動物的"な価値である．「すり抜けられる隙間」，「登れる坂」，「つかめる距離」は，アフォーダンスである．これは個々人によってすべて異なり，無限に存在するのである．個々人によって無限に存在するというのは，もともとあったアフォードを知覚者が経験によってピックアップするかしないかの違いなのである．このピックアップするための身体の動き，経験，機能を，「知覚システム」という．

　たとえば，食事用の自助具[2]の持ち方でパフォーマンスが大きく変化するのも，アフォーダンスの影響である（図1）．食塊をすくったら，こぼれないように常に水平にしておかねばならないのがスプーンのアフォーダンスであり，持ち方により行為が決定する．

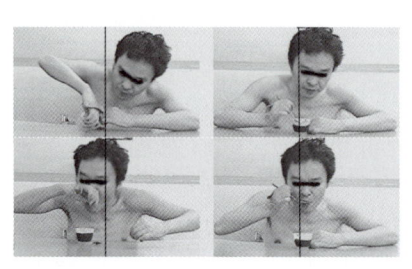

**図1　自助具による食事動作の変化（完全麻痺：C6）**
左：橈側握りの自助具（万能カフ），右：同（ニューカフ）

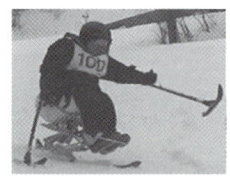

**図2　麻痺した下半身は知覚している（完全麻痺：C7）**
1本スキーで滑走する頸髄損傷者

### 麻痺した身体は知覚できるか？

　完全麻痺の頸髄損傷者は，胸から下の運動と感覚を失っているにもかかわらず，チェアスキー[3]などの見事なパフォーマンスを繰り広げる（図2）．行為と知覚が切り離して考えられないとしたら，今までの知覚モデルだと彼らのパフォーマンスを説明できなくなるが，われわれの実験[4]によれば，知覚可能と説明できる可能性を大いに秘めている[5,6]．

● 引用文献
1) 佐々木正人：アフォーダンス—新しい認知の理論．岩波書店，1995
2) 玉垣　努，江原義弘，別府政敏，他：頸髄損傷者の食事用自助具の比較検討．作業療法 14(特別)：224，1995
3) 玉垣　努，沖川悦三，宮本　晃：頸髄損傷者用チェアスキーの試作．作業療法 14(特別)：215，1995
4) 玉垣　努：ダイナミックタッチの知覚と上肢感覚・運動障害の影響に関する研究．第42回日本作業療法学会抄録集 047，2008
5) 三嶋博之：エコロジカル・マインド—知性と環境をつなぐ心理学．日本放送出版協会，2000
6) 佐々木正人，三嶋博之（編）：アフォーダンスと行為．pp173-185，金子書房，2001

## COLUMN 2　作業療法士がIT活用支援を担おう

　IT（information technology）とは情報技術のことであり，コンピュータを核としたハードウェア，ソフトウェア，システム，通信技術を利用して提供される．このITを利用することで効率的な情報の収集や発信が可能となった．障害をもつ方々の生活もより豊かなものになるように，ITを活用して支援することがIT活用支援と呼ばれ，その対象は子どもから高齢者までと幅広い．

### アクセシビリティを支援する

　ITを利用することで全世界の人とコミュニケーションをとったり，ネットショッピングをしたり，株の取引などでお金を稼ぐことも可能であるが，障害をもつ人にはアクセシビリティの問題が伴う．たとえばマウスやキーボードを利用できなかったり，画面を見ることができなかったり，理解できないなどの事態が発生しがちである．そのようなときに，たとえ鉛筆を持って字が書けなくてもパソコンや周辺機器を障害に合わせて設定することで，ボタンひとつで実行することも可能となる．

　作業療法士による「作業」とは，人が目的をもって行う活動すべてを指すので，IT活用支援を行うべき職種としては適任だと考えられる．平成17年9月26日付の障害者のIT利活用支援の在り方に関する研究会報告書にも，「リハビリテーション分野の専門職である作業療法士，理学療法士，言語聴覚士，社会福祉士などと，密接に連携しながら，IT支援を進めることは重要である．その中でも，IT支援を本来業務として進めやすいのが作業療法士である．すでに，作業療法士が，地域におけるIT支援の核になっているケースも多い」と述べられている．

　障害の種類や程度にかかわらずITを利用するために，生活支援の視点から作業療法士が活動することは重要なのである．

### 気をつけなければならないこと

　ITを使った補装具には利用者の意思疎通を可能とするだけでなく，生活範囲を拡大するほか，社会参加を促進したり，介護者の負担を軽減するものもある．重度障害者意思伝達装置は作業療法士が判定するものとして重要な支援者に位置づけられているが，四肢・体幹が完全に麻痺の状態であっても，瞬きで文章を作成し，音声出力ができる．環境制御装置も開発が進んでおり，介護者の協力なしにテレビやエアコンなどを1人で操作できるものもある．

　作業療法士がIT活用支援をする際に重要なのは，医学的知識のほか，障害特性，作業・活動分析，生活環境分析，社会資源の知識を十分に持ち合わせることである．障害の予後予測をしながら，活動をより効率的に行えるようにし，負担を少なく，二次障害予防もしなければならない．誤った支援では，痛みの発生や運動機能の低下を引きおこす危険性がある．そのため姿勢，残存機能，耐久性などを細かく評価し，どのIT機器を利用するか，どのようなスイッチを利用するか，どのような姿勢でどの部位の動きを利用するか，二次障害は大丈夫かと，経過を追いながら支援する必要がある．自助具や補装具の併用も検討する．

　筆者がかかわっている方のひとりに，四肢麻痺で視覚障害を合併している方がいるが，IT活用支援によりセンター試験にチャレンジしている．その様子が下記のホームページで紹介されているので，ぜひ見ていただきたい．
http://www.microsoft.com/japan/enable/casestudy/dekimouse.mspx

## 本章のキーワード

- **BMI**  体容量指数（body mass index）．体重（kg）÷ 身長$^2$（m）で表される．26 以上を肥満という．22 のときに疾病罹患率が最も低くなることから，身長$^2$（m）× 22 ＝ 標準体重とすることもある．

- **autoregulation（自己調節）**  臓器または部位へ血液を送る動脈内圧が変化するにもかかわらず，そこへの血流が同じレベルにとどまること．または戻ろうとすること．

- **アテローム血栓症（血栓性脳梗塞）**  米国 NIDS 分類による脳梗塞の 3 分類の 1 つ．大きな動脈のアテローム病変が原因となって脳梗塞を発症する．

- **流涎（りゅうぜん）**  よだれ．唾液の飲み込み不十分によっておこる．

- **MMSE**  Mini-Mental State Examination．WAIS（Wechsler Adult Intelligence Scale）を簡略化した知的機能の簡易スクリーニングテスト．書字，文章構成能力，図形の模写課題を含む．得点は 0〜30 点で付け，20 点以下の場合に認知症が疑われる．

- **運動維持困難**  motor impersistence（MI）．「目を閉じる」，「舌を出す」，「口を開ける」などの動作を行えるが，その状態を続けることができず，これらの動作を同時に行うこともできない．20 秒間の閉眼・挺舌（ていぜつ）テストがある．

- **プラットフォーム**  車いすの座面の高さとほぼ同じ高さのベッド約 2 台分を合わせた広さの訓練台．安定しているので，移乗動作訓練，座位保持訓練，床上訓練などに使用する．

- **マスグリップ**  集団把握．全指が同時に同様に屈曲して物を握る形態．各指は分離していない状況での握りをいう．

- **パルスオキシメータ**  酸素飽和度（全ヘモグロビン量のうち酸素化ヘモグロビン量の割合．安静時正常値は 96％以上）を最も簡便に測定できるモニター．血流に依存するので，指先，手関節，足関節にセンサーを取り付け測定する．

- **廃用症候群**  心身の不使用・不活発による機能低下を示した病態．局所的・全身的・精神的廃用症候群がある．作業療法士は生活全般を活発にさせることを主目標としてかかわることになる．

- **放線冠部**  新皮質からの線維は放射線が集束するような形態で，半球内部の内包を通過して下行する．皮質から内包に至る放散−集束する線維を放線冠という．

- **レーヴン色彩マトリックス検査**  本書 p.322 参照．

- **TMT**  trail making test．part A, part B からなり，part A ではランダムに配置された数字が入った円を数の順に結び，part B は円の中に数字と五十音が入ったものを交互に（数字−五十音−数字…）と結んでいくテスト．より複雑な注意機能のテストである．

- **T 字杖**  杖の構造が T 字状のもの．握り手と支柱が T 字型になっている．

## 本章のキーワード

- **関節内運動**　関節（包）内運動は関節モビライゼーション手技の中で示され，滑り，回転，軸回旋に分けられる．

- **中心性頸髄損傷**　脊髄損傷の結果，不全な麻痺を呈するものを中心性脊髄損傷という．ほとんどが頸髄損傷にみられ，上肢機能障害が下肢機能障害よりも重度である．

- **ASIA 機能障害スケール**　American Spinal Injury Association Impairment Scale. A〜E の 5 段階に分類する．A−完全麻痺；B−不全麻痺だが運動機能が失われている；C−運動機能はあるものの麻痺している部位以下の大半の主要筋の筋力が 3 未満；D−同様の筋力が 3 以上；E−正常．

- **Zancolli の上肢機能分類**　頸髄損傷の上肢機能として残存している損傷高位をチェックする分類．ADL の予後判定の参考になる．

- **滑膜切除術**　関節包内の肥大した組織量を除去し，炎症の原因となる滑膜を除去することで，一時的ではあっても炎症を抑え，関節周辺構造にかかっていた緊張を取り除き，痛みを軽減して機能の回復を目指す．

- **スタインブロッカーの RA 進行度・RA 機能障害度**　関節リウマチの機能障害度分類を呈示している．Class I〜IV の 4 段階の分類である．身体機能，関節の状態，ADL，仕事の状況による区分である．

- **CRP**　C-reactive protein. 炎症の存在とその程度を推定する指標．炎症に対する CRP の増加は赤沈よりも速く反応する．

- **ESR**　erythrocyte sedimentation rate. 赤血球沈降速度．血沈値とも呼ばれる．血液の物理的検査で炎症や感染などを知る非特異的方法．

- **関節保護法**　リウマチの対象者の病におかされた関節へのストレスと痛みを軽減し，炎症を軽くし，関節構造の保護を目的として行われる．活動のあとに 1 時間以上痛みが続かない，休息を 1 日 10〜12 時間とるなどの方法を指導する．

- **エネルギー保存法**　関節保護法を基本にして，関節へのストレスを最小限にし，かつ 1 日の動作を総合的にマネジメントし，休息を十分にとってエネルギーを温存し，リウマチ疾患の治癒に最適な状況をつくり出すという考え方である．

- **ムチランス型変形**　別名オペラグラス手ともいう．MCPJ, PIPJ, 橈骨手根関節，橈尺関節などにおいて，骨端が吸収され，骨の短縮がおこり，関節が完全に不安定になる状況である．ゆるんで余った皮膚がひだをつくり，望遠鏡のような外観となる．

- **H&Y stage**　Hoehn & Yahr によるパーキンソン病の重症度分類である．パーキンソン症状と日常生活の障害度を指標に Stage I〜V に分けられる．

- **GCS**　Glasgow Coma Scale. 意識障害評価法の 1 つ．開眼，最良言語反応，最良運動反応の 3 項目をみる．最高 15 点〜重症 3 点の評価で示す．

- **かなひろいテスト**　本書 p.322 参照．

- **PQRST 法**　エピソードやニュースなどのまとまった内容を記憶するときに役立つ，記憶するための内的ストラテジーである．Preview（予習），Question（質問），Read（読む），State（表現する），Test（試験）の手順から，PQRST 法と呼ばれる．

- ●能動義手 　　上肢帯および体幹の運動を利用．ハーネスとコントロールケーブルを介して継手コントロールや手先具（フック・ハンド）の開閉を行う．フックでは細かな作業に有効．筋電義手と比較して安価であることが特徴．

- ●筋電義手 　　残存筋から筋電信号源を経て中継し，最終的に手の開閉のような機能に生かす義手．ソケットは顆上支持を用いることが多く，コントロールケーブルが不必要で装着が容易．リーチ制限がなく，把持力が強いことが特徴．

- ●デジタルハンド 　　筋電シグナルを採取し，ハンドの「開く」，「閉じる」の2動作を制御する（ON–OFF制御）方式で動く筋電ハンドの1つ．

- ●DMC（Dynamic Mode Control）ハンド 　　2個の電極で計測する筋肉の収縮力によりハンドの開閉スピードと把持力を制御する（比例制御システム）方式で動く筋電ハンドの1つ．

- ●ハンギングキャスト 　　Hanging cast（吊り下げギプス）．上腕骨骨幹部骨折に対し，徒手整復後の整復位保持を目的にハンギングキャスト法を用いる．ギプス包帯を上腕の骨折部位のやや上方から肘関節を直角として手関節まで巻き，手関節部に紐をつけて，頸から吊るす．

- ●セメス–ワインスタイン・モノフィラメントテスト 　　Semmes-Weinstein monofilament test．詳細な触圧覚検査．フィラメントは緑（正常），青（触圧覚低下，ほか正常），紫（防御知覚低下，手の使用減少），赤（防御知覚脱失，手の使用ほとんどなし）の4種の太さに分類されている．

- ●ティネル徴候 　　手根管部を叩くと指先に異常感覚が放散する症状．手根管内で正中神経が絞扼されておこるニューロパシーをみる．また神経線維の再生時は再生軸索の先端無髄部は叩打に鋭敏になる．神経の走行に沿って末梢より叩いていくと，その支配域に放散痛を生じることをいう．

- ●低カリウム（血）症 　　血清カリウムが3.5 mEq/l以下である状態．神経・筋，心臓および消化管に症候がおこりやすい．原因はカテコールアミン製剤の使用，腎や消化管からのカリウム喪失などが考えられる．

- ●デブリドマン 　　挫滅創や感染創などの壊死部分や異物を除去して，健常な創とする手術．

- ●分層植皮術 　　中間層植皮．表皮と真皮の一部を含む遊離植皮術で，最も広く行われている方法である．全層植皮に比べ生着がよく，表皮植皮に比べ収縮が少ない．

- ●SDS Test 　　抑うつ尺度（self depression scale）テスト．うつ病・抑うつ状態に対する質問紙法を用いた心理検査．

- ●COPD（慢性閉塞性肺疾患） 　　完全に可逆的でない気流制限を特徴とする疾患．最も基本的な病変は慢性炎症性病変と肺気腫病変である．

- ●$SpO_2$（経皮的動脈血酸素飽和度） 　　動脈血酸素飽和度（$SaO_2$）の測定値．血液中のヘモグロビンのうち，何％が酸素を運んでいるかを示す．正常値は95〜100％．

- ●Borg Scale（ボルグスケール） 　　身体活動中の呼吸困難感を表す数値．0（何ともない）〜5（強い）〜10（最大）で示す．

- ●$PaCO_2$（炭酸ガス分圧） 　　動脈血二酸化炭素分圧．肺でのガス交換がどの程度障害されているかを知り，酸素吸入の必要性や治療開始の緊急性を判断する値．単位はTorr（トル）．正常値は35〜45 Torrで，年齢との相関がない．

- **$CO_2$ ナルコーシス**  II 型の呼吸不全は，肺胞低換気により発生する．吸入酸素濃度を上昇させると，肺胞気内の酸素分圧は上昇し，その結果として $PaO_2$ は上昇する．ただし，$PaCO_2$ が非常に高い場合には，換気応答が $PaO_2$ に依存しており，高濃度の酸素投与により，さらなる低酸素血症，呼吸停止をきたす $CO_2$ ナルコーシスを生じる．

- **ハンカチーフサイン**  皮膚をつまむと通常であればすぐに元に戻るが，脱水状態にある場合には，つまんだ皮膚がハンカチをつまみ上げたようになったまま，元に戻らない．やせた高齢者でも認めることがある．

- **HOT（在宅酸素療法）**  Home oxygen therapy．在宅にて酸素ボンベを携帯し，鼻に挿入するチューブにより吸入することで，動脈血酸素飽和度を一定値に保つための療法．

# 第3章
# 精神機能領域の
# ケーススタディ

| GIO 一般教育目標 | SBO 行動目標 |
|---|---|
| **1** ケーススタディを通じて，精神機能領域における作業療法の実際を理解する． | 1）ケーススタディにおける精神機能領域の各疾患の特徴を説明できる．<br>2）ケーススタディにおける精神機能領域の評価項目を説明できる．<br>3）ケーススタディにおける精神機能領域の作業療法実施を説明できる．<br>4）ケーススタディにおける精神機能領域の作業療法を実践する施設の特性と作業療法士の役割を説明できる． |
| **2** 精神機能領域のケーススタディの書き方を身につける． | 1）精神機能領域におけるケーススタディのプロフィール（一般情報収集）をまとめることができる．<br>2）精神機能領域におけるケーススタディの評価項目抽出から課題の列挙までができる．<br>3）精神機能領域におけるケーススタディの作業療法計画立案をまとめることができる．<br>4）精神機能領域におけるケーススタディの，経過および結果から今後の計画までをまとめることができる．<br>5）精神機能領域におけるケーススタディの考察をまとめることができる． |

## 修得チェックリスト

- [ ] ①統合失調症の特徴を述べることができた．
- [ ] ②アルコール依存症の特徴を述べることができた．
- [ ] ③気分障害（躁うつ病）の特徴を述べることができた．
- [ ] ④統合失調症の作業療法評価項目を述べることができた．
- [ ] ⑤アルコール依存症の作業療法評価項目を列挙できた．
- [ ] ⑥気分障害（躁うつ病）の作業療法評価項目を列挙できた．
- [ ] ⑦統合失調症の作業療法の目標と内容を列挙できた．
- [ ] ⑧統合失調症のデイケアでの支援のポイントを述べることができた．
- [ ] ⑨統合失調症の就労支援のポイントを述べることができた．
- [ ] ⑩気分障害（躁うつ病）の作業療法の目標と内容を列挙できた．
- [ ] ⑪アルコール依存症の作業療法のポイントを述べることができた．
- [ ] ⑫アルコール依存症の集団内作業療法上の注意点を述べることができた．
- [ ] ⑬精神機能領域の病院（入院および外来）の機能と作業療法士の役割を述べることができた．
- [ ] ⑭精神機能領域でのデイケアの機能と作業療法士の役割を述べることができた．
- [ ] ⑮精神機能領域の集団作業療法の意義と効果を述べることができた．

---

- [ ] ①精神機能領域のケーススタディにおけるプロフィール（一般情報収集）の内容を列挙できた．
- [ ] ②精神機能領域のケーススタディにおいて，評価項目抽出から課題の列挙までの関連を述べることができた．
- [ ] ③精神機能領域のケーススタディの作業療法計画立案で，作業療法内容を目標と関連づけることができた．
- [ ] ④精神機能領域のケーススタディにおいて，経過および結果から今後の計画を立てることができた．
- [ ] ⑤精神機能領域のケーススタディにおいて，ケースと典型的臨床像を比較できた．

# I 統合失調症の治療プログラムにおける作業療法
## 回復を促進するアプローチ

## A. 対象者のプロフィール

対象者のプロフィールを表1にまとめる．青年期に統合失調症を発症し，病気や障害を受容する途上にあるとみられる．症状とともに対人関係での課題や作業能力の低下がみられ，自信の喪失，自己効力感の低下や，ストレスに対処する能力も低下しており，社会復帰には環境の調整も含めた包括的なケアプランが求められた．

## B. 評価と治療上の問題点

### 1 初期評価期間

5月30日から6月14日まで（2週間）．

### 2 評価項目の抽出と方法

ニーズの抽出と作業療法方針の決定を行うため，対象者の全体像，入院前と病棟における生活参加状況，対象者の治療へのかかわりの度合いを把握する．カルテのほか，入院前の生活状況や家族のサポート状況（精神保健福祉士），現病歴と現在の治療方針（医師），病棟での日常生活状況や他者との関係性（看護師），病気や自己認識の状態および知的能力（臨床心理士）などの情報を得る．多職種チームのカンファレンスでは治療経過や目標，退院後の環境調整などについて確認する．対象者との面接では，生活で困っていることについて自記式の自己評価もしてもらった．

### 3 評価結果のまとめ，対象者の状態像

- 作業に関する自己評価（OSA）：病気の理解や症状については，理解できていない部分もあるが，生活のしづらさについてはある程度認識できているようである．自分の考えや感情を言語化することや，現実的な目標に向けて具体的な取り組みが進んでいない状態である（表2）．
- 社会機能評価（精神障害者社会生活評価尺度；LASMI）：サブスケールごとの平均点は，日常生活3.3，対人関係2.6，課題遂行2.5，持続性・安定性4.5，自己認識3.7であった．
- 包括的な作業遂行評価：表3にまとめた．
- 身体機能評価（体力測定）：体脂肪は30％を超え肥満．有酸素性運動能力（エアロバイク），上肢筋力（握力），体幹筋力（上体起こし），下肢（垂直跳び），平衡感覚（閉眼片足立ち）を行ったところ，筋力および平衡感覚の低下が著しく，年齢標準の指標と比べ約60％の体力という結果だった．対象者はショックだったようだが，作業療法プログラムだけでなく，病棟の自主活動としてウォーキングや筋トレを教えてほしいと言った．
- 本人の希望：将来の目標としては，単身生活と就労をあげ，入院中の治療の必要性については，「もうほとんどよくなった」という．
- 居住地の地域連携：退院後の外来通院，治療・リハビリテーションの継続に向け，医療機関，保健・福祉施設，生活参加の制度利用など，精神保健福祉士を中心として多職種連絡会議で調整

表1　対象者のプロフィール

| ①氏名，②年齢，③性別 | ①M.T. さん，②22歳，③男性 |
|---|---|
| ④診断名 | 統合失調症 |
| ⑤現病歴および既往歴・合併症 | 2年前の9月(20歳)：大学2年時，夏休みに帰省したところ気力が低下した状態であった．授業も休みがちになり身の回りのことができず，自宅に閉じこもり，昼夜逆転の生活を送る．両親に連れられて当院受診．入院治療し3か月ほどで退院．その後は外来通院を続け，大学は卒業．<br>今年4月(22歳)：大学卒業後コンピュータ部品工場のパートとして働いていたが，「周りの人から悪口を言われている」，「仲間はずれにされている」など，幻聴や考えが出現し，室内で大声で怒鳴り返したり，壁を壊したりする．1か月以上服薬および通院が中断し，父親に連れられて受診．5月20日に入院となる． |
| ⑥生活歴 | 2人兄弟の次男として生まれる．発達上の問題は特にみられず，高校時代はサッカー部に所属し，友人との交流もみられていたとのこと．成績は学年の中位で一浪後大学に進学．大学に入ってからは，アパートを借りて単身生活をしていた．最初は身の回りのこともできていたが，次第に部屋の中が乱雑になり，友人もほとんどいなかったことから，部屋でゲームやインターネットをすることが多くなっていった． |
| ⑦第一印象 | 伏し目がちで，表情の変化少なくやや堅い．言葉数は少なく，自ら話を始めることはない．応答は必要最小限の言葉でぶっきらぼうな応対．対人緊張，不安が強い様子．年齢よりも幼い感じで若く見える．髪はぼさぼさで，パジャマを着ている． |
| ⑧家族状況 | 父親は会社員で健康．キーパーソンとなっている．母親は感情障害があり通院中であるため自宅で引き取ることは難しいと感じている．兄は同じ市内に在住しており，本人の話相手など協力的． |
| ⑨経済状況 | 障害年金は本人が拒否している(「病気ということを知られたくない」)．パート先からは解雇されており，収入の基盤はない状態．アパートも引き払った． |
| ⑩その他の特記事項 | 状態悪化までの経過・分析：眠気やだるさなどの副作用の影響があること，精神疾患があることで就職などに不利になると考え，服薬を中断したことも症状の再燃につながっている．また，職場での人間関係からのストレスも，他者に相談することや発散の方法がうまくとれず，悪化する要因の1つであったようである．<br>本人の主訴：「とにかく早く退院し，仕事を見つけたい．一人暮らしをしたい．とにかくお金がないと困るので，就職したい」． |

をはかっている．

## 4 作業療法の対象とすべき問題

現時点での問題点は，①自己評価の低さ，自信低下，②変化に対する不安および治療への動機づけの低さ，③症状やストレスなどの自己認識の低さと対処スキルの低さ，④自己表出とコミュニケーション技能の低下である．生活リズムおよび生活バランスを改善する必要があり，関係性の構築，維持という社会生活における適応技能を高める必要もある．

## C. 治療計画立案

### 1 リハビリテーションゴール

まずは症状を軽減する薬物療法を主に，治療者との関係を構築する関係づくりを行う．その後セルフケアなど身の回りのことから健康的な側面の回復，生活リズムを整えることを目標とする．

### 2 作業療法長期目標

①ストレス対処技能の獲得
②生活バランスの改善
③地域生活に向けた，日常生活技能と社会生活技

表2 作業に関する自己評価 OSA（修正版）　　　　　　　　初期評価は○，再評価（7週後）は●で示した．

| 身の回りのこと，毎日の生活(セルフケア) | よくできている | 普通 | ちょっと困っている |
|---|---|---|---|
| 決まった時間に寝る，起きる． | | ● | ○ |
| 生活している所の片付け，掃除，整理ができる． | | ○● | |
| お小遣いをうまくやりくりする． | | ○● | |
| 毎日何かすることがある． | | ● | ○ |
| 入浴や着替えをする． | | ○● | |
| 自分のしたいことを見つける． | | ● | ○ |
| 時間や約束を覚えている． | | ● | ○ |
| リラックスすること．気分がいいと感じる． | | ● | ○ |
| 基本的に必要なこと(食事・服薬)をする． | | ○● | |
| やろうと決めていることがある(目標)． | | | ○● |
| 大切にしていることがある(価値)． | | ○● | |
| コミュニケーションと人との交流(コミュニケーション) | よくできている | 普通 | ちょっと困っている |
| 新しい人と会ったり，話したりできる． | | ● | ○ |
| 他の人と一緒に何かをする． | | ● | ○ |
| 自分の考えや感じていることを表現する． | | ● | ○ |
| 人を信じる． | | ○● | |
| 人に自分のことをわかってもらう． | | ○● | |
| 他の人が言うことに耳を傾ける． | | ○● | |
| 相談する，助けを求める． | | ● | ○ |
| うまく断る． | | | ○● |
| 考えること(思考) | よくできている | 普通 | ちょっと困っている |
| 何かをするときに集中できる． | | ● | ○ |
| 自分の問題に気づき，解決する． | | ○● | |
| 大事なことの順番をつける． | | ○● | |
| 新しいことを覚える． | | ● | ○ |
| 説明を理解する． | | ○● | |
| 2つのことを一度にする． | | ● | ○ |
| 読む・書く・計算できる． | ○● | | |
| 身体と運動のこと | よくできている | 普通 | ちょっと困っている |
| 自分のしたいことをする体力がある． | | ● | ○ |
| 身体を動かすことはうまくできる． | ● | ○ | |
| 自分の身体や健康に気をつけている． | ● | ○ | |
| 身体を使う活動がある(時間・活動)． | ● | ○ | |
| 細かい作業をする． | | ○● | |
| 力仕事をする． | | ○● | |
| 環境・生活の満足度(生活環境・意思) | よくできている | 普通 | ちょっと困っている |
| 自分を支えたり，助けてくれる人がいる． | | ● | ○ |
| 自分が大事にしていることをする機会がある． | | ○● | |
| 自分の今の能力に満足している． | | | ○● |
| 安心できる場所・時間がある． | | ● | ○ |
| 自分の能力をうまく発揮する． | | ○● | |
| 満足できる日課がある． | | ● | ○ |
| ビクビクする気持ちや，不安やいらいらをうまくやりすごすことができる． | | ● | ○ |
| 少し変わった考え/気持ち/声/想像が自分の中に出てきたとき，うまく対処している． | ○ | ● | |
| 自分のかかえている問題や病気について，理解している． | | ○● | |
| 今の生活に満足している． | | | ○● |

### 表3 包括的な作業遂行評価(初期評価)

**①精神機能**
　他者から見張られている，馬鹿にされているという幻聴や妄想に支配されている．服薬や病気の受け入れは不十分．スタッフに評価されることに対して敏感．コミュニケーションはとれるが，表面的な交流しか望まず，自己の感情，症状，問題などは語ることを避ける．独語もみられる．スタッフには表出しないが，幻聴に影響され，ストレスが高じると，大声を出したり，壁を蹴ることなどもある．いらいら感も断続的にみられ，表情や口調の固さとして表れている．対人暴力に発展することはないが，スタッフに対して被害的な発言をすることがある．

**②心理的側面**
　自己評価が低く，ネガティブな考え方がみられ，症状に影響されて他者との関係性に対する不信感もあることから，不安やストレスは強い状態と思われるが，体調，症状や感情のモニタリングが不十分であることから，自己認識できていない．病棟の生活ではリラックスできていないと感じており，そのための有効な対処行動の選択肢をもっていないこと，余暇など自主的にかかわることのできる時間もないことから，不全感をもっているようである．

**③自己認識**
　自分は病気ではないし症状もないと，入院，治療を受ける必要性についての理解はない．コミュニケーションや作業能力については，全般的に自己評価が低い．新たな作業に取り組むことには消極的で，自信のない様子がうかがえる．他者の評価を気にするあまり，結果(出来栄え)を過剰に気にする．価値があると感じる活動はなく，発症後は何度か就職したが長続きせず，失敗体験によって自信の低下がみられる．将来の具体的な目標も明らかではない．病気や障害の受け入れが不十分な状態である．病気であることが社会的に不利になるととらえている．"生活のしづらさ"という健康的な側面からの助言については，ある程度気づきを示すことができているため，健康を促進するという肯定的な体験，変化を受け入れることによって，課題や問題に向き合う準備が必要である．

**④興味・関心，価値**
　自分の考えを問われても答えることが難しい様子がみられ，チェックリストなどを用いて興味をもったことなどを聞く．学生時代にしていたサッカー，スポーツ観戦，買物(ファッション)，音楽鑑賞，ゲーム，インターネットでスポーツ系のサイトを観ることなどをあげている．興味のある仕事については，業種・職種ともにわからないという．

**⑤習慣性・役割**
　閉鎖病棟にいることから，自分の意思，選択で活動を行うことを制限されていることもあり，習慣的に行う活動はほとんどみられない．入院前も長期にわたり生活リズムが不安定になっており，時々役割として行っていたのは実家の犬の散歩だったというが，生産的な役割や余暇・休息は満たされていなかった．

**⑥セルフケア・生活管理(セルフマネジメント)**
　生活リズムが整っておらず，周囲の状況に留意したり，自分をケアする余裕もないようである．体力を回復するとともに，病棟でも行える活動や役割などの作業バランスを回復する必要がある．

**⑦作業遂行能力**
　注意・集中の持続が困難で，周囲の刺激によって影響されやすい．情報の処理の遅さ，順序立て，記憶など，認知機能が低下しており，以前の状況と比較して作業を円滑に行えないという自覚はある．またそれによって自己効力感が低下し，新たな活動に取り組むことを躊躇する．工程数が少なく簡易な説明で行える活動から導入することが望ましい．身体的耐久性も低下していることから，活動時間も30分程度から導入し，体力の回復に応じて徐々に時間を延ばすことが求められる．

**⑧社会生活能力**
　対人緊張が強く，疎通性も低い．被害的な病的体験もあることから，治療者との関係を適度に保つことから始め，並行して集団適応を評価しながら他者と道具や場を共有することにする．コミュニケーションについても，身体的状況から少しずつ言語化する体験をし，自己表出を促進するような働きかけが必要であろう．コミュニケーションおよび相互交流技能の改善に伴って，より集団交流が必要なグループワークの適応を考慮する．

**⑨環境との相互作用**
　社会集団のルールや規範の理解はあり，逸脱するような振る舞いはない．他者に対する認識はネガティブな面がみられ，他者からサポートを受けることについて肯定的な印象をもてるよう働きかける必要がある．家族は協力的であるが，将来の生活については単身生活をすることが想定される．日常生活技能，社会生活技能に必要な能力を改善，獲得することも今後検討する必要がある．

能⚫の改善

## 3 作業療法短期目標

①作業参加時の身体的感覚(疲労，注意集中など)による，自己認識の改善

②身体機能改善と，作業遂行能力改善による自己効力感⚫の回復

③リラクセーション技法⚫の習得と日常生活場面での利用(対処技能の獲得)

④他者との関係の開始，距離の維持

## 4 作業療法プログラム内容

### a. 個人エクササイズ

- 目的：習慣性，身体的認識による気づきの促進（短時間でも毎日継続し，スタッフとの関係性においても距離を保つ）．器具の使用方法の理解，自由時間の充足（作業療法以外の時間でも自主的に行うことができるようになるため）
- 留意点：リラックスする方法の指導を随時行う．また，セルフモニタリングを導入し，身体的な変化に気づき，表を作成し記入することも習慣化していく．

### b. パラレルグループ（並行集団）

- 目的：集団適応の第一段階としての，基本的な作業遂行（道具，素材の扱い，注意，集中の持続）
- 方法：スタッフとの関係を通して，対人関係の基礎を学習していく．準備や片付け，時間の管理，活動と休息のバランス，他者との最低限度の交流をもつ（あいさつ，了解を求める，依頼するなど）．
- 手順：課題を設定し，スタッフが適当な機会を提示し，段階づけた指導を行う．
- 留意点：疲労や達成感などのモニタリングを導入する．病棟や在宅で実施する「気分のモニタリング」への移行を想定し，症状のマネジメントにも発展する働きかけをする．

### c. リラクセーションおよび対処技能

- 目的：自己の状態に応じた呼吸法，筋緊張緩和のテクニックの特定の場面や状況での活用

### d. 自由時間の過ごし方についてのフィードバック

- 目的：プログラム参加時間以外の過ごし方の評価を通した，リラックスの方法の実践，社会的行動の変化についてのフィードバック

## D. 作業療法プログラム経過と結果

### 1 経過（表4）

#### a. 作業療法導入期（3週間）：探索期

健康プログラムと作業療法には参加し始めるが，注意が持続せず，耐久性が低く，時間に遅れたり突然休むなど一貫性はみられない．個人エクササイズについても，関心はあるとしていたが，声かけなど励ましが必要であった．体力の回復が数値として明らかになると（有酸素性能力，体脂肪の低下など），活動と結果のつながりを初めて認識し，徐々に参加への意欲が高まり始めた．パラレルグループでは，自己効力感が低く，結果のよしあしが明確になる新たなことへの取り組みが消極的なため，馴染みのある活動（テレビゲーム）から導入した．

作業活動の選択については，自己の能力と結果の現実的な判断は困難であり，工程の全体像の把握といった抽象的な思考が難しく，選択肢を与えられても混乱し，適度な負荷のものを選択することはできなかった．そこで，スタッフが適度な課題をいくつか提示した．実際の作業活動で，身体的・認知的課題を経験し，どのように困るのか，どうしたら解決できるのか（道具，工程の工夫，スタッフへの相談など）についても助言・指導した．

#### b. リハビリテーション期（4週間）：洞察期

集団活動の場面では，他者と作業活動を介した安全感を獲得し，作業に没頭するよう働きかけた．また，援助者との並行関係を確立したのち，道具の共有など場所・時間を共有する他者との非言語的な交流を深め，他者の援助をするなど役割を遂行して，社会的な存在として認識されることを自覚するように働きかけた．プログラム以外の役割分担として，熱帯魚の飼育，病棟のガーデニング（水やり）なども行うようになった．エクササイズ

**表4　回復プロセスと作業療法実施表（経過）**

| 週数 | 1 | 2 | 3 | 4 | 5 | 6 | 7 | 8 | 9（週） |
|---|---|---|---|---|---|---|---|---|---|
| 回復時期 | | 導入期 | | リハビリテーション期 | | | | 社会復帰期 | |
| 自己認識・自己モニタリング | | ・・・・・・・・・・・・・・・・・・・・・・・・・・・ | | | | | | | |
| 身体的活動/作業活動（パラレルG） | ――――――――・・・・・・・・・・・・・・・・・・ | | | | | | | | |
| ボディワーク/リラクセーション | | ・・・・・・・・・・―――――――――― | | | | | | | |
| 社会生活技能 | | ・・・・・・――――――――――――― | | | | | | | |
| コミュニケーション・相互作用 | | | | ――――――――――――― | | | | | |
| 社会生活技能訓練 | | | | | | ――――――――― | | | |
| 問題解決・対処技能 | | | | ・・・・・・・・・――――――― | | | | | |
| 対処技能・認知行動療法 | | | | | | ――――――――― | | | |
| 退院後の生活準備 | | | | | | ――――――――― | | | |

により体重減少と基礎体力向上がみられ，集団のボディワークプログラムへの参加が始まった．その結果，参加の一貫性，自己認識に基づく課題への取り組みがみられるようになった．気分のコントロールの自己モニタリングにも改善があった．

### c. 社会復帰期（2週間）

病棟生活において他の対象者との関係が構築され，相互交流に参加することにも積極的になってきた．病棟における夕食調理活動では献立を立て，買い物当番も受けもつ．他のグループメンバーから肯定的な評価を受けることによって，グループへの所属感，役割および責任などの意識が高まり，活動開始，片付けなどの役割を遂行し，他者への協力，発話などの作業への関与も向上している．

リラクセーションなどの対処技法も，自主的に活用するようになった．疾患や服薬の心理教育に対しても，他のメンバーが対象者の健康を維持・向上するために必要なことについて考えるなかで，日常生活で生じるストレスや不安の症状を話し，対処方法を検討することなどを受け入れるようになっている．それをきっかけにスタッフにも自身の特性について意見を求めること，退院後の生活における対処方法（服薬など）について相談をすることがみられるようになった．

退院準備グループ（週1回90分のセッションおよび自主学習，協同集団✓）に参加し，作業療法開始から9週目に退院となった．

### 2 再評価

- 作業に関する自己評価（OSA）：「セルフケア」では，生活リズムの安定化，生活管理，ストレスの軽減，「コミュニケーション」では，他者との協同作業，自己表出，他者への相談について，「思考」では注意，記憶，認知機能について，「生活環境・意思」については価値の充足✓，サポート，安全保障感は向上した．しかし，現在の自己の能力および生活環境への満足度については，「困っている」としている（表2）．
- 包括的な作業遂行評価：表5にまとめた．
- 社会機能評価（LASMI）：サブスケールごとの平均点は，日常生活1.8（開始時3.3），対人関係1.8（2.6），労働・課題遂行1.8（2.5），持続性・安定性4.5（4.5），自己認識2.6（3.7）となった．日常生活では生活リズム，自由時間の活用が，対人関係では援助者との関係，労働・課題遂行ではストレス耐性に顕著な改善がみられた．

## E. 考察

精神科の臨床では，病気の症状だけでなく，自己評価の低さや他者とのコミュニケーション技能の低さ，生活のバランスの低下などさまざまな要因によって生活参加が妨げられる．本人がどのよう

表5　包括的な作業遂行評価（再評価：7週後）

①精神機能
　幻聴，妄想は持続しているようであるが，いらいら感やスタッフに対する被害的妄想は減少した．

②心理的側面
　全般的な健康感については，50％程度の回復という．有酸素性運動能力，筋力などの身体的機能の向上，活動への習慣的参加，作業遂行に対する自信の改善により，健康感が回復した．活動実施前に比べて，作業後はストレスが減少し，意欲が高まる傾向がみられている．

③自己認識
　具体的・現実的な作業遂行における成功体験，段階づけられた集団適応により，肯定的な自己評価がみられるようになっている．自己効力感の改善により，自己の問題解決に向けた主体的な取り組みの必要性を感じているようである．

④興味・関心，価値
　他者の行っている活動にも関心を示し，新たな種目に取り組もうとする姿勢を示し始めている．病棟の生活においても，自由時間の過ごし方についてスタッフに相談することがみられるようになる．

⑤習慣性・役割
　治療プログラムを軸に生活リズムが構築され始め，体力を回復・維持するための活動，社会的な役割遂行（病棟の自主的な役割を自ら担おうとする）に責任を感じるようになる．

⑥セルフケア・生活管理（セルフマネジメント）
　エクササイズによる体重の減少や基礎体力の向上により自己評価の改善がみられ，集団プログラム（ボディワーク）に参加を了承する．身体感覚のモニタリングを行って，心拍数の増加，血中酸素濃度などの変化と疲労，筋緊張，ストレスおよび気分のつながりを理解し始め，病棟で行っている気分やストレスのモニタリングに改善がみられ始める．

⑦作業遂行能力
　注意の持続，耐久性は改善し，援助がなくても定期的に参加できるようになる．参加および作業遂行の一貫性がみられるようになった．活動の継続も 45〜60 分は続けて参加できるなど耐久性も向上している．問題解決についても，スタッフに相談することが円滑に行えるようになっている．

⑧社会生活能力
　集団内行動：他者と共有する場面においても，馴染みのスタッフや患者とは言葉を交わすことができるようになっている．病棟のミーティングでも，他者の意見に賛同したり，配慮するような発言のしかたを示し始めている．自室以外で過ごす時間も増えてきたとのことである．
　対処技能：いらいらなどの変動についてスタッフに相談することがみられるようになり，助言によってリラクセーション技法を行うこともしている．

⑨環境との相互作用
　病棟の生活でも，自由時間の過ごし方をスタッフに相談したり，馴染みになったメンバーと交流している．

に生活のしづらさを感じているのか，支持的に言語化することを援助し，困っていることを改善するような主体的な取り組みを促進することが重要であった．導入期には健康的な側面を発揮し，回復を進めるような働きかけによって，身体的な変化や成果に気づき始め，変化する希望を持ち始める．自分の長所に気づくことで課題や問題を克服しようとする意欲を示し，何が問題であるのかの気づきが生じることによって，目標設定が現実的になっていった．

　この対象者については，治療プログラムにおける自己の変化や他者とのかかわりの回復を通して，生活場面（病棟の生活）にもその変化が影響をもち，日常の振る舞いや生活のバランスに変化がみられ，自己モニタリングなど再発を予防する手立てに対しても，積極的に取り組むことが認められている．

　病識の獲得までにはさらに時間を要するものと考えられるが，スタッフに相談することも可能となっており，退院後に医療・福祉のサポートを受けるために有利な変化をもたらしたと考える．

　現代の精神保健領域では福祉も含めた多職種チーム連携が重要である．今回，作業療法で得られた，自己の能力に関する現実的な認識をチームにフィードバックし，認知行動療法，看護でのモニタリングリストの作成，問題解決技法とのリンク（本人のとらえ方，実際の生活場面における課題の設定など）

を行えた．集団技能についても，そのほかのプログラム（思考スキル強化，社会生活技能訓練など）の導入時期，適応レベルについてチームに伝え，連携がとれたと考える．

●参考文献
1) 山根　寛：精神障害と作業療法―治る・治すから生きるへ．第3版，三輪書店，2010
2) 山田　孝，石井良和（訳）：OSA Ⅱ―作業に関する自己評価　使用者用手引．改訂第2版，日本作業行動学会，2004
3) Witt P: Creative Ability: A Model for Psychiatric occupational Therapy. In: Crouch R, Alers V: Occupational Therapy in Psychiatry and Mental Health, 4th Ed, pp3-61, Wiley, 2005
4) Kielhofner G（編），山田　孝（監訳）：人間作業モデル―理論と応用．改訂第3版，協同医書出版社，2007
5) Kielhofner G: Model of Human Occupation: Theory and Application Softbound. 4th Ed, Lippincott, Wiliams & Wilkins/Wolters Kluwer, 2007
6) 矢谷令子，福田恵美子（編）：作業療法実践の仕組み　事例編．協同医書出版社，2004
7) Parkinson S, Forsyth K, Kielhofner G: The Model of Human Occupation Screening Tool (MOHOST). version 2.0, University of Illinois at Chicago, College of Applied Health Science, 2007
8) （財）精神・神経科学振興財団：急性期・回復期・社会復帰期クリティカルパス．平成16年度司法精神医療等人材養成研修会　ガイドライン集．（財）精神・神経科学振興財団，2004
9) 石井良和，京極　真，長雄眞一郎（編）：精神障害領域の作業療法．中央法規出版，2010
10) Copeland ME（著），WRAP研究会（訳・編）：元気回復行動プランWRAP．WRAP研究会，2007
11) Keable D: The Management of Anxiety: A Guide for Therapists. 2nd Ed, Churchill Livingstone, 1997
12) O'Neill H: Managing Anger. 2nd Ed, Wiley, 2006
13) Hill C: Helping Skills: Facilitating Exploration, Insight, and Action. 2nd Ed, American Psychological Association, 2004
14) Davis M, Eshelman ER, McKay M: The Relaxation & Stress Reduction Workbook: A New Harbinger Self Help Workbook. 6th Ed, New Harbinger Publications, 2008
15) Payne RA, Donaghy M: Payne's Handbook of Relaxation Techniques. 4th Ed, Churchill Livingstone, 2010
16) 岩崎晋也：社会生活評価尺度．蜂矢英彦・岡上和雄（監修）：精神障害リハビリテーション学，pp154-159，金剛出版，2000
17) 岩崎晋也，宮内　勝，大島　巖，他：精神障害者社会生活評価尺度の開発とその意義．精神科診断学 5:221-231，1994

## 実習指導者からのアドバイス

　精神科領域の作業療法では，病気そのものの症状だけでなく，日常生活技能や社会生活技能，本人の生活参加への意思，サポート体制を考慮することが求められる．多職種との連携をもとに，包括的なアセスメントやケアプランを作成し，入院の初期から広い視野をもって，社会への再統合をはかるための戦略を立てていくことが重要である．

　初回の面接は，対象者の第一印象をみるだけでなく，本人の意向を確認し，目標を設定し，治療者との協力関係を構築する手立てでもある．また，目標の設定に関しては，個人が感じている生活のしづらさと，客観的評価から得られた情報を本人の準備状態に応じてどのように適合するのか，そして治療プログラムの意図をどのように本人および多職種に伝えるかが重要である．

　今回の対象者では，「障害者であること」の受容に強い抵抗があるという特徴があった．客観的な問題を突きつけられても，否認や抵抗を強めてしまう傾向がある．「回復（リカバリー）」という視点をもって，ストレングスを高めるために，本人の意思を抽出する面接とフィードバックの繰り返しが必要であった．

　作業活動や集団活動を用いたアプローチだけでなく，作業に関する自己評価による洞察，ピアサポートや回復のプランニングが役立ったと考えられる．

# II 統合失調症：デイケアにおける就労支援のケース
## 職業準備性と就職活動への援助

## A. 対象者のプロフィール

対象者のプロフィールを表1にまとめる．

## B. 評価および作業療法課題の抽出

### 1 評価期間

対象者のデイケア通院が週に2日（水，金）であっ

表1　対象者のプロフィール　　　（医師の診療録，デイケア診療録より情報収集．自己紹介場面の観察）

| ①氏名，②年齢，③性別 | ①K.S. さん，②29歳，③男性 |
|---|---|
| ④診断名 | 統合失調症 |
| ⑤現病歴および既往歴・合併症 | 大学4年（22歳）の11月，就職活動中に不眠と強い疲労感が出現する．周囲の人が自分のことを知っていると感じるようになり，幻聴が出現する．12月には自室に閉居するようになり独語，緊張病性昏迷が出現．両親に連れられて入院となる（医療保護入院）．入院6か月で精神症状は安定，自宅へ退院する．<br>その後は，服薬の中断，生活リズムの乱れから，3回の入退院を繰り返す．入院期間は3か月から6か月．<br>最終の退院時（27歳）からデイケアへの外来通院を行う．現在はデイケアに週2日の頻度で通っており，約2年が経過している．デイケア開始時のインテーク面接では，「困っていること，今後の希望は特にない」，「親に迷惑をかけたくない」と答えている．病名は本人と家族に告知されている． |
| ⑥生活歴 | 幼少期よりおとなしく手がかからない子であった．中学・高校の成績は優秀で，希望の大学へ合格した．大学ではサークルに所属せず，小説を読んで過ごすことが多かった．大学へはまじめに通っていた．友人は多くないが，大学で親しかった仲間が数人いる．在学中の発症であったが，大学の卒業はできた．合計4回の入退院を繰り返しているが，その間の自宅での生活状況は不明である．約1年前のデイケアスタッフ（精神保健福祉士）との面接では，デイケアのない日は図書館に行くようにしていると答える． |
| ⑦第一印象 | 自分から周囲に話しかけることはなく物静か．作業療法学生のあいさつと自己紹介に対しては緊張と戸惑った表情で会釈を返す．服装や髪は清潔であるが流行のものではない．真面目で優しそうだが少し気の弱そうなお兄さんという印象． |
| ⑧家族状況 | 56歳の父と54歳の母，24歳の妹と4人暮らし．自宅は県庁所在地の市街地にある一戸建て住宅．父親は公立学校の教員，母親は公務員事務職．父親は厳格な人柄で，子どもに自立することを求めている．父親は対象者のことを母親に任せきりで，対象者の精神障害に対して世間体を気にしているようである． |
| ⑨経済状況 | 両親ともに公務員で，経済的には問題ない． |
| ⑩その他の特記事項 | 精神障害者保健福祉手帳は申請していない．障害年金は請求していない． |

たので，臨床実習開始から3週間(6日間)を評価期間とした．

## 2 評価項目の抽出と評価方法の選定

### a. 事前の情報収集

退院後，デイケアに通院しながら2年が経過している．この間は精神状態が安定しており，デイケアへの外来通院も安定している．プログラムでの活動遂行において問題はみられない．現在の自宅での生活状況は不明であるが，回復期後期～維持期と考えられる．

### b. スクリーニング(1週目：2日間)

地域生活支援における社会参加に向けた援助，生活の質の向上という観点からスクリーニングを行い，今後の評価手順について検討した．精神障害者ケアアセスメント(日本作業療法士協会)をもとにした独自の質問紙調査票を作成し，次回のデイケアまでに記入して持参するように依頼した．その後，調査票に書かれた内容を確認する目的で，20分程度の半構成的面接を行った．

スクリーニングの結果を**表2**に示す．現在の生活に関しては，対人場面で時々困ることはあるが安定して維持されていた．また，今後は働きたいという希望をもっていることが把握できた．

そこで，今後は就労支援に向けて，対象者本人のニーズと職業準備性に関する内容を中心に評価を行うこととした．職業準備性は，どのような職

**表2 スクリーニングの結果(一部抜粋)** (質問紙調査と面接)

#### 1. 今，最も困っていること/希望していること

| | |
|---|---|
| 調査票 | 「今，困っていることは特にないです．この先，自分は働くことができるのか心配です」 |
| 面接 | 「働きたい気持ちがあるのですね」との質問には，視線を合わせずにうなずく．自発的な発言はない． |

#### 2. 現在の生活について

| 項目 | 評定 | 面接 |
|---|---|---|
| 生活リズム | 5 | デイケアのない日は図書館などへ外出するようにしている． |
| 金銭管理 | 5 | 自分の収入がないので節約するように心がけている． |
| 睡眠 | 5 | 薬を飲んでいるので寝つきはよい．日中に眠気を感じることがある． |
| 服薬管理 | 5 | 自分で飲んでいる．飲み忘れはない．服薬の必要性はわかっている． |
| 悪化時の徴候 | 0 | よくわからない． |
| ストレスへの対応 | 4 | 就職活動や勉強が捗らないときにストレスに負けてしまった． |
| 家事 | 5 | 調理，掃除，洗濯は母がしている．買い物はコンビニで済ます． |
| 社会資源の活用 | 5 | 電車とバスを利用して通院している．図書館を利用している． |
| 話し相手 | 4 | デイケアでの話し相手はいる．母とは時々話す． |
| 意思の伝達 | 3 | 話すことは苦手．デイケアスタッフへは話しやすい． |
| 日常的なあいさつ | 3 | あいさつをしようと思うと緊張してしまう． |

5. 困っていない
4. まれに困ることがある
3. 時々困ることがある
2. 困ることが多い
1. とても困っている
0. わからない(不明)
N. 関係ない

#### 3. 働くことについて

| | |
|---|---|
| 調査票 | 選択肢の「できれば働きたい」に印をつける． |
| 面接 | 「どのような仕事ですか」との質問には，沈黙で返答が得られなった．後日改めて聞くことにする． |

#### 4. 面接時の様子

面接では丁寧に答えようという姿勢があり，協力的な印象を受けた．会話中は視線を合わせること，身振り手振りが少なく緊張が感じられたが，雑談では笑顔を見せることがあった．作業療法学生の質問に対して答える形式で面接は進行し，自発的な発言はみられなかった．発話量はやや少なく，話し方は全体にゆっくりした速さで声量は小さかった．

表3 評価結果

| 評価項目 | 評価結果 |
|---|---|
| 就労に関連する経歴 | 大学3年のときにファミリーレストランで調理のアルバイトを10か月経験している．大学4年になり，就職活動のため自ら辞めた．就職活動の話題になるとしばらく沈黙したのち，数年前に何度か企業のホームページや求人サイトからエントリーして書類選考で落ちたこと，公務員試験の受験勉強をしたが断念したことを話す．過去の就職活動が失敗体験になっている．ハローワークは利用したことがない． |
| 希望する就労形態 | フルタイムで働きたい（一般就労を希望する）が，よい仕事がなければ当面はアルバイトやパートでもかまわない．保護・福祉的就労はまったく考えていない．就労支援制度を紹介するが関心は示さない． |
| 希望する職種 | 事務系の仕事を希望し，営業は合わないと考えている．理想は公務員で，民間なら大企業がいいというが，就職の困難さは認識している．もし，アルバイトであれば，ファミリーレストランの調理関係の業務ならできそうと思っている． |
| 就労への不安 | 就職できればその業務は問題なくできると思っている．しかし，現役学生でないため就職先は少なく，応募してもまた書類選考で落とされるのではないかという不安が大きい．病気のことが知られると採用してもらえないのではないかと心配している．就職活動には自信がない．また，体力的な不安もある． |
| 就労の目的 | 就労したいという気持ちは以前からもっていた．今の担当医から就労は焦らないようにいわれていた．両親に迷惑をかけているので，少しでも経済的に自立したいと考えている． |
| 基本的な社会性 | デイケアの規則は守られている．依頼した調査票も期日までに記入して持参し，約束事は守られる． |
| 社会的生活リズム | デイケアへは遅刻せずに参加し，プログラムの活動時間にも合わせて行動できている．朝は母親に起こしてもらっている．デイケア以外の日も7時には起床し，就寝は11時ごろで，毎日ほぼ一定している． |
| 対人的特性と技能 | 来院時のあいさつはスタッフや他のメンバーに声をかけられてから，視線を合わせず小さな声で「おはようございます」と言う．初参加したメンバーからのあいさつに対しては，返すことができなかった．特定の親しいメンバーとの食事や会話場面では自然な笑顔がみられる．その他のメンバーとは会話する場面は少ない．ミーティング場面での自発的な発言はみられず，全体スポーツではパスの要求や周囲への指示，声かけがみられない．革細工の材料がなくなったときに，周囲への相談ができず作業が中断する場面があった．集団活動では全体の流れに合わせて行動できている． |
| 作業遂行特性と適応 | 革細工は3か月継続している．工程や作製方法は理解し，スタッフの指示がなくても作製できる．作業は丁寧で器用さがあり，デザインのとおりにコインケースを作製できる．完成度は高い．作業の準備では材料や道具を何回も取りに行く．段取りをつけること，先を見越して計画的に行動することが苦手なようである． |
| 活動の持続性や安定性 | 活動時間は途中で休むことがなく，最後まで安定して取り組める．注意の持続性も高い．何事も一生懸命で，手を抜かない． |
| その他 | 日中に眠たさやだるさを感じることがあるが，デイケアの活動に影響するほどではない．服薬は自分で管理し，時々母親が飲み忘れがないか確認をしている．普段の生活で困っていることや悩みごとはない．デイケアへは担当医にすすめられて参加した．来ると楽しい．家でやることがない． |

種においても求められる雇用維持に必要な基本的能力である．評価方法は質問紙調査票を併用した面接，デイケアにおける活動場面の観察を中心に行った．

## 3 評価結果のまとめ（2〜3週目：4日間）

評価結果を表3に示す．就労に対する意欲は高い．しかし，年齢や病気，体力面，過去の就職活動

表4 対象とすべき課題

|  | 利点 | 問題点 |
|---|---|---|
| ①心身機能 | #1 精神状態が安定している<br>#2 就労への意欲が高い<br>#3 対人関係が不得手なことの自己認識がある | #1 就労(特に就職活動)に対する自己効力感が低下している<br>#2 体力低下がある<br>#3 認知機能障害の可能性がある |
| ②活動 | #1 日常生活が安定している<br>#2 基本的な社会性がある<br>#3 構成的作業に対する適応性がある<br>#4 作業への持続性と安定性が高い | #1 コミュニケーション技能が低い<br>#2 段取りをつけること,計画を立てることが苦手である |
| ③参加 | #1 デイケアへ休まず参加している | #1 就労ができていない |
| ④環境因子 | #1 経済的に余裕がある<br>#2 通える範囲にハローワークや求人企業がある | #1 父親の精神障害への理解が不十分である |
| ⑤個人因子 | #1 調理のアルバイト経験がある<br>#2 大企業志向から現実的就労へ価値観が変化しつつある | #1 正規雇用の就労経験がない |

での失敗体験から,不安が強く自己効力感が低下している.希望する就労形態は一般就労であるが,最初はアルバイトやパート雇用でもかまわないと思っている.正規雇用された経験はなく,ファミリーレストランで調理のアルバイト経験がある.

職業準備性に関しては,基本的な社会性に問題はなく,社会的生活リズムも安定している.構成的作業に対しての作業遂行能力の高さ,活動の持続性と安定性がみられ,適応性は高いと思われる.一方,認知機能障害が関与すると思われる,自分で計画や段取りをつけることが苦手という特性がみられた.また,対人的特性としてあいさつすることが下手,相談ができない,初対面の人とは緊張してうまく話せないというコミュニケーション技能の低さがみられた.このことに対する自己認識はできている.就労支援の基盤となる現在の精神状態と日常生活に関しては問題がみられず,日常での困りごともかかえていない.

### 4 対象とすべき課題(利点と問題点)

デイケアで対象とすべき就労支援の課題を列挙し,表4にまとめる.

## C. 援助・支援計画立案

### 1 リハビリテーションゴール

デイケアスタッフによるカンファレンスが行われた.そこで,デイケアにおける良好な適応状況,ならびに2年間精神状態が安定していることから,今後は就労へ向けた支援を行うことが確認された.一般就労への可能性を探りながら,当面はアルバイトまたはパートでの就労を目標とする.

カンファレンスによる方針はスタッフから本人へ説明され,リハビリテーションゴールについての同意を得た.

### 2 長期目標(3か月)

週に2～3日のアルバイト,またはパート雇用での就労を目標とした.

### 3 短期目標(1か月)

対象者へは目標の共有ができるように具体的な行動で提示した.

①デイケアで自発的なあいさつと就職活動での電話応対ができる(コミュニケーション技能の向上).

② 関心のある求人情報を6件以上入手する(就職活動に対する自己効力感の回復).
③ 回数を増やしたデイケアに安定して参加できる(身体的耐久性の向上).

### 4 支援内容

対象者への就労支援マネジメントは作業療法学生(occupational therapy student；以下，OTS)と精神保健福祉士が担当する．対象者と相談のうえ，デイケアへ参加する日(月曜日)を追加し，回数を週3日へ増やす．午前の選択プログラムは生活技能訓練(social skills training；以下，SST)を選択した．水，金曜日のプログラムは今までの内容を継続する．

短期目標に対し以下のアプローチを行う．

#### a. コミュニケーション技能の訓練
####   (短期目標の①に対して)

- 個別訓練：課題としてデイケア来院時と帰宅時のあいさつを行う．その直後によかった点と改善点についてフィードバックをする．また，就職活動で必要な電話応対のロールプレイを行う．
- SSTプログラム：10人前後のグループで基本訓練モデルを行う．

#### b. 就職活動のサポート
####   (短期目標の②に対して)

対象者の就職活動の状況を確認し，具体的な助言を行う時間を設定する．対象者とは「頑張りすぎない」を合言葉とし，支持的な対応を基本とする．

- 行動予定の提示：対象者には自分で段取りや計画を立てることが苦手であるという特性があるため，就職活動のプロセスをイラストで視覚的に提示し，今後の行動について確認を行う．
- 情報収集の助言：求人情報の入手方法について具体的な助言を行う．
- 就業希望先の選定：関心のある求人情報が6件以上集まった段階で，対象者とOTSが一緒に応募先の検討を行う．

#### c. 身体的耐久性の向上
####   (短期目標の③に対して)

デイケアの参加回数を週3日に増やす．定期的にデイケア後と翌日の疲労度について調査する．

## D. 援助・支援経過と結果，今後の計画

### 1 経過

#### a. 求人情報の収集の時期(開始後2週間)

アルバイト経験のある調理関係の職種を中心に求人情報を収集した．インターネットとタウン誌の求人広告で情報収集を行うが，当初は希望の条件に該当する求人はなかった．

徐々に焦燥感が出現し，「今から警備会社に問い合わせたいけど，何を聞けばいいですか」などの発言がみられた．そこで，まだ求人情報を収集する段階であることを再確認し，ハローワークの利用，大型店舗の公共掲示板を見ることを助言した．ハローワークは利用したことがなく不安との訴えがあったので，ハローワークに同行し，一緒に利用方法を体験して求人情報を閲覧した．その後は対象者が1人でハローワークへ行くようになった．

スタッフとメンバーへのあいさつは自発的に行えるようになったが，声の大きさ，視線を合わせることには助言が必要であった．SSTプログラムでは自発的な発言はなく，まだ自分の練習課題は行えていない．

デイケアの回数が増えたが，疲労感を強く感じたり，疲労が長期に残存することはなく，心身の不調も認められなかった．

#### b. 応募する企業の選定の時期(開始後3週目)

求人情報を6件以上入手できたので，対象者とOTSと精神保健福祉士が一緒に労働条件を検討

し，希望の順位をつけた．接客業ではない，業務にマニュアルがある，勤務時間が日中で短いことを要件とした．その結果，大手飲食チェーン店のキッチン業務が第1候補にあがった．

応募の電話をすることに不安があると訴えるので，SST での課題にするように促した．

スタッフとメンバーへのあいさつは継続されており，視線も合わせるようになってきた．メンバーからは「近頃，頼もしくなったね」と評価されている．

### c. 応募の電話練習の時期（開始後4週目）

SST では「求人先に電話をする」という練習場面を設定した．ロールプレイ場面では唐突に話題を話したり，会話が途切れて無言になる場面がみられた．その後，話す内容をメモに記入し，それを見ながら電話応対することを助言した．そして，OTS と個別でのロールプレイを3回ほど実施した．対象者から「電話してみます」との発言がみられたので，その場で求人先へ電話を行った．電話の結果，1週間後に面接を行う予約を取り付けた．「緊張したけどあっけなく終わりました」と少し自信をもったようであった．

デイケア場面では自然なあいさつが可能となったので，コミュニケーション技能訓練の次の課題を，作業場面でわからないことが生じたら自発的に質問をするとした．

## 2 支援結果のまとめ

4週間の就労支援アプローチを行い，就職活動のプロセスで「求人先への連絡」のステップまで進むことができた．設定した短期目標の達成状況を検証する．

### a. コミュニケーション技能の向上

デイケア関係者への自発的なあいさつは安定して可能になった．担当スタッフの前という環境下ではあったが，自分で求人面接の電話をかけて予約を取り付けることができた．

### b. 就職活動に対する自己効力感の回復

求人情報を6件以上入手できたこと，電話で面接の予約ができたことが成功体験となり，肯定的な感想が聞かれた．「やれそうだ」という自己効力感が高まってきていると思われる．

### c. 身体的耐久性の向上

デイケアへの参加回数を週3日に増やしたが安定して参加できており，疲労や心身の不調の訴えはみられていない．

## 3 今後の計画

就職活動のプロセスで，次のステップは「面接を受ける」である．SST プログラムと個別訓練で模擬面接のロールプレイを行い，面接で採用されるようにコミュニケーション技能と自己効力感の向上をはかる．

また，対象者の本来の希望は一般就労であることから，長期的には正規雇用への可能性を評価していく．

## E. 考察

地域生活支援は対象者のニーズが中心となる．しかし，2年間のデイケア通院中に対象者からニーズが語られたことはなかった．今回の質問紙調査票を用いたスクリーニングによって初めて就労のニーズを把握することができた．自己記入式の質問紙調査票を自宅に持ち帰って記入してもらったことで，対人場面による負担を感じず，自分のペースで回答ができたとものと思われる．面接でも質問紙調査票を併用したが，対象者が話題を予測できて答えやすい，適度な心理的距離を保つ役割を果たすという効果を感じた．質問紙調査票の利用は，対人緊張が強く，実習開始直後で関係がまだ樹立できていなかった対象者に対して妥当な方法であり，潜在的なニーズを引き出すことに有用であったと考えられる．そして，質問紙調査の結果

から評価手順を検討したことで，就労支援に焦点を当てた評価項目をあげることが可能となった．このことによって，週2日という少ない通院頻度の中であっても効率的に評価を実施できたと考える．

デイケアにおける就労支援は職業準備性の向上に関することが基本となる．対象者に対しては，コミュニケーション技能の向上を中心とした訓練を実施した．その結果，3週間のアプローチでデイケア関係者へのあいさつは安定して可能となり，電話で面接の予約を取り付けることができた．

ただし，今後の就職活動の予定では1週間後にアルバイト採用の面接を控えている．SSTによる模擬面接のロールプレイを計画しているが，実際の面接場面で対応ができるか不安が残る状態といえる．職業準備性の向上と比較して，就職活動の進行が速すぎなかったか検証が必要と思われる．

また，職業準備性を高める訓練と同時に，就職活動を支えるアプローチを行った．就職活動を継続するには「やれそうだ」という自己効力感の回復が重要と考え，就職活動の中で失敗体験が少なくなるように働きかけた．たとえばハローワークへ同行する，応募する企業を一緒に選定するなど，就職活動への直接的な援助を行った．この共同的な援助は失敗体験を少なくするだけではなく，対象者に援助者も一緒に目標へ向かっているという安心感を与え，自己効力感を支える効果があったと考える．

対象者は自己評価や自尊心も低い状態であったと推察された．就労の目的として経済的な自立を理由にしたが，社会の中での自分の役割と存在意義を確認し，自己価値や自尊心を回復すること，すなわちリカバリーが動機の背景にあると思われる．就労支援にはリカバリーを援助する意義があることを理解し，対象者の主体性と満足感を大切にしたアプローチを行う必要があると考える．

●参考文献
1) 山根　寛：精神障害と作業療法．第2版，三輪書店，2003
2) 野中　猛：図説 精神障害リハビリテーション．中央法規出版，2003
3) 香山明美，小林正義，鶴見隆彦（編）：生活を支援する 精神障害作業療法—急性期から地域実践まで．医歯薬出版，2007
4) 昼田源四郎：改訂増補 統合失調症患者の行動特性 その支援とICF．金剛出版，2007
5) 蜂矢英彦，岡上和雄（監修）：精神障害リハビリテーション学．金剛出版，2000

---

### 実習指導者からのアドバイス

統合失調症においては，常に再発予防を念頭におかなければならない．対象者は服薬が管理され，2年間の安定した精神状態が継続しているが，病歴から数回の入退院が確認されている．特に就労を目指すことは再発のリスクが高まるきっかけとなる可能性がある．今後は対象者と再発のリスクについて共有し，心理教育の機会を改めて提供する必要がある．また，就労を支えるうえで家族関係は重要である．学生にはハードルが高いかもしれないが，タイミングをみながら家族への支援を行わなければならない．

統合失調症には学習した行動が般化（generalization）されにくいという特性があり，デイケア場面でできたことが他の場面でできない場合がある．デイケアの訓練で職業準備性を十分に高めてから就労に向かうのではなく，多少のリスクを伴っても，実際の就職活動や働く経験の中で学習することを考えたほうが現実的な場合が多い．対象者は病歴を非開示にして一般就労を目指しているが，障害を開示してもよいと判断する場合には，精神障害者社会適応訓練事業やハローワークの就労援護制度などの社会資源を活用することも有効な手段である．

# III 統合失調症：外来作業療法からデイケアに移行したケース

## ■ はじめに

Aさんは大学3年時の就職活動中に統合失調症の症状が出現し，Bクリニックを受診した．服薬にて症状は軽快したが，その後，通院および服薬が不規則になり症状が再燃し，C病院に入院となった．

C病院入院中から作業療法を行い，退院後は外来作業療法に参加．次のステップとして精神科デイケアを利用することとなり，入院作業療法と並行して試験参加を1か月行い，通常参加が決まったところである．現在，Bクリニック初診から約2年が経過している．

今回，総合臨床実習にてAさんを担当した．評価結果からストレングス，ウィークネスを焦点化し，作業療法目標・作業療法計画・プログラムを立案・実施したので，以下に報告する．

## A. 対象者のプロフィール

対象者のプロフィールを**表1**にまとめる．

## B. チームスタッフからの情報収集

- 主治医：薬物療法で症状は安定してきている．嫌がらせの声が聞こえるときがあるという．病名告知済みだが，病気の理解をどこまでもてているかはっきりわからない．病感はもっている様子．病気をよくするため薬を飲み続ける必要性は伝えてある．デイケアで生活の基盤・リズムを作ること，服薬の習慣の確立が目標．
- 精神保健福祉士（PSW）：入院中に両親はよく面会に現れ，弟も含めて家族関係は良好．病気に対する理解を深めてもらう必要があり，現在は家族会にも参加している．家族の話では，「再入院しないようきちんとデイケアに通って薬も飲んでほしい」，「病気を理解しようとしているが，本人が夜間にゲームなどをしていると，怠けているのではとつい口出ししてしまう」とのこと．

## C. デイケア処方および参加の経過

- デイケア処方目的：生活リズムの安定

 退院後は外来作業療法に参加し，IMR（illness management and recovery）♪グループ，創作工房グループに参加した．安定して参加できていることから3か月後に次のステップとしてデイケアを紹介し，本人もデイケア移行を希望した．デイケア試験参加を外来作業療法と並行して1か月行った．

- デイケアプログラムと参加状況（**表2**）

 週2日（月曜・木曜）の参加．休まず参加しているが，日曜日の夜にゲームを遅くまで行っていて，月曜日のデイケアに遅れて参加することがたびたびある．遅刻の場合はデイケアに必ず連絡がある．

表1　対象者のプロフィール　　　　　　　　　　　　　（カルテより．情報収集日　20xx 年 xx 月 xx 日）

| ①氏名，②年齢，③性別 | ①A.H. さん，②23 歳，③男性 |
|---|---|
| ④診断名 | 統合失調症 |
| ⑤現病歴および既往歴・合併症 | 2 年前の大学 3 年時，就職活動を始めてから不眠・幻聴（大学に行くと嫌がらせの声が聞こえる）が出現し B クリニックを受診．急性一過性精神病性障害と診断され，薬物療法を受け症状軽快後，就職活動再開．約半年後，通院および服薬が不定期になり始め．そのころから自分の部屋に盗聴器が仕掛けられていると部屋中を探し回るようになる．嫌がらせの声が再度聞こえ始め，外出をしなくなり，就職活動もできなくなり部屋に閉じこもるようになり，壁に向かって何かしゃべっていることがある．その後両親とともに C 病院に来院，統合失調症の診断を受け 2 か月間入院した．退院後は外来治療と外来作業療法を利用．1 か月後に外来作業療法から精神科デイケアに移行した． |
| ⑥生活歴 | 発育については特に問題ない．中学から大学まで吹奏楽部に所属．成績は高校 1 年次上位だったが，2 年次から下がり始めた．大学は 1 年浪人後に入学．サークル活動のほか，飲食店でアルバイトの経験がある． |
| ⑦第一印象 | 明るく礼儀正しい．ラフな服装だが清潔感がある． |
| ⑧家族状況 | 父親は会社員．母親はパート．弟の面倒見がよく，仲もよい．キーパーソンは母． |
| ⑨経済状況 | 父の定年が近いが現在のところ問題ない．障害者年金 2 級．精神障害者手帳 2 級． |
| ⑩その他の特記事項 | 趣味：音楽鑑賞，楽器演奏（サックス，ギター），ゲーム，パソコン<br>嗜好品：煙草（1 日約 20 本） |

表2　デイケアの週間プログラム　　　　　　　　　　　　　　　　　　　（**太字**は対象者の参加プログラム）

|  | 月 | 火 | 水 | 木 | 金 |
|---|---|---|---|---|---|
| 午前 | **ストレッチ** | SST(social skills training；生活技能訓練) | デイケアニュース | **音楽** | WRAP(wellness recovery action plan；元気回復行動プラン) |
| 午後 | **創作工房** | 軽スポーツ | ダンス・ムーヴメントセラピー | IMR(illness management and recovery；疾病管理とリカバリー) | ヨガ |

## D. 作業療法評価

### 1 評価期間

精神科デイケア初日から 2 週間．

### 2 評価結果

1）生活管理アンケート

　COPM（Canadian Occupational Performance Measure；カナダ作業遂行測定）をベースに筆者が作成したアセスメントシート．

　アンケート結果の中で重要度が高く（7 以上），かつ遂行度と満足度が低い（それぞれ 5 以下）項目を**表3**に記載する．

2）心身機能

①身体機能：現在週 2 日の参加で，このペースであれば体力的にデイケア参加は問題ない．デイケアの翌日は少し疲れが残るということであるが，本人も現在はこのペースを望んでいる．デイケアのない日は自宅でゆっくりしている．月曜日は寝不足で，昼食後に休憩室で休むことがたびたびある．

②精神機能：時々嫌がらせを言われている気がするときもあるが，デイケア参加中は気にならな

い．ほかのときも気にしないようにしている．自宅でも時々いらいらするときがある．音楽を聴いたりしてストレスを解消している．ストレス対処への関心は高い．

### 3) 活動と参加
①対人関係

穏やかに受け答えができる．慣れてくると冗談を言ったりする．メンバーとは基本的にわけへだてなく交流できるが，年が近いメンバー数人と仲がよく一緒に行動していることが多い．集団内行動としては，デイケア参加は楽しいと述べている．協調性は高く，自分から進んで役割を引き受ける．

②セルフケア

特に問題なし．生活管理は整理整頓が苦手．インターネットやゲームで就寝が遅くなり，朝寝坊をしてデイケアを遅刻することが多いが，生活リズムに対する関心は高い．小遣い月3万円は煙草代，ジュース代，交際費でなくなる．服薬管理は朝寝坊して飲むタイミングが遅れること，急いでいてそのまま飲まないことがある．体調管理は煙草，音楽以外に以前は散歩をしてストレス発散していたが最近できていない．服薬管理，疾病管理に対する関心も高い．

③家事

食事は野菜炒めなど簡単なものであれば調理できるが，デイケアのない日の昼食はコンビニか弁当屋で済ませている．掃除は苦手で，CD・雑誌・洋服などが部屋に散乱している．洗濯は自分で行えるが，ため込むことが多い．近所のスーパーやコンビニで日常的な買い物をしている．

④作業遂行

指示や手順の理解は良好．プラモデルや革細工など，入院中に作業療法で行っていたものは説明書を読むなどしてほぼ独力で遂行可能．作業速度はゆっくりで比較的ていねい．疑問点はスタッフに質問して解決することができる．自分の道具だけでなく，全体で使用する道具の準備や後片付けも積極的に行う．パソコンを操作してのインターネット利用が可能である．

### 4) 背景因子
①個人因子

パソコンに興味があり，今後はパソコンの学校に通うか，アルバイト・仕事に就きたいと考えている．趣味は音楽でギターとサックス演奏．中学から大学まで吹奏楽部に所属しサックスを担当．趣味であるサックスを吹きたいが音が大きく演奏する場がない．運動には苦手意識があるが，ストレッチは気分転換になるため好んでいる．プラモデル，革細工などの細かな作業が得意．

②環境因子

家族の受け入れはよいが，時により感情表出がやや高い様子．経済的には両親共働き，障害年金2級を受給で，今のところは問題ない．

**表3 生活管理アンケート**

| | 重要度 | 遂行度 | 満足度 |
|---|---|---|---|
| アルバイト・仕事 | 7 | 1 | 1 |
| 学校 | 7 | 1 | 1 |
| 病気を知る | 8(8) | 4(5) | 5(5) |
| 薬の管理 | 8(8) | 4(6) | 4(6) |
| ストレス対処 | 8(8) | 4(6) | 4(6) |
| 生活リズム | 8(8) | 4(7) | 3(7) |
| 趣味(楽器演奏) | 8(8) | 1(4) | 1(6) |

（　）内は最終評価

## E. ストレングスとウィークネスの焦点化と，目標およびプログラム立案(表4)

現在の週2日の参加ペースを基本とする．継続参加中のグループで達成可能なプログラムを設定し，目標を話し合いで設定し，共有する．

生活管理アンケートでは，「アルバイト・仕事」と「学校」が「重要度」7に対して「遂行度」・「満足度」が

表4　ストレングスとウィークネスの焦点化

| | ストレングス | ウィークネス |
|---|---|---|
| ①心身機能 | #1 ストレス対処を自分でしている．<br>#2 週2日のデイケア参加が可能である．<br>#3 デイケア参加中は嫌がらせの声が気にならない． | #1 嫌がらせの声が聞こえる気がする．<br>#2 デイケア参加の疲れが翌日残る． |
| ②活動と参加 | #1 対人関係が良好である．<br>#2 作業工程の理解が良好である．<br>#3 パソコン操作（インターネット）ができる．<br>#4 疑問点は自分で調べたり，質問をして対処可能である． | #1 生活リズムが乱れている．<br>#2 朝，薬の飲み忘れをする．<br>#3 疾病管理の知識が不足している． |
| ③背景因子 | #1 家族関係が良好である．<br>#2 就学・就労意欲がある．<br>#3 自己表現の意欲がある．<br>#4 音楽・楽器演奏の趣味をもつ． | #1 楽器を演奏できる環境がない． |

ともに1とギャップが大きい．本人は今後，就学・就労を希望しており，また，20代前半と年齢も若いことから，ペースを尊重しながらも積極的にこの項目に関してアプローチを行う必要がある．しかし主治医やPSWからの情報収集ではその点についての言及がなく，本人も現段階では急いでいないことから，アプローチを行うには治療チームの意見調整が必要であり，実習期間中にアプローチすることは困難であると考える．

同様に，アンケートの「病気を知る」，「薬の管理」，「ストレス対処」の疾患管理に関する各項目も，「重要度」のポイントの高さに対して「遂行度」，「満足度」のポイントが低い．「重要度」のポイントの高さは外来作業療法のIMRの効果が考えられるが，対象者の理解力が良好であることからも，疾病管理に関するプログラムは継続するべきである．また，家族関係が良好であることから，家族とともに疾病管理に取り組むことが可能ではないかと考える．

生活リズムは実現可能な就寝起床時間を相談して設定する．ストレスは本人なりに対処をしているが，具体的に数値化することでより効果的な対処ができると考える．また，趣味である音楽（楽器演奏）と，現在参加しているストレッチをストレス対処に活用できるとよい．革細工は本人の得意な作業であり，制作意欲もあることから，作業能力・集中力の維持向上，達成感の獲得や自己評価の維持・向上のため継続する．服薬は飲み忘れたときや遅れたときの対処についてIMRグループで知識を得る．知識を確実なものにするためにワークブックでチェックを行い，間違えた個所は確認する．

## 1 リハビリテーションゴール

デイケアを終了し，アルバイトまたは援助付き雇用か一般就労する．

## 2 作業療法長期目標（1年をめどに）

デイケアに通いつつアルバイトまたは援助付き雇用か一般就労する．

## 3 作業療法中期目標（3か月をめどに）

①デイケア参加日を増やす．
②月曜日の遅刻を減らす，あるいはなくす．
③デイケアの創作工房で制作している革財布を完成する．
④服薬管理に関する知識を深め，服薬テスト（服薬自己管理モジュール）の得点を上げる．
⑤音楽グループで楽器演奏を行う．
⑥いらいらやストレスが高まったときに，ストレス数値を10件法でつけ，必要な場合は対処を行う．

### 4 作業療法短期目標（1か月：実習期間内）

①ゲームを夜10時までに終了し，11時には寝る．朝は7時半起床，8時に家を出る．毎日は無理でもデイケアのある日と前日には実行できるようにする．
②朝，薬の飲み忘れを減らす，あるいはなくす．飲み忘れた場合は適切な対処を行う．
③ストレッチグループ参加の前後にストレス数値をチェックする習慣を身につける．ストレス数値が高い場合でも対処をすることで下がることを確認する．
④創作工房での革財布の制作の続きを行う（スタンピング，色塗り）．
⑤服薬管理，ストレス対処についての理解を本人・家族ともに深める．服薬テスト（服薬自己管理モジュール）の得点を上げる．
⑥趣味の楽器演奏でストレス対処を行う．

## F. 治療プログラム

### 1 IMRグループ

- 最も興味をもつストレス対処と服薬管理について特に理解を深める．資料についてわからないところはグループで質問する（短期目標②③）．
- メンバーの近況報告発表の際，自分の課題と日曜夜の過ごし方，就寝時間の報告を行う（短期目標①②）．
- 服薬テスト（服薬自己管理モジュール）を行う（短期目標②⑤）．
- グループで行った内容を家族に報告し，資料をもとに一緒に復習する（短期目標②⑤）．

### 2 創作工房グループ

- 創作工房において本人の得意とする革細工での財布の制作を継続する．スタンピング，色塗りを行う（短期目標④）．
- 作業遂行プロセスでわからない点は本人が手順書にて工程を確認，あるいはスタッフに質問して解決する（短期目標④）．

### 3 音楽グループ

- 歌唱，簡単な楽器演奏を行う（短期目標⑥）．
- 音楽グループの楽器演奏鑑賞コーナーでの演奏が可能かスタッフに相談する（短期目標⑥）．
- 楽器を練習できる場所について相談する（短期目標⑥）．

### 4 ストレッチグループ

- ストレス対処（本人の言葉では「気分転換」）の実践として，グループ参加前後のストレス数値の自己チェック（10件法）を行う（短期目標③）．

## G. 治療経過とプログラムの修正，結果

### 1 前期（プログラム開始～2週目）

- 短期目標①に対する結果：一部目標達成
  IMRグループでの発表「ゲームは夜12時過ぎまでついやってしまう．就寝時間は1時過ぎ．ゲームをしていると時間の感覚がなくなってくる」．他メンバーから携帯電話のアラームを利用してみてはと意見をもらった．
- 短期目標②に対する結果：目標達成
  目覚ましが鳴っても起きられず，薬を飲むタイミングが遅れたが，その後飲むことができた．
- 短期目標③に対する結果：目標達成
  プログラム前後にストレス度合いのチェックを行った．グループ参加後はいずれも数値が低下した（表5）．話し合いにより，普段の生活でのストレス値をチェックし，値が高い場合は対処をすることになる．
- 短期目標④に対する結果：目標達成
  スタッフに工程を確認しつつ，スタンピング

表5　ストレッチグループ参加前後のストレス数値

|  | ストレッチグループ参加前 | ストレッチグループ参加後 |
| --- | --- | --- |
| 初日 | 6 | 3 |
| 1週間後 | 7 | 4 |

表6　普段の生活でのストレス対処

| 対処前のストレス値 | 対処後のストレス値 |
| --- | --- |
| 母親に生活リズムを意見された→8 | ゲーム，音楽で対処→5 |
| デイケア参加に遅刻した→8 | ストレッチグループに参加して対処→3 |

を終了した．

- 短期目標⑤に対する結果：目標達成
  家族に報告し，一緒に服薬テストの復習を行うことができた．
- 短期目標⑥に対する結果：目標達成
  音楽グループへの参加後，演奏についてスタッフに相談することができた．「前向きに検討したいので，1～2週間時間がほしい」との回答で，公共の施設（地域市民センター）の防音室を楽器練習のために借りられることを教えてもらった．
- 短期目標の再設定（再設定のない目標は継続）

短期目標①：他メンバーのアドバイスを参考に夜10時にアラームが鳴るようにセットした．ゲームを終了する時間に気づくようにする．

短期目標③：普段の生活でストレスが高まったとき（10件法で6以上），IMRグループで確認した自分の対処法を行い，ストレス値が10件法で5以下になるようにする．

### 2 後期（プログラム開始3～4週目）

- 短期目標①に対する結果：目標達成
  一度はアラームのセットを忘れてしまったが，翌週はセットを行い，アラームが鳴ると時間に気づいてゲームを終え，11時までに寝ることができた．その旨IMRグループで報告を行った．
- 短期目標②に対する結果：目標達成
  予定の時間に起床し薬を飲んだ．
- 短期目標③に対する結果：目標達成（**表6**）
- 短期目標④に対する結果：目標達成

革財布の色付けを行う．作業の際に不安な点をスタッフに確認して作業を行う．

- 短期目標⑤に対する結果：目標達成
  前期と同じ．
  服薬テスト（服薬自己管理モジュール）の点数が向上．
- 短期目標⑥に対する結果：目標達成
  音楽スタッフと相談し，翌週の演奏鑑賞の時間に演奏することになった．自宅のインターネットで検索し，楽器練習をできる場所を見つけ，実際に利用した．

## H. 結果のまとめと考察

生活リズムは就寝時間，起床時間が改善し，デイケアの遅刻が減った．またそれに伴い飲み忘れ時の対処も改善した．目標と経過を自身でIMRグループで発表したことや，他のメンバーによるアドバイスもあり，意識づけや動機づけが強化されたと考える．また，内容を家族と共有することで相互に理解が進み，家族全体で病に取り組む姿勢が心の支えにもなると思われる．今後はこれらを定着させていくことが必要である．

ストレス対処についてはストレスを数値化してとらえやすくし，ストレス値が高いときは適切な対処をすれば低下させることができることを体験した．これによりストレスのコントロールに対する意識や内的統制感が高まったのではないかと考える．今後はストレス対処を日常生活にも使えるようにしていくことが目標となるだろう．

趣味である楽器演奏は練習する場や人前で演奏

する機会がこれまでなかったが，地域で練習できる場所があることがわかり，今後は音楽グループで演奏できる予定である．これによりストレス対処の効果とともに，今回は評価に至らなかったが，自己効力感（自己評価）の向上も期待できる．

創作工房グループで制作中の革財布は，作り方を確認しつつ制作を進めている．今後は希望にもよるが，集団作業に移行するのもよいだろう．

対象者は今後パソコン関係の仕事か学校に通うことを希望している．今回は話し合いにより短期目標に取り上げなかったが，どのくらいの時期に，パソコンのどのようなスキルを身につけ，具体的にどのような仕事がしたいのか，そのためには学校に通う必要があるのかなど，面接などを通して確認していく必要がある．本人の関心も高いことから，時期をみてこの聞き取り面接は早急に行う必要がある．

● 参考文献
1) 白澤政和（編）：ストレングスモデルのケアマネジメント―いかに本人の意欲・能力・抱負を高めていくか．ミネルヴァ書房，2009
2) 矢谷令子，福田恵美子（編）：作業療法実践の仕組み 事例編．協同医書出版社，2004
3) 香山明美，小林正義，鶴見隆彦（編）：生活を支援する 精神障害作業療法 急性期から地域実践まで．pp98-100, 医歯薬出版，2007
4) 吉川ひろみ（訳）：COPM―カナダ作業遂行測定．第4版，大学教育出版，2006
5) 丹羽真一（監修）：福島医大版 服薬自己管理モジュール．星屑倶楽部，2009

### 実習指導者からのアドバイス

【短期目標とプログラムは対象者を尊重し，ともに設定しよう】
　学生が陥りやすいのは「対象者はこうなったらいいに違いない」，「対象者はこう考えているに違いない」という思い込みにより目標を設定することである．意思表示が決して多くない場合は特にそうなのではないか．
　当事者自身がリカバリーの主人公であるという原則を忘れずに，何をどのように，いつまでに行うかという目標と，プログラムの設定は可能なかぎり対象者とともに設定をするようにしたい．レポート提出期限もあるだろうから，それに間に合わせるために対象者と共有する時間がなく，やむをえず設定する場合もあるかもしれない．しかし，その後に面接を行うなどして，再評価をすることにより目標やプログラムは随時修正が可能だと思われる．

【短期目標は長くても1か月で設定しよう】
　実習であれば学生が立案したプログラムを実際に行うことができるのは，長くても1か月くらいになると思う．短期目標は1回ごとの参加で達成できること，あるいは1～2回の参加を積み重ねて達成できることがよい．必然として，あまり大きな目標は設定できないはずだ．しかしこのように段階づけを細かく設定して目標にしたほうが，対象者にとっても理解しやすいと思う．短期目標の設定期間で達成が難しいものは中期目標・長期目標とするとよいだろう（問題解決先送りというネガティブな意味では決してなく）．

# IV アルコール依存症：病気理解が深まり，集団内での孤立から適応へと好転したケース

## A. 対象者のプロフィール

対象者のプロフィールを表1にまとめる．

## B. 評価および作業療法課題の抽出

### 1 評価期間

作業療法担当開始後2週間

### 2 評価項目の抽出

入院直後は離脱症状やアルコール性臓器障害に対する治療が優先的に行われ，作業療法がかかわるのは4週間後のリハビリテーション病棟への転棟時からとなる．そこからアルコール依存症リハビリテーションプログラム(alcoholism rehabilitation program; ARP)が開始される．ARP内の作業療法プログラム実施時の観察による評価となるが，離脱症状を含めた身体機能状態の把握，ニーズの把握，治療の動機づけに大きく影響してくる病識や対人関係面の状態把握などに力点を置く．

### 3 評価結果のまとめ，対象者の状態像 (表2)

- 身体機能状態：入院直後にみられた離脱症状の"発汗過多，手指振戦，不眠，不安"はみられず改善．肝機能障害は軽度にみられるものの入院時に比べると大幅に改善し回復傾向にある．ただ体力面においてはやや劣っている状態．
- ニーズ：「復職したい．酒をやめなければクビになる」と話す．
- 対人関係面：他の患者との会話などの交流場面はほとんどみられず，1人離れた場所でいることが多い．作業療法スタッフの声かけにも短い返答のみで，ほとんど目を合わさない．常に緊張しており周囲の動きには敏感に反応している．
- 対活動面：運動系プログラム(エアロバイクやバドミントンなど)では，がむしゃらに自分の体をいじめ抜くような取り組みの姿勢．体力テストの結果は46歳レベル(+3歳)で体力的にも他の患者より優れており，体力の違いを見せつけるかのような取り組みで，「自分と皆は違う＝自分はアルコール依存症ではない」といった雰囲気を強調している．

### 4 作業療法の対象とすべき課題（利点と問題点）

作業療法の対象とすべき課題を列挙し，表3にまとめる．

## C. 作業療法計画立案

### 1 リハビリテーションゴール

入院4週間経過時の身体状況は軽度の肝機能障害や体力低下がみられるものの回復傾向にあり，対象者のニーズである"復職"は問題なく達成可能である．しかし，病気理解が乏しい状態では断酒継続が難しく復職後に再飲酒の可能性が高い．安

**表 1　対象者のプロフィール**　　　　　　　　　　　　　　　　　　　（診療録および看護記録，PSW より情報収集）

| ①氏名，②年齢，③性別 | ①A.S. さん，②43 歳，③男性 |
|---|---|
| ④診断名 | アルコール依存症，肝機能障害，うつ状態 |
| ⑤現病歴および既往歴・合併症 | ● 38 歳：会社の健康診断で肝機能が悪いとのことで内科を受診．「規則正しい生活とアルコール飲酒を控えるように」との指導を受ける．<br>● 43 歳：連続飲酒で何も食べられない状況が続き仕事も欠勤状態．母親同伴にて当病院（内科）受診．しかし，アルコール問題が大きいとのことで，当科を紹介され外来受診．同日 "アルコール依存症" の診断で任意入院となる．入院直後はアルコール離脱症候群として "発汗過多，手指振戦，不眠，不安" がみられ，肝機能の低下も著しくみられた．<br>● 4 週間，内科病棟にて離脱や衰弱，合併症などの内科的検査，治療を行う．また，治療の動機づけのために勉強会やミーティングを実施．<br>● 入院 4 週間後，リハビリテーション病棟に転棟．認知行動療法，ミーティング，勉強会，作業療法，個人精神療法などを開始． |
| ⑥生活歴 | 幼少はまじめでおとなしい性格．中学・高校と陸上部に所属．大学時代には所属サークルでの飲み会で「酒が強い」と評価され，多いときにはウイスキーボトル 1 本をあけることもあった．またその際，時々記憶を失う "ブラック・アウト" を経験．会社員になってからは接待での飲酒機会が多くなる．40 歳で係長に昇任するが，上司と部下との板挟みでストレスも増える．このころよりストレス解消や入眠目的での飲酒が増える．入院直前はアルコール臭をさせての勤務状態で，上司からもたびたび注意を受けていた． |
| ⑦第一印象 | 表情硬く，問いかけに対し短い返答のみで，他患者との会話はまったくなし．孤立した印象が強い． |
| ⑧家族状況 | 2 人兄弟の次男で未婚．父（68 歳），母（67 歳），本人の 3 人暮らし．兄（46 歳）は結婚し独立．父は大酒家で気難しく，時折，母や本人に暴力をふるっていた． |
| ⑨経済状況 | 両親は年金生活で本人は病気休暇．退院後は復職．経済的には特に問題なし |
| ⑩その他の特記事項 | 会社は休職扱い．復職後の医療継続を支援してくれる． |

定した復職を実現するには，"病気理解に基づく断酒" が必要となってくる．

　病気理解には知識的な教育も必要であるが，同じ病をもった者同士がさまざまな集団活動を通して互いを知り，共感していくなかで深まっていく部分が大きい．しかし，対象者のように集団内で孤立する状況では後者は困難である．段階的に集団内に引き込んでいくアプローチが必要となってくる．ARP（認知行動療法，精神療法，薬物療法，酒害教育，グループミーティング，作業療法，自助グループへの参加，家族会を含む包括的なプログラム）の中で知識をもつための教育は他部門が行い，集団内適応を促す部分は作業療法で対応していく．また，安定した家族支援を得るために両親の「家族会」（月 2 回病院主催）への参加を促し，病気理解を深めてもらうことも必要である．

### 2 作業療法長期目標

　患者集団内での緊張緩和

### 3 作業療法短期目標

　作業療法プログラム内での作業療法士に対する緊張緩和

### 4 作業療法内容

　下記のプログラム実施の際に作業療法士が対象者と行動をともにする機会を増やし，非言語的コミュニケーションを中心にコンタクトをはかっていく．そして，徐々に作業療法士と対象者の "1 対 1" の空間から輪を広げていくことで，集団の中にいやすい状況をつくっていく．

表2 評価結果

| 評価項目 | 初回評価[作業療法開始時] | 再評価[作業療法開始から7週目] |
|---|---|---|
| 身体機能状態<br>(病状については医師より情報収集) | ●離脱症状：なし<br>●肝機能障害：軽度<br>●体力評価：46歳レベル(実年齢＋3歳)<br>●全身持久力(エアロバイク)：3/10(やや劣る)<br>●睡眠：良好 | ●離脱症状：なし<br>●肝機能障害：改善<br>●体力評価：43歳レベル(年齢相応)<br>●全身持久力(エアロバイク)：6/10(年齢相応)<br>●睡眠：不眠傾向増加 |
| ニーズ | ●復職 | ●復職 |
| 断酒の動機 | ●復職のため | ●酒量をコントロールできないため |
| 病識(否認の有無) | ●「皆とは違う」(病識なし) | ●「自分はアルコール依存症」(病識あり) |
| 対人関係面 | ●他患者との交流：希薄<br>●緊張：高い<br>●協調性：低い | ●他患者との交流：活発<br>●緊張：低い<br>●協調性：高い |
| 対活動面 | ●取り組み方：ゆとりがなく過度な頑張り | ●取り組み方：ゆとりがあり積極的 |
| 環境的側面<br>(PSWより情報収集) | ●家族　母：協力的，父：病気理解乏しい<br>●会社：受け入れ良好，医療継続も支援 | ●家族　母：協力的，父：家族会に参加し協力的<br>●会社：受け入れ良好，医療継続も支援 |

表3 作業療法の対象とすべき課題

| | 利点 | 問題点 |
|---|---|---|
| ①心身機能面 | #1 アルコール性臓器障害：回復傾向<br>#2 断酒の意思：ある | #1 全般的体力：低下<br>#2 病気理解：乏しい |
| ②対人関係面 | #1 周囲への関心：高い | #1 対人緊張：高い<br>#2 集団内：孤立 |
| ③対活動面 | #1 活動エネルギー：高い | #1 取り組み方：ゆとりがない |

## a. スポーツ

- 目的：スポーツを通した集団内での協調性の養成
- 方法：週1回，入院病棟患者全員で実施．運動がハードなものとソフトなものの2種目から対象者自身で種目を選択(例：ソフトボールまたはミニゴルフ)し行う．
- 手順：ストレッチ体操のあと，チームやグループに分けて実施．対象者が集団内で孤立しないように受容的に関与していく．
- 留意点：他者を意識し，無理をしがちなため入念なストレッチ体操を行い，怪我の予防を行う．また，口頭でも"80%ぐらいの力でやりましょう"と注意を促す．

## b. 体力トレーニング

- 目的：自己の身体状態(体力面での回復状況)チェックおよび体力増強
- 方法：週1回，入院病棟患者全員で実施．ストレッチ体操，エアロバイク20分(あまり脈拍の上がらない負荷設定のトレーニングメニュー)，体脂肪率測定を行う．
- 手順：体脂肪率測定結果をもとに，ここ1週間の過ごし方を振り返ってもらう．エアロバイク結果(消費カロリー)からは体力予測(消費カロリー増加と体力アップ)を行いフィードバックする．
- 留意点：前日の睡眠不足や風邪気味などの体調変化でもエアロバイクでの消費カロリーに影響を与えるため，フィードバック時には体調のインタビューを忘れずに行う．

#### c. レクリエーション
- 目的：余暇時間を有意義に過ごすことの体験
- 方法：週1回，入院病棟患者全員で実施．自分自身で内容を決定して各自またはグループで行う（例：読書，休養，映画鑑賞，ソフトボール，バドミントン，散歩など）．
- 手順：全員から希望メニューを募る．実施可能なメニューに絞り込み，それぞれ分かれて行う．
- 留意点：この時間は個人の希望を最大限に尊重し，"自分自身で時間の使い方を工夫する"ことを大切にする．強引な集団メニューへの勧誘などは行わない．

#### d. フィールドワーク
- 目的：自然の中で他者と時間を共有することによる集団への所属意識の向上
- 方法：月2回，自由参加形式で実施．ハイキング（10km程度）と散策（3km程度）の2コースを同時に開催．
- 手順：2コースを紹介し希望を募る．対象者の体力ではハイキングコース参加が可能であるため，"ハイキングコースを一緒にどうですか？"と誘い，参加を促す．参加の際には対象者の負担とならない程度に交流機会をもつ．
- 留意点：対象者の対人関係の傾向からは，他者との歩調を合わせられず先へ先へと早く歩いてしまうことが予想される．うまく他者と歩調が合わせられるように介入が必要となる．

## D. 作業療法経過と結果，今後の計画

### 1 作業療法経過

#### a. 第1期（作業療法開始より2週間）
他の患者とのコミュニケーションが希薄で，作業療法士とも視線を合わすことはほとんどなく孤立している．決められたプログラムを淡々とこなしていくのみである．ところがスポーツプログラムのバドミントンゲーム（作業療法士に完敗）を機にスポーツにおいては「くやしい」などの感情表出が少しずつ見え始めてくる．また，ゲーム内容をダブルスへと展開することで他者との協働の機会が増え，コミュニケーションも少しずつみられるようになる．肝機能障害も改善し，主治医のすすめで抗酒剤の服用を開始する．

#### b. 第2期（3～4週目）
スポーツなどで行動をともにする同世代の他の患者ができる．受身的な関係で会話はほとんどないが緊張感は和らいでいる．それに伴って集団内で過ごせる時間が増えてきている．まだまだコミュニケーションは希薄である．

#### c. 第3期（5週目）
外泊時に飲酒．帰院後，飲酒反省を行い「抗酒剤を飲むようになってからなんとなく飲酒欲求が沸いてきていていらいら感が続いていた．少しぐらい飲んでも大丈夫と思っていたが，いったん飲み始めるとお酒の量がコントロールできなくなってしまった．やっぱり依存症なのですね．この日は抗酒剤を飲みませんでした」と主治医に語り，完全断酒の意思を示す．父親が初めて家族会に参加する．

#### d. 第4期（6～7週目）
同世代の集団の中にいることが多くコミュニケーションも増えてきている．作業療法士に対しても冗談を言ったり，好きな音楽の話をしたりするようになる．プログラムへ取り組む姿勢が積極的でAA（Alcoholic Anonymous；アルコール依存症者匿名会）への参加も増加している．しかし，退院を目前にして不眠を訴えることが増え不安感が増してきている．

## 2 作業療法結果のまとめ，対象者の変化

　酒害教育などの各種プログラムにより病気の知識を得，作業療法プログラムにより集団への所属意識が芽生えてきた．さらに，再飲酒という体験を通して自己の病気理解が深まり，それとともに集団関係も孤立から適応へと大きく変化していった．しかし，今度は断酒継続への不安感増加という面が浮かび上がってきた．今後はこの点へのアプローチが必要となってくる．

## 3 再評価と今後の計画

　再評価により，掲げたリハビリテーションゴール，作業療法長期目標，作業療法短期目標の達成が確認された(表2)．今後は退院して地域での社会生活となるため孤立しがちとなりスリップ(再飲酒)の危険性が高くなる．医療や自助グループとのつながりをしっかりと確保し，断酒継続をサポートすることが重要である．
① 週1回の外来通院(主治医診察)とし，安定するまでその頻度を継続する．
② 薬物療法：抗不安薬，抗酒剤の投与
③ 外来通院時に作業療法室を訪れてもらえるような環境をつくり，対応していく(来室時にコーヒーを飲みながら雑談できるようにする)．
④ AAへの参加を継続していく．

## E. 考察および典型的臨床像との比較

　病気理解が乏しく集団内での孤立が目立ち，家族の支援が困難であった対象者に対し，ARPというチーム医療の中で，作業療法は"集団内での孤立"に焦点を当てアプローチを行った．結果，徐々に集団内での緊張が和らぎ孤立が目立たなくなり所属意識が芽生えてきた．非言語的コミュニケーションを利用した(利用しやすい)作業療法は，活動を媒介とすることで対人的距離が適度に保たれ，対人緊張は緩和される．さらに他者との協働体験も行いやすく，集団への所属意識向上には効果的であったと考えられる．

　対象者は再飲酒という通常の治療の流れからははずれた"否"とされがちな行動をとってしまった．しかし，それまでのアプローチによって当初の問題が徐々に改善されつつある段階での再飲酒であったために，「いったんアルコールを口にすると酒量をコントロールできない．自分はアルコール依存症だ」と自己の病気理解が深まり否認が改善され，さらには他の患者への共感が生まれ集団からの孤立という部分も大きく改善されたように考えられる．また，家族の協力的な姿勢が生まれてきた背景には，本人の治療への積極的態度が好影響を与えているように思われる．一般的に再飲酒(いわゆる再発)はマイナス因子ととらえられがちだが，その経験の生かし方次第ではプラス因子となりうることを対象者は教えてくれた．

　アルコール依存症は，身体面においてアルコール性臓器障害を伴い，精神面においては「自分はアルコール依存症ではない」という"否認"が認められるが，本症例においてもアルコール臓器障害として肝機能障害が認められ，行動面からも"否認"の傾向がうかがえるなど，典型的臨床像と合致する．

● 参考文献
1) 石井裕正(編)：特集 アルコールの医学. からだの科学 192:20-93, 日本評論社, 1997
2) 長雄眞一郎：アルコール依存におけるリカバリーの概念と作業療法. OTジャーナル 33:606-610, 1999
3) 野口弘之：民間精神病院におけるアルコール依存症の作業療法. OTジャーナル 34:1003-1006, 2000
4) 池田官司, 齋藤利和：薬物・アルコール依存の形成機序と薬物療法の動向. OTジャーナル 34:987-991, 2000
5) 芦沢　健：アルコール・薬物依存症における自助グループの活動と意義. OTジャーナル 34:1007-1009, 2000
6) 山根　寛：精神障害と作業療法―治る・治すから生きるへ. 第3版, 三輪書店, 2010
7) アルコール・薬物関連障害の診断・治療研究会 白倉克之, 樋口　進, 和田　清(編)：アルコール・薬物関連障害の診断・治療ガイドライン. じほう, 2003

8) 髙橋三郎, 染矢俊幸, 塩入俊樹(訳)：DSM-IV-TR ケースブック 治療編. 医学書院, 2006
9) 日本作業療法士協会(監修), 冨岡詔子, 小林正義(編)：作業療法学全書 改訂第3版 第5巻 作業治療学2 精神障害. 協同医書出版社, 2010

## 実習指導者からのアドバイス

　アルコール依存症者の多くは，自分ではどうすることもできない"ボロボロの状態"で入院してくる．自分への怒りや苛立ちから人にあたったり，劣等感から虚勢をはったりスタッフのご機嫌をとったりと，さまざまな反応を示す．"評価"という視点でかかわる前に対象者のおかれている状況をしっかりと理解(推察)し"その人を知る"ことから始めることで，表面的な現象にとらわれない"評価"が得られるのである．

　アルコール依存症の"治療"を考える際，"退院後"の社会生活をイメージしてのプランニングがとても重要である．なかでも AA や断酒会といった自助グループへつながることで断酒を継続できている対象者が多く，ここへのアクセスを作り上げることが"治療の鍵"となってくる．しかし，入院中の多くの対象者は自助グループを批判的に見ている傾向があり，退院後には離れていってしまうことが多々ある．退院後，自助グループへうまくつながれなかった場合でも孤立しないように，医療とのラインを保っておくことがとても重要になってくる．これらを念頭においたプランニング，アプローチが求められる．

　最後に，精神科作業療法では治療者−患者の関係性など，ベテラン作業療法士だからこそとれる関与方法や，経験に基づいたアプローチがある．たとえば筆者は，アルコール依存症の方のスポーツ開始時に，「多くの方は3歩目で足がもつれて転倒しています．バランス感覚が戻っていませんから，無理をしないで80％でいきましょう」と必ず声をかけている．これは，多量のアルコール摂取により，末梢神経障害での手足のしびれがあったり，バランス感覚は多くの方が80歳以上のレベルなのに，過度に頑張ってしまい転倒してしまうケースが多く，さらに骨密度の低下による骨折のしやすさに加え，循環障害での治りにくさがあるため，注意が必要ということで行っている．このように作業療法学生が同じように対応できない場面も多々あるが，それは仕方のないことである．ぜひベテラン作業療法士とたくさん話し合うことをすすめる．日々の出来事をデイリーノートで伝えるだけではなく，プログラム終了後すぐに，自分が見聞きして感じ，そして考えたことをどんどん投げかけることで自分には見えていなかった視点に気づいたり，情報を得ることが多々あるからだ．客観的に観察し，現場で繰り出される"技"を吸収していってほしい．

# V 気分障害（躁うつ病）：作業活動を用いて自己の再構築をはかる
## 入院の作業療法から復職まで

## A. 対象者のプロフィール

対象者のプロフィールを**表1**にまとめる．

## B. 評価および作業療法課題の抽出

### 1 評価期間

入院9日目に主治医から作業療法依頼箋が処方され，入院10日目に作業療法を導入した．その後，2週間で評価を行った．

### 2 評価項目の抽出

発症して約2年が経過している．発症当初はうつ病と診断されたが，治療経過を見直すなかで，軽躁エピソードが認められたため，診断が躁うつ病に変わる．今回の会社休職は3回目で休職と復職を繰り返しているため，その要因は何かを検討する目的で，行動の特性や考え方のくせ，対人関係の評価を行う．また復職に向けて，現在の状態を把握するために評価を行う．

### 表1 対象者のプロフィール

| ①氏名，②年齢，③性別 | ①K.Y.さん，②35歳，③男性 |
|---|---|
| ④診断名 | 双極性障害Ⅱ型（DSM-Ⅳによる診断基準） |
| ⑤現病歴および既往症・合併症 | 2005年6月に意欲低下と不眠が出現，クリニックを受診し，うつ病と診断される．薬物療法を行うが，体調は改善せず，会社を休みがちになり，2か月間の病気休暇をとる．薬物調整と休養で体調は改善し，復職する．2006年6月にプロジェクトの統括役に抜擢されるが，長時間の残業やプレッシャーにより仕事が手につかなくなり，3か月間の病気休暇を取得．体調が改善したために復職する．その後，株を購入したり，高額の買い物をするなどの軽躁エピソードがみられた．2007年3月から抑うつ状態になり同年4月には意欲の低下，決断力の低下がみられ，職場で座っていることができなくなり，病気休暇に入る．自宅で療養するが体調は改善せず，不安焦燥が高まり，静養と薬物調整を目的に2007年5月に任意入院となる． |
| ⑥生活歴 | 学生時代は運動部に所属するなど活発なタイプ．4年制大学卒業後，機械メーカーに就職する．技術職．28歳のときに結婚．32歳のときに主任に昇進する． |
| ⑦第一印象 | 中肉中背．年齢相応の服装で身なりは整っている．年齢よりも若く見える．作業療法士との会話では受け答えがしっかりしているが，やや緊張が高い． |
| ⑧家族状況 | 32歳の妻（専業主婦）と3歳の長女と3人暮らし．キーパーソンは妻． |
| ⑨経済状況 | 経済的にはゆとりがあり問題はない．病気休暇期間も会社から給与が支給される．ただし，支給額は通常勤務の7割程度． |

## 3 評価結果のまとめ，対象者の状態像

面談の実施と，作業療法のプログラム（ストレッチ・クラフト・卓球）を通して観察を行い，併せて医師，看護師，臨床心理士から情報収集を行った．

- 面談：病棟見学の際，作業療法をやっているのをみて興味をもつ．また復職を考えたときに，自宅に退院し，すぐに復職する自信がもてないので，職場復帰援助プログラムにも参加したいという希望がある．

  面談では緊張が高く，言葉が出てくるまで時間がかかる．説明に対する理解はよいが，こちらがする質問への答えは表面的で，やや取りつくろう感じがあり，優等生的態度がみられる．うつ状態のときは自分でもわかるが，軽躁状態のときは自分では気づけず，なかなかコントロールできないので，自分なりに対処ができるようになりたいと話す．

  自ら入院や作業療法の参加を希望するなど治療意欲は高いが，復職の焦りも感じられるために，職場復帰援助プログラムの詳しい説明は外来移行後に行うことにした．

- 作業：クラフトでは集中し始めると作業に没頭して，自発的に休憩が挟めず，あとで疲れが出ることが多い．生真面目で几帳面なため，作業は慎重でペースは遅い．革細工では刻印を等間隔にするため定規で測るなど強迫的で完全主義的な傾向がみられる．

  自己に対する要求水準が高く，できあがった作品に対する自己評価が低い．またうまくいかないことに目が向きがちで，そのことを引きずり，気持ちの切り替えができないことがある．

- 対人交流面：対人関係に過敏さがあり，参加人数が多いと少し落ち着かない．顔なじみになった参加者とは自発的な交流がみられるが，やや世話を焼きすぎたり，無理に合わせてあとで疲れることがある．準備や後片付けなど率先して行えているものの，かなり自分の範囲を超えて行うなど過剰適応の傾向がみられる．工程を進めるうえで困ったことあると自分から援助を求められず，スタッフが声をかけるまで待っている．

### ■他職種からの情報

1) 医師

今までうつ病で診断されていたが，病気になってからの経過をみると軽躁エピソードが認められるために，診断を双極Ⅱ型障害とし，処方の変更を行った．仕事は休職と復職を繰り返しているので，今回は復職の時期を慎重に検討したい．作業療法に慣れたら，職場復帰援助プログラムを導入して復職につなげたい．

2) 看護師

ADLは自立しており，身の回りのことは自分で行えている．日中は院内散歩と作業療法の時間以外は横になっていることが多い．

3) 薬剤師

薬への関心は高いが，ネットなどの情報に振り回されることがある．薬の効果を期待する一方で副作用を気にするところがある．

## 4 作業療法の対象とすべき課題（利点と問題点）

作業療法の対象とすべき利点と問題点を列挙し，表2にまとめる．

# C. 作業療法計画立案

## 1 リハビリテーションゴール

軽減勤務（1日6時間のリハビリテーション出社）からの復職

## 2 作業療法長期目標

復職の準備性を整え，再発予防の対処を考える．

表2 作業療法の対象とすべき課題

| | 利点 | 問題点 |
|---|---|---|
| ①心身機能 | | #1 睡眠障害<br>#2 意欲の低下<br>#3 不安焦燥<br>#4 易疲労性<br>#5 無価値観<br>#6 集中力や思考力の低下<br>#7 軽躁病エピソード |
| ②活動 | #1 知的レベルと能力が高い | #1 日中臥床傾向<br>#2 活動性の低下<br>#3 活動と休息のバランスがうまくとれない<br>#4 作品への自己評価が低い<br>#5 過剰適応<br>#6 自分の考えをうまく相手に伝えられない |
| ③参加 | #1 治療意欲があり，治療に協力的 | #1 仕事を休職中<br>#2 休職と復職を繰り返している<br>#3 復職への焦りがある |
| ④環境因子 | #1 家族が協力的<br>#2 職場側に病気への理解がある<br>#3 経済的余裕がある | #1 多忙な職場<br>#2 負担が大きい仕事 |
| ⑤個人因子 | #1 循環気質<br>#2 認知のゆがみ<br>#3 仕事人間（趣味や楽しみがない） | |

表3 週間プログラム

| | 月曜日 | 火曜日 | 水曜日 | 木曜日 | 金曜日 |
|---|---|---|---|---|---|
| 午前 | 職場復帰援助プログラム | 軽スポーツ集団認知療法 | 職場復帰援助プログラム | 職場復帰援助プログラム | 面談 |
| 午後 | 外来作業療法 | 回診 | ストレッチ | クラフト | クラフト |

## 3 作業療法短期目標

①日常生活リズムを改善する．
②疲労に気づき，気分転換や休憩をはさめる．
③体調をふまえながら活動の組み立てやペース配分を考えられる．
④できていることや，やれていることに目が向けられる．
⑤周囲に無理に合わせることなく，自分のペースで取り組む．
⑥職場復帰援助プログラムへの導入をはかる．

## 4 作業療法内容

週間プログラムを表3にまとめる．プログラムはすべて作業療法室で行われた．

### a. ストレッチ

週1日，1回2時間．入院患者のみを対象とするプログラム．
- 目的：ゆったりとした雰囲気で安心して取り組むことによる，不安の軽減と身体活動の実践
- 内容：リラクセーションのためのストレッチを

行う.
- 参加者：5〜10名
- スタッフ：作業療法士1名
- 作業療法士のかかわり：参加者が無理なく自分のペースで取り組めるように援助を行う.

### b. 軽スポーツ

週1日，1回2時間．入院・外来患者合同のプログラム．
- 目的：基礎体力の向上，身体的回復度の確認，ストレス発散，参加者同士による言語・非言語的対人交流と協力
- 内容：卓球の練習と試合．時間最後にストレッチを行う．
- 参加者：20名前後
- スタッフ：作業療法士1名と心理職研修生1名
- 作業療法士のかかわり：参加者の自主性を重んじながらも，周囲との円滑な交流がはかれるように援助を行う．

### c. クラフト

週2日，1回2時間．入院・外来患者合同のプログラム
- 目的：日中に活動する機会をもつことでの生活リズムの改善，できることの増加による活動性の向上，楽しむ体験，できていることに目を向けることでの自信の回復や達成感の獲得，作品や活動を介した参加者やスタッフとの穏やかな言語・非言語的交流，疲労に気づき休憩をはさむなど，体調をふまえた選択や活動の組み立ての実践，活動を通した自分の行動パターンや考え方の癖の自覚
- 内容：革細工や筆ペン習字，ボールペン習字，パズル，ぬり絵などの種目から好きな種目を選択する．
- 参加者：20名前後
- スタッフ：作業療法士1名，作業療法アシスタント1名
- 作業療法士のかかわり：体調をふまえ負担が大きくなりすぎないように配慮する．また自分のペースを大切にしつつ，作業活動を媒介としながら周囲と交流をはかれるよう援助を行う．

### d. 職場復帰援助プログラム：パソコン

週2日，1回2時間．職場復帰援助プログラムの一環．
- 目的：仕事に必要な基礎能力（集中力や注意力，理解力，判断力，問題解決力，計画性など）の改善，課題を通して自分の体調や状態に目を向け，その時々の体調や状態に合わせたペース配分や活動の組み立ての実行，課題を通した自分の行動パターンや考え方の癖の自覚，報告・連絡・相談の練習
- 内容：パソコン課題やテキスト課題に取り組む．
- 参加者：約25名
- スタッフ：作業療法士1名，作業療法アシスタント1名，心理職研修生1名
- 作業療法士のかかわり：体調をふまえ過負荷にならないよう課題を選定する．復職に向けた活動の組み立ての確認や相談を適宜行う．また復職という同じ目的をもった参加者同士の支え合いがスムーズにいくよう環境の設定を行う．

### e. 職場復帰援助プログラム：グループ

週1日，1回2時間．職場復帰援助プログラムの一環．
- 目的：いろいろな問題について考える力の獲得，他の参加者の意見を参考にした物事の見方や考え方の幅の拡大，コミュニケーションスキルの向上，復職に向けた活動の組み立てや復職後のイメージの構築
- 内容：ディスカッションと復職に向けた動きや組み立てについて情報交換を行う．
- 参加者：10名前後
- スタッフ：作業療法士1名，産業保健師1名
- 作業療法士のかかわり：グループが円滑に進む

ようサポートし，集団の治療因子（希望をもたらす経験，普遍的体験，受容される体験，愛他的体験，現実検討，カタルシス・共有体験，実存的体験，相互作用・凝集性，模倣・学習・修正など）が働きやすいよう配慮する．

## D. 作業療法経過と結果，今後の計画

### 1 作業療法経過

#### a. 第1期（入院期間中の作業療法：作業療法開始後4週間）

入院10日目に作業療法を開始する．参加当初は休憩をはさまず取り組み，プログラムが終わってから疲れ，自室に戻り横になっていることが多い．また体調に波があり，遅れて参加することもある．周囲に気を遣うことが多く，無理をして周りに合わせたり，スタッフに声をかけられずに待っていることがある．参加を重ねるなかで，場にかなり慣れ，意識して休憩をはさめるようになる．他の参加者と笑顔で交流がみられ，うまくいかないときも流す余裕が出てくる．スタッフに自発的に援助を求められるようになり，自分の体調や考えていることを伝えられるようになる．

入院後3週目から外泊を開始する．外泊から戻り，一息つく間もなく作業療法に参加し，あとで疲れることがある．退院が決まると自宅での暮らしや復職に不安を感じているため，外来で作業療法を継続しながら日中の過ごし方を主治医やスタッフとともに考えていくことにする．入院して4週目に退院する．

#### b. 第2期（外来での作業療法：作業療法開始後4～7週）

外来に移行後は，週2日，午後のクラフトに参加する．風邪で欠席した以外は参加できている．外来移行当初は通院の体力的負担もあり，疲れて作業の手を休めていることが多い．作製する作品の難易度を下げるなど負担を減らすように心がけている．顔なじみの参加者と話をすることは気分転換になっている様子．他の参加者や研修生とのかかわりでは，疲れているときや負担に感じるときには断るなど，うまく距離をとることができている．作業療法開始後7週目（外来移行3週目）に「復職のことを考えるとまだ負担になるが，復職に向けた準備は始めてもいいかなと思えるようになってきた」という話を受け，職場復帰援助プログラムの面接を行う．

#### c. 第3期（外来での職場復帰援助プログラム：作業療法開始後8～32週）

作業療法開始後8週目（外来移行後4週目）に職場復帰援助プログラムを導入する．月曜・木曜の週2日から開始し，作業療法開始後14週目（外来移行後10週目）に火曜日を加え，作業療法開始後20週目（外来移行後16週目）水曜日を追加する．このプログラムは午前のプログラムのため通勤ラッシュの時間に重なることもあり，しばらくは疲れやすい様子である．また今までのプログラムとは性質が違うこともあり構えが強い．時々，風邪や胃痛・下痢などの身体症状で休むことがある．周囲の進み具合いを気にしたり，プログラムを修了した参加者を見て焦ることがある．また，自分が思っていたように課題が進まず落ち込むことがある．慣れてくると参加者との交流も増え，余裕をもってこなせるようになり，スタッフと相談して自習課題を決め，午後に図書館で取り組むようになる．

作業療法開始後16週目（外来移行後12週目），病気休暇満了の時期が迫ると，病気休暇満了前に戻るか病気休職に入るかで焦りや迷いがみられるが，「再発予防についての対策がまだ不十分だし，無理をして戻る必要はない」と本人自身で考え，病気休職に入ることを決める．課題やプログラムを通して振り返りを行った結果，「今まで自分の気持

ちをうまく伝えるという考えがなかった．言えずにかかえ込んだり，相手に強くあたったり．プログラムや家族で練習しています」と語る．時々疲れが出たり，不安・焦燥やいらいら感がみられる．「家族に軽躁状態といわれた．自分で気づかなかったので，周囲のサポートって大切ですね」と話すなど，家族の協力も得られている様子．

作業療法開始後24週目（外来移行後20週目）に「ストレス分析・対処シート」を開始．「体調が悪かったときのことを思い出して気持ちが揺れた．ただ自分なりに整理して対処を考えていかないと同じことの繰り返しになってしまう」と述べる．

作業療法開始後28週目（外来移行後24週目），主治医から復職可能の診断書が出され，環境調整が具体的に始まることで復職不安が高まるが，体調に大きく影響が出ることはない．プログラム修了時には，「つらいのは自分だけではないんだという気持ちがもてたし，同じ病気をかかえながら，不安や悩みをもちながらも復職に向けて前向きに取り組んでいる参加者を見て勇気づけられ，力をもらえました．復職するときは70～80％くらいの力で戻ろうと思っています．復職してしばらくすると周囲は配慮しなくなるし，自分でもやらないといけないと思い，体調に目が向かなくなってきてしまうだろうから，これからもプログラムで使っていたシートをつけて体調管理をしていきたい」と述べる．

### 2 作業療法結果のまとめ，対象者の変化

- 日常生活リズムを改善する

 プログラムに参加する前は，日中の時間をどのように過ごしてよいかわからず戸惑いがあったが，プログラムに参加してからは1週間の組み立てがしやすくなり，生活のリズムも整えられるようになった．

- 疲労に気づき，気分転換や休憩をはさめる

 参加当初は作業を始めると没頭し，プログラム終了後に疲れが出て，ベッドで横になることが多かった．参加しているときにスタッフが適宜そのことを取り上げると，徐々に自分から途中飲み物を飲んで一息つく，他の参加者と会話を交わし作業の手を休める，区切りのよいところで休憩をはさむなどかなり余裕をもって取り組めるようになる．場に慣れることと相まって，終了時に疲れることはほとんどみられなくなった．

- 体調をふまえながら活動の組み立てやペース配分を考えられる

 参加当初は負担の大きなものを選択したり，疲れていても休めないことがあった．その後参加するなかで，体調をふまえた課題の選択をする，同じ作品でも難易度や負担を調整する，日によって休憩をはさむ時間を多めにとるなどの工夫ができるようになった．

- 楽しむ体験をもつ

 参加当初は緊張が高く，しっかり取り組まなくてはならないという意識があり，余裕のない状態であった．参加を重ねるなかで，昔は工作が好きでよくやっていたという懐かしい感覚を取り戻したり，作業を進める楽しさ，作品ができあがることでの達成感や喜びを得るなかで表情がやわらぎ，楽しめる余裕をもてるようになった．またそういった時間をもつことの大切さを認識するようになる．

- できていることや，やれていることに目が向けられる

 参加間もないころはうまくいかないところがあると，他の部分がうまくできていても完全に失敗したと思ったり，自分がイメージしたとおりにつくらなくてはならないなど認知のゆがみがみられた．そのことについて取り上げているうちに，すべてが思いどおりにいくわけではない，うまくいかなかったところもある意味自分らしさかもしれない，うまくできたところや新たな収穫があればよしとするなど，気持ちの切り替えもできるようになった．

- 周囲に無理に合わせることなく，自分のペースで取り組む

 過剰適応の傾向があり，準備や後片付けではかなり自分の範囲を超えて手伝う，疲れていても無理に他の参加者の話につきあうことがあった．プログラムが終わってから疲れが出ないように，まず自分のペースで取り組み，それでもなおかつ余裕があるときには負担がない程度で周囲のかかわりをもつ，スタッフや慣れたメンバーに手伝ってもらえるように声をかける，一度席を外して自分の間合いをとるなどの工夫をすることで大分対処できるようになった．

- 困ったときに援助を求めることができる

 参加当初，作業を進めるうえでわからないことがあってもスタッフが声をかけるまで黙って待っていることがみられた．参加を重ねるなかで自発的に援助を求めることができるようになり，スタッフが他の参加者と話をしているときにも一声かけられるようになった．

## 3 再評価と今後の計画

　作業療法開始後7週目（外来移行後3週目），職場復帰援助プログラム導入にあたり再評価を行う．前項で示したように短期目標はおおむね達成されている．中途覚醒はみられるものの，日常生活リズムはおおむね整い，プログラムも特に大きな負担もなくこなし，プログラム後に大きな疲れを残すこともなくなった．外来移行後，環境の変化や通院に伴う体力的負担増があったが，体調に大きく影響することもなくこなせているため，職場復帰援助プログラムへの導入は可能と判断した．

　職場復帰援助プログラムを導入後は，復職準備性を高め，復職につないでいくために，短期目標にしたことを継続して行うことと併せて，以下のことを目標とする．
① 通勤訓練を行いながら，午前中からコンスタントに活動ができる．
② プログラムや課題を通して仕事に必要な基礎能力（集中力や注意力，理解力，判断力，問題解決力，計画性など）の改善をはかる．
③ コミュニケーションスキルを高める．
④ 自分のストレス傾向を知り，対処を考えることで再発予防を学ぶ．
⑤ プログラムやそこで使用するシートを用いて，セルフモニタリング・セルフコントロールを行う．
⑥ 認知療法を学び，プログラムや日常生活場面で練習を積み重ねる．

## E. 考察および典型的臨床像との比較

　対象者は躁うつ病であるが，抑うつ状態で入院している．プログラムに参加することで入院生活の組み立てがしやすくなり，日常生活リズムが改善し，活動性を高めることができた．元々熱中しやすく，やりすぎてあとで疲れが出ることが多かったが，意識して疲労や体調に目を向け取り組むことで，休憩をはさむ，体調や状態に合った種目を選択する，活動量を加減するなど対処がとれ，楽しみながら余裕をもって取り組むことができるようになった．また併せて活動を通して自分の傾向を認識し，その場の取り組みだけでなく，中・長期的な視点でみたり考えたりすることも大切であると考えるきっかけになった．対人交流では過剰適応の傾向があるが，体調をふまえて周囲との線引きを意識することで負担感を減らすことができている．また断ることも含めて，必要なことは伝えることを心がけた周囲とのやりとりができるようになった．以上のことをベースに，職場復帰援助プログラムに導入し，途中体調に大きな波もなく復職につないでいけたと考えられる．

　対象者の場合，やりすぎることや対人関係上のやりとりが気分状態に影響するエピソードがあったが，それが作業場面でも垣間見られた．自分の性格傾向（循環気質）を認識し，そのつき合い方を考えるよいきっかけになったと考える．

●参考文献
1) 山根 寛：精神障害と作業療法. 第2版, 三輪書店, 2003
2) 香山明美, 小林正義, 鶴見隆彦(編)：生活を支援する 精神障害作業療法―急性期から地域実践まで. 医歯薬出版, 2007
3) 岡崎 渉：病院におけるうつ病の作業療法 事例を通してうつ病の作業療法を考える. OTジャーナル 42:131-137, 2008
4) 日本作業療法士協会(監修), 平賀昭信, 岩瀬義昭(編)：作業療法学全書 改訂第3版 第12巻 作業療法技術学4 職業関連活動. 協同医書出版社, 2009

### 実習指導者からのアドバイス

　気分障害の回復過程は，体調がよかったり悪かったりの波を繰り返しながら全体的に上向きに安定していく．体調がよくなってきても揺り戻しで体調の波が下がることがみられる．しばらく前にできていたことができなくなると「もう体調がよくならないのでは」，「さらに体調が悪くなるのでは」，「今までできていたことは何としてでもやらなくてはいけない」という不安や焦りの気持ちをいだきやすい．体調の波が下がっているときは，活動を抑えなければエネルギーは減る一方で，さらに体調の波が下がってしまう．逆に体調がよくなってくると，動きすぎてしまうことがある．ただ体調の回復途上はまだエネルギーが不十分な状態のため，動きすぎる状態が続くとエネルギーが切れてきて，体調の波が下がってしまう．そのため，体調がよくなってきても，活動を急に拡大させるのではなく，できることを1つひとつ積み重ねていき，身体も気持ちもしっかりとついてくるようなペース配分で組み立てをしていくことが大切である．作業療法を行う際も，体調や状態をふまえながら，少し幅をもたせた設定や組み立てを考えていく必要がある．スタッフは対象者が"焦らず・あわてず・あきらめず"に治療を進めていけるようサポートする役割も担う．

## 本章のキーワード

- **生活参加**  
本項では作業的参加(occupational participation)の意で用いた．参加とは，生活のさまざまな局面における人間の関与を意味し，生活状況における個人の経験に基づく，社会への参加である．

- **作業に関する自己評価**  
occupational self assessment (OSA). 人間作業モデルに基づく評価の1つで，対象者の作業的有能性をとらえることを目的に作られた．日常生活における満足度の変化を把握し，対象者が個人的価値を表現することを促進し，役割を明確にすることに活用する．

- **精神障害者社会生活評価尺度**  
Life Assessment Scale for the Mentally Ill (LASMI). 1993年に障害者労働医療研究会精神障害部会によって開発された．統合失調症で，評価者との接触期間が最低1か月以上経過している場合に使用する．行動の観察をベースにし，面接や記録で情報を補充する．

- **社会生活技能**  
社会生活に求められる能力であり，他者とのコミュニケーションおよび関係性，問題解決，自己の生活・作業の計画・実行，精神的・身体的状態のマネジメントなどに必要なスキルである．ADLよりも広い生活圏での活動を示すものである．

- **自己効力感(self-efficacy)**  
心理学者バンデューラ(A. Bandura)によって提唱された用語で，「将来的な状況に対処するために求められる，一連の行為を計画し実行するための能力に対する自己の信念(認識)」と定義される．

- **リラクセーション技法**  
自己認識が低く，特定の環境や状況に対する情動のコントロールが円滑に行えない対象者に対して，呼吸法や筋緊張を軽減する手法を用い，ものごとの考え方や行動のしかたの修正をはかる方法．

- **セルフモニタリング**  
周囲の環境との接触の中で生じる個人の生理学的反応，感情，思考などの内なる変化，社会の規範や標準と自分の行動とを照らし合わせ，客観視するなど，社会的に適切な行動を行うための自己認識，自己コントロールを行う過程を指す．

- **パラレルグループ(並行集団)**  
parallel group. 集団適応の最初のレベルである．集団の中で個々の対象者は個別の課題を行っている．治療者は課題を明らかにし，個別の対象者に必要な援助と情緒的なサポートを個別的に行うという関係である．

- **協同集団(cooperative group)**  
課題達成に向けた，課題の理解，役割の認識，相互の動機づけなどが，メンバー相互の関係性によって促進され，治療者は助言者としての役割のみを求められるという治療的集団を指す．

- **価値の充足**  
価値の充足とは，個人が所属する文化の中で，自分らしい生活様式を確立することであるとともに，個人に社会的な価値がもたらされることである．

- **緊張病性昏迷(catatonic stupor)**  
統合失調症の緊張型でみられる．意識は保たれ外界は認知されているが，自発的行動が消失し，外部からの刺激にも反応しない状態である．不自然な姿勢や，同じ姿勢をとり続けたりする．

| | |
|---|---|
| ●半構成的面接 | semi-structured interview．あらかじめ決められた質問項目や順序に従って行う構造的面接と，自由な対話によって行う非構造的面接との中間に位置する．質問項目は準備しておくが，対象者の回答に応じて質問の焦点や順序を変えることができる． |
| ●(障害者の)就労支援制度 | 精神保健福祉法による精神障害者社会適応訓練事業，障害者自立支援法による就労移行支援や就労継続支援，ハローワークや地域障害者職業センターの事業などがある．利用には病歴や障害を開示することが前提となる． |
| ●構成的作業 | 枠組みがきっちりと決められている作業．取り組む者が自由に裁量できる工程や方法が少ないのが特徴である． |
| ●SST | social skills training．生活技能訓練とも呼ばれる．生活の中で必要とされる効果的な対人的行動を，構造的，体系的に体験学習を通じて獲得する． |
| ●精神障害者社会適応訓練事業 | 通院患者リハビリテーション事業．通院中の精神障害者が協力事業所に一定期間(原則6か月で3年を限度)通うことにより，仕事の持続力，集中力，対人能力，環境適応能力を高め，再発防止と社会的自立を促すための事業．窓口は市町村． |
| ●ハローワークの就労援護制度 | 障害者を対象とした職業相談や職業紹介を行う専門援助窓口が設けられている．また，職場適応訓練，トライアル雇用，精神障害者ステップアップ雇用などの就労援護制度の窓口になっている． |
| ●IMR(illness management and recovery) | 疾病自己管理とリカバリー．科学的根拠に基づく心理社会的介入プログラムの1つ．参加者が自分自身の病気と上手につき合い，希望をもって自分らしい生活を送れるように支援することを目的にしている． |
| ●認知行動療法 | 治療にあたって認知的枠組みを重視しながら行う行動療法．その基礎には，学習理論，行動理論がある． |
| ●否認 | フロイトによる概念．自我の防衛機制の一種．個人は知覚しているが，認めてしまうと不安を引きおこすような現実を認知することを拒否すること． |
| ●DSM-IV | 米国精神医学会が示した精神疾患の診断・統計マニュアル．多軸評定(I～V)を利用し，社会適応を精神病理の比較的妥当な価値基準としている． |

# 第4章
# 発達過程領域の ケーススタディ

| GIO 一般教育目標 | SBO 行動目標 |
|---|---|
| **1** ケーススタディを通じて，発達過程領域における作業療法の実際を理解する． | 1）ケーススタディにおける発達過程領域の各疾患の特徴を説明できる．<br><br>2）ケーススタディにおける発達過程領域の評価項目を説明できる．<br><br>3）ケーススタディにおける発達過程領域の作業療法実施を説明できる．<br><br>4）ケーススタディにおける発達過程領域の作業療法を実践する施設の特性と作業療法士の役割を説明できる． |
| **2** 発達過程領域のケーススタディの書き方を身につける． | 1）発達過程領域におけるケーススタディのプロフィール（一般情報収集）をまとめることができる．<br>2）発達過程領域におけるケーススタディの評価項目抽出から課題の列挙までができる．<br>3）発達過程領域におけるケーススタディの作業療法計画立案をまとめることができる．<br>4）発達過程領域におけるケーススタディの，経過および結果から今後の計画までをまとめることができる．<br>5）発達過程領域におけるケーススタディの考察をまとめることができる． |

## 修得チェックリスト

- ☐ ①脳性麻痺の脳室周囲白質軟化症による両麻痺の特徴を列挙できた．
- ☐ ②重症心身障害(幼児期)の特徴を述べることができた．
- ☐ ③重症心身障害(成人期)の特徴を述べることができた．
- ☐ ④知的障害(幼児期後期)の特徴を述べることができた．
- ☐ ⑤ダウン症(幼児期)の特徴を列挙できた．
- ☐ ⑥広汎性発達障害の特徴を述べることができた．
- ☐ ⑦広汎性発達障害の幼児期から小学校低学年までの経過を述べることができた．
- ☐ ⑧広汎性発達障害の学齢期の特徴を述べることができた．
- ☐ ⑨脳性麻痺の作業療法評価項目を列挙できた．
- ☐ ⑩重症心身障害(幼児期)の作業療法評価項目を列挙できた．
- ☐ ⑪重症心身障害(成人期)の作業療法評価項目を列挙できた．
- ☐ ⑫知的障害(幼児期後期)の作業療法評価項目を列挙できた．
- ☐ ⑬ダウン症(幼児期)の作業療法評価項目を列挙できた．
- ☐ ⑭広汎性発達障害における作業療法評価項目を列挙できた．
- ☐ ⑮視覚機能へのアプローチのポイントを述べることができた．
- ☐ ⑯重症心身障害(幼児期)の作業療法の目標と内容のポイントを述べることができた．
- ☐ ⑰重症心身障害(成人期)の作業療法の役割と支援内容を述べることができた．
- ☐ ⑱知的障害(幼児期後期)の作業療法のポイントを述べることができた．
- ☐ ⑲ダウン症(幼児期)の作業療法のポイントを述べることができた．
- ☐ ⑳広汎性発達障害における作業療法の目標を述べることができた．
- ☐ ㉑学齢期の学校生活適応への注意点を述べることができた．
- ☐ ㉒発達過程領域における小児病院の入院および外来の機能を述べることができた．
- ☐ ㉓重症心身障害児施設の機能と作業療法士の役割を述べることができた．
- ☐ ㉔地域発達支援センターの機能と作業療法士の役割を述べることができた．
- ☐ ㉕学齢期における特別支援教育への作業療法士のかかわりを述べることができた．

- ☐ ①発達過程領域のケーススタディにおけるプロフィール(一般情報収集)の内容を列挙できた．
- ☐ ②発達過程領域のケーススタディにおいて，評価項目抽出から課題の列挙までの関連を述べることができた．
- ☐ ③発達過程領域のケーススタディの作業療法計画立案で，作業療法内容を目標と関連づけることができた．
- ☐ ④発達過程領域のケーススタディにおいて，経過および結果から今後の計画を立てることができた．
- ☐ ⑤発達過程領域のケーススタディにおいて，ケースと典型的臨床像を比較できた．

# I 脳性麻痺：視知覚機能の向上にアプローチした両麻痺児のケース

## A. 対象児のプロフィール

対象児のプロフィールを**表1**にまとめる．

## B. 評価および作業療法課題の抽出

### 1 評価期間

評価期間は臨床実習開始後の3回であった（1回60分）．

### 2 評価項目の抽出

対象児は保育園で生活している脳性麻痺（両麻痺）の5歳男児である．両アキレス腱延長術を目的に入院し，臨床実習の担当開始時には術後2か月経過している．両麻痺特有の下肢の運動能力制限が上肢機能にどのように影響しているのかを検討する．また視知覚機能が机上活動，ADLや遊びにどう影響しているのかも検討する．

### 3 評価結果のまとめ，対象者の状態像（表2）

- 運動機能：上下肢低緊張であり，特に体幹は著明である．立位は股関節内転・内旋，膝関節屈曲，尖足により支持基底面が狭くバランス反応が低下している．長座位は重心が後方移動すると膝関節が屈曲，骨盤も後傾し体幹が円背となり，頭部の動きが制限される．下肢のバランス不安定性から上肢，肩甲帯で過剰努力するため，リーチ動作や上腕保持が困難で両手による操作が拙劣となる．さらに眼球運動の未熟さから目と手の協調性が低下している．
- 感覚機能：視覚処理が不十分なため両手動作，対象物の操作が拙劣である．聴覚は特に問題はなし．触覚防衛反応が認められない．前庭感覚が未熟でバランス不良である．味覚，嗅覚の異常は認められない．
- 認知機能：言語的な理解・表出ともに良好．時間的な概念あり．
- 対人関係：笑顔もみられ，自分から話しかけたりする．保育園では他園児にお世話してもらうなど良好な関係にある．運動遊びでは下肢運動制限のため取り残され，参加困難なことがある．
- 遊び：運動遊びは独歩困難でバランス不安定なため，やりたがらない．机上での遊びは手指が過剰努力し操作するため稚拙である．クレヨンは静的3指握り．はさみで紙を切るとき，拙劣さが顕著で手関節が掌屈位になることが多い．
- ADL：食事は徐々に前傾，円背し，顔を近づけて食べる．食器を片手で支えられず，両手の協応性が不十分である．箸操作は不可．服の着替えは長座位にて行うが，靴下，シャツ，ボタン留めは困難である．入浴時の背部，頭髪の洗体は全身伸展が出現し姿勢不良となり不可．排泄は手すりにつかまれば可能である．
- 母親：本児が支度や準備に時間がかかるため，できることも手伝ってしまい過介助になっている．

### 表1 対象児のプロフィール

| | |
|---|---|
| ①氏名，②年齢，③性別 | ①E.Y. ちゃん，②5 歳 4 か月，③男児 |
| ④診断名(障害名)・障害側(部位) | 脳性麻痺，痙直型両麻痺 |
| ⑤現病歴および既往歴・合併症 | 切迫早産．出生時は体重 1,689 g で仮死状態であった．黄疸軽度，光線療法実施．MRI にて脳室周囲白質軟化症（PVL）による痙直型両麻痺と診断される．定頸 6 か月，座位 13 か月，四つ這い 15 か月．2 歳で尖足のため足関節背屈が困難となる．つかまり立ちは膝を伸展し，尖足でかろうじて立つ．座位姿勢は，長座位はバランスが不安定となるため嫌がり，割り座が多い．足の内反尖足を矯正するため当院入院となる．両アキレス腱延長術を施行し，術後 2 か月経過． |
| ⑥生活歴 | 療育歴は，2 歳で他の小児病院初診，週 1 回程度の理学療法（以下，PT），作業療法（以下，OT）を行ってきた．3 歳のとき，父の仕事の関係で転居となる．それに伴い OT も終了となる．保育園に入園したが，近隣の療育センターを紹介され月 2 回程度の頻度で PT と OT を受けていた．園の生活は，保育士や友達の助けを借りながら，なんとか行っている様子である．クラスにとても面倒見のよい女児がおり手伝ってくれている．運動遊びは，友達とのペースに合わせられず，一緒に参加できず傍観していることが多い．来年就学を予定している． |
| ⑦第一印象 | 病室で初めて面会する．ベッドに横たわっていた．母親も同席していた．同年代の子どもと比べると身長も低く，痩せている．あいさつすると，母親のほうをみて，恥ずかしそうに下を向く．内気で，小声で「こんにちは」という．知的には問題はみられない．会話は聞き取れる． |
| ⑧家族状況 | 4 人家族．母親は事務員，父親は運送業である．父は残業が多いうえ休日も出勤することが多く，子どもとかかわる時間が少ない．育児に関心があるようにみえない．小学 2 年生の兄がおり，兄弟関係は良好で，兄が家で遊んでくれる． |
| ⑨経済状況 | 現在大きな問題はない． |

### 4 作業療法の対象とすべき課題（利点と問題点）

作業療法の対象とすべき課題を列挙し，表3 にまとめる．

## C. 作業療法計画立案

### 1 リハビリテーションゴール

医師，看護師，作業療法士，理学療法士，言語聴覚士によるカンファレンスでは次のような結論となった．車いすレベルから自力歩行の獲得を目指す．ADL や遊びで求められる両手動作の巧緻性の向上をはかる．自宅退院に備え，家族に介助指導を行い，福祉用具導入を検討する．

### 2 作業療法長期目標

家庭，保育園生活の適応をはかり，より安定した家庭，保育園生活を維持していく．

### 3 作業療法短期目標

①バランス反応の向上
②視知覚機能の向上
③両手の操作性の向上
④食事・更衣・入浴動作の自立
⑤母親への介助指導

### 4 作業療法内容

#### a. バランス遊び

- 目的：バランス反応の向上，眼球運動の向上
- 方法：プレイルームでホーススイング，プラットフォームブランコなどの遊具を使い，バランス反応，眼球運動を高める．

## 表 2　評価結果

| 評価項目 | 初回評価［作業療法開始時］ | 再評価［作業療法開始時から 8 週目］ |
|---|---|---|
| 姿勢・動作 | ① on hands：股関節伸展に制限があり不可．on elbows は可． | ① on hands：可，上肢の支持性高まる． |
| | ②座位：長座位は骨盤後傾，円背が著明で不安定ですぐ崩れる．後方に倒れると全身伸展が出現．端座位不可． | ②座位：端座位が可となる． |
| | ③立位：股・膝関節は軽度屈曲位，尖足で自力不可． | ③立位：自力可． |
| | ④寝返り：分節的な回旋困難，頭部の伸展に伴い全身伸展出現． | ④寝返り：上肢・頭部から分節的な回旋がみられる． |
| | ⑤四つ這い：股関節は内転・内旋，支持面狭い，移動時左右の動揺ありスピードは遅い． | ⑤四つ這い：手足の交互性の踏み出しが可能となり，スピードも速くなる． |
| | ⑥移動：車いすにより移動．車いすから床への移乗は困難． | ⑥移動：車いすから床への移乗は可となる． |
| 感覚 | 視覚：視力問題なし，斜視なし．<br>聴覚：周囲の音への過敏さあり．<br>触覚：触覚防衛反応はない． | 初回と同じ． |
| | 固有感覚：力を持続的に出せない．<br>前庭感覚：バランスが崩れやすく，揺れを嫌がる． | 固有感覚：力の持続性がみられる．<br>前庭感覚：揺れの刺激に適応でき，バランスが向上． |
| 眼球運動 | 追視：正中線を越えるとまばたきあり．追視点移行はスムーズさに欠ける．<br>輻輳：眼前に近づくと対象物を見失う． | 追視，輻輳とも移行はスムーズになる． |
| | 眼球と頭部運動コントロールの分節性が不十分． | 眼球と頭部運動コントロールの分離性がみられる． |
| 上肢機能 | 側腹つまみは可．リリースはスムーズさに欠ける．両手の協調的な操作は拙劣．上肢を使用する際に，前腕回内，手関節掌屈，尺屈のパターンとなることが多い． | 指腹つまみが可．両手の協調的な操作はぎこちなさがあるが可．リーチ動作の範囲が拡大した． |
| ADL | ①食事：右上肢を優位に使用し，左上肢で皿を移動することが少ない．姿勢は前傾，円背で寄り掛かる．フォークとスプーン使用，箸は不可． | ①食事：カットアウトテーブルを導入し，姿勢が改善．箸に自助具をつけての使用にて，操作可となる． |
| | ②更衣：長座位にて，靴下，シャツは不可．ボタン留め不可． | ②更衣：靴下は踵部が合わないが履くことが可．シャツは声かけで，ボタン留めは不可． |
| | ③入浴：洗体は床上．全身伸展出現し姿勢不良．背部，頭髪の洗体は不可． | ③入浴：床上に低い台を導入し姿勢保持良好となる．背部，頭髪の洗体は自助具使用にて可． |
| | ④排泄：車いすで手すりにつかまりながら可． | ④排泄：独歩にて手すりにつかまりながら可． |
| 遊び | 運動遊びは独歩困難でバランス不良． | 立位場面での運動遊びが増えた． |
| | クレヨンは静的 3 指握り． | クレヨンは動的 3 指握りが可． |
| | はさみは紙を切る活動では拙劣さが顕著．手関節が掌屈位になることが多い． | はさみは両手での操作良好となる． |
| | キャッチボールはボールを両手でとれず，胸部で受ける． | キャッチボールではボールを見るようになり，距離をとり両手掌で取るようになった． |
| コミュニケーション | 言語的な理解・表出ともに良好．時間的な概念あり．笑顔もみられ，話しかけたりする． | 運動にかかわる場面でのコミュニケーションが増えた． |
| 自己効力感 | やろうとしてみるも失敗してしまうので，消極的である． | 運動に挑戦する場面もみられ，自信を得てきた． |

表3 作業療法の対象とすべき課題

|  | 利点 | 問題点 |
|---|---|---|
| ①心身機能 | #1 知的能力良好<br>#2 上肢の麻痺が軽度 | #1 バランス反応の低下<br>#2 両手の操作性の低下<br>#3 眼球運動の低下 |
| ②活動 | #1 移動は可能<br>#2 言語的コミュニケーション能力は高い | #1 食事の箸操作は困難<br>#2 更衣動作の介助量：多い<br>#3 入浴動作の介助量：多い |
| ③参加 | #1 保育園に通園している<br>#2 保育園で集団参加できる機会がある | #1 友達と運動遊びをする機会が少ない<br>#2 友達との遊びにギャップが出ている |
| ④環境因子 | #1 母親は協力的である<br>#2 兄がおり関係は良好<br>#3 保育士との関係は良好 | #1 保育園に階段や段差がある<br>#2 母親が過介助になりがちである |

- 手順：遊具を使い，バランス反応を高める．バランス反応に応じて追視，注視など，眼球運動を向上させる課題も徐々に取り入れていく．
- 留意点：前庭感覚の入力調整をしながら，過剰な代償運動が出現しないように配慮する．遊具からの落下，転倒に気をつける．

### b. 食事・更衣・入浴動作訓練
- 目的：各動作の自立
- 方法：作業療法室で模擬練習を行う．その後，食事の時間帯に病棟にて訓練したり，病棟の浴室を使用したりして実際に実施する．
- 手順：背中まで洗体できる長柄ブラシの自助具を作製する．食事はカットアウトテーブルを導入し，姿勢を整えながら行う．靴下，シャツの着脱時に異常パターンが出現しないように注意しながら動作獲得を目指していく．
- 留意点：浴槽での転倒に注意する．

### c. 机上での手指遊び
- 目的：両手の操作性の向上．視知覚機能の向上
- 方法：個別室でいすに座り，机上で行う．作業療法室で傾斜台を作製し，異常パターンを抑制しながら，目と手の協応性と両手の操作性を促していく（図1）．
- 手順：パズル，スタンプ，なぐり描き，ぬり絵を

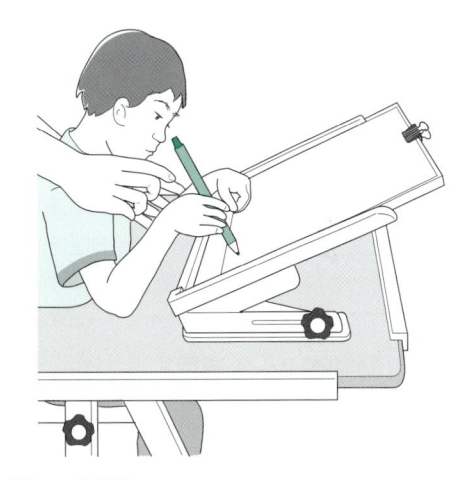

図1 傾斜台

傾斜台で行う．介助量を徐々に減らしながらそれぞれ段階づけて行う．見本を示し，適宜フィードバックしていく．

## D. 作業療法経過と結果，今後の計画

### 1 作業療法経過

#### a. 初期（開始後2週間）
バランス遊びのホーススイングには，一緒にまたがり，両手でロープにつかまり，骨盤をキーポ

イントコントロールにし後方から介助した．遊具を大きく揺らさず両足を床に接地させ，静止しながらバランスをとるところから始めた．左右にバランスを崩しそうになると顔をこわばらせ終始無言であった．短下肢装具を使用しており，術後のアキレス腱に過剰に負荷がかからないように配慮した．キャッチボールはボールが飛んでくると閉眼し，落球し怖がった．

食事は病棟で車いすとテーブルで摂取していた．円背となり，前方に倒れ，食器に顔を近づけて食べるため介助が必要であった．そこで，カットアウトテーブルを導入し姿勢を調整した．肘での支えが可能となり，体幹を伸展させ両手のリーチ動作が拡大した．

木製の傾斜台を作製し，過剰な代償運動が入らないように留意した．大きめのピースのパズルを行い，目と手の協調性を促した．はさみ操作は手関節が掌屈位となり水平方向に切ってしまうため，紙は作業療法士が把持し，本児の手関節部を介助しながら切ることを行った．

#### b. 中期（開始後 4〜6 週目）

遊具体験の回数を重ねるたびに遊具の揺れに慣れてきた．自発的に両足で床を蹴りスピードの調整ができるようになった．立ち直り反応もみられ頭部のコントロールが良好となった．次のステップとして，ホーススイングに乗りながら，床に置いたボールを足で蹴ることを行った．初めはやろうと試みるがうまく合わず蹴ることができなかった．「モウッ」と悔しがる様子もみられたが，何回か挑戦し蹴れた瞬間「できたっ！」と笑みを浮かべ嬉しそうな表情を見せた．また眼球運動を引き出すため，プラットフォームブランコに乗ったままシャボン玉吹きを行った．上昇するシャボン玉をしっかりと追うように求めた．シャボン玉が上昇し天井にあたり割れるまでしっかりと追視ができた．

傾斜台でクレヨン，スタンプを画用紙一面に大きく描く遊びを行い，リーチ動作の拡大，目と手の協調性を促した．

箸を使用したいとの希望を受け，訓練を試みたが，箸が交差し把持できなかった．そこで既製品の箸の自助具を導入した．作業療法室で擬似的に練習を重ね，動作の確認後，病棟で食事指導を行った．しかし実際の食事では技能は向上せず実用性は低かった．

#### c. 後期（開始後 7〜8 週目）

バランス遊びには，立位での活動も多く取り入れた．棒を水平位に両手で握り，天井から吊るしたビーチボールを棒で叩き，弾き飛ばすことを行った．最初は棒とボールの距離間がつかめず空振りする場面が観察された．繰り返していくうちにボールを弾き飛ばし，「僕できたんだよ」と他のスタッフに伝えた．

ホーススイングに乗ったシャボン玉吹きでは，天井の的に何回あたるか，数えた．頭部と眼球の動きの分離性がみられるようになった．キャッチボールではボールを見るようになり，距離感をとり両手掌で取ることが可能となった．

実際の食事場面では手関節を介助しながら箸の自助具を使用することで，固形物の把持が可能となったため，母親に介助の方法を助言した．入浴動作に関しては病棟の浴室で，長座位で洗体を行った．背中，後頭部は困難であったため，低い台を導入し洗体自助具を作製した．本人の意欲は高く背中を洗う練習を繰り返した．着がえは，シャツを着る，靴下を履くことは時間を要するも自立に近づいたが，ボタン留めは困難であった．母親には，シャツや靴下の着用は多少時間がかかっても過介助にならないよう見守るよう説明した．

傾斜台での描画遊びは，クレヨンを動的3指握りで描けるようになり，スタンプをして空間的構成課題を取り入れた．描いた絵を体幹伸展保持し，片手で紙を押さえながらはさみで切ることが可能となり，「Aちゃんにプレゼントするんだ」と言い，絵カードを作製した．

### 2 作業療法結果のまとめ，対象者の変化

寝返りは上肢・頭部から分節的な回旋がみられ上肢の支持性が高まった．車いすから床への移乗は可能となり独歩も安定性が向上した．眼球の動きが円滑になり両手の操作性も向上した．運動に挑戦する場面もみられ，自己効力感が高まり自信を得てきた．

食事はカットアウトテーブルを導入し姿勢がよくなり，自助具箸使用にて操作が改善されたが，実用的にはなっていない．靴下，シャツは長座位で全身伸展パターンを抑制し，自立に近づいた．しかしボタン留めは困難で，今後も継続しての指導が必要である．入浴動作は床上に低い台を導入し姿勢保持良好となる．背部・頭髪の洗体は自助具使用にて自立となった．

### 3 再評価と今後の計画

再評価により，バランス反応の向上と視知覚機能が改善し，目と手の協応，両手の操作，食事，更衣，入浴動作が一部自立となった（表2）．

退院後の家庭生活，保育園の支援の要点を以下にまとめる．

①入浴：家庭を訪問し，実際に浴室で指導する．浴槽の出入りのために手すりやバスチェアの導入も検討する．
②遊び：保育園などで，友達と運動遊びができるものを検討していく．必要に応じて遊具選定を行う．
③座位保持装置の導入：食事や机上での活動時に座位保持の向上をはかるため，座位保持装置の導入を検討する．
④母親指導：母親に介助方法を指導していく．自助具や福祉用具の使用法についても，同様に検討していく．
⑤保育園訪問：保育園環境の調整をはかるため，実際に保育園を訪問し場面を観察する．段差や階段，玄関などが妨げにならないか検討する．保育士が困っていることがないか面談し情報を収集する．

## E. 考察および典型的臨床像との比較

対象児は，脳室周囲白質軟化症（periventricular leukomalacia; PVL）による両麻痺児である．両麻痺の特徴の1つに，筋緊張は体幹下部が特に低いと指摘されているが，対象児でも体幹が低緊張であった．股関節内転・内旋，膝関節屈曲，尖足により支持基底面が狭くバランス反応の低下が認められた．これに対しホーススイング，ブランコなどの遊具を活用し，股関節の外転・外旋を保ちながら体重支持を促した．最終評価時点では，バランス反応，立位の耐久性の向上がみられた．今後はさらに，一側下肢の支持性や交互性を引き出していく必要がある．

両麻痺児には脳室周囲白質軟化症の影響による視覚情報の処理過程の問題が生じることも報告されている．対象児も視知覚機能の障害が認められ両手，巧緻動作に影響を及ぼしていた．これに対し，机上で傾斜台を活用しながら，空間的構成課題などを取り入れた．机上の課題だけでなく，並行して，バランス運動遊びの中に，追視注視などの眼球運動を引き出すプログラムも導入した．視覚機能は，聴覚や触覚などの他の知覚機能，運動機能，前庭感覚などと統合されながら発達していくと指摘されている．対象児も机上活動だけでなく，感覚統合的なアプローチを実施したことにより視知覚機能が向上したものと考えられる．

●引用文献
1) 飯鉢和子, 鈴木陽子, 茂木茂八：フロスティッグ視知覚発達検査. 日本文化科学社, 1979

●参考文献
2) 福田恵美子(編)：標準作業療法学 専門分野 発達過程作業療法学. 医学書院, 2006

3) Finnie NR (編著), 梶浦一郎, 鈴木恒彦(訳):脳性まひ児の家庭療育. 原著第3版, 医歯薬出版, 1999
4) 穐山富太郎, 川口幸義(編著):脳性麻痺ハンドブック 療育にたずさわる人のために. 医師薬出版, 2002
5) 日本リハビリテーション医学会(監修):脳性麻痺リハビリテーションガイドライン. 医学書院, 2009

### 実習指導者からのアドバイス

　両麻痺児には脳室周囲白質軟化症の影響による視知覚系の問題が生じることがある．この場合，視覚機能が両手の操作や，ADL，遊びにどのように影響を及ぼすのか分析が必要である．
　視知覚の検査法として，フロスティッグ視知覚発達検査が有用である[1]．この検査は，①視覚と運動の協応，②図形と素地，③形の恒常性，④空間における位置，⑤空間関係の5つの下位項目により視知覚機能を評価する検査である．しかし①視覚と運動の協応の課題の実施時には，運動機能の程度が得点に反映されるので，得点の解釈にあたっては上肢の麻痺の程度などにも留意しなければならない．
　視覚機能は，聴覚や触覚などの他の知覚機能，運動機能，前庭感覚などと統合されながら発達していく．机上課題だけでなく，身体の動きを取り入れた眼球運動を促すアプローチも有効となってくる．子どものバランス能力に合わせて，ちょうどよい挑戦的な課題となるよう，意欲を引き出し楽しませながら行えるよう促していかなければならない．

# II 重症心身障害（幼児期）：興味の広がりと上肢の動きが活発になったケース

## A. 対象児のプロフィール

対象児のプロフィールを**表1**にまとめる．

## B. 評価および作業療法課題の抽出

### 1 評価期間

臨床実習開始後2週間．評価期間中は，実習指導者の評価と治療場面の観察も含めて評価した．

### 2 評価項目の抽出

臨床実習の担当開始時には，作業療法を開始してから2年，児童デイサービスに通い始めて1年が経過している．ADLは全介助で，家族は食事機能の改善へのニーズをもっている．また，本児の姿勢筋緊張の状態から，成長とともに変形や拘縮といった二次障害が予測される．しかし，視覚，聴覚機能は比較的良好であり，対象児の興味を引き出すことで上肢の自発運動を促す可能性はある．評価項目を選ぶ際には，家族のニーズを把握し，本児のもつ可能性，成長とともに予測される二次障害を評価する．さらに，児童デイサービスで取り入れられる支援についても検討する．

### 3 対象児の状態像（表2）

投薬状況の変化が，体調，四肢の動きやおもちゃへの興味，摂食などに大きく影響している．

- **姿勢の特徴**：筋緊張亢進の影響のため体幹，下肢の動きが制限され，下肢に関節可動域制限がある．背臥位姿勢では右凸の脊柱の変形があり，右上肢を優位に使用する傾向がある．腹臥位や座位での頭部・体幹の持続した抗重力伸展活動は難しい．そのため，座位でのリーチはわずかで，少ない．上肢の空間保持を介助すれば，手先での操作が比較的容易にできる．
- **認知機能面**：発語なし．日常会話の理解は不可．対人認識はでき，友達の様子を見て楽しめる．
- **感覚機能**：注視・追視などの視覚での状況把握は良好である．歌や楽器の音など聴覚刺激を好むが，大きい声に過緊張，前庭系の遊びを怖がる傾向がある．人の多い場所では注意が持続しない．
- **興味**：絵本などの視覚的な遊びに興味を示し笑顔で表現することが多い．自発的に手を伸ばして行う遊びは少ない．リーチは視覚的刺激よりも手への触覚刺激で誘導されやすい．
- **日常生活動作**：食事はマッシュ食を介助にて摂取．安定して摂取できている．水分はむせるのでとろみを使用．口唇の閉じは不十分，口腔内の食物をすぐに嚥下しない傾向がある．甘みのある食物を好む．

### 4 評価結果のまとめと作業療法が対象とすべき課題（表3）

他部門からの情報と作業療法評価から，作業療法の課題を明確にする．

表1　対象児のプロフィール　　　　　　　　　　　　　　（診療録および作業療法記録より情報収集．母親より聴取）

| ①氏名，②年齢，③性別 | ①A.A.ちゃん，②4歳7か月，③女児 |
|---|---|
| ④診断名（障害名）・障害側（部位） | 精神運動発達遅滞，てんかん，四肢体幹機能障害 |
| ⑤現病歴および既往歴・合併症 | 在胎38週，3,300gで出生，周生期異常なし，妊娠・分娩・出生歴に異常なし．生後4か月で頸定認められず，受診．8か月より外来にて理学療法・作業療法を開始．その後3歳から集団保育に通園し始め，4歳から作業療法学生による臨床実習担当を開始し，現在は月数回理学療法，作業療法，言語聴覚療法を受けている．既往として，8か月ころより脳波異常あり．内服薬を開始後，寝入り，寝起きのふるえ（意識あり）消失．その後，脳波異常が悪化し，投薬を変更し改善した．しかし，喘鳴が増え，さらに嚥下障害がみられるようになった．現在摂食量は安定しているが，食事形態，水分摂取に配慮が必要である． |
| ⑥生活歴 | 自宅では，リクライニング式の特製いすに座って玩具で遊んで過ごす．ほかにU字型のクッションを使って腹臥位や側臥位で過ごす．児童デイサービスへの通園は週2回． |
| ⑦第一印象 | 作業療法学生の顔を見ると少し驚いた様子を見せたが，慣れてくるとすぐに笑顔を見せ始めた．身体は細く，仰向けのまま動くことはほとんどなく動きは乏しいように感じた． |
| ⑧家族状況 | 両親と2つ歳上の姉の4人家族．姉は小学校に通う．父は会社員，母親は家事と本児の介護を中心に行っている．父親は休日には本児の介護を行い協力的である．姉は本児をかわいがっている．家族関係は良好．住居は，病院から10分程度の近くにある． |
| ⑨経済状況 | 経済的にまったく問題はない． |
| ⑩その他の特記事項 | 外出はバギーを利用．日常は工夫されたリクライニング式の特製いすを使用． |

## C. 作業療法計画立案

### 1 リハビリテーションゴール

　医師，作業療法士，理学療法士，言語聴覚士，看護師からの情報より，薬の影響で体調が整わず，それが，運動の減少，喘鳴，食事量の不安定さ，活動中の疲れやすさ，笑顔や発声の減少に影響していることが確認された．リハビリテーションゴールとして，体調に配慮しながら，週2回の児童デイサービスでの保育と，個別指導を継続し，本児がリラックスして，無理なく遊びを体験できることや，変形拘縮の予防や自発的な表現や活動を活発にしていくことがあげられた．そのために，作業療法では児童デイサービスの遊びの場面で可能な姿勢や遊びの提案，摂食指導をしていくことが必要となる．

### 2 作業療法長期目標

　家族の作業療法へのニーズは，本児が興味をもつ遊びを知りたい，好きな遊びが広がってほしい，また，家庭では，いすに座っているが姿勢が崩れて長く遊べないので手を使って遊べるとよい，食事がマッシュ食なのでもう少しレベルアップするとよい，というものであった．

　家族のニーズと評価結果から，以下の目標を設定した．
①いすに座って，両手で操作しながら遊べること
②いろいろな食事形態でも摂取できること

### 3 短期目標

①腹臥位，座位での頭部体幹の抗重力伸展活動ができる．
②ベンチ座位♪でのリーチと空間での保持が数秒できる．
③興味や手の操作性を広げ，楽しめる遊びの幅を

表2 評価結果

| 評価項目 | | 初回評価[作業療法開始時] | 再評価[作業療法開始から7週目] |
|---|---|---|---|
| 発達評価スケール検査 | 遠城寺式乳幼児分析的発達検査 | 【運動】移動運動：2：5，手の運動：4：5<br>【社会性】基本的習慣：2：5，対人関係：4：5<br>【言語】発語：4：5，言語理解：3：5 | 変化なし． |
| | 粗大運動能力尺度（GMFM） | 総合点：4%，項目A：臥位と寝返り(8/51)，項目B：座位(4/60)，項目C：四つ這いと膝立ち(0/42)，項目D：立位(0/39)，項目E：歩行，走行とジャンプ(0/72) | 変化なし． |
| 関節可動域 | | 股関節の伸展・外転・外旋制限（＋＋），両膝関節伸展制限（＋），右足関節背屈制限（＋） | 変化なし． |
| 筋緊張 | | 体幹の屈曲・下肢の内転・屈曲（＋）：中等度 | 変化なし． |
| 姿勢 | 〈背臥位〉 | 頸部の回旋，正中位での頭部の保持は可能．頭部は右に回旋傾向．体幹の屈曲と左体幹の短縮傾向（＋），股関節の内転・屈曲傾向（＋＋），膝の屈曲傾向（＋），背臥位では，下肢は左側に倒れ，動きは少ない． | 背臥位では変化なし． |
| | 〈座位〉 | 座位では体幹の屈曲傾向が強く，抗重力伸展活動が困難で側屈が著明となる．上肢の挙上がわずかにできるが，リーチは少ない．肩を軽く支えればあぐら座位で，上肢による支持可．下肢は股関節外転の可動域制限や骨盤の後傾のため，支持基底面が狭い． | 右上肢は頭部の高さまでリーチ可能となる．左手のリーチもみられるようになる．リーチの回数が増加． |
| | 〈腹臥位〉 | 右股関節が屈曲しねじれる．マットを利用し頭部をわずかに挙上．身体を持ち上げることや手での操作はみられない．姿勢変換は不可． | 右股関節が伸展しやすくなる．腹臥位にて，マットを利用し，頭部を数分挙上可能となる．その姿勢でキーボードを叩いて遊べるようになる． |
| 変形拘縮 | | 脊柱は胸椎に右凸の変形 | 変化なし． |
| 感覚機能 | 視覚 | 問題はなし．注視，追視とも可能である．人の動きや絵本に注目し追視が可能．追視は上下左右斜め可能．人が多い場所では人の動きに注意が向き，遊びに集中しにくい． | 人の声に慣れ，驚いた表情を示すことが減る．体を動かされる遊びを怖がらなくなり，少し笑顔がみられるようになる． |
| | 聴覚 | 音色の変化，音楽に笑顔がみられる．定位可能．大きな音や声に驚きやすい． | |
| | 触覚 | 素材の違う物に触ることへの抵抗はない．体を動かされる遊びを怖がる． | |
| 上肢機能 | | 上肢は手を口や額に持っていくことは可能．空間へのリーチは少ない．前方，上方での上肢の空間保持は右手は肩くらいの高さまで一瞬なら可能．左手は不可．握りは右手は可能だが，左手は不十分．触覚刺激による誘導でリーチ可能． | 空間へのリーチは頻回にみられてきた．右手は肩より10cmほど高く挙上可能．左手を机から5cmほど挙げて保持できた． |
| | | 見たものへのリーチはわずか．離すことは，自発的に不可．握ったらなかなか離せない．両手ともにつまみは不可． | 見たものへのリーチが可能．離すことは，物を容器に入れる際に右手なら時々可能． |
| 知的精神機能 | | 母親への認識がある．母親と他の大人の区別ができる．発語はない．児童デイサービスでは友達の様子を見て笑うことがある．人の動きに注目し，課題に集中できないことが多い． | 興味を示す遊びが増え笑顔がよくみられるようになった． |

（つづく）

**表2 評価結果**(つづき)

| 評価項目* | | 初回評価<br>[作業療法開始時] |
|---|---|---|
| 日常生活活動(ADL):機能的自立度評価法(FIM) | | |
| セルフケア | 食事 | 1点:要介助 |
| | 整容 | 1点:要介助 |
| | 入浴・清拭 | 1点:要介助.抱きかかえて行う. |
| | 更衣(上半身) | 1点:要介助 |
| | 更衣(下半身) | 1点:要介助 |
| | トイレ動作 | 1点:要介助 |
| 排泄コントロール | 排尿管理 | 1点:要介助.尿意や排泄後を知らせない. |
| | 排便管理 | 1点:要介助.おむつ |
| 移乗 | ベッド・いす・車いす | 1点:要介助 |
| | トイレ | 1点:要介助 |
| | 浴槽・シャワー | 1点:要介助 |
| 移動 | バギー | 1点:要介助 |
| | 這う | 1点:要介助 |
| | 階段 | 1点:要介助 |
| コミュニケーション | 理解 | 1点:要介助 |
| | 表出 | 1点:笑顔や発声で表出. |
| 社会的認知 | 社会的交流 | 1点:要介助 |
| | 問題解決 | 1点:要介助 |
| | 記憶 | 1点:要介助 |

*再評価(作業療法開始から7週目)では,食事の項目に変化があった.その他の項目は変化なし.

広げる.
④力強い下顎の動きを促し,食物の取り込みを促す.
⑤児童デイサービスや家庭でできる遊びの際の姿勢,いすの工夫や介助方法を提案する.

## 4 作業療法内容

### a. 上肢のリーチ,空間での保持練習

- 目的:いす座位でリーチ,操作性の改善
- 方法:児童デイサービスの保育場面や個別作業療法にて,上肢の使用を促す.
- 手順:個別作業療法では①体幹や下肢が屈曲位となりやすいため身体を伸ばし,上肢の使用に向けて身体の可動性を広げる.②腹臥位で頭部・体幹の伸展活動を促進する.③側臥位や背臥位など重力の影響が少ない姿勢で上肢活動を促す.④次にベンチ座位で頭部体幹の抗重力伸展活動を促す.⑤肩を支えた状態で興味のある物を提示し上肢活動を増やす.そして介助量を徐々に減らしていく.⑥さらに上肢の空間保持を促す.初めは右手から行い,次に左手,両手と,本児が得意な運動から行うことで動機づけを高める.初めは玩具への接触,次に視覚的に誘導し自発的なリーチを促す.デイサービスの保育場面に,側臥位や腹臥位での手の操作活動を積極的に導入する.母親には,腹臥位姿勢の遊び方を伝え家庭で行ってもらう.
- 留意点:体幹を介助する際は,体が傾かないよう,体幹が側屈しないよう介助を行う.上肢の動きを引き出すためには,興味ある遊びを提示する.喘鳴と疲労に配慮し,適宜背臥位にし,休息をとる.児童デイサービスでの保育場面で取り入れられる姿勢は,道具を用いて手軽にできる方法を取り入れる.

### b. 多様な遊びの体験

- 目的:楽しめる遊びの幅を広げることによる,手の操作性の向上
- 方法:児童デイサービスの保育場面や個別作業療法にて,遊びを提供する.
- 手順:本児の興味を引き出せるような遊びを見つける.そして,その活動を利用しながら手の操作性の向上を促す.初めに興味をもちやすい聴覚的,視覚的玩具を利用し,徐々にいろいろな種類の玩具を使った遊びや身体を動かす遊びを取り入れていく.よく使う右手での操作から両手の遊びへと促す.手の操作は,把持や指の動きが活発なので,それらの手の動きで楽しめる遊びから,リーチとリリース(離すこと)で楽

表3 作業療法の対象とすべき課題

| | | 利点 | 問題点 |
|---|---|---|---|
| ①心身機能 | | #1 正中位での頭部の保持，両上肢の運動：比較的良好<br>#2 上肢の自発的運動：可能<br>#3 対人認識，周りの状況把握：良好<br>#4 注視，追視，聴覚定位：可能<br>#5 音楽，絵本への興味：あり | #1 体調に影響される<br>#2 体幹・四肢の筋緊張：亢進<br>#3 下肢の関節可動域の制限と体幹の左右差：あり<br>#4 上肢の空間での持続的保持，離すこと：困難<br>#5 抗重力姿勢の保持：不十分<br>#6 注意力：視覚刺激に注意散漫 |
| ②活動 | | #1 ADL：食事摂取可能<br>#2 聴覚と視覚的刺激：興味を示す<br>#3 上肢機能：把握が可能 | #1 ADL：要介助<br>#2 移動：要介助<br>#3 覚醒：体調，刺激の大きさに影響<br>#4 自発的な手の操作：少ない |
| ③参加 | | #1 週2回，療育医療施設内の児童デイサービスに通う．<br>#2 同年代の友達と交流できる． | #1 近隣で通える児童デイサービスはない |
| ④環境因子 | | #1 児童デイサービスでは本児が参加しやすいように調整がされている．<br>#2 経済状況：良好<br>#3 家庭での介助の協力：良好 | #1 外出では他者の介助が必要 |

しめる遊びへと変化させる．
- 留意点：手の活動を促すために，頭部・体幹の抗重力伸展活動の助けになるよう体や肩の保持の介助を行う．いす座位では机を利用する．個別作業療法では，過緊張にならないように，集中しやすいよう刺激の少ない部屋で行う．児童デイサービスでも，姿勢，声の大きさに配慮する．取り入れられる遊びがあれば提案する．

### c. 日常動作支援
- 目的：食物の取り込みに必要な下顎の閉じの促しと食事形態の向上
- 方法：個別作業療法で食事を持参してもらいアドバイスを行う．また，児童デイサービスでの食事場面に参加して行う．
- 手順：まず，家族の日常の食事介助の様子を観察する．姿勢，介助方法，食具や食形態などについて検討する．スプーンを入れたのちに下顎の閉じや咀嚼を促す介助方法を提案する．食事形態では，水分量を少なくした食事内容へと段

階づける．
- 留意点：家族ができる無理のない方法を提案する．

### d. 家庭でできる遊びの際の姿勢の工夫の検討
- 目的：家庭では，いす座位で遊ぶときに姿勢が崩れるという問題の解決
- 方法：家庭でのいすを持参できるなら持参してもらい，できないなら本児が座っている姿勢がわかる写真を撮ってもらい検討する．
- 手順：姿勢が崩れている様子がわかる写真を見て，いすの修正箇所を検討する．家庭で実際に試してもらい，いす座位姿勢が改善したか家族から情報を得る．改善されていない場合は検討を繰り返す．
- 留意点：実際に手軽にできる工夫をまず行い，大幅な変更が必要と思われた場合は，家族と十分に意見交換をして方法を決定する．

## D. 作業療法経過と結果，今後の計画

### 1 作業療法経過

実習3週目から7週目までを治療期間とした．

#### a. 初期（実習開始後3〜4週目）

- 個別作業療法活動：軽く上肢を動かす（持ったまま引っ張る・触れる）と音が出る玩具や楽器を使った（ビーズのすだれ，バチを持っての太鼓たたき，押すと音が出るいたずらボックス，振ると音の鳴る人形，ボールなど）．玩具を提示しただけでは，リーチはみられなかったが，手に玩具を触れさせると指先を動かすことがみられた．表情は評価時に比べ柔らかい印象となってきた．食事では，水分量の少ない食形態を母親に提案すると家庭での摂取ができてきた．
- 児童デイサービスでの活動：絵の具遊びを主に行った．筆を持って動かし紙面に塗る様子がみられた．紙をちぎったりする活動では，貼ってある紙を取ろうとするなど手の動きが活発となっていた．坂から物が転がる様子を見て笑うことがあった．
- 姿勢は腹臥位，床座位，抱っこを個別や児童デイサービスで行った．喘鳴がみられたときには，腹臥位にすると楽になっていた．

#### b. 中期（実習開始後5〜6週目）

- 個別作業療法活動：絵本を見せると集中して見ていた．さらに手を伸ばす様子もみられてきた．リーチの際は肩を支える介助にて玩具に触れさせ，徐々に空間で上肢の介助量を減らした．次第に，頭までのリーチも可能になり，好きな玩具へは介助なしで5秒程度保持可能であった．食事では，食欲が出てきてよく食べるようになった．
- 児童デイサービスでの活動：トランポリンなど体が動く遊びを以前は怖がっていたが，笑顔がみられるようになった．また，活動中の笑顔の回数が増えてきた．声に出して笑う場面もみられるようになった．
- 家庭で使用するいすの検討を行った．左の脇にタオルをつめることで数十分は保持が可能となった．しかし，座位姿勢の時間が長くなると姿勢の崩れがみられることから，体の変形を考え，側臥位や腹臥位姿勢を家庭で取り入れてもらうことになった．腹臥位姿勢のためのクッションの使用を提案した．

#### c. 後期（実習開始後7週目）

- 個別場面：笑顔がさらに増えていた．繰り返し絵本を見せると特定のページで笑顔が多くみられ，リーチの回数も増えていた．自発的に絵本に手を伸ばし，絵本のページを持ったまま，数十秒保持することもできるようになった．手先を絵本にある羊毛やフェルトに触れさせるとつまむ様子がみられていた．洗濯板にビーズを紐で取り付けたものを提示し，介助しながら手で握らせ引く動作を繰り返すと，笑顔が多くみられた．食事では，カステラやイチゴなら2, 3cmの大きさの固形物を食べられるようになった．
- 児童デイサービスでも徐々に笑顔が増え，どの遊びも楽しんでいる様子であった．また，側臥位で楽器をバチでならす遊びを行うと，介助なしで可能であった．

### 2 作業療法結果のまとめ，対象者の変化

緊張した表情が減り，笑顔が多くみられるようになった．上肢，特に右上肢については動きが活発となった．また，上肢においては，触覚刺激による誘導でリーチを促すことが多かったが，視覚的誘導でリーチを促すことができるようになった．また，右手ならば頭部まで数秒挙上できるようになった．

腹臥位姿勢では，マットを使えば，頭部の挙上ができるようになり，その姿勢で手を使えるよう

になった．側臥位でもマットを使えば，手を動かし遊べるようになった．座位姿勢でみられた左体幹の側屈の程度に変化はみられなかった．引き続き，側弯や拘縮の予防をし，上肢活動を保障するためにも，身体面の機能維持をはかる必要がある．食事では，食事形態へのアドバイスをすると，家庭でも同様に行い，下顎の動きは活発となった．

### 3 再評価と今後の方針

再評価により，上肢機能の改善と遊びへの興味，食事機能が向上した(表2)．表情や上肢機能の変化はビデオにて録画し分析した．個別場面の表情の変化については，3週目，4週目と6週目に笑顔が増えていった(図1)．

リーチに関しては，本児が興味をもち，笑顔が多かった活動では，リーチの回数も比較的多くなっていた．笑顔が多かった興味のある活動には，以下の要素が含まれていた．①引っ張る動作：引っ張る遊びは，本児ができる動作であり笑顔，リーチともに促しやすい．②聴覚的遊び：自分の操作での結果がわかりやすい活動となった．③視覚的遊び：絵や光るテープなどは本児が好むもので，笑顔，リーチともに促しやすい．

今後もリーチを促すために，本児の好む遊び(視覚・聴覚刺激を受けられる玩具など)，本児が行える操作(引っ張る，押すなど)を用いていくことが有効である．また，新しいおもちゃを提示し，興味を広げることも今後必要である．

身体機能面では，拘縮変形，摂食嚥下機能，呼吸機能などの機能の低下が予測される．できるだけ予防し，機能を維持・改善できるよう，家庭での日常生活支援，日常の姿勢への支援，個別作業療法を引き続き行う必要がある．

変形拘縮においては，側弯の進行や股関節の脱臼の進行状況に応じて，家庭でできる姿勢保持の状態を定期的に検討する．また，日常生活活動については，家族の介護の負担が増えるので，必要な時期に福祉機器を提案する．食事については，口

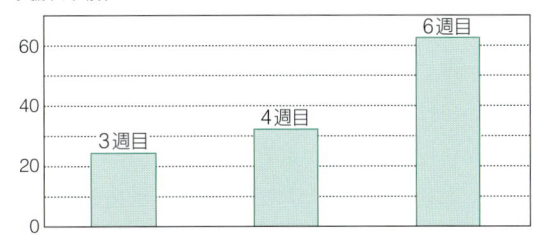

図1 笑顔の回数の変化(1セッションあたり)

腔機能が改善しているので，それを維持しつつ安全摂取できるよう姿勢に配慮していく．

## E. 考察および典型的臨床像との比較

笑顔や上肢活動が多くみられるようになった要因として，まず，個室の利用，声かけの工夫，トランポリンなどのゆれの調整など本児が受け入れられる刺激の量を調整したことがあげられる．

本児の場合は，刺激に過敏に反応するため，周囲からのかかわりを慎重に調整する必要があった．そのため，刺激の量を調整することで以前は怖がっていた遊びができるようになり，環境にもなじむことができたと思われる．そして，緊張感が減り，リラックスして活動に参加できることが笑顔の増加にも結びついた．さらに，本児が興味をもった絵本などの視覚的な遊びや楽器などの聴覚的な玩具を利用することで，表情を引き出すことができ，さらにリーチ回数の増加といった上肢機能の改善がみられた．

重症心身障害児では，急激な環境の変化におけるストレスに対する配慮が必要である．それが，筋緊張の亢進など，体調に影響する．また，玩具への反応がないと思われがちであるが，いろいろな感覚刺激を含む遊びを試すことで，表情や自発的な動きがみられることがある．本児の場合においても同様であり，家族のニーズに沿った支援を行うことができた．

姿勢と上肢機能との関連を見ると，同じ玩具でも座位や腹臥位よりも，背臥位や側臥位でのリーチ回数が多くなっていた．このことは，リーチを促すためには側臥位や背臥位などの姿勢を日常の遊びに取り入れることが重要であったと考えられる．家庭や児童デイサービスで，クッションを使っての腹臥位や側臥位などの姿勢づくりを提案し，実現できたことも，リーチの増加の1つの要因となったと思われる．

食事では，段階的に食形態を変化させたことや，適切な介助方法を家族に伝えたことで，口腔機能が向上していった．重症心身障害児は，てんかん，変形拘縮，摂食障害，呼吸障害などの合併症を伴い，体調管理やリスク管理に占める割合が大きい．本児においても，下肢にみられる拘縮，側弯，摂食障害，呼吸障害があり，体調が遊びや摂食，姿勢に影響していた．これらの合併症は，成長とともに変化し重症化していく可能性がある．今回行われた遊び場面での姿勢の工夫や摂食指導は，二次障害を少なくするために重要であった．

●参考文献
1) 全国肢体不自由児施設運営協議会(編)：障害児の包括的評価法マニュアル─JASPER の実践的活用法. pp92–102, メジカルビュー社, 2006
2) 近藤和泉, 福田道隆(監訳)：GMFM 粗大運動能力尺度─脳性麻痺児のための評価的尺度. 医学書院, 2000
3) Finnie NR(編), 梶浦一郎, 鈴木恒彦(訳)：脳性まひの家庭療育. 原著第3版, pp94–95, 医歯薬出版, 1999
4) 日本作業療法士協会(監修)：作業療法学全書 改訂第2版 第6巻 作業治療学3 発達障害. pp209–217, 協同医書出版社, 1999
5) 鎌倉矩子他(編), 岩崎清隆・岸本光男(著)：発達障害と作業療法(実践編). pp71–81, 三輪書店, 2001

---

### 実習指導者からのアドバイス

重症心身障害をもつ幼児は，成長とともに側弯や変形，摂食・嚥下障害，呼吸障害，消化器系の障害などの合併症がみられるようになり，身体機能面の低下がみられてくる．しかし，環境を把握できる感覚系，上肢機能，興味を評価することで，子どもの可能性を見つけることができる．重症心身障害をもつ幼児への作業療法は，子どもの可能性と限界を把握し目標を設定していくことが大切である．

そして，支援する際には，予測される機能低下をできるだけ予防できるように，姿勢，上肢機能などの運動機能の向上だけでなく，興味，意欲，自発性を開発していく必要がある．それが，子どもの充実した生活の支援につながり，家族の育児に対する励みにもなっていく．

また，家族の負担は幼児期からみられるため，睡眠，食事，排泄，移動などの生活面の援助を行う必要がある．その際，道具などを使って手軽にできるもので，家族の負担が軽減できるものにすることが必要である．

# III 重症心身障害（成人期）：生活環境への支援により機能維持と充実した生活体験ができたケース

## A. 対象者のプロフィール

対象者のプロフィールを**表1**にまとめる．

## B. 評価および作業療法課題の抽出

### 1 評価期間

臨床実習開始後2週間．評価期間中に実施可能なことから作業療法を開始する．

### 2 評価項目の抽出

対象者は，重症心身障害児施設に入所し，作業療法を開始してから3年が経過している．今後も入所生活が継続する可能性がある．また，ADLは全介助で，体幹と四肢の変形や拘縮，摂食障害や呼吸障害がみられる．充実した入所生活を提供するためには，どのような余暇活動を経験しているか，健康維持のためにどのような作業療法をしたらよいかを考える必要がある．対象者は，定型的な姿勢をとり，上肢の動きは限られているが，視覚，聴覚機能は比較的良好である．姿勢を調整することで，環境把握が容易となり，提案するさまざまな活動の体験を積み重ねることができる．評価項目を選ぶ際には病棟における日常生活の様子を把握し，健康維持のために必要な姿勢，本人の興味，可能な上肢機能，感覚機能を評価する．

**表1 対象者のプロフィール**　　　　　　　　　　（診療録および作業療法記録より情報収集．母親より聴取）

| | |
|---|---|
| ①氏名，②年齢，③性別 | ①A.B.さん，②24歳，③男性 |
| ④診断名（障害名） | 脳性麻痺，精神遅滞，てんかん |
| ⑤現病歴および既往歴・合併症 | 21歳時，母親の病気により家庭での看護が困難になり，重症心身障害児施設に入所．理学療法，作業療法を開始．入所して3年が経過したころ，作業療法学生による臨床実習担当を開始．摂食・嚥下障害があり，食事形態，水分摂取に配慮が必要である．閉塞性呼吸障害がある． |
| ⑥生活歴 | 高校卒業後，作業所にて過ごし，現在に至る．家庭では，外来にて理学療法，作業療法を週1回受けていた． |
| ⑦第一印象 | 声をかけると作業療法学生を見て声を出し笑顔であいさつをし，親しみやすい印象を受けた．身体は細く，側弯があり，変形が著しい．手足を動かす様子はないが，頭部の動きは少しみられた． |
| ⑧家族状況 | 両親と2つ歳下の妹の4人家族．妹は大学生．父は会社員，母親は病気がちである．妹は対象者をかわいがっている．家族関係は良好で，月に数回の面接がある． |
| ⑨経済状況 | 経済的にまったく問題はない． |
| ⑩その他の特記事項 | 外出は特殊な車いすを利用．うつぶせ用のクッションや側臥位用のクッションを持っている． |

表2 評価結果

| 評価項目 | | 初回評価[作業療法開始時] | 再評価[作業療法開始から7週目] |
|---|---|---|---|
| GMFCS（粗大運動能力分類システム）機能レベル | | GMFCS：V，運動機能分類：背臥位 | 変化なし． |
| JASPERによる変形・拘縮評価表[1] | | 頸部・体幹：合計点数5/20，1頸部回旋：右左(1)，2-1体幹の変形・拘縮(2)，2-2体幹の回旋(2)，左上肢：合計7/17，肩関節(3)，肘関節(1)，前腕(2)，手関節(1)，右上肢：合計10/17，肩関節(3)，肘関節(2)，前腕(2)，手関節(3) | 変化なし． |
| 関節可動域 | | 頸部の右回旋制限(++)，股関節の外転・外旋制限：右(++)．両膝関節伸展制限(+)，両足関節底屈制限(+)，両肩関節屈曲制限(+)，両肘関節伸展制限(++)，左手首背屈制限(+)，右手首掌屈制限(+) | 左右の肘関節の伸展と左手首の背屈制限が軽度改善した． |
| 筋緊張 | | 基本的な筋緊張は低いが，精神的な変化により全身の反り返りがみられ過緊張となる． | 変化なし． |
| 姿勢 | 〈背臥位〉 | 頸部は左に回旋し，右方回旋はわずか．後頸部短縮傾向．頭部の正中位保持は困難．左体幹が短縮し，右凸の側弯．下肢は左に倒れ非対称な姿勢となる．右股関節は内転・屈曲し，左股関節は外転・屈曲．下肢はわずかに膝の曲げ伸ばしが可能． | |
| | 〈座位〉 | 頭部の支えや背もたれのある車いすにて後方に傾斜し，ベルトの支えを工夫して座位保持可能．上肢の挙上は不可． | |
| | 〈腹臥位〉 | 特製マットの上にて5分程度可能．床上では股関節のねじれが顕著となり，腹臥位用のマットを使用．身体を持ち上げることはできない．上肢の挙上はできないが床上にてリーチが可能．姿勢変換は不可． | 気に入った活動を行えば，マットを利用し，20分程度姿勢を保つことができるようになった． |
| | 〈側臥位〉 | 左側臥位はマットや枕を使って可能．右側臥位は体幹の変形のため，胸郭が圧迫され好まない． | |
| | 〈その他〉 | 背臥位と座位では，時々緊張とともに下顎が引かれ閉塞性呼吸障害を伴う． | |
| 変形拘縮 | | 脊柱は右凸の変形．コルセットを常時使用． | 変化なし． |
| 感覚機能 | | 人の動きに注目し追視が可能．追視は上下左右斜め可能．人が多い場所では人の動きに注意が向き，活動に集中しにくい．声かけに笑顔がみられる． | 変化なし． |
| 上肢機能 | | 左手首の掌屈，両肘の屈曲傾向があり，後方に引かれやすい．背臥位にて肘を軽度屈曲して目や耳に持っていくこと，側方へのリーチは可能．顔を傷つけるため，常時手袋を着用．空間へのリーチは不可．右手は左手より動かしやすい．左手は不十分．離しは掌屈位にて行う．つまみは不可． | 頻繁に手を物に伸ばすようになった．物を離しやすくなった．肘の伸展が軽度改善した． |
| 知的精神機能 | | 発語はない．聞き慣れた言葉を理解し，表情で表現できる．嫌なときは，体を反らせて表現する．興味：車や怪獣などの人形に興味をもち，容器から出したり，倒したりする活動，ボーリングなどのゲームも好む． | 興味を示す遊びが増え笑顔がよくみられるようになった． |

（つづく）

## 3 対象者の状態像 (表2)

　頸部は左向きになり，右凸の脊柱の変形とともに，下肢は左に倒れ，上肢は後方に引かれ非対称な姿勢となる．基本的な筋緊張は低く，体幹，上肢，下肢の動きは少ない．主に肘・手首・膝関節に関節可動域制限がある．姿勢により閉塞性呼吸障害を伴う．知的な遅れはあるが，興味をもつ活

表2 (つづき)

| 評価項目* | 初回評価[作業療法開始時] | | |
|---|---|---|---|
| 日常生活活動(ADL):機能的自立度評価法(FIM) | | | |
| セルフケア | 食事 | 1点:要介助 | |
| | 整容 | 1点:要介助 | |
| | 入浴:清拭 | 1点:要介助 | |
| | 更衣(上半身) | 1点:要介助 | |
| | 更衣(下半身) | 1点:要介助 | |
| | トイレ動作 | 1点:要介助 | |
| 排泄コントロール | 排尿管理 | 1点:要介助 | |
| | 排便管理 | 1点:要介助 | |
| 移乗 | ベッド・いす・車いす | 1点:要介助 | |
| | トイレ | 1点:要介助 | |
| | 浴槽・シャワー | 1点:要介助 | |
| 移動 | バギー | 1点:要介助 | |
| | 這う | 1点:要介助 | |
| | 階段 | 1点:要介助 | |
| コミュニケーション | 理解 | 1点:要介助 | |
| | 表出 | 1点:笑顔や発声で表出 | |
| 社会的認知 | 社会的交流 | 1点:要介助 | |
| | 問題解決 | 1点:要介助 | |
| | 記憶 | 1点:要介助 | |

*以下の項目は,再評価時に初回評価からの変化がみられなかった.

動がある.日常生活動作は全介助で,食事はマッシュ食を介助にて摂取.水分はゼリー状のものはむせないで可能.後頸部が短縮し,時々むせるため,頸部の前屈の介助が必要である.嚥下可能だが,口唇の閉じは不十分.体調が悪いときや摂取量が少ないときには,経管栄養を併用している.

## 4 評価結果のまとめと作業療法が対象とすべき課題(表3)

他部門からの情報と作業療法評価から,作業療法の課題を明確にする.

## C. 作業療法計画立案

### 1 リハビリテーションゴール

医師,作業療法士,理学療法士,言語聴覚士,看護師,指導員による情報から,対象者が健康を維持し楽しい病棟生活を送ることがゴールとしてあげられる.

そのためには,頭部,体幹や四肢の変形の予防と定型的な姿勢に対する姿勢調整を行い,①拘縮変形の予防と維持,②呼吸や摂食機能の維持をはかること,さらに,③日常での余暇活動を充実させ,自発的な運動を引き出すことが必要である.

### 2 作業療法長期目標

①頸部,上部体幹,上肢の変形拘縮の予防
②日常生活を多様な姿勢で過ごせること
③日常の充実した余暇活動の体験と上肢の自発活動の増加
④安定した摂食姿勢の提供

### 3 短期目標

①肘の伸展や手首の掌屈の軽減など,上肢の可動域の維持改善
②腹臥位姿勢保持が数十分できるようになること
③側臥位や腹臥位での上肢の自発活動の増加
④余暇活動の提供
⑤定期的な摂食姿勢の検討

### 4 作業療法内容

#### a. 四肢体幹への他動的な運動

- 目的:肘の伸展運動と手首の運動(掌屈,背屈)の増加
- 方法:個別作業療法で他動運動を実施する.
- 手順:背臥位でねじれのない楽な姿勢を保持し,肩,肘,手首を他動的に動かす.次に,側臥位や腹臥位で,上肢活動を行う際に,肘の伸展や手首の背屈の運動を促すように介助しながら動

表3 作業療法の対象とすべき課題

|  | 利点 | 問題点 |
|---|---|---|
| ①心身機能 | #1 背臥位での頭部の運動：可能<br>#2 上肢の自発的運動：可能<br>#3 対人認識，周りの状況把握：良好<br>#4 注視，追視，聴覚定位：可能 | #1 体幹・四肢の筋緊張：低下<br>#2 関節可動域の制限と変形拘縮：あり<br>#3 抗重力姿勢の保持：不十分<br>#6 注意力：視覚刺激が多いと散漫 |
| ②活動 | #1 ADL：食事摂取は可能<br>#2 人との交流：興味あり<br>#3 上肢操作：物を触ることに積極的 | #1 ADL：要介助<br>#2 上肢使用：姿勢の介助が必要<br>#3 移動：困難 |
| ③参加 | #1 病棟内のサークル活動：参加<br>#2 作業療法による合同活動に参加 | #1 病棟生活での活動：少ない |
| ④環境因子 | #1 経済状態：良好 | #1 外出では他者の介助が必要<br>#2 生活空間：ベッドか床上 |

きを誘導する．
- 留意点：骨折しやすいので，無理な力をかけないようにゆっくりと運動を行う．

### b. 側臥位，腹臥位姿勢での上肢活動と病棟での適切な姿勢保持の実践

- 目的：腹臥位姿勢保持が数十分できるようになることと側臥位や腹臥位での活動の増加
- 方法：病棟内での個別作業療法と，日常での姿勢保持練習を行う．
- 手順：個別作業療法では，マット上での側臥位，腹臥位姿勢を評価し，適切な姿勢を検討，その姿勢での活動を提供する．病棟では，個別作業療法で確認した姿勢を，病棟内でもできるように配慮し提案する．提供する活動は，初めは本人が興味のあるもので，今まで主に行っていた活動を行い，徐々に新しい活動を提供する．
- 留意点：腹臥位では，頭部の挙上が難しいので，体幹への負荷を考慮する．喘鳴と疲労に配慮し，適宜背臥位にし，休息をとる．視覚的な活動では，見やすい姿勢になるように見る対象の位置や頭部の位置に配慮する．上肢活動では，手元を把握しやすく，かつ上肢を動かしやすい姿勢にし，見やすいよう手元の位置や頭部の位置に配慮する．また，腹臥位よりも側臥位では，重力の影響が少なく上肢活動を促しやすいので，初めに側臥位を導入し，上肢活動に関しては肩を支えた状態で行うなど介助の工夫を行う．側臥位はやや後方に傾けた姿勢にする．病棟に伝達する場合は，どの時間帯でどのような姿勢を取り入れられるかを病棟職員と検討し，写真などをベッドの柵にかけるなどして病棟職員がわかるようにする．

### c. 余暇活動の提供

- 目的：充実した生活の提供と上肢の自発活動の増加
- 方法：作業療法による合同活動（入所者4，5人によるグループ活動）と個別活動で余暇活動を提供する．
- 手順：実習開始時から作業療法の合同活動を行っていたので，本人の興味ある活動を評価し，体験できるとよい活動を提案していく．また，車いす座位にて上肢の自発的な活動を促していく．
- 留意点：自発的な上肢の運動が促されるよう，介助量を徐々に少なくし，自助具を用いて本人ができる部分を増やしていく．

### d. 定期的な摂食姿勢の検討

- 目的：摂食機能の維持
- 方法：1回/2週，昼食時間に摂食姿勢を検討する．
- 手順：摂食姿勢を検討したあとは，病棟内でで

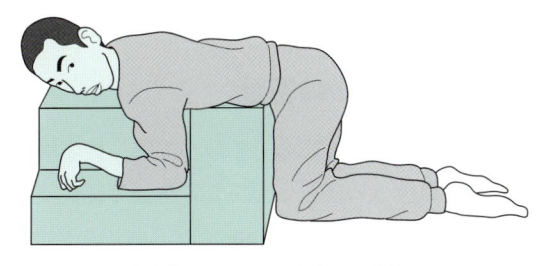

図1 腹臥位マット姿勢
直方体のマットにて左向きで設定

図2 食事姿勢の工夫
クッションで後頸部の痙縮を軽減
下顎の閉じを介助し，嚥下を助ける

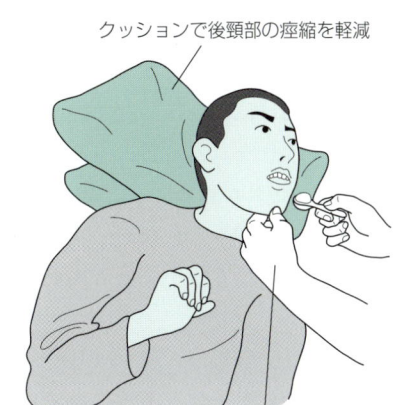

きる方法を検討し病棟職員に伝える．必要に応じてクッションなどを導入する．
- 留意点：難しい介助では，現実的にできないままになることも多いので，病棟職員ができる介助方法を提案する．

## D. 作業療法経過と結果，今後の計画

### 1 作業療法経過

実習3週目から7週目までを治療期間とした．

#### a. 前期（実習開始後3〜4週目）

日常は，主に，床上かベッドで過ごす．側臥位と背臥位姿勢で過ごし，1回/日，マットを使用し腹臥位姿勢をとる（図1）．指導員を中心に光学的な機器を使った視覚的な活動が適宜行われ，ほかにサークル活動が行われている．作業療法では，実習以前から，合同活動を1回/週，視覚的な活動が1回/月，個別指導は1回/2週程度行われていた．実習期間は，個別指導を2回/週に増やして実施した．

- 個別作業療法：今まで使用していた腹臥位マットでの姿勢を検討した．姿勢は良好に保たれていたが，病棟では5分程度しか保持できなかった．本人の興味のあるミニカーを使った活動を行うと，腹臥位姿勢を15分は安定して保持できるようになった．上肢は，肩の保持を介助すれば，物に触れようと頻繁に手を動かすことができた．表情は実習開始時から笑顔が多くみられていた．側臥位や背臥位では，頭部は左方に向き下方や右方向への回旋が制限されていた．そのため，活動時は，対象物の位置に合わせて頸部の前屈を誘導できるよう枕の傾きを調節した．それによって操作した結果を視覚的に把握しやすくなり，理解しやすくなった．
- 病棟での様子：腹臥位では，容器に入れたミニカーを用意すると，自ら触る様子がみられた．食事では，むせやすいので，摂食姿勢を検討した．後頸部の短縮が軽減されていなかったので，枕の位置，傾斜角度を調節し，頸部を少し前屈方向に介助し，さらに下顎の閉じを介助すると，むせが軽減した．病棟に介助方法を伝えることができた（図2）．
- 合同での活動：車いす座位にてゲーム活動を取り入れた．仲間の様子を見て笑顔を見せるなど楽しんでいた．手の動きは肩を介助して行うと，肘や手首を動かし，坂から物が転がる様子を見て笑い楽しんでいた．

#### b. 後期（開始後5〜7週目）

- 個別作業療法：楽器や描画活動を取り入れたが，楽器には興味は示さなかった．描画活動に少し

興味を示し，描いた絵をよく見ていた．筆を持ちやすいよう，柄の形や長さを工夫しベルトをつけ，自力で描けるようにした．押すと玩具が動くスイッチ操作を試みると，当初はスイッチの操作よりも，玩具が動く様子に興味をもち，直接手で触れる様子がみられたが，次第にスイッチを押し，玩具が動く様子を見る場面がみられてきた．

物を倒したり，容器から物を出したりする活動では，積極的に手を使うようになった．容器の位置を変えると，徐々に肘の伸展を促すことができた．また，手を使う際は，手首の背屈を促すように介助すると，背屈しやすくなった．腹臥位姿勢は，約20分は保持できるようになった．

- 病棟での様子：継続して，腹臥位や側臥位姿勢は取り入れられた．しかし，常時，介護者がいることができないので，腹臥位の保持は10分程度で嫌がるときもあった．食事では，継続して適切な角度で頸部を保持できていた．
- 合同活動：迎えに行くと笑顔をみせ，合同活動を楽しみにしている様子がみられた．

## 2 作業療法結果のまとめ，対象者の変化

個別作業療法では，適切な腹臥位や側臥位で活動を提供できた．そして，苦手であった腹臥位姿勢を20分程度は保持できるようになった．また，上肢活動を行う際は，頭部の位置や対象物の位置，自助具に配慮したことで，理解しやすい状況で活動できた．さらに，上肢を介助し，可動域を広げるよう配慮したことで肘の伸展や手首の背屈は改善した．対象者の興味の広がりに大きな変化はみられなかったが，繰り返し活動を行うことで新しい活動を理解する様子がみられた．

病棟生活では，日常的に適切な腹臥位姿勢をとる機会がもてた．また，適切な食事姿勢ができるよう，枕の大きさや傾きを調節したことで，食事中のむせが軽減し安全に食事ができる機会が増えた．

合同活動に参加できていることで，継続的に余暇活動を体験できた．

## 3 再評価と今後の方針

再評価により，上肢の可動域が改善，機能維持のための環境への支援と充実した生活を提供できた（表2）．

今後，予想される機能面の変化と作業療法がかかわる課題を以下にまとめる．

①拘縮変形：今後も徐々に進んでいくと思われるため，日常姿勢の配慮が必要となる．腹臥位姿勢は呼吸機能の改善，側弯の予防，上肢機能の維持に有効であるため，少しずつ慣れるよう繰り返し練習をする．また，手首や肘関節，肩関節の可動域の維持や改善は，更衣動作時の介助のしやすさに影響する．そのため，他動的，自発的な上肢活動を行い，上肢の関節可動域を維持，改善をはかる必要がある．

②精神的な機能：施設入所生活は，人との交流や活動が制限されやすい．また，病棟職員ができることも限られるが，ともに余暇活動を提供し，生活の楽しみを作っていくことが必要である．そして，活動では，自発的な運動や，対象者の意欲を引き出せるように援助していく．

③生命維持機能：摂食・嚥下障害や呼吸障害，消化器系の障害は，四肢や頸部，体幹の拘縮変形の進行に伴い現れてくる．今後も，側臥位や腹臥位をとることや他動的・自発的な運動を提供することが必要となる．

## E. 考察および典型的臨床像との比較

重症心身障害者は，てんかん，呼吸障害，摂食・嚥下障害，筋緊張の異常など合併症を伴う．対象者も，四肢の変形拘縮，側弯があり，呼吸や摂食嚥下機能の低下がみられていた．作業療法において，日常生活の姿勢への配慮は健康維持に重要である．

本ケースにおいても，適切な側臥位や腹臥位姿勢は，上肢機能の維持や側弯，拘縮変形の予防，摂食・嚥下機能の維持のために有効であった．また，日常生活にこういった適切な姿勢を取り入れることができたのは，個別作業療法で行ったことを病棟にわかりやすく伝えたことが理由としてあげられる．写真などわかりやすい工夫により，介助する看護師が交代しても継続できた．さらに病棟内で姿勢の検討を定期的にしたことで，日常姿勢への意識が高まった．

また，上肢活動を行う際に，活動に合った姿勢をとったことで，上肢の前方での動きを促すことになった．さらに，個別作業療法の頻度が増加したことで，上肢活動の機会が増え，肘の伸展や手首の運動が楽にできるようになるなどの上肢機能改善につながった．

重症心身障害者における機能の退行や重度化への要因として，側弯や関節の変形，廃用，過大な運動努力がある．さらに心理的な側面も重要であり，運動への意欲をもち続けていくことが，いきいきした生活を保障していくことになる．対象者が興味をもつ活動を個別で提供できたことや作業療法による合同活動で自発的運動を促せたことにより，上肢機能を維持，改善できた．

重症心身障害者は身体機能面の障害が重度であり，そのための治療に重点がおかれやすい．しかし，重症心身障害者の意欲や自発性を促すことが，豊かな生活を保障していく．今後も自発性を促す余暇活動を提供していくことが大切である．

●引用文献
1) 全国肢体不自由児施設運営協議会（編）：障害児の包括的評価法マニュアル―JASPER の実践的活用法．メジカルビュー社，pp92-102, 2006

●参考文献
2) 鎌倉矩子, 他（編）, 岩崎清隆, 岸本光夫：発達障害と作業療法（実践編）. pp71-81, 三輪書店, 2001
3) 陣内一保, 安藤徳彦（監修）：こどものリハビリテーション医学. 第 2 版, pp132-155, 医学書院, 2008
4) 今川忠男：発達障害児の新しい療育―子どもと家族とその未来のために. p122, 130-131, 三輪書店, 2000
5) 北住映二, 尾本和彦, 藤島一郎（編）：子どもの摂食・嚥下障害―その理解と援助の実際. pp75-78, 82-85, 98-102, 永井書店, 2007

### 実習指導者からのアドバイス

　成人の重症心身障害者は，加齢とともに多くの二次的障害をもつようになり，これからも悪化していく可能性がある．そのため，成人の重症心身障害者に対する作業療法の役割は，新たな機能の獲得というよりは，機能の維持，より安全で心地よい健康的な生活への支援，介護者への支援に重点がおかれる．したがって，対象者が意欲や自発性をもって生活できるよう，身体的に配慮をし，余暇活動を提供する．さらに，必要な道具や機器を利用し，対象者の能力を引き出すことや介護に対する負担に配慮する．

　具体的な支援策を考えるときは，生活環境の情報が重要である．たとえば施設での生活か自宅であるかにより，介護をしている人や対象者の生活体験も異なるので，支援内容も違ってくる．

　本ケースの場合，今後も経口摂取から胃瘻での栄養摂取へと移行する可能性がある．また，拘縮変形が進行し，胸郭の運動性の制限が呼吸障害の悪化をもたらすかもしれない．作業療法が予防的にできることは，呼吸や摂食・嚥下機能の維持に有効な日常姿勢の配慮を行うことや，胸郭の運動性に影響する上肢を使った活動の提供，摂食姿勢へのアドバイスであった．対象者は今後も施設生活となる可能性が高く，その場合，外出の機会が減り刺激が単調になり，受け身的な生活になりやすい．合同活動や個別作業療法は適度な活動経験の機会となり，意欲や自発性を維持するうえで重要となる．

# IV 幼児期後期の知的障害児の言葉の遅れ
## 言葉の背景になる機能の向上

## A. 対象児のプロフィール

対象児のプロフィールを表1にまとめる．

## B. 評価および作業療法課題の抽出

### 1 評価期間

臨床実習開始後2週間，4回．

### 2 評価項目の抽出

臨床実習が開始される1か月前に作業療法が開始された．すでに検査済みの検査情報を含め，ADL，感覚・知覚・認知面，粗大運動面，巧緻運動面，心理・社会機能の側面や生活環境を評価する．それらと家族の訴えである言葉の遅れや就学に対する不安との関係を検討する．

表1 対象児のプロフィール

| ①氏名，②年齢，③性別 | ①Y.O.ちゃん，②4歳9か月，③男児 |
|---|---|
| ④診断名(障害名) | 軽度の知的障害 |
| ⑤現病歴および既往歴・合併症 | 3歳児健診で言葉の遅れを指摘された．両親は発達の遅れが個人差レベルではないことを認識し始め，医学的・発達的精査の目的でS小児医療病院を受診した(4歳2か月)．脳のコンピュータ断層撮影(computed tomography; CT)，脳波検査(electroencephalogram; EEG)，先天性代謝異常診断検査は正常であり，聴覚検査についても異常所見はなかった．一方，精神運動発達面は，全体的な遅れと発達のいくつかの領域でアンバランスさを示していた．全体的な発達の促進と就学の支援を目的に，同病院の作業療法が開始され，1か月後に作業療法学生による臨床実習担当開始(4歳9か月)． |
| ⑥生活歴 | 正常の妊娠・分娩，在胎週数39週，出生体重3,442g．頸定3か月，四つ這い9か月，独歩11か月，初語24か月，2語文3歳2か月．3歳から保育園に通園している． |
| ⑦第一印象 | いつもニコニコした表情．「こんにちは」と声かけすると目を合わせて，あいさつを返す．「下駄箱に靴を入れてから，遊んでください」という指示に応じて，割座位で靴を脱ぎ始めたが，靴のマジックテープを剥がすのに苦労していた．作業療法室にある大きな車を見つけ，「あ，車だ」と指さし，許可を求めず乗り始め，車の運転をしているように1人で遊ぶ．ブランコ遊びに誘うが，座ったまま漕がずに，すぐに車に戻ってしまい，発達は暦年齢に比べ，全体的に遅れている印象をもった． |
| ⑧家族状況 | 一家は父方の祖父母66歳，父32歳，母27歳，次男0歳と対象児．祖父母は定年で無職．両親とも公務員で，母は現在育児休業中である． |
| ⑨経済状況 | 平均的な経済力がある． |
| ⑩その他の特記事項 | 市街地の一戸建てに居住．当病院までは車で15分程度． |

## 3 評価結果のまとめ，対象児の状態像(表2)

- 障害：KIDS の結果は，全体的遅れと言語などの象徴機能の遅れを特に示していた．しかし，家族状況，妊娠歴，分娩歴，医学的諸検査歴には，症状を裏づける情報はなかった．
- ADL：食事，更衣，排泄，整容は，暦年齢よりも 1～2 年程度の遅れがあり，部分介助，指さし指示，口頭指示，見守りが必要な状況にある．遊びは創造性に乏しく，1 人遊びが多い．保育園での生活では，繰り返される日課はほぼこなせるが，集団活動には真似て参加するのが精一杯で，内容が理解できない．家庭や保育園では，本人の発達段階に見合った十分な環境設定をすることは難しい．

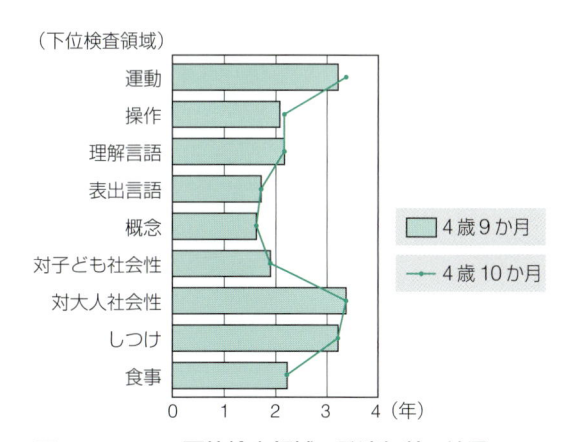

**図 1 KIDS の下位検査領域の発達年齢の結果**
暦年齢 4 歳 9 か月時および 4 歳 10 か月時に実施

- 運動面：ブランコ漕ぎやリズム運動ができないのは身体の動かし方がわからないためと考えら

### 表 2 評価結果

| 評価項目 | | 初回評価[作業療法開始時]<br>暦年齢 4 歳 9 か月 | 再評価[作業療法開始から 6 週目]<br>暦年齢 4 歳 10 か月 |
|---|---|---|---|
| 両親の主訴および育児姿勢 | | 言葉の遅れ，就学への不安．両親と対象者のアタッチメント(愛着)は安定して見える．母親は小学校通常学級に就学させたいと述べる一方で，勉強や対人関係，差別的な目で見られてしまうことを心配していた． | 会話の表現に広がりがみられたことを喜んでいた．その他，著変なし． |
| 乳幼児発達スケール<br>(kinder infant development scale; KIDS) | | 総合発達年齢 2 歳 6 か月．総合発達指数(developmental quotient; DQ)54．下位検査領域の発達年齢の結果は**図 1** のとおりで，表出言語が 1 歳 7 か月，概念が 1 歳 6 か月，対子ども社会性が 1 歳 9 か月で，他の領域に比べ遅れが目立った． | 総合発達年齢 2 歳 6 か月，総合発達指数は 52．しかし，下位検査では運動と操作に伸びがみられた．その他著変なし． |
| ADL | 食事 | 食欲に乏しく，偏食である．卵ご飯，乳酸飲料など限られたものしか食べなかった．箸は使おうとせず，スプーンを手掌握りで持ち，かき込むように使った． | 初回評価に著変なし． |
| | 更衣 | 服の前後などを教えれば，シャツ，ズボン，ボタン掛けもほぼできた． | 初回評価に著変なし． |
| | 排泄 | 排尿は自立．排便は，トイレットペーパーを適量切り，折りたたむこと，拭き取り動作と確認を除き，洋式トイレで行っていた． | 初回評価に著変なし． |
| | 整容 | 口をゆすぐことはできる．歯磨きは，同じ所ばかり磨いていた．洗顔は嫌がる． | 初回評価に著変なし． |
| | 遊び・余暇活動 | 1 人遊びは，テレビで見た車のレースで車が転倒する場面，人形同士を戦わせる場面を繰り返し再現することを飽きずに何度も繰り返した．他人がそばにいることを嫌がらないが，自分から遊びに加わることは少なかった． | 1 人遊びが多いが，1 人 2 役のごっこ遊び(人形を使ったお風呂遊び，ねんねこ遊び)をするようになった．その他，著変なし． |
| | 保育園での生活 | 他児の様子を見て行動する．日課(朝の会，身支度など)は，ほぼ問題なく行えた．紙芝居はその場に座っているが，内容は理解できなかった．追いかけっこなどの簡単な集団遊びは参加しようとしたが，内容が理解できない．砂・泥遊びなどは手が汚れるのを嫌がった． | 初回評価に著変なし． |

(つづく)

表2 評価結果(つづき)

| 評価項目 | | 初回評価[作業療法開始時]<br>暦年齢 4 歳 9 か月 | 再評価[作業療法開始から 6 週目]<br>暦年齢 4 歳 10 か月 |
|---|---|---|---|
| 日本感覚インベントリー(Japanese sensory inventory revised; JSI-R) | | | |
| 感覚刺激に対する反応 | | 総合判定は「緑」(典型的な状態).下位検査の触覚は,触刺激を避ける傾向があり,「黄色」(若干,感覚刺激の受け取り方に偏りがある傾向が推測される状態)であった. | 下位検査の触覚も「緑」(典型的な状態)になった. |
| 筋緊張(muscle tone) | | 全身の筋緊張がやや弱い.肘や手関節に過関節可動域がみられた.両足飛び降りでは,着地で姿勢が崩れた.棒にぶら下がることが一瞬しかできなかった. | 両足飛び降りの着地で,姿勢が崩れなくなった.2~3 秒であれば棒にぶら下がれるようになった.初回評価に著変なし. |
| 粗大運動 | | 2 歳後半~3 歳前半の発達年齢.階段を片足交互に登り,片足立ちも 1 秒保持可能であった.補助付自転車を漕いで乗れるが,ブランコを漕ぐことや遊戯などリズムをとることが苦手であった. | ブランコに立って,漕げるようになった.その他は著変なし |
| 巧緻運動 | | 2 歳代の発達年齢.手内操作では,手掌から指へ物を移動できなかった.片手では,ペンの向きを変えることができなかった.描画には興味がなく,なぐり描きであった.ハサミは切り進めず,反対側の手は紙を動かすことはなかった. | パズル片を両手で操作することが減った.描画は,促されるとパターン化した簡単な絵を描くようになった.その他,著変なし. |
| 知覚・認知 | 視知覚 | 簡単な色や形を使った「同じもの集め」は可能であった.はめ板(○△□)入れの課題は可能であったが,3~4 ピースのジグソーパズルは置き場所を指定しないと構成できなかった. | 数ピースのジグソーパズルならば,何度か繰り返し行うと 1 人で作れるようになった.その他,著変なし. |
| | 言語 | 日常的な言葉の指示(「○○しなさい」)に応じた.身体部位(眼,耳,口)も理解できた.しかし,物の用途・特徴(「書くときに使うものはどれ?」),色の名称(「これは何色?」),大小や多少(「小さいのはどれ?」)の質問には,的外れの答えをした.言語表出は 1 語文が中心で,2 語文(「パパ,おいで」など)や助詞は,使えるパターンが限られていた.限られた現状を言葉(「○○が,ぶつかったよ」)で表現するが,見えない状況や過去のことは話題にしなかった. | 初回評価と著変はないが,言い回しや語彙が多少増えた. |
| 心理・社会 | 感情の抑制 | 買ってほしいものがあっても,言い聞かせれば我慢できた. | 初回評価に著変なし. |
| | 対人関係 | 限られた場面で,大人や他児の援助があれば,並んで順番を待てた.役割や共通の目標がある行動ができなかった. | 「だって,○○だから……」という表現を使い始めた. |

れる.手内操作,ペンの持ち方,ハサミやスプーンなどの使用状況から,手の分離や両側協調性は不十分な状態である.筋緊張がやや低く,協調運動技能の学習を妨げる要因になっている.筆記用具を持った手指を過伸展位に固定させるのは,筋緊張の弱さを代償するものと考えられる.
- 感覚・知覚・認知面:JSI-R の結果や偏食であることは,触覚刺激に過敏な傾向を示すと考えられるが,その他の場面で著しい不適応の要因になっているとは考えづらい.知覚・認識は,1 歳半~2 歳児レベルである.視覚弁別は,○・△・□が限度である.色の弁別は可能であるが,象徴化された記号としての理解はない.聴覚・言語も状況に応じたパターン化した理解・表出であり,知覚していないものを話題にできない.
- 心理・社会機能面:同じ場所にいても子ども同士のやり取りは少なく,役割や共通の目的をもてない平行遊びのレベルである.相手の動きや気持ちを知覚することが不十分なようである.
- 保護者の育児姿勢:特に母親は通常学級に就学することを強く希望している.

## 4 作業療法の対象とすべき課題（利点と問題点）

作業療法の対象とすべき課題を列挙し,表3にまとめる.

表3 作業療法の対象とすべき課題

| | | 利点 | 問題点 |
|---|---|---|---|
| ①心身機能 | | #1 明らかな運動障害：ない<br>#2 模倣の能力：比較的良好<br>#3 情緒：安定 | #1 全身の筋緊張：やや低い<br>#2 象徴機能：低い<br>#3 習得する時間：長くかかる<br>#4 触覚防衛：軽微あり |
| ②活動 | | #1 移動や把握に関する基本的動作：良好<br>#2 動作や音声の模倣：良好<br>#3 興味関心：はっきりしている<br>#4 感情の抑制：良好 | #1 運動発達：2～3歳レベル<br>#2 言語発達：1歳半～2歳レベル<br>#3 社会性の発達：平行遊びレベル<br>#4 ADL：部分介助，指示，見守りが必要<br>#5 食事：偏食傾向 |
| ③参加 | | #1 保育園日課や集団参加：状況がわかれば自発的にする．他児に合わせて行動できる<br>#2 大人や保育士との関係：良好 | #1 遊びの創造性や広がり：やや不良<br>#2 他児との関係：受動的 |
| ④環境因子 | | #1 両親の育児態度：比較的受容的<br>#2 保育園の受け入れ：良好 | #1 対等なかかわりができる集団がない<br>#2 両親に就学に対する不安がある |

## C. 作業療法計画立案

### 1 リハビリテーションゴール

　小児科医，作業療法士，臨床心理士，言語聴覚士，看護師，ソーシャルワーカーによるカンファレンス後，保護者を交え，対象児の発達の状況と主訴に対する支援方針を確認した．対象児の言葉の遅れは，原因の特定できない知的障害の範疇にあり，小学校就学に向けて配慮が必要であることが確認された．そして，ゴールを「家族が対象児の適切なライフスタイルを選択できる」とした．

### 2 作業療法長期目標

　就学時まで可能なかぎり全体的な発達促進をする．

### 3 作業療法短期目標

①予測的な運動ができる．
②イメージをもって簡単な物を作れる．
③相手の気持ちを予測し，やりとりができる．
④保護者に言語発達を促すかかわり方を理解してもらう．

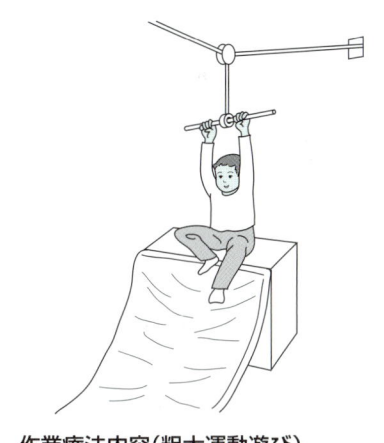

図2　作業療法内容（粗大運動遊び）
棒にぶら下がりロープウェイ，目的地で飛び降りる．

⑤触覚防衛を軽減する．

### 4 作業療法内容

　個別指導は10回（週2回，1回60分）実施した．

### a. 粗大運動遊び

- 目的：象徴機能の改善，運動発達の促進
- 方法：感覚統合療法の治療遊具を使用し，ぶら下がる，ジャンプをし続ける，ブランコを漕ぐ，タイミングを合わせ飛び降りる（図2）などの活動

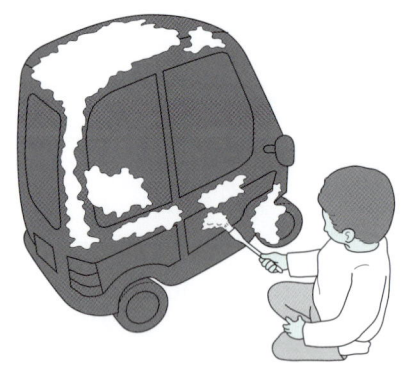

**図3 作業療法内容（工作遊び）**
洗車遊び．絵筆で車に発泡クリームを塗る．

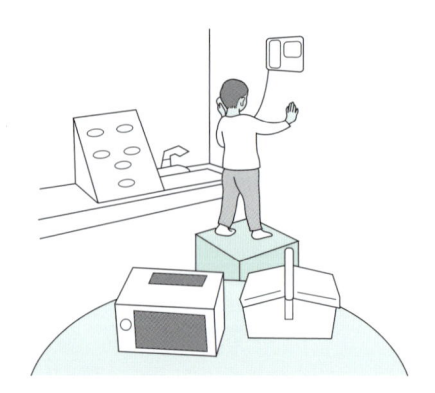

**図4 作業療法内容（ごっこ遊び）**
電話で注文を受けた食べ物を調理して，配達する．電話を使い，相手の声だけに注目させている．

をさせる．
- 留意点：「立って，乗ってみよう！」などと，姿勢，構え，動作，動きに対する指示を言葉と併せて行う．また，「何をどうしたいのか」，「何をしたのか」を可能であれば会話の中で言語化させる．

### b. 工作遊び
- 目的：象徴機能の改善，運動発達の促進，触覚防衛の軽減
- 方法：ブロック，パズル，粘土などを使用し，簡単なイメージをもつこと，真似ながら形や物を作ることをさせる．
- 留意点：粘土やクリームなど触れるのを嫌がる素材は，初めに棒でたたくなど間接的に扱い，他の興味のある素材とともに与える（図3）．興味のある車を動機づけに利用する．

### c. ごっこ遊び
- 目的：象徴機能の改善，社会性の発達の促進
- 方法：電話，料理や車のレースごっこ遊びなどを通して，相手（作業療法学生）の動きに応じて行動させる．また，相手の表情や声に注目させる（図4）．
- 留意点：相手の動き，表情，声に注目するように促す．相手を意識させるために，触覚，固有受容感覚，視覚の入力も利用する．

### d. 家族指導
- 目的：言語発達を促すかかわりへの理解の深化
- 方法：保護者と面接を行う．毎回の作業療法終了後，目的，実施内容と対象児の反応を説明する．また，家庭でのかかわり方について話を聴く．
- 留意点：作業療法の内容が，かかわり方のヒントになることが望ましい．保護者に「家庭で，料理のお手伝いをしますか」などと具体的に聞きながら，治療を進める．

## D. 作業療法経過と結果，今後の計画

### 1 作業療法経過

#### a. 試行期（開始後3回）
あらかじめ60分間の流れを立てたが，子どもの要求に振り回され，作業療法内容が絞れず，実施が困難であった．個別指導の3回目には，対象児の意欲の引き出し方がわかり，実施可能な内容も絞り込めてきた．

#### b. 実施期（開始後4〜10回）
遊びの場面に応じた言葉のいくつかを要求や状況説明に使用できるようになった．ロープウェイにぶら下がり，意図的に手を放し，床に着地でき

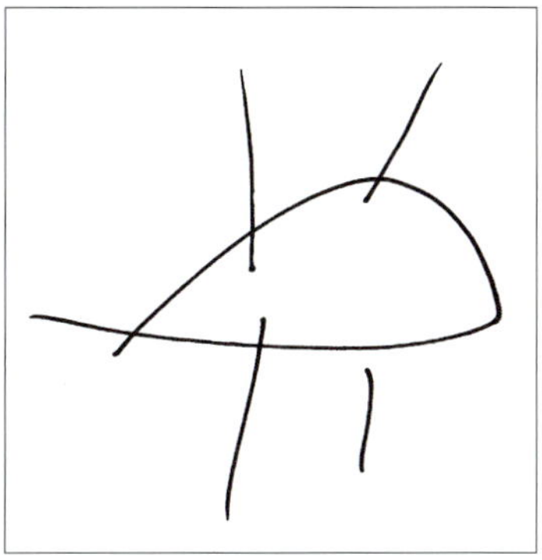

**図5 描画（年齢4歳10か月時）**
「何か描いて」の指示で描き，「トンボ」と意味づけた．

た．立位でブランコを漕げた．

　描画でトンボの絵（図5）を描き，飛行機を3～4ピースのジグソーパズルで1人で作った．パズル片を両手で操作することが減った．治療遊具や遊びの欲求表現に関する語彙の理解や表出がみられた．

　クリームや粘土が手につくと気になり拭きとるが，不快反応✍はなくなった．

　家庭では，ロボットとお風呂に入り，寝かしつける遊びをするようになった．学生とのごっこ遊びは一方的になりやすく，過剰な表情や表現をしないと学生が反応に気づかない．「だって，クルマやりたいんだから……」という表現を使い始めた．

## 2 作業療法結果のまとめ，対象児の変化

　ロープウェイで移動しながら一定の場所に着地するなど，目的としていた予測的な運動の獲得がみられた．

　パズル遊びやお絵描きでは，作製したものに対して言語化することはあるが，作り始める前に「○○を作る」と言って始めることはなかった．

　「だって，○○だから……」と意思表示をするようになったが，ごっこ遊びのやり取りでは，相手の反応に気づかないことが多かった．場面に応じた言葉の一部を話すことがあった．

　作業療法での粘土などの触覚刺激を必要とする遊びでは，不快反応を示さなくなった．

　保護者は，対象児の感情や生活に結びついた言葉の理解と表出が重要であることを理解し，家庭でのごっこ遊びや会話の広がりを感じていた．

## 3 再評価と今後の計画

　再評価により，多少の象徴機能などの改善と言葉に関する保護者の理解が促されたことが確認された（表2，図1）．

　心身の発達と環境の変化に応じた支援が必要であり，保護者の就学への不安にも考慮し，継続的な作業療法を今後も続けることになるであろう．粗大運動遊びや工作遊びなどでは，内容が時間的・空間的に複雑な遊びを段階づけて与える．全身運動の中に体の部分も使うボールの操作を含めること，工作遊びではパズルのピース数を増やし，より複雑な形の模写を取り入れるなど，保育内容と作業療法を関連させて行う必要がある．また，学力の基礎になる簡単な概念（上下，大小，用途，数など）の理解や形の構成能力を促すことが必要になる．社会性の発達は，自己認識を高めながらも，集団の中で役割を遂行できるように促す．

　JSI-Rの結果では触覚系が典型的な状態になったが，保育園での砂・泥遊びや偏食の改善には至らず，今後とも能動的に触体験をして症状の軽減を促す指導が必要である．

　保護者には，就学の不安を軽減し，現実的な課題をもってもらうために，教育関係者との相談や就学先の見学をすすめる．

## E. 考察および典型的臨床像との比較

### ●典型的臨床像との比較

　障害の程度（精神遅滞；DSM-IV✍による）は，知能指数（intelligence quotient; IQ）が69以下50以上が軽度，49以下30以上が中等度と分類されるが，対象児のDQをIQ相当と考えると軽度の精神遅滞の状態と考えられる．軽い触覚防衛をも

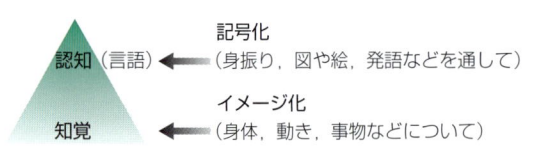

```
認知（言語） ← 記号化
              （身振り，図や絵，発語などを通して）
知覚        ← イメージ化
              （身体，動き，事物などについて）
```
**図6　知覚から認知へ─アプローチのポイント**

つこと，運動や生活習慣は言語発達よりも比較的良好であるという特徴がみられた．

● **言葉の遅れと作業療法**

対象児の言葉の遅れを高次脳機能の発達の遅れと理解した．その発達は，感覚レベル・知覚レベル・認知レベルの順に階層的に構成され，発達的に先行する階層の成熟が次の階層の発達を保証する．一般に言葉の発達は認知レベルにあたるが，対象児はパターン化した理解や行動が目立ち，知覚レベルから認知レベルの狭間にいると考えられる．言葉の発達を促すには，知覚レベルを充実させ，次の段階へつなげていく必要があると考えた（図6）．ロープウェイ遊びでの予測的な着地，パズル遊びやお絵描きの変化，ごっこ遊びの獲得は，言葉の背景となる象徴機能に影響を与えたものと考えられる．

● **保護者への対応**

保護者が面接の中で対象児の会話と表現の広がりを知ったことが，言葉の発達を促すかかわり方を確認するきっかけになったと考えられる．しかし，今後言語は同年齢児に追いつく可能性は少ない．母親の焦りや子どもの苛つきに対して，作業療法士としては，受容的態度で訴えに耳を傾け，必要な課題を明確に伝えることが重要と考えた．

● **参考文献**

1) 穐山富太郎：精神遅滞の療育．神内一保，安藤徳彦，伊藤利之（編）：子どものリハビリテーション医学，pp168-178，医学書院，1999
2) 鎌倉矩子，山根　寛，他（編），岩崎清隆（著）：発達障害と作業療法［基礎編］．三輪書店，2001
3) 鎌倉矩子，他（編），岩崎清隆，岸本光夫（著）：発達障害と作業療法［実践編］．三輪書店，2001
4) 篠川裕子：知的発達障害．福田恵美子（編）：標準作業療法学 専門分野 発達過程作業療法学，pp180-197，医学書院，2006
5) 岡田洋一：知的障害．長崎重信（編）：イラスト作業療法 ブラウン・ノート，pp210-215，メジカルビュー社，2008

---

### 実習指導者からのアドバイス

幼児期の知的障害児をもつ保護者の主訴の中で，"言葉の遅れ" は最も多い．この時期は，子どもの生活の場が家庭から保育園などの集団へと変化していき，言葉によるコミュニケーション能力が必要になり，話せないことに強いストレスをもつこともある．知的障害児は "ゆっくり学ぶ人" と呼ばれるように，心身機能が全般的にゆっくり発達し，言葉のみの発達を促そうとしてもうまくいくものではない．知覚や認知機能の発達を促すことが結果として言葉の獲得につながることはよくある．現段階で言葉獲得が難しくとも，身振りを交えた言葉，コミュニケーションカードを用いてやり取りをすることは，本人にとって利益が大きく言葉の発達を促す可能性もある．

作業療法のコツとしては，①簡単な活動から始めること，②単純な工程にすること，③達成感を大切にすること，④発達年齢に見合ったADLや社会性の獲得を目指すこと，⑤生活に役立つ技能を優先すること，である．

# V 幼児期のダウン症児の手の機能の遅れ
## 手の機能の構成要素の発達促進

## A. 対象児のプロフィール

対象児のプロフィールを表1にまとめる．

## B. 評価および作業療法課題の抽出

### 1 評価期間

臨床実習開始後2週間，4回．

### 2 評価項目の抽出

保護者は，対象児が手を使わないと訴えていた．ダウン症児の発達は，精神運動の発達の遅れが特徴であり，手の機能に影響を及ぼす心身の機能全般や育児環境を評価する．

### 3 評価結果のまとめ，対象児の状態像(表2)

- 障害：発達の遅れの要因として，ダウン症に伴う精神運動発達の遅れ，低出生体重児やSFD（small-for-dates）も発達を遅らせるリスクと

表1 対象児のプロフィール

| ①氏名，②年齢，③性別 | ①H.N.ちゃん，②3歳9か月，③男児 |
|---|---|
| ④診断名（障害名） | ダウン症候群，点頭てんかん |
| ⑤現病歴および既往歴・合併症 | H医院小児科で生後3週のときダウン症と診断される．点頭てんかんが半年後に発症．合併症などの医学的治療の目的でS小児病院を受診したが，触覚の過敏さと手を使わないという両親の訴えで，同医院の作業療法が処方された（3歳5か月）．作業療法学生による臨床実習担当が開始（3歳9か月）．合併症に内斜視（眼鏡矯正），滲出性中耳炎（聴力は正常）をもつ． |
| ⑥生活歴 | 出生体重1,404g，低出生体重児（low birth weight infant; LBW），在胎日数の割に身長も体重も小さい児（small-for-dates; SFD）．妊娠・分娩は早期産（在胎36週）で帝王切開，仮死．頸定6か月，四つ這い18か月，独歩3歳．障害児の通園施設に3歳まで月1回通っていた．点頭てんかんは薬でコントロール． |
| ⑦第一印象 | 体は年齢よりかなり小さく，よだれかけをして，手を口に入れることもある．表情，目配りはさえない．数歩歩くが，ほとんど床に臥位でゴロゴロしている．気に入ったおもちゃを取り，すぐに口に運ぶが手はすぐに離し，おもちゃも口から落ちてしまう．思うとおりにおもちゃが取れないと，保護者のところに戻り，しがみつくが，何のために戻ったのかわからない． |
| ⑧家族状況 | 父40歳，母41歳，長女13歳，次女11歳，対象児の5人暮らし．両親は洋裁の自営業．家族関係は特に問題はないが，療育が3歳で終了し，ずっと家庭でみている．両親は仕事が忙しく，2人の姉も自分のことで忙しくあまり余裕がない． |
| ⑨経済状況 | 余裕はないが，作業療法に通うことはできる． |
| ⑩その他の特記事項 | 市街地の一戸建て居住，病院まで車で20分． |

表2 評価結果

| 評価項目 | | | 初回評価[作業療法開始時]<br>生活年齢3歳9か月 | 再評価[作業療法開始から6週目]<br>生活年齢3歳10か月 |
|---|---|---|---|---|
| 保護者の主訴 | | | 同年齢のダウン症の子どもと比べて発達が遅れていることが心配．スプーンや玩具を持とうとしない． | 対象児を見てくれるところができて安心した．物を口に入れてしまうが，手を使うことが増えた． |
| ADL | 食事 | | スプーンで全介助．手づかみ食べなし．食物形態は，トロミのあるものを好む．水分はストローで摂取し，コップは使えない． | 初回評価に著変なし． |
| | 更衣 | | 手足を動かして多少介助に応じる． | |
| | 排泄 | | おむつ使用．排尿の間隔は2時間程度ある．その間隔に合わせるが定時排尿なし． | |
| | 遊び | | 「タカイ，タカイ」，くすぐり遊びなどのあやし遊びを好む．母親に抱かれることや指しゃぶりが多い． | 大人と一緒にできる手遊びが少し増えた． |
| 触覚刺激に対する反応：感覚機能検査(test of sensory functions in infants; TSFI)の一部を使用． | | | 検査の最大年齢基準(13～18か月)で判定．「危険」と判定．刺激を避ける傾向あり． | 検査の最大年齢基準(13～18か月)で判定．「正常」と判定． |
| 筋緊張・同時収縮 | | | 弱い．舌を出していることが多い．咀嚼，立位保持や手に物を把持することが難しい． | 物の把持が数秒できる．弱い外力に対して姿勢を保持しようとする． |
| 粗大運動 | | | 主な移動手段は四つ這いと伝い歩き． | 初回評価に著変なし． |
| 平衡反応 | 四つ這い位 | | 不十分．小さなゆっくりとした外力に対して反応できる． | 小さな外力であれば反応できる． |
| | 座位 | | 不十分．頭部・体幹の立ち直りはゆっくり．後方へは腕が伸展しにくい．パラシュート反応も支持性は劣る． | 前方・側方へのパラシュート反応で上肢の支持性が改善した． |
| | 立位 | | 実用性なし．<br>歩容：両足間の距離を広く保ちながら数歩． | 初回評価に著変なし． |
| 上肢機能 | リーチ | | 正確に物に到達しない．正中線を越えない． | 握り大の目標であれば正確に到達する． |
| | 把握 | | 手掌握りは母指が対立なし．手指握りやつまみ握りはなし． | 稀に母指対立位で手掌握りをする． |
| | リリース | | 物を口に入れるとき意図的に離すこともあるが，持った物を離してしまうことが多い． | 初回評価に著変なし． |
| | 物の操作 | | 顔にかけられた紙を手で払い除けることができる．物を手掌でトントン叩いて音を出すが，持って扱わない． | 物を持って叩いて音を出す．持って振る． |
| | 両側統合 | | 両手でバンザイ，拍手をしない．両手に物を持たせても片方の物を落とす． | 両手合わせて「チョウダイ」をする．拍手する． |
| 知覚・認知機能 | 視知覚 | | 視野内にあるものを一瞬見て，手を伸ばす．慣染んだ人や物とそうでないものを識別する． | 初回評価に著変なし． |
| | 聴知覚・言語 | | 音の方向に振り向く．話しかけに対して目を合わせるが，言葉の理解はない．「アー，ウー」などの喃語はある．有意味言語なし． | 「マンマ」は食事のこと，「バイバイ」は部屋から出ることがわかっている． |
| 心理・社会機能 | 人見知り | | 強くみられる．不慣れな人や場所に出会うと目を背け，指しゃぶりをする． | 慣れるのが早くなり，やや活動性が高くなる． |
| | コミュニケーション | | 大人の身体をトントン叩いて，同じあやし遊びを繰り返すように要求する．「バイバイ」の手の動きに反応して，手指を「グー，パー」する．他の子どもに対する関心はみられない． | 「バイバイ」や「チョウダイ」の動作をコミュニケーションの手段として使用し始めた． |

表3 作業療法の対象とすべき課題

|  | 利点 | 問題点 |
|---|---|---|
| ①心身機能 | #1 視覚：眼鏡使用で問題なし<br>#2 聴覚：良好<br>#3 重篤な合併症：なし | #1 筋緊張・同時収縮：低い<br>#2 運動機能：低い<br>#3 認知機能：低い |
| ②活動 | #1 四つ這い・伝い歩き：可能<br>#2 あやし遊びに喜ぶ<br>#3 模倣：わずかにみられる | #1 食事・更衣・排泄：全介助<br>#2 把握・操作：困難<br>#3 遊び：自己刺激的 |
| ③参加 | #1 愛着行動：あり | #1 新奇なものへの不安：強い |
| ④環境因子 | #1 保護者：積極的 | #1 地域の療育環境：なし<br>#2 家族の協力：時間的余裕なし |

なる．さらに，これまで十分な療育環境が地域にないことや家庭の状況があげられる．

- ADL：ほぼ全介助である．遊びは，大人によるあやし遊びや，自分の身体を対象にした指しゃぶりが中心で，能動的に環境に働きかけることが少ない．
- 運動面：筋緊張や同時収縮の弱さは，姿勢の保持やバランス反応，手の把持，摂食を困難にする要因になっている．手の機能は6か月ごろのレベルである．母指は対立せず，物を手全体でつかむ．両手に物を持つことや物を使って操作することはない．
- 感覚・知覚・認知面：感覚機能検査（TSFI）は適応年齢を超えているため参考にとどめるが，触覚に対する反応は防衛的であった．しかし，あやし遊びで触れられるのは喜び，身辺処理の介助も容易に受け入れている．触覚刺激の問題というよりも，人見知りのように不慣れな場面や活動のときにおこる防衛反応と思える．視・聴覚刺激には注意を向けるが，対象の知覚や操作が広がらない．また，指や物を口に入れるが，認識のためではなく情緒の安定のために入れている．指しゃぶり，音を出すために物を叩くなどの行動は，Piagetによれば，第一次循環反応（1～4か月）および第二次循環反応（4～8か月）にあたる．
- 心理・社会機能面：慣れた大人への愛着や要求，あやし遊びでかかわりをもつなどの行動は，6～12か月の発達レベルである．反面，新奇なものへの不安を示し，そこに母親の育児不安も加わり，触覚の過敏さという症状になったと考える．

### 4 作業療法の対象とすべき課題（利点と問題点）

作業療法の対象とすべき課題を列挙し，**表3**にまとめる．

## C. 作業療法計画立案

### 1 リハビリテーションゴール

合併症の治療は軌道に乗っているが，地域には対象児を受け入れられる育児施設がないことが，リハビリテーション医，作業療法士，ケースワーカーと保護者の中で確認された．当面，当院で作業療法を実施し，手の機能を中心とした発達促進および育児支援を行い，隣接する療育機関や一般保育園の受け入れ先を探すことになった．

### 2 作業療法長期目標

遊具を使えるようになる．

### 3 作業療法短期目標

①座位や四つ這い位のバランスを獲得する．

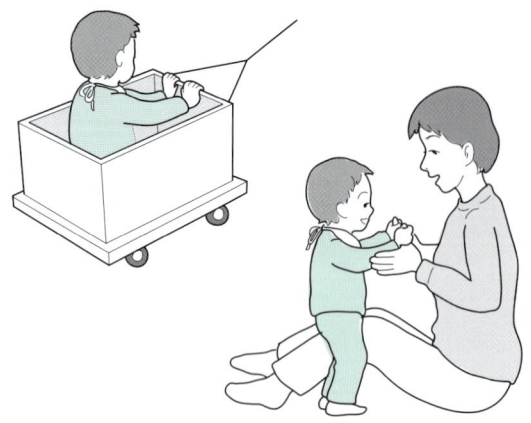

**図1 乗り物遊び・歌遊び**
左図は箱車につかまって乗っている．右図は大人の指につかまり，歌に合わせ上下に身体を揺らしている．

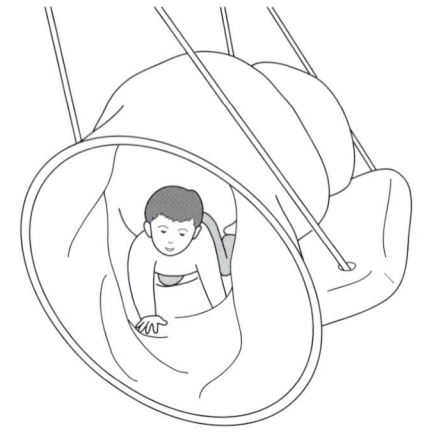

**図2 トンネルくぐり**
スイングに乗せたトンネルを四つ這いで通る．座って揺らす．

②興味を拡大する．
③手の機能（支える，リーチ，握る，を中心に）を獲得する．
④物の操作など（振る，押す，引く，離す，を中心に）を獲得する．

## 4 作業療法内容

個別指導は12回行い，週2回，1回60分とした．

### a. 乗り物遊び・歌遊び

- 目的：同時収縮の促通，座位バランスの改善，把持機能の改善
- 方法：図1のような箱型の乗り物に箱の枠につかまらせて乗せる．前進するばかりでなく，前後左右に力を加え，持続的につかまること，姿勢保持させる．
- 留意点：揺れの感覚を楽しむ程度に与える．箱を持つことで身体が安定することを感じさせるようにする．

### b. 固定遊具遊び

- 目的：四つ這い位のバランスの改善，上肢の支持性の改善
- 方法：四つ這いでのトンネルくぐり（図2），滑り台の逆登りをさせる．
- 留意点：対象児の状況に応じて，遊具の揺れや傾斜を段階づける．

### c. おもちゃ遊び

- 目的：興味の拡大，手の機能の改善，物の機能の改善
- 方法：音の出るおもちゃ（鈴，電子ピアノ），見て触れられるおもちゃ（モビール，ボールなど）を使い，手のリーチ，触れること（知覚），操作を促す．
- 留意点：遊びの中で自然におもちゃに触れさせるようにする．手の動きは，初めは払う，振る，引く，押すなどの簡単な動作で行う．

### d. まねっこ遊び

- 目的：興味の拡大，手の機能の改善
- 方法：手遊び（イナイ・イナイ・バー，チョウダイごっこなど）を通して手の動きを真似させる．
- 留意点：互いに共感するなかで真似させる．複雑な手の動きを要求せず，手指の集団開閉や手を振る動きなどを用いる．

## D. 作業療法経過と結果，今後の計画

### 1 作業療法経過

#### a. 前期（開始後4回）

2回目ころまでは，保護者のほうを向いて抱かれたままで作業療法室にいる時間が長かった．徐々に目を合わせるようになり，保護者がそばにいれば，学生の働きかけに注意を向けるようになった．作業療法の実施を試みるが，学生や他児が行っている様子を見ているだけのことが多かった．

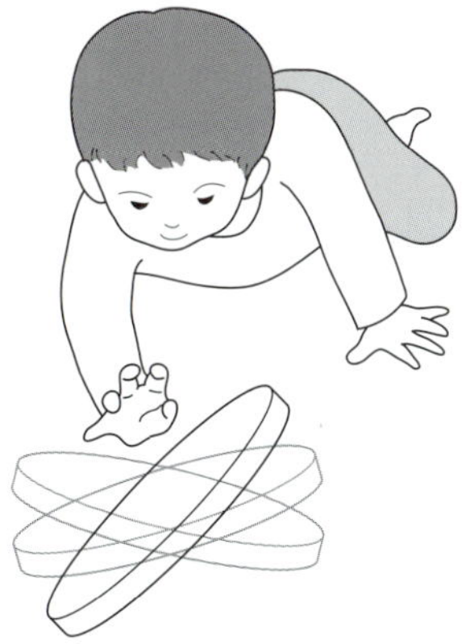

#### b. 後期（開始後8回）

学生や保護者の心理的な支持によって，作業療法内容に取り組めた．

姿勢を支えるために，時々物や大人の手を持ち続けた．トンネル遊びや滑り台でも一緒にかかわるようになった．鈴，モビール，皿が回る様子（図3）に関心をもち，自発的に手を出すことが増えた．

### 2 作業療法結果のまとめ，対象児の変化

乗り物遊びやトンネル遊びでは，前後左右の弱い外力に対して，全身に力を入れて支持性を高め，支持面を変化させることによって姿勢を保持しようとした．

おもちゃ遊びやまねっこ遊びでは物を手掌握りで持っていたが，母指が対立することは稀である．後ろに投げること，叩いて音を出すこと，振ること，両手を合わせて「チョウ，ダイ」と言うこと，拍手が観察された．

### 3 再評価と今後の計画

再評価により，体のバランス，手の機能，興味の拡大に若干の改善がみられた（表2）．

① 歩行獲得は，体のバランス機能向上の通過点であり，保護者の期待が高く，対象児の視野を広げ，活動性を上げるためにも獲得を目指したい．

**図3 おもちゃ遊び**
回転する円盤の動きに興味を示す．円盤を投げて回転させ，その回転を止めようとしている．

② 興味の広がりは，知覚・認知機能と関連し発達するため，対象児と物，物と物の関係の理解を促したい．狭い空間への体の出し入れ，遊具の乗り降り，物の箱への出し入れ，などの内容を考えている．

③ 物を把持し続けることができ始めた．マグカップを保持し水分を摂取すること，ビスケットを持って食べるなどの食事動作に結びつけたい．

## E. 考察および典型的臨床像との比較

一般的なダウン症候群の臨床像は，精神運動発達遅滞，筋緊張低下と心疾患，眼疾患，難聴など，多くの合併症を伴う．また，感情表現が豊かで，情緒的なコミュニケーションは良好である．対象児には合併症が比較的少なく，典型的なタイプといえる．しかし，幼いため性格など後天的な要因により左右される部分は未分化に思えた．

身体のバランスの改善，興味を広げること，手の機能や操作の改善を中心に作業療法内容を考えた．作業療法の前期では，学生の働きかけに関心を向けられるようになり，少しずつ信頼関係が形成された時期であると考えられる．後期では，さらに

信頼関係を深めながら、作業療法内容を実施できた．手の機能には、身体的要素(頭，体幹，肩甲帯，上肢，手指)ばかりでなく精神的要素(興味，知覚・認知，運動企画)が必要である．また、身体の末梢の機能は中枢の機能に依存することから、中枢から末梢へ運動機能の発達を促す必要がある(図4)．対象児の場合、興味の拡大、姿勢調節の改善を同時進行的に行い、わずかではあるがその変化がみられている．手の動きを保障する幹の部分の体幹や肩甲帯の安定性が、リーチを容易にした可能性もある．遊具への関心の広がりが、獲得された手の動きや操作を動機づけたものと考えられる．

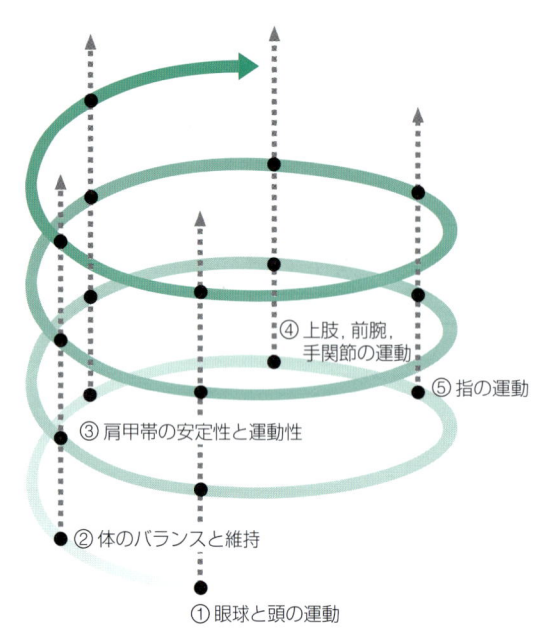

**図4 身体的要素をもとにした手の機能の発達モデル**
番号は5つの身体的要素による運動機能を示す．各番号の機能は、②は①に依存し、③は②に依存するように、らせん的に高い段階になっていく．精神的要素は、同様にこのらせん図に加えることができる．

① 眼球と頭の運動
② 体のバランスと維持
③ 肩甲帯の安定性と運動性
④ 上肢，前腕，手関節の運動
⑤ 指の運動

● 参考文献
1) 池田由紀江：ダウン症のすべてがわかる本．講談社，2007
2) 小西由夏，小松則登：激しい自傷行為が軽減したダウン症の一例―感覚統合の視点から．作業療法 20:234, 2001
3) 鎌倉矩子，山根 寛，他(編)，岩崎清隆：発達障害と作業療法[基礎編]．三輪書店，2001
4) 鎌倉矩子，他(編)，岩崎清隆，岸本光夫：発達障害と作業療法[実践編]．三輪書店，2001
5) Dmitriev V (編)，竹井和子(訳)：ダウン症候群と療育の発展―理解の向上のために．協同医書出版社，1992

---

### 実習指導者からのアドバイス

多くの知的障害の原因は不明であるが、ダウン症候群の場合は、その特徴と染色体検査によって、出産直後に診断ができる．そのため、早期支援が行われるようになり、心疾患をはじめ合併症に対する医学的治療によって、病状が改善され、平均寿命もかなり延びた．療育では、他の知的障害よりもライフスパンにおける対応の経験知が蓄積され、また一般的な知的障害への支援も参考にできる．もし、あなたが初めて臨床に出る際に機会があれば、ダウン症児とかかわらせてもらうとよい．人とのかかわりを素直に喜ぶダウン症児と一緒に何かを成し遂げたときの感情の共有は、経験不足で自信のないあなたにきっと達成感をもたらしてくれるだろう．

しかし、作業療法の個別支援でかかわるダウン症児は、強い自傷行為、自閉的傾向、他の運動障害の合併、育児環境の問題などを重複してもつことが多いため、一律の支援があまり功を奏さない．自閉症児、脳性麻痺児や四肢先天異常児に対する知識や支援の経験を併せて積むことが望まれる．

# VI 幼児期から小学校低学年期の広汎性発達障害
## 感覚調整障害に対する援助を中心に

## A. 対象児のプロフィール

感覚統合発達記録から得られた情報により，対象児のプロフィールを表1にまとめる．

## B. 評価および作業療法課題の抽出

### 1 評価期間

臨床実習における評価は，初回評価は，臨床実習開始後1～2週間以内に，中間評価は，臨床実習中の中間の時点で，最終評価は，臨床実習最終日の2週間前から1週間で行うとよいとされている．

本項では，臨床の変化を追って，7年間の経過を初回・中間・最終・フォローアップ評価として示した．

### 2 評価項目の抽出

抽出した検査は，感覚統合発達記録[1]を一部修正した検査，日本感覚インベントリー[2]（以下，JSI-R），S-M社会生活能力検査[3]（以下，S-M），Soft Neurological Sign検査[4]（以下，臨床観察；CO）を一部修正した検査，人物画知能検査[5]（DAM）の5種類である．対象児の評価のみではなく，両親に関する評価も必要であり，健康関連QOL尺度のSF-36[6]を実施した．

対象児の評価は，両親から現在までの対象児の発達経過，気になっている点，医療機関の情報などを，質問紙を活用して記載してもらい，質問紙をもとにして面接を行い情報の確認を行った．両親との面接は，できるだけ対象児が活動している場面を見ながら行い，両親が気になっている対象児の現象を客観的に把握した（両親の表現と作業療法士の解釈のずれが生じていれば注意する）．質問紙をもとにした発達経過の聴き取りから，対象児の両親の主訴を解釈し，診断名の裏づけになる症状がどのような生活場面で生じているのかを把握し，作業療法の目標や計画に使用する．

育児のストレスから生じる両親の健康状態を把握したのは，両親の健康状態により，対象児の言動に変化が生じるからである．

### 3 評価結果のまとめ，対象児の状態像

評価結果のまとめを表2に示す．

JSI-RとS-M検査はADL項目を包含している．JSI-Rは，感覚統合発達記録とともに感覚調整障害による問題が浮き彫りにされる．検査の1つひとつの項目を読み取りながら，感覚間の問題を解釈していかなければならない．S-M検査は，対象児の所属する環境における自立能力を判定することが可能であり，IQ検査との相関も高い．DAM検査も非言語性IQを把握でき，手の機能や知的レベルを判断するには有用である．

感覚統合発達記録とJSI-Rから得られた情報を，COの検査により，脳内現象が顕在化している対象児の行動にどのように関連しているのかを予測し判断する．

表1 対象児のプロフィール　　　　　　　　　　　　　　　　　　　　　　　　　（初回時の聴き取りからの情報）

| | |
|---|---|
| ①氏名，②年齢，③性別 | ①S.M.ちゃん，②3歳5か月，③男児 |
| ④診断名（障害名）・障害側（部位） | 高機能自閉症（集団適応困難，過度の偏食，感覚過敏） |
| ⑤現病歴および既往歴・合併症 | 1歳くらいまでは，おとなしく手のかからない児であった．<br>2歳ごろに母親が気になったこと：発音不明瞭，話しかけても返事をしない，パニック状態になりやすい．<br>市の3歳児健康診査で「観察の必要性あり」と伝えられ，地域の発達支援センターを数か所紹介された．両親は各センターを調べ，専門職の揃っている当センターを選択し，通園することになった．<br>主訴：①話はするが発音不明瞭で聴き取りにくい．<br>　　　②聞こえているようだが，呼びかけても返事をしない．<br>　　　③ちょっとしたことでパニック状態になり，床に寝ころび，ものを投げ，わめき散らす．<br>　　　④極度の偏食で，決まったメーカーのカップラーメンしか食べない．<br>　　　⑤医療機関で治療がなされず，幼稚園でも受け入れてもらえない．<br>　　　⑥児がパニック状態になると，父親もパニック状態となり，逃げる児を追いかけて叩く． |
| ⑥生活歴 | 日中は母親と妹の3人で生活し，集団に所属していない． |
| ⑦第一印象 | 体格は年齢相応であった．周囲の気配に敏感で，落ち着いて遊べていない印象であった．遊んでいるときに発語はほとんどなかった．爪先立ちで歩いたり，特定のものしか触っていない，臭いを嗅ぎまくる，周囲の音に敏感に反応しパニックになるなど，感覚過敏状態がうかがえた．<br>母親は不安げな様子ではあったが，本児の行動を見守っている状態から，本児をありのまま受け入れている様子がうかがえた．<br>父親は藁をもすがる思いが言動にうかがえ，しつけの問題ととらえている様子であった．社交的な父親であったが，短気な言動がうかがえた． |
| ⑧家族状況 | 30歳代の父親と20歳代の母親，生後1年未満の妹の4人暮らし．<br>父親：母親と10歳年齢が離れていて，家族内では主導権を握っているようであった．<br>母親：父親に従っているようであるが，父親の不在時には子どもたちの行動をありのままに受け入れ，自身の考えに沿ったしつけをしていた．<br>妹：おとなしく，母親にとっては手がかからない． |
| ⑨経済状況 | 自宅は持ち家で，車も両親が1台ずつ保有し，経済的には余裕があり問題はない． |
| ⑩その他の特記事項 | 母親の両親：時々育児の相談や手伝いに来て，母親の心の支えになっている．<br>父親の両親：母親のしつけに関して不満があったようである．<br>近隣の住人が，子育てに口をはさんでくることが時々ある．母親は児の状態を困ったと思いながらも1人で耐えている． |

## 4 作業療法の対象とすべき課題（利点と問題点）

初回評価結果から表3に示す．

## C. 作業療法計画立案

### 1 リハビリテーションゴール

通常学校の特別支援学級に在籍し，集団適応を高めること．

地域の発達支援センターの保育士，発達障害児指導員，言語聴覚士，臨床心理士，作業療法士が，近隣の総合病院小児科と市役所保健福祉課から得た医学情報を参考に，カンファレンスをもって決定している．

### 2 作業療法長期目標

①年齢相応のADL，IADLの自立．
②集団活動で平静さを保つ．

## VI 幼児期から小学校低学年期の広汎性発達障害

**表2 評価結果**

| 評価項目 | 初回時評価<br>[3歳5か月] | 中間評価<br>[4歳6か月] | 最終評価<br>[5歳6か月] | フォローアップ評価<br>[5歳6か月～10歳] |
|---|---|---|---|---|
| JSI-R | 前庭覚，触覚，固有覚，聴覚，視覚，味覚項目で過敏症状（＋＋） | 前庭覚，触覚，聴覚，視覚，味覚項目で過敏症状（＋＋） | 触覚，聴覚，視覚，味覚項目で過敏症状（＋） | 聴覚，視覚，味覚項目で過敏症状（＋） |
| | 外的刺激に対して攻撃しパニック状態になる． | 外的刺激に対してパニック状態になるが攻撃はしない． | 条件を付けて，外的刺激を受け入れる．パニック現象が少なくなった． | 外的刺激を受け入れられるようになり，集団内での突発的な出来事にも，我慢している様子がうかがえる． |
| | 赤ちゃんの泣き声，テレビの音を嫌い，叩きに行く． | 赤ちゃんの泣き声，テレビの音を嫌い，テレビは電源を切ってしまう． | 赤ちゃんの泣き声は我慢できるようになり，テレビは番組を選んで見るようになった． | 聴覚過敏は，我慢して耐えられるようになっている． |
| | シャンプー，お風呂，洗顔，歯みがき，手洗いなどすべて拒否． | 手洗い，お風呂が大丈夫になった． | 清潔動作が可能となってきた． | 学校での清潔動作は問題なし． |
| | 衣服は決まった材質の決まったものしか着られなかった． | 衣服はタグを外せばどのような材質でも着られるようになった． | 衣服へのこだわりが減少． | どのような衣服でも着られる． |
| | eye-contact（−） | eye-contact（±） | eye-contact（＋） | 問題なし． |
| | 視覚情報で気が散りやすかった． | 視覚・聴覚情報で気が散りやすかった． | 視覚・聴覚情報に注意を向けられるようになってきた． | 1年生のときは行事の参加が困難であったが，学年が進むに従い問題が少なくなってきている． |
| | 偏食が強く，決まったメーカーの決まったカップラーメンのみ食べられた．水も飲めなかった． | 偏食は多いが，時々水を飲むようになってきた． | 味の濃い唐揚げ，ポテトフライであれば食べられるようになってきた． | ハンバーグ，味噌汁なども食べられるようになり，現在は，普通の濃さの味にも慣れ給食は完食できるようになっている． |
| | 暑いときはクーラーの前で涼むことが頻繁． | 遊んで汗をかくようになり，クーラーの前で涼むことが多かった． | 汗をかくようになり，タオルで汗をぬぐうようになった．クーラーの前に行くことが少なくなった． | 教室内の温度で生活できるようになっている．衣服の調節も可能になっている． |
| | 歩くことを嫌い，室温の一定な車での移動でないと外出できなかった．外出しても車内で待っていた． | 外出は母親の車であるが，好きな買い物に限り，店内に行けるようになった． | 外出が楽しくなり，買い物も楽しめるようになり，我慢もできるようになった． | 1年生のときは集団登下校ができず，母親の車で往復し，2年生から登校は集団で，下校は母親の車で行い，現在は集団登下校が可能になっている． |
| S-M | SQ＝59（SA＝2歳2か月）<br>周囲と交わることを避けている印象． | 特定の大人であれば交流可能になった．しかし同年代，年下の児とは交わらない．おとなしい年上の女児であれば交流可能． | SQ＝70（SA＝3歳10か月）<br>特定の環境内にいる人であれば交流可能．女児であれば交流可能． | SQが正常児の下限に到達している． |
| | 排泄自立（−）<br>フォークのみ使用． | 排尿（＋），排便（−）<br>スプーン，フォークを使って食べる． | 排泄自立（＋）<br>スプーン，フォークを使って時間内に食べる． | 排泄自立（＋）<br>1年時はフォークを使っていたが，お箸を使って食べるようになっている． |
| | 自己統制不可． | 短時間であれば我慢できるようになった． | 理由を述べて我慢できるようになった． | 友達の気になる行動に関しても我慢できている様子である． |
| | 好きな電車を走らせて遊んでいた． | ブロックなどで工夫して遊ぶようになった． | 机上ではさみや糊を使った工作を行えるようになった． | 学習上の困難は最小限になっている様子． |

(つづく)

表2 評価結果（つづき）

| 評価項目 | 初回時評価<br>[3歳5か月] | 中間評価<br>[4歳6か月] | 最終評価<br>[5歳6か月] | フォローアップ評価<br>[5歳6か月〜10歳] |
|---|---|---|---|---|
| CO | | | | |
| 筋緊張状態 | 低緊張で全身がクタクタとしていた．姿勢保持時間が5秒程度で横になった． | 低緊張であるが，姿勢を保持している時間が長くなってきていて，座位でも遊べるようになってきた．まだ横になって遊んでいるときもあった． | 抵抗運動が可能となり，姿勢保持時間が長くなり，横になって遊ぶことはなくなった． | 授業中，いすに座って姿勢を崩したりしていたが，2年生くらいから，しっかりと座っていられるようになり，3年生くらいから問題視されることがなくなっている． |
| 反射反応 | ATNR(+), STNR(+), 連合反応(+), 立ち直り反応(±) | ATNR(±), STNR(±), 連合反応(±), 立ち直り反応(±) | ATNR(±), STNR(±), 連合反応(±), 立ち直り反応(+), 平衡反応(±) | ATNR(−), STNR(−), 連合反応(±), 平衡反応(+) |
| 歩行状態 | 足底全体を接地してペタペタとした歩行で，楽しいときは尖足で歩いているが不安定． | 足底全体を接地した歩行が減少したが，尖足歩行はあり，歩容が不安定でフラフラしている状態であった． | 尖足歩行はみられなくなり，走ったりして安定した歩行となる．スキップは未熟であるが，行おうとしていた． | 歩行，走行，スキップなど，健常児同様に行えるようになっている． |
| 利き側 | 不定 | 右利き | 右利き | 右利き |
| 発語 | 不明瞭で早口なため，理解困難であった．返事ができなかった． | 不明瞭で早口であるが，人に伝えようとする意識が芽生え，周囲にわかる言葉が増えてきた．返事をするようになった． | やや早口であるが，かなり聞き取れるようになった．表現力が豊かになり，感情をこめた会話が可能になった． | 丁寧に話すようになり，会話がしっかりと成り立つようになっている．抽象的な表現も可能になってきている．作文が可能． |
| 協調動作 | 両側同時動作がほとんどであった． | 左右別々の動作をするようになった． | 左右協調的な動作になった． | 学習上最低限のことが可能になっている． |
| DAM | 描画不可 | なぐり書き程度 | 3歳10か月 | 全身像が描けている． |
| SF-36（母親） | うつ状態<br>不安で，何もできない状態． | 軽度のうつ状態<br>対象児にとって何が正しい育児か模索していた状態． | 正常状態<br>特技を生かして対象児の記録を残すようになってきていた． | 正常状態<br>特技を生かして職業についている．障害児の指導も行っている． |

③集団登下校が可能になる．
④偏食が改善する．
⑤父親とその両親の理解度が高まる．

### 3 作業療法短期目標

①座位で遊べる時間を長くする．
②パニック状態を軽減する．
③発音の明瞭さを高める．

　作業療法の短期目標は，対象児の両親の主訴に対する改善を目的とする．

### 4 作業療法内容

- 短期目標①に関して：主に固有覚・前庭覚が入力されやすい遊びを展開する．対象児がかかわろうとした遊具をきっかけに，楽しめる遊びに展開し，感覚を入力し，感覚適応能力を高めていく．たとえば，ボルスタースイングに興味をもち，触れている状況があったとき，遊具を床すれすれに下げておき，揺れる恐さを軽減できる設定にし，対象児が取り組める配慮をする．
- 短期目標②に関して：対象児の行動を規制することなく，受け入れる姿勢を示し，遊びを教えてもらう態度で接し，話し合いがもて，交渉できる状態にしていく．いつもこの姿勢を崩すことなく接していくことで，信頼関係が生まれ，交渉可能となる．

表3 作業療法の対象とするべき課題：初回評価時（3歳5か月）

| | 利点 | 問題点 |
|---|---|---|
| ①心身機能 | #1 1人で歩き動き回れる．<br>#2 発語がある．<br>#3 おとなしい子である． | #1 歩くことを嫌う．<br>#2 発語不明瞭で聴き取りにくい．<br>#3 生理的に未熟状態である（感覚調整障害）．<br>#4 寒暖の身体調節が困難な状態．<br>#5 外的刺激に敏感である．<br>#6 床に寝ころんで遊んでいる．<br>#7 ADLの未自立が多く，しつけにくい状態である．<br>#8 水分を摂取しない． |
| ②活動 | #1 好きな環境と嫌いな環境が明確．<br>#2 カップラーメンならば食べてくれる．<br>#3 1人で好きなように遊んでいる． | #1 種々の場面での適応困難．<br>#2 極度の偏食．<br>#3 頻繁にパニック状態になる．<br>#4 呼びかけに反応しない．<br>#5 遊びが偏っている． |
| ③参加 | #1 母親の車であれば外出する．<br>#2 外出しても車内で待っている． | #1 エアコンを使用しないと車内にいられない．<br>#2 集団参加が困難で受け入れ先がない． |
| ④環境因子 | #1 父親は自宅にいる時間が少ない．<br>#2 母親の両親が相談役になっている．<br>#3 経済状態良好 | #1 父親の両親の理解が得られない．<br>#2 母親がうつ状態にある．<br>#3 父親が対象児の状態を見ていられない． |

- 短期目標③に関して：対象児が好んで遊ぶ場面で，作業療法士ははっきりした発音で，内容は単純にして話しかける．話しかけながら対象児の反応を読み取り，複雑な内容へと進めていく．

## D. 作業療法経過と結果，今後の計画

### 1 作業療法経過

#### a. 初期（3歳5か月〜3歳11か月）

対象児は種々の感覚において過敏な反応を示し，不用意な刺激に対して恐怖感をいだいていた．その結果が対人交流を停滞させ，対象児をありのまま受け入れてくれていた母親との交流のみが許せる範囲の状態であった．対象児との信頼関係を樹立してからでないと作業療法の展開は困難と感じ，対象児をありのままの状態で受け入れて，距離を縮めていった．

短期目標①の達成に，遊具の種類，場所，高さに着目した環境設定を行い，電車の玩具を媒体にして，重い家具を押したり引いたり，揺れ動く遊具とかかわれるようにした．その結果，体幹筋の緊張度合いが増し，立位姿勢が安定し，座位で遊ぶ時間が長くなった．非対称性緊張性頸反射（asymmetrical tonic neck reflex; ATNR），対称性緊張性頸反射（symmetrical tonic neck reflex; STNR）の出現も軽減し，四肢と分離した体幹の動きとなった．触覚–固有覚–前庭覚の統合が促進されてきて，座位の安定性と耐久性が増してきた．

母親は対象児の予後予測がたたず，育児・家庭の雑事に追われうつ状態であったが，対象児が座位で遊ぶ時間が増えてきたため希望がもてるようになり，笑顔が多くなっていった．

#### b. 中期（4歳6か月〜5歳6か月）

座位での活動が増し，手を使った他の遊びも取り入れて，遊びの範囲が広がった．遊びの範囲が広がったことで，周囲の大人の行動に興味をもち，模倣が始まった．手を工夫して使い出して自信ももち，活発な遊びへと展開していった．作業療法士の促しにも応じ，遊びの際に他動的刺激を加え

られるようになった．他動的刺激は感覚の識別能力を促進したが，不意打ちの外的刺激に対しては攻撃的であった．対象児との信頼関係を確立できている大人であれば，話し合いに応じたため，パニック状態を生じることは少なくなってきた．理解力が高まったためとも考えられる．

母親は，人的・物理的環境を調整すれば対象児の行動変容が生じることを体得し，将来のために何かをしようと考えられるようになってきた．父親は，以前に比べて対象児の家庭での行動に落ち着きが出てきているように感じ，母親とともに発達支援センターに来所するようになってきた．作業療法士は対象児の行動変容に関して説明をし，対応方法を指導し育児の協力を依頼した．

### c. 後期（5歳6か月〜7歳6か月）

自発的な活動が増し，自律神経系が促進され，体調が整い始めてきた印象をもつ．感覚調整障害による日常生活の動作の未自立や滞りは，対象児と話し合いながら交渉して取り組めるようになったため，普段の生活において同年代の児に比べると遅れてはいるものの，自立度が増し，就学に向けてしつけられるようになってきた．発音は全身の筋緊張状態の改善により不明瞭さが軽減し，以前よりはっきりと話せるようになり，感情表現も交えて会話が可能となってきた．

母親は，主訴の改善がみられるようになってきたため，対象児の就学とともに自由時間を有効に使う計画を練っていた．父親は，対象児が気になる行動をとっても受け入れられるようになり，家庭が穏やかになった．

## 2 作業療法結果のまとめ，対象児の変化

表2の中間評価と最終評価に示した．

## 3 再評価と今後の計画

再評価は，対象児の回復の進捗状況に応じて，6か月後と1年後に行った．就学していたため，長期の休暇を利用して行うことにした．その間に問題が生じた場合，そのときにフォローアップすることにした．小学校3年生以降は，1年ごとのフォローアップになっている．

今後の計画は，周囲の環境を見据えて自分で考えて行った行動の結果を話し合い，修正していく方向で考えている．また，年齢相応の生活自立度を高めるために，問題が生じたときの解決方法を，両親，小学校の担任教師とともに話し合っていくことを考えている．

## E. 考察および典型的臨床像との比較

対象児の両親の主訴を解決するために，作業療法評価を行い実践してきた．発達支援センターのスタッフと情報を共有し，小学校入学後は担任教師と連絡をとりながら経過を追った．

幼児期は，感覚調整がうまく働いていなかったため，ADLすべてにおいて困難を生じ，しつけにくい状況にあった．しかし一般的にはしつけの問題ととらえられ，母親はうつ状態に追いやられていった．3歳児健康診査で「要観察児童」とされ，発達支援センターで人的・物理的環境調整をしながら，保育と作業療法が行われた．

学童期の低学年時期は，小学校と連絡を密にして，対象児が集団適応していくための方法をともに考え，対応策を練り，長期休暇時には集中的に作業療法を行ってきた．学童期の後半になって対象児の状態が安定してきたため，フォローアップ相談に切り替えている．

高機能自閉症児は，知的発達に問題がなく，言葉の遅れがあり，不器用で，いくつかのこだわり症状をもち，感情表現の理解が不十分で社会適応において問題が生じるといわれている[7]．

対象児の幼児期はS-M検査から判断すると社会性を必要とする知的能力は59％から70％と発達していて，就学してからは正常の下限に位置して

いた．アイコンタクトは幼児期後半くらいから生じてきて，対人交流においても改善がみられてきている．感情表現を交えた交流も可能になってきている．こだわり症状は食事と聴覚で生じていたが，徐々に改善している．

　高機能自閉症であっても症状の改善が促され，症状は決して固定化するものでないことがうかがえる．幼児期からの対応は，脳の可塑性に満ちている時期であり，質的に高い対人交流が促されやすいと考える．今後，青年期を迎え，どのような問題をかかえるのか，ともに考えていかなければならない．

●引用文献
1) 佐藤　剛(監修), 永井洋一, 浜田昌義(編)：感覚統合Q&A. pp179–190, 協同医書出版社, 1998
2) 太田　篤：JSI–R, JSI 研究プロジェクト, 2002 http://atsushi.info/jsi/index.html
3) 三木安正(監修), 旭出学園教育研究所, 日本心理適性研究所：新版 S–M 社会生活能力検査手引き. 日本文化科学社, 1980
4) 前掲書 1), pp75–77
5) 小林重雄：グッドイナフ人物画知能検査ハンドブック. 三京房, 1991
6) 福原俊一, 鈴鴨よしみ, 尾藤誠司, 他：健康関連 QOL 尺度 SF–36 日本語版マニュアル Version1. 2. パブリックヘルスリサーチセンター, 2001
7) 小枝達也(編)：ADHD, LD, HFPDD, 軽度 MR 児保健指導マニュアル. pp22–26, 診断と治療社, 2002

## 実習指導者からのアドバイス

　幼児期の集団適応困難状態を，対象児との信頼関係を確立しながら対応することで，就学してから徐々に集団適応していくことが可能となった．

　この対象児の場合，集団適応困難状態を感覚系の調整が滞っている現象としてとらえたことが，対象児には適切であった．集団適応困難な場合，対策として，とにかく小集団に所属させて様子をみるという方法で何とかしようということが多い．また，暦年齢が 3 歳だから集団に所属させなければならないと判断してしまう場合がある．しかし，子どもの場合，暦年齢よりも発達年齢を考慮して，集団所属を考えたほうがよい．両親も暦年齢を重要視しがちであるが，子どもにとっては無理に集団参加をしなくてもよいと考える．感覚調整がうまく働いていない場合には，生理的現象を発達させられる時期に対応することが望ましい．高次脳の現象に焦点を当てる前に，皮質下レベルの状態にも視点をおいて対応することが望まれる．

　なお，評価項目の選択にあたり，対象児が成長するに従い必要となる検査項目を選択しておく．作業療法士と信頼関係を保ちながら，実施可能な検査を実施する．実施できなかった検査は，なぜ不可能であったかを記載しておけば，それも重要な資料となりうる．

　発達領域の作業療法とは，子どもの発達について親御さんや教育者が何かしら気がついた時点で始まる．ゆえに予後予測が重要であり，それに基づいて検査を選択する必要がある．本項ではこの対象児の経過を長いスパンで示しているが，それはこのような流れを知ったうえで，実習でかかわる時期の部分を読んでいただきたいからである．

# VII 広汎性発達障害（学齢期）：小学校生活の適応にアプローチしたケース
## 学習環境調整の援助を中心に

## A. 対象児のプロフィール

対象児のプロフィールを**表1**にまとめる．

## B. 評価および作業療法課題の抽出

### 1 評価期間

評価期間は臨床実習開始後の2回であった（1回60分）．

**表1 対象児のプロフィール**

| | |
|---|---|
| ①氏名，②年齢，③性別 | ①A.I. ちゃん，②6歳2か月，③男児 |
| ④診断名 | 広汎性発達障害 |
| ⑤現病歴および既往歴・合併症 | 妊娠中は問題なく吸引分娩にて病院で出産，2,642gであった．3か月健診は問題なし．定頸3か月，寝返り5か月，ただし右上肢は抜けないことがあった．前方への座位8か月，10か月のころ，座位不安定で後方へ倒れた．腹這いは可能，ずり這いは不明．喃語なし．人見知りなし．アレルギーなし．幼稚園で視線が合わない，コミュニケーション困難，パニック状態になると手に負えないなどの理由から医療機関を紹介され，5歳のときに広汎性発達障害と診断された． |
| ⑥生活歴 | 幼稚園では友達と遊ぶことができず，1人で遊んでいた．就学相談を受けた結果，特別支援学級と判定され，入級となる．現在特別支援学級1年生である．授業が終わり下校後，ほぼ毎日1人で決まったテレビ，絵本などを見て床で寝て過ごしている．外出や児童館には行きたがらない．予定が変更されるとパニック状態になり，感情のコントロールがつかない．小学校に通い始めるものの授業に参加できず，母親の希望もあり当施設の心理療法と作業療法が開始された． |
| ⑦第一印象 | 小学校1年生の子どもと比べると小柄で，体の線も細い．ぎこちなさを感じる．あいさつしても目線は合わない．一方的に話し出す．こちらから質問しても的確に答えられない．興味がなくなると表情が乏しくなりその差が激しい．変更されるとパニックになり我を通そうと寝転んで泣き，切り替えに時間がかかる．興味ある電車のおもちゃで遊び始めると指示や周囲の環境に無関心となる．バランス遊びを促すと「できない」と拒否する．「何時に終わるの」，「もうおしまい」，「あと何回やれば終わりなの」と，させられることに対して警戒心が強い． |
| ⑧家族状況 | 3人家族．母親は専業主婦である．父親は会社員で，残業が多く休日も出勤することが多い．しかし休みのときは可能なかぎり子どもと外出しかかわっている．1人っ子で手厚く育てられ，やや過保護な傾向もみられる．両親ともに前向きな態度であるが，小学校に入学し新生活に向けて不安感をいだいていた． |
| ⑨経済状況 | 経済的に特に困っていることはない． |

表2 評価結果

| 評価項目 | 初回評価[作業療法開始時] | 再評価[作業療法開始時から10週目] |
|---|---|---|
| 筋緊張 | 屈筋群，伸筋群ともに筋緊張低下<br>翼状肩甲(+) | 初回とほぼ同じ． |
| 同時収縮 | 上肢筋群，頸筋群ともに非常に劣る． | 上肢筋群，頸筋群ともにやや劣る． |
| 感覚統合機能(臨床観察の一部を掲載) | 片足立ち：開眼2秒，閉眼不可<br>腹臥位伸展姿勢：2秒<br>背臥位屈曲姿勢：3秒<br>非対称性緊張性頸反射(ATNR)：非常に劣る<br>対称性緊張性頸反射(STNR)：非常に劣る<br>立ち直り反応：横転時，頭部と体幹の分離性が未熟<br>眼球運動<br>　追視：やや劣る<br>　サッケード：非常に劣る<br>タンデム歩行：不可<br>スキップ：非常に劣る<br>ギャロップ：非常に劣る | 片足立ち：開眼11秒，閉眼7秒<br>腹臥位伸展姿勢：19秒<br>背臥位屈曲姿勢：12秒<br>非対称性緊張性頸反射(ATNR)：やや劣る<br>対称性緊張性頸反射(STNR)：やや劣る<br>立ち直り反応：横転時，頭部からの起き上がりがみられる<br>眼球運動<br>　追視：やや劣る<br>　サッケード：やや劣る<br>タンデム歩行：ゆっくりであるが可能<br>スキップ：やや劣る<br>ギャロップ：正常 |
| ADL(特に食事，更衣) | 食事：手に食べ物が付着するとパニック状態となり，しばしば離席．<br>更衣：靴の着脱はあぐら座位にて時間がかかる． | 食事：離席なし，パニック状態もほとんどみられなくなった．<br>更衣：靴の着脱は立位にて片足をあげて可能． |
| 遊び | 遊び：1人遊びが多い．電車や絵本などの限定された興味．運動遊びは不十分． | 遊び：1人遊びになることもあるが，人とかかわりながら運動することに関心が出てきた． |
| 学習面(座位保持，書字) | 座位保持：座位姿勢の崩れが著明．介助してもすぐ崩れる．円背姿勢．仙骨すわり(+)．体幹の保持機能低下．<br>書字：4指握り．母指と示指の間で挟むように鉛筆を把持する．筆圧はかなり高い． | 座位保持：座位姿勢の崩れはみられるものの声かけで修正可能．坐骨結節支持(+)．<br>書字：鉛筆自助具にて動的3指握り．高い筆圧は軽減傾向． |
| 自己効力感 | 運動に対する自己効力感は低く，不安で自信がない． | 運動に挑戦する場面もみられ，自己効力感が高まり自信を得てきた． |

## 2 評価項目の抽出

　特別支援学級に在籍し小学校生活を送り始めた広汎性発達障害の6歳の児童である．今後予想される学校生活場面での本児の問題点を抽出し，教師の指導に結びつくような支援を検討する．感覚の偏りや運動機能が学習面や遊び，集団適応にどう影響を及ぼしているのか検討する．実際に学校訪問し評価する．

## 3 評価結果のまとめ，対象児の状態像(表2)

- 運動機能：上下肢，体幹とも低緊張で同時収縮の弱さがみられる．バランス機能は，原始反射が残存し前庭感覚の問題からくるバランスの稚拙さが見受けられる．注視，追視などの眼球運動はスムーズさに欠け，目と手の協応性が低下している．
- 感覚機能：目に入ったものにすぐ反応し視覚優位である．視覚的情報に左右されやすい．聴覚は特に問題はなし．触覚は足，手，背中に過敏性を示し，触覚防衛反応が認められ，集団参加の拒否，パニック状態や多動の誘因となっている．味覚，嗅覚の異常は認められない．
- 認知機能：駅名，キャラクターの名称などの短期記憶は優れているが，興味があるものとないものとの差が大きい．運動企画能力や行為の順

表3　作業療法の対象とすべき課題

|  | 利点 | 問題点 |
|---|---|---|
| ①心身機能 | #1 知的能力良好<br>#2 視覚の情報処理が優位 | #1 低緊張・同時収縮の低下<br>#2 バランス機能の低下<br>#3 触覚防衛反応<br>#4 眼球運動の低下 |
| ②活動 | #1 生活習慣パターンは確立<br>#2 好きな遊びは集中し持続できる | #1 コミュニケーションは不十分<br>#2 食事は触覚防衛反応により不安定<br>#3 着替えは介助を要し時間がかかる |
| ③参加 | #1 家庭内では比較的安定している<br>#2 近所に同年代や上級生の友達が多い | #1 授業の参加が不十分<br>#2 放課後は家で閉じこもる<br>#3 予定を変更するとパニック状態になる |
| ④環境因子 | #1 両親ともに協力的である<br>#2 教師との関係は良好<br>#3 近所に公園，児童館の施設がある | #1 祖父母が遠方で生活<br>#2 母親をサポートするネットワークが少ない |

序性🔑は拙劣である．見通しなどの時間の概念も乏しい．予定が急に変更になるとパニック状態になる．

- 対人関係：相手の話が聴けず，一方的に話す．声をかけても目線が合わない．共感，相手の立場の気持ちの理解が困難である．同年代の子どもとの交流は難しく1人になることが多い．
- 遊び：1人遊びが多い．身体を使っての遊びは好まない．静かに好きな本を読み，電車のおもちゃで遊ぶのが好きである．同年代の友達との遊びは少ない．会話も一方的になることが多く，噛み合わなくなると他児のほうから離れていく．
- ADL：更衣は，衣類の素材に敏感で，シャツ，靴下の着替えに時間を要する．食事は食べ物が手につくのを嫌がり，感情的になり中断してしまう．全般的に時間がかかる．
- 学校生活：机上での座位姿勢は崩れやすく不良である．鉛筆の把持は4指握り🔑で筆圧が高く，机からこぶしを浮かせて書く傾向がある．ひらがなの文字の習得は向上しない．給食の時間は，手にベトつく触感（ベトベト感）などを嫌がり，手洗いなど席を離れ落ち着かない．食べ終えるまでに時間がかかる．体育は参加せず傍観していることが多い．
- 母親：本児が自宅にこもることが多いため体操教室に通わせているが，課題のレベルが高く，ストレスになっている．

## 4 作業療法の対象とすべき課題（利点と問題点）

作業療法の対象とすべき課題を列挙し，表3にまとめる．

## C. 作業療法計画立案

### 1 リハビリテーションゴール

医師，臨床心理士，作業療法士，言語聴覚士によるカンファレンスでは，コミュニケーション力を伸ばし集団参加の適応力の向上をはかる．母親には障害特性を理解してもらい，適切なかかわり方を指導していく．

### 2 作業療法長期目標

学習環境をサポートし学校生活の適応をはかり，より安定した学校生活を維持していく．

## 3 作業療法短期目標

①バランス能力の向上
②触覚防衛反応の改善
③書字・はさみ操作の技能の向上
④運動に対する自己効力感の向上
⑤母親へ適切なかかわり方の検討

## 4 作業療法内容

### a. バランス運動遊び

- 目的：遊びや体育などの教科学習につなげるためのバランス能力の向上
- 方法：作業療法室のプレイルームでトランポリン，スクーターボードの遊具を使用しバランス反応を促していく．
- 手順：本児の両手を持って介助しながら行う．徐々に，1人でのジャンプ，ボールを投げながらのジャンプ，作業療法学生（以下，OTS）と一緒にジャンプすることを促していく．スクーターボードも同様に段階づけて行う．
- 留意点：トランポリンからの落下の危険性に配慮する．スクーターボードへ立ち乗りしての転倒に留意する．

### b. 触覚遊び

- 目的：触覚防衛反応の改善を通した，手指の操作性の向上や対人交流の拡大
- 方法：作業療法室のプレイルームで，ボールプール，小麦粉粘土，ブラックボックス（さまざまな素材の球を触って取り出す）を使用する．
- 手順：最初はボールプール，小麦粉粘土，ブラックボックスの3種目は同時に行わず，本児の状態を見ながら順次追加していく．3種目とも本児のペースに合わせて，能動性を促していく．おもちゃ探しやかくれんぼの遊びを通して，触覚入力の調整をはかりながら段階づけて行う．
- 留意点：ボールプールでは大きな声をあげたり，ボールを投げたり，騒がしくしない．静かにゆっくり始めるように心がける．

### c. 書字・はさみ操作の指導

- 目的：書字・はさみ操作の技能の向上
- 方法：作業療法室で鉛筆の自助具を作製しフィッティングを行う．個別室でいすに座り机上で書字・はさみ操作の指導を行う．
- 手順：鉛筆自助具で白紙に自由に，なぐり書きから始める．順次，縦線，横線，円形をなぞるなどの段階を踏み，ひらがなを書く練習を行う．はさみは2cm幅の短い紙を切るところから始める．次に縦線に沿って切る，円形を切るなど段階づけて行う．
- 留意点：はさみ操作時，指を切らないように配慮する．

### d. 特別支援学級の情報収集と訪問

- 目的：学習環境の調整
- 方法：実際に小学校を訪問する．授業場面を観察する．
- 手順：授業に支障をきたさないように教室の後方で授業参観する．終了後に教師と面談し，指導の方法を聞き情報を収集する．
- 留意点：訪問前にあらかじめ本児に訪問をすることを伝え，不安を与えないようにする．

## D. 作業療法経過と結果，今後の計画

### 1 作業療法経過

#### a. 初期（開始後3週間）

急に予定を変更をしないように本児とラポールを築くように心がけた．開始当初は自由遊びを中心にかかわった．トランポリンに乗ることを怖がって拒否したため，手をつないでトランポリンに誘導し一緒に座ることから始めた．次に好きなおもちゃを持って，トランポリン上でバランスを崩さな

いように座っておもちゃで遊んだ．黙々と1人で遊ぶ様子でOTSとの会話はなかなか成立しにくかった．OTSが本児の両手を持ち支えながら立ててジャンプすることを促した．スクーターボードはボード上で腹這いになる飛行機姿勢になることを嫌がったためボードにブロックを載せ，またいで座り両脚でこぐ探険ゲームの遊びを行った．ボールプールの中に入る際は本児のペースに合わせて見守りながらかかわった．最初は警戒し緊張していたが，好きな青色のボールを数え始めると，ボールプールの中に自力で入ることが可能となった．

鉛筆の握りは4指握りで，示指DIP関節を過伸展させ過剰な力が入り筆圧は高かった．そこで鉛筆の柄を太くするため鉛筆の自助具を作製した．母親にも協力してもらい，家庭でも自助具で練習してもらった．

### b. 中期（開始後4～6週目）

トランポリンは徐々に自力でジャンプが可能となり，「トォッ！」，「ヤァッ！」と発し笑顔がみられ，自信が観察された．時折本児からOTSと一緒にジャンプしたいと誘ってくるなど意思表示がみられた．スクーターボードは，スロープ滑りは嫌がったが，床で飛行機姿勢になり両手で漕ぎ体幹伸展保持が持続するようになった．ボールプールは，中におもちゃを隠し，潜って探して遊び，過敏な様子はみられなくなった．小麦粉粘土では，素手でこねたりしたが，ベトベト感は苦手で興奮気味となり感情のコントロールはまだ十分でなかった．本児を床に背臥位に寝かせ，大きめの厚いクッションを用い，OTSが本児の全身を覆って軽く圧を加えると，心地よさそうに静かにしている場面がみられた．ブラックボックスは箱の中に手を入れ球に触れることは抵抗を示したが，何回か促すと「つぎ，やる」と言い，緊張しながらも静かに触れることが可能となり何回もチャレンジした．並行して母親には触覚防衛反応へのかかわり方を助言した．

書字指導は本児の手関節部を介助しながら運筆の練習をした．線をなぞる課題も取り入れ目と手の協応を促した．母親から家庭での使用状況を聴取し自助具の形状の微調整を行った．

5週目に実習指導者とともに学校訪問した．午前に授業参観する機会が得られた．書く場面では，鉛筆自助具を使用しており筆圧は以前ほど高くはなかったが，ノートのマス目から字がはみ出ていた．休み時間にグランドに行くため，玄関で靴を履き替えていると，本児の周辺で他児がばたばたと通り過ぎて行き，かなりストレスがかかっており，玄関に行くのを嫌がり集団行動の遅れの原因となっていた．

教師との面談から，書くとき，ノートのマス目から字がはみ出るとのこと，座位姿勢は崩れやすいが，作業療法開始前と比べ徐々に改善しているとのことであった．靴の着脱，体操着の着替えが緩慢であること，以前は体育授業に参加しなかったが，場面によって参加するようになったと語られていた．

### c. 後期（開始後7～9週目）

学校での本児の様子と教師からの情報をふまえ，学校生活への具体的な支援を視野に入れて検討することとし，作業療法室で学校生活のシミュレーションを行った．玄関で，あぐら座位で靴を履き替えておりかなりの時間を要し行動の遅れの原因となっていた．そこで，まず靴の踵部にリングの自助具を作製し履きやすく工夫した．次に上靴を毎回持参してもらい，実際に片足で履き替える練習を行った．片足で靴を履く動作が徐々にできるようになり履き替えの時間が短縮された．登校時の配慮点や介助するポイントを母親に説明しながら，具体的なかかわり方の助言を行った．

トランポリンは，一回転しながらジャンプすることも可能となった．そこでOTSとのかかわりを意識しながら行った．トランポリン上でキャッチボールしながらOTSと徐々に会話できるように

なった．スクーターボードではスロープ滑りを促すと，積極的ではないが少し考えたのち，「ちょっとだけやってみる」と挑戦する発言もあった．

書字指導は授業で使用している同じノートを用意して，OTSは本児の手関節を介助し，ひらがなをマス目からはみ出さないようになぞる練習を行った．前腕部を机に着けて書くことが可能となり，はみ出さなくなり，運筆のコントロールが良好となった．

### 2 作業療法結果のまとめ，対象者の変化

筋緊張は低緊張傾向であったが，同時収縮は向上してきている．バランス反応は開始当初は立ち直り反応など不十分であったが，最終評価時では自力でジャンプするなどバランス反応は改善した．また体幹伸展保持も向上し，授業中の座位保持時間も延び，座位姿勢が改善傾向にある．靴の着脱はあぐら座位から片足立ちで履き替えることが可能となりスピードも向上した．これに対し体育などの集団で行うダイナミックな運動に要するバランス機能は十分とはいえないので，今後もさらなる作業療法の継続が必要である．

触覚防衛反応は，触られることを嫌がっていたが，給食時に手に着いた場合でも，ベトベト感に抵抗なく順応できるようになり，食事が安定してきた．

書字は，作製した鉛筆自助具を使って3指握りとなり過剰な力は軽減し，運筆のコントロールは良好となった．筆圧は初回時に比べて改善した．学習ノートのマス目からはみ出さないように，ひらがなが書けるようになった．

### 3 再評価と今後の計画

再評価により，バランス反応の向上と感覚防衛反応が改善し，更衣（靴，体操着など），書字，はさみ操作などの学校生活で必要とされる技能の向上が確認された（表2）．

今後予定している学校支援の要点を以下にまとめる．

① 体育：ボール活動，マット運動など本児が苦手とする運動課題を取り上げ，段階づけて動作指導，介助方法を検討していく．
② ランドセル：教科書，ノート，配布プリント，連絡帳など煩雑に入れられており，取り出す際遅れの原因になっていた．色分けしたケースファイルを活用し視覚的に整理しやすいように検討した．
③ 筆箱：鉛筆がたくさんあり，机から落としたり，なくしたりしているとのことで，必要最少限の本数にした．自助具が筆箱に入らないので，筆箱を一部改良することとした．
④ 定規：線を引くときに定規が滑るとのことで，自助具を作製する．
⑤ 音楽：鍵盤ハーモニカが机上で滑るので，机に滑り防止マットをしき固定する．鍵盤の「ド」に緑印のシールを貼り，視覚的に呈示する．

学用品の改良，自助具導入を計画し，作業療法室で学習のシミュレーションをし，技能獲得に向けて適切な支援を行う．本児の遂行の完成度を見計らって，再度，学校訪問し，実際の授業場面で教師と連携をはかりながら学習環境を整えていく．

## E. 考察および典型的臨床像との比較

本児は，公立小学校の特別支援学級に在籍している広汎性発達障害の1年生の男児である．小学校入学後，学校生活という新しい生活習慣でかなりのストレスを受けていた．広汎性発達障害の特徴に，前庭系からくるバランスの不良，感覚防衛反応などの感覚統合上の問題をもつことが文献からも指摘されている．本児も，給食時に安心して食べられない，体育などの集団に入ることができない，手指操作性の稚拙さなどに触覚防衛反応が関係していた．また前庭系を中心とするバランスの未熟さから，運動課題が困難であった．これら

の問題点に対して，感覚統合的なアプローチを取り入れたことは一定の効果があったと考えられる．併せて，学用品を改良し，自助具を作製し適合させることで，本児の能力を最大限活かせるように学習環境を整える代償的なアプローチを並行して行った．この2つのアプローチを組み合わせながらかかわったことが，より有効な学校支援につながったと考えられる．今後は，集団適応に向けて，小集団プログラムを立案し，コミュニケーションスキルの向上にも取り組み，さらに学校適応につなげていく必要がある．

●参考文献
1) 福田恵美子(編)：標準作業療法学 専門分野 発達過程作業療法学. 医学書院, 2006
2) 笹田 哲：小学校知的障害特別支援学級での取り組み. 作業療法マニュアル 40 特別支援教育の作業療法士, pp55-58, 2010
3) 笹田 哲：実践 学童期における他職種との連携―小学校の特別支援学級(知的障害)への学校訪問による作業療法. OTジャーナル 43:434-438, 2009
4) 佐藤 剛(監修), 永井洋一, 浜田昌義(編)：感覚統合Q&A. 協同医書出版社, 1998

### 実習指導者からのアドバイス

　幼児期の子どもは"遊び"が主たる作業となる．これに対し，学齢期の子どもにとっては，家庭生活に加え，学校で生活することが増え，"学習"が主な作業となる．学校生活への支援を目的とした作業療法を検討する際に，学級・授業の中で子どもは一体何に困っているのかを探っていかなければならない．

　そのためには，教師に連絡をとり学校を訪問し，実際の授業場面を評価することが求められる．さらに，教師が困っていることや授業指導法など，教師への情報収集が必要となる．しかし学校訪問できる機会は限られてくるので，綿密に情報を収集し学習場面を想定し作業療法室で学習場面のシミュレーションを行いながら，より実用性のある支援方法を検討する．作業療法室で取り組んでいる内容と，子どもの学校での困り感に乖離が出ないように十分に配慮していかなければならない．単に鉛筆の自助具を作製したり，バランスを伸ばすだけの練習をするのではなく，授業で展開される文脈を十分に想定しながら，その子に適したプログラムを立案していくことが重要である．

## COLUMN 3　小児特発性関節炎の作業療法実践過程におけるポイントと注意点

　小児特発性関節炎（juvenile idiopathic arthritis；以下，JIA）とは，小児期（16歳以下）に発症し，幼児期・学童期の活動制限を余儀なくされる疾患である．成長期に発症するため，心身ともに成長障害をきたしやすい．発熱や関節炎症状を示し，軽症から重篤な身体症状までと症状は多様である．これまで若年性関節リウマチ（juvenile rheumatoid arthritis; JRA）が一般的であったが，近年，「小児慢性関節炎（juvenile chronic arthritis; JCR）」，あるいは JIA と呼ぶようになった．小児リウマチ専門医は JIA を使用している．

### 疾病と作業療法との関係

　対象児の疼痛の訴え，活動性の低下，薬の副作用症状など，対象児と両親は不安定な時期を不安に包まれながら送っていることが多い．
　医学的治療は，薬物療法，運動療法，装具療法，作業療法などが行われる．運動療法と装具療法を併用してADL自立に向けた方策がとられ，関節保護を目的としたADL指導，就学環境や就労環境における身体の使い方や道具の活用などに関する指導が行われる．作業療法士は家族や教師と連携して人的・物的環境整備を行い，行動しやすい環境設定，効率的な活動促進に向けた対策を練っていく．就労に関係する場合は，雇用者側との連携が必要である．

### 主訴の聞き取り

　対象児とその両親から十分に聞き取ることが必要である．疼痛と身体活動の低下が主訴であることは多い．作業療法士は，疼痛がどのように生活を阻害しているのかを聞き取り，検査・評価と治療計画の資料とする．また家族から対象児への言葉かけは，児の不安を軽減させる効果がある．両親の不安を聴き取り，人的環境調整の資料とする．

### 他部門の情報

- 医師からは，検査結果，治療方針，予後予測，禁忌事項，注意事項を収集する．
- 看護師からは，入院している場合には病棟での生活状況を収集する．
- 教育関係者からは，園や学校での生活状態と困難を要している事柄と対応に関して収集する．

### 作業療法のための検査

- 主訴を改善するために必要な検査項目を選択する．
- 検査は，児の動作をよく観察したうえで，疼痛と恐怖感を生じさせない範囲で行うように留意する．
- 児や家族と会話をしながら，児にとって簡単な検査から開始し，困難な動作を伴う検査は最後に行う．

### 作業療法の実践過程

- 早急に必要とされる内容を，対象児と家族と話し合いながら選択し実践する．作業療法室で行ったことが，家庭や学校で応用されることを常に視野に入れることが重要である．並行して行われる家族指導が児の意欲にもよい影響を及ぼすことができれば，効果が早くに達成されるであろう．
- 普段の動作や姿勢に注意し，関節変形の予防と軽減，疲労を少なくすることを考える．
- 作業時間は集中的に実施するのではなく，短時間で頻回に行うとよい．作業の合間には必ずゆったりとした休息をとること．

## COLUMN 4　小児の摂食・嚥下リハビリテーション

摂食・嚥下機能は，生命維持・栄養摂取機能として重要な機能である．しかし，一連の摂食・嚥下プロセスは高い協調性が必要なため，発達に障害をもつ子どもたちの多くに問題が発生する．発達過程領域の作業療法は，対象児の全体の発達を促すと同時に，「自分で食べる」というセルフケアの発達を促すため，早期から実施するべきである．

### 小児の摂食・嚥下障害の問題

小児の摂食・嚥下機能は，以下の問題が混在している．そのため，十分な評価を行い，アプローチの方法を検討する必要がある．

①未発達による問題：発達の遅れによって，摂食・嚥下機能が十分発達していない状態
②異常運動パターンによる問題：脳性麻痺などの感覚運動機能の障害により，摂食・嚥下に必要な協調性に問題を有する状態
③誤学習による問題：口腔機能発達に合わない食物形態の食事によって引きおこされた問題（障害に気づかず月齢どおりに離乳食を進めてしまった場合など）

### 発達過程領域の作業療法における摂食・嚥下障害の評価と治療

摂食・嚥下リハビリテーションにおいては，単に口腔機能評価を行うだけでなく，以下の点に注目して評価を行い，対象児の食事全体について対処することが必要である．

(1) どのような問題か
詰め込み食べ，丸飲み，ペーシングの問題などの認知期の問題が中心にあるのか，捕食・処理（舌での押しつぶしと咀嚼）機能などの準備期に問題があるのか，嚥下機能そのものに問題があるのか，観察結果について考察する．

(2) 口腔機能と食物形態が合致しているか
機能改善のためには，対象児の処理機能や嚥下機能と食物形態が合致していることが不可欠である．そのため，対象児の摂食・嚥下機能評価に加え，摂取している食物形態についても評価し，必要に応じて保護者などにアドバイスを行う．

(3) 自食の条件を満たしているか
自食を積極的にすすめる条件として，口側の条件と手側の条件の両方が満たされている必要がある．
- 口側の条件：口腔機能が十分発達し，咬み取りにより，口が一口量を決定できる必要がある．
- 手側の条件：口唇中央部に食物を運ぶこと，嚥下したあとに次の一口を口に運ぶこと（ペーシング）に問題がないことが条件となる．

(4) 食事姿勢の工夫
摂食・嚥下機能を十分発揮するために，体幹の安定性が得られるような工夫が必要である．座位保持装置などを導入するなど，安定した座位が保てるよう工夫する．

(5) 食具について
介助食べでは，一口量に配慮するとともに，捕食機能を促すためにボール部の比較的浅いものを利用する．また，自食開始直後は，一口量の調整が難しいことを考慮し，ボール部が小さめのスプーンを利用する．

### チームアプローチの重要性

摂食・嚥下リハビリテーションは，単一職種で実施することは難しい．通常のリハビリテーションチームのメンバーだけではなく，歯科医師や栄養士など，食べることに直接的なアプローチが可能な職種と連携することが重要である．

## 本章のキーワード

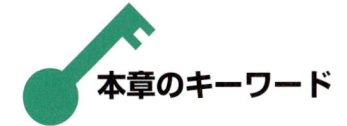

- **静的3指握り** static tripod. 鉛筆，クレヨンなどの筆記用具の把握形態の一種である．母指，示指，中指で鉛筆を把持し，主に肘関節や手関節を動かして書く．

- **ホーススイング** 柔らかな素材で覆った円柱を支柱から吊り下げたものをボルスターという．ボルスターを馬に見たてて乗り，姿勢や平衡反応を発達させる．

- **カットアウトテーブル** 体幹をとり囲むような形に天板を切り取ったテーブル．車いす上に固定したり，座位保持装置に固定したりして，体幹の安定性を高める目的で使われることが多い．

- **動的3指握り** dynamic tripod. 鉛筆，クレヨンなどの筆記用具の把握形態の一種である．静的3指握りと同じく母指，示指，中指で鉛筆を把持するが，母指をより対立させ主に母指，示指，中指の関節を屈曲伸展させて書く．

- **前庭系の遊び** ブランコやハンモックなど揺れる遊びである．

- **ベンチ座位** 横長のいすに腰掛けた座位姿勢である．

- **閉塞性呼吸障害** 息を吐くときに十分に吐き出せない障害．気道閉塞（狭窄）により，呼気流量が減少する．気道の過剰な分泌物などが原因となる．慢性気管支炎，気管支喘息，慢性閉塞性肺疾患（chronic obstructive pulmonary disease; COPD）などの疾患があげられる．

- **光学的な機器を使った視覚的な活動** 暗くした部屋で，色が変わるインテリア器具やクリスマスのときに点灯するツリーなどを見て楽しむ活動である．

- **不快反応** 不愉快な感情や行動を示すことである．「いや」と言う，泣く，不快の原因に対して怒る，攻撃する，避けるなどの反応であり，原因はさまざまであるが，感覚刺激に対する防衛的な反応として考えられている．

- **DSM-IV** 本書 p.207 を参照．

- **コミュニケーションカード** 絵や写真，記号が書いてあるカードをいう．幼い子ども，知的障害や自閉症のある方の中には，話ことばや身ぶりでのコミュニケーションが難しいことがあり，このカードを使うことでコミュニケーションがスムーズになる場合もある．

- **SFD（small-for-dates）** 在胎期間に対して体重が軽く生まれたこと（ICD-10 では身長・体重ともに 10 パーセンタイル未満）をいう．これは発達障害や脳性麻痺などの中枢神経系の異常のリスク因子である．

- **第一次循環反応** ピアジェ（J. Piaget）による幼児期の同一行動の連続的な繰り返しを循環反応という．第一次循環反応は，自分の身体部位の間，たとえば自分の指を口に入れて指をしゃぶるのを続けるなどの行動を指す．

| | |
|---|---|
| ●第二次循環反応 | 上記項目と同様の行動のうち，自分の外部にある物理的対象についての働きかけ．自分の手の届くところにある吊り下げられたボールに何度も手を伸ばして触るなどの行動をいう． |
| ●点頭てんかん | 現在はウエスト（West）症候群と呼ばれる．単一の疾患ではない．生後3か月～1年以内に発症する．発作は3型あり，屈筋群，伸筋群，もしくは両者の短い強直性痙攣発作（攣縮）がある． |
| ●運動企画 | 生後6～8か月の子どもは，簡単なものを組み立てたり分解したりするのに必要な手の動きを企画できるようになる．一連の動作を適切な順序で行うための脳の内部での運動のプランニングをいう． |
| ●触覚防衛（反応） | エアーズ（A. J. Ayres）によって提唱された感覚統合障害の症候群の1つ．ある触覚刺激について，拒否的・敵対的な情動反応を示す傾向をいう．感覚処理過程の不全の結果としておこる． |
| ●自己効力感<br>（self-efficacy） | 本書 p.206 を参照． |
| ●行為の順序性 | 食材を用意し食事をする，あるいはスポーツをするなど，私たちが普段日常生活で行う行為は，単一の動作が複数組み合わさり時間の流れに合わせて一定の順序をもって行われている． |
| ●4指握り | 鉛筆，クレヨンなどの筆記用具の把握形態の一種である．母指，示指，中指，環指の4本の指先で持ち，前腕をやや回内位で前腕も動かして書く． |

# 第5章
# 高齢期領域の
# ケーススタディ

# 第5章：高齢期領域のケーススタディ

| GIO 一般教育目標 | SBO 行動目標 |
|---|---|
| **1** ケーススタディを通じて，高齢期関連領域における作業療法の実際を理解する． | 1) ケーススタディにおける高齢期関連領域の各疾患の特徴を説明できる．<br>2) ケーススタディにおける高齢期関連領域の評価項目を説明できる．<br>3) ケーススタディにおける高齢期関連領域の作業療法実施を説明できる．<br>4) ケーススタディにおける高齢期関連領域の作業療法を実践する施設の特性と作業療法士の役割を説明できる． |
| **2** 高齢期関連領域のケーススタディの書き方を身につける． | 1) 高齢期関連領域におけるケーススタディのプロフィール（一般情報収集）をまとめることができる．<br>2) 高齢期関連領域におけるケーススタディの評価項目抽出から課題の列挙までができる．<br>3) 高齢期関連領域におけるケーススタディの作業療法計画立案をまとめることができる．<br>4) 高齢期関連領域におけるケーススタディの，経過および結果から今後の計画までをまとめることができる．<br>5) 高齢期関連領域におけるケーススタディの考察をまとめることができる． |

## 修得チェックリスト

- ① 認知症の原因になる疾患を列挙できた．
- ② 認知症の中核症状と周辺症状BPSDとの関係を述べることができた．
- ③ 退院直後の脳梗塞高齢者が陥りがちな生活や介助の問題を列挙できた．
- ④ 脳梗塞片麻痺高齢者の起居・移乗動作の特徴を列挙できた．
- ⑤ 大腿骨頸部骨折の重症度と手術例を列挙できた．
- ⑥ 大腿骨頸部骨折人工骨頭置換術後の禁忌肢位を列挙できた．

- ⑦ 認知症の作業療法評価項目を列挙できた．
- ⑧ 訪問作業療法での脳梗塞の作業療法評価項目を列挙できた．
- ⑨ 大腿骨頸部骨折の作業療法評価項目を列挙できた．

- ⑩ 慢性期の認知症への対処を述べることができた．
- ⑪ 認知症のBPSDに対して認知症対応型通所介護事業所の提供できるサービスを考えることができた．
- ⑫ 在宅高齢者への作業療法のポイントを列挙できた．
- ⑬ 訪問作業療法での具体的なADLアプローチを列挙できた．
- ⑭ 大腿骨頸部骨折に対する下衣更衣などのADL指導の特徴を列挙できた．

- ⑮ 認知症対応型通所介護事業所の職員構成と業務内容を述べることができた．
- ⑯ 認知症対応型通所介護事業所における作業療法士の役割を述べることができた．
- ⑰ 訪問リハビリテーションにおける作業療法士とヘルパーなどの他職種との連携について述べることができた．
- ⑱ 訪問リハビリテーションにおける作業療法士の役割を列挙できた．
- ⑲ 大腿骨頸部骨折に対する病院内の作業療法の役割を列挙できた．

---

- ① 高齢期関連領域のケーススタディにおけるプロフィール（一般情報収集）の内容を列挙できた．
- ② 高齢期関連領域のケーススタディにおいて，評価項目抽出から課題の列挙までの関連を述べることができた．
- ③ 高齢期関連領域のケーススタディの作業療法計画立案で，作業療法内容を目標と関連づけることができた．
- ④ 高齢期関連領域のケーススタディにおいて，経過および結果から今後の計画を立てることができた．
- ⑤ 高齢期関連領域のケーススタディにおいて，ケースと典型的臨床像を比較できた．

# I 認知症：認知症対応型通所介護を利用している慢性期のケース

## A. 対象者のプロフィール

対象者のプロフィールを表1にまとめる．

## B. 評価および作業療法課題の抽出

### 1 評価期間

臨床実習開始後2週間，評価期間中に実施可能なことから作業療法を実施した．

### 2 評価項目の抽出

臨床実習の担当開始時には，発症後7年以上経過しており，当事業所を利用し始めて2年になる慢性期の認知症患者である．

簡単な会話はできるが単語レベルで，疎通性も悪い．認知症評価に広く使用されている改訂長谷川式簡易知能評価スケール（HDS-R）を使用した．

また，本人に直接質問せずに観察で評価できるN式老年者用精神状態評価尺度（NMスケール），N式老年者用日常生活動作能力評価尺度（N-ADL）を使用．対象者の送迎時や事業所内の様子を観察し，周辺症状・BPSD（behavioral and psychological symptoms of dementia）を評価した．

### 3 評価結果のまとめ，対象者の状態像（表2）

#### a. 知的機能

2年前の12月，当事業所利用開始時のHDS-Rは5/30であった．

実習開始時の12月では計算のみが正答で1/30と低下している．それも言葉による質問では理解できず，紙に計算式を書いたものを見て正答した．

中核症状が現れており，記憶力，記銘力，見当識は加齢とともに低下してきている．

HDS-Rでは点数が低く，質問にも「わからない」と答えることが多いが，各種レクリエーションや計算ドリルなどを提供すると熱心に取り組み，集中して行える．あいさつ程度の会話はするときもあるが，できないときのほうが多い．難聴もあり，「え？」と聞き返すことが多く，会話として成立しない．送迎時に車から外の看板などの字を見て読むことができる．山を見て「綺麗な山だねー」，車が止まると，「止まった」，「早くして」とせかせるなどの発言もある．

新聞の記事を読む際，飛ばし読みをすることが多いが漢字も読める．

計算ドリルを試行すると，簡単な計算は紙に書いてある計算式を見て正解を記入することができる．

視覚からの情報には強いが，聴覚からの情報が弱いようである．

#### b. 行動

NMスケールは2年前に見当識が5点で計15/50点であったが，本年12月は見当識が1点で計13/50点に下がっている．

N-ADLは2年前に23/50点であったが，今回は25/50点と2点上がっている．

今回の実習中には点数の変化はなかった．

## 表1 対象者のプロフィール

| | |
|---|---|
| ①氏名, ②年齢, ③性別 | ①O.T.さん, ②92歳, ③男性 |
| ④診断名(障害名)・障害側(部位) | 老人性認知症, 糖尿病, 便秘症, 神経因性膀胱 |
| ⑤現病歴および既往歴・合併症 | 84歳のときに物忘れなどの認知症状がみられ, 息子が先々を不安がって, 他者との交流, 外出の機会を増やして現状維持をはかりたいとT病院の通所リハビリテーションの利用を希望. 週3回の利用を開始する. 90歳のとき, 2月に腰椎圧迫骨折で入院するが, 徘徊や昼夜逆転があり家族の付き添いを要請された結果, 息子が泊り込みを開始. しかし, 継続困難で, 息子の強い希望で治療途中で退院となった. 7月から通所リハビリテーションの利用を再開したが, 11月より認知症対応型通所介護(当事業所)の併用を開始する. 併用で週に通所リハビリテーション2回, 認知症対応型通所介護1回となった. 白内障手術既往あり.<br>「圧迫骨折で入院した前後から, 1人にしておくのは難しくなった. 入院中も昼夜逆転し徘徊もあり, 夜は自分が付き添っていたが, かえって家で診たほうがいいと思い短期間で退院させた. 年々認知が悪くなってきている. 家では自分でしようという気がなくなり, 何でも母親を呼びつけているので, 母親も疲れている. 腰痛もあるためリハビリは必要なので通所リハビリと認知症デイサービスの両方でみてもらいたい. 今後も母親と自分で家でみていくつもりだ」(2年前に息子より).<br>昨年より併用をやめ当事業所を週3回, その後週4回の利用に増やし, 現在に至っている. |
| ⑥生活歴 | 若いころは関西方面で仕事をしていた. 26歳で同郷の女性と結婚し, K市に居を構え, 自宅近くに夫婦で衣料品店を営む. |
| ⑦第一印象 | 小柄で, 腰痛のためか前かがみで歩き, 歩行不安定で手引き介助を受けている. 顔を合わせるとにっこりし, 好々爺という感じを受ける. 難聴があり,「えー?」,「んー?」と何度も聞き返し, 会話は単純な単語のみは通じるが, 複雑な話は「わからない」と話すことが多い. |
| ⑧家族状況 | 妻(84歳)・息子(50歳代)と3人で同居. 息子が主介護者で, 昼は自宅近くで息子が継いでいる店に行き, 夫婦で過ごす. 妻は9年ほど前からT病院の通所リハビリテーションを週1回利用していた. |
| ⑨経済状況 | 不明. 本人の国民年金と自営の息子の収入(あまり話したがらない) |
| ⑩その他の特記事項 | 自宅から店までは押し車で移動可能だが, 不安定なため息子が見守り, 一部介助をしている. 天気のよい日中は息子が散歩に連れて行っている. |

- 歩行:腰が曲がって前傾姿勢であるが手引き歩行可能. つかまらずに何歩か歩けるもののバランスが悪く, 突進歩行になり前につんのめりがちで, 独歩は危険である. 押し車で自宅から店まで歩行でき, 息子と屋外を散歩もしている.
  実習開始から1か月後, 店でいすから転倒し前額部を4針縫った. また息子がお店の入り口で作業をしていたところへ, 1人で歩いてきて転倒した. 最近続いた2回の転倒からは, 運動機能が改善してきている一方で, 認知機能と判断能力が落ちてきているため危険な行動をしてしまうと考えられる.
- 異食:レクリエーション用具, 脳活性活動用部品などをすぐ口に入れる. 食べ物ではないと理解ができない. 食べ方は早く, 他の利用者の食事をすぐに見つけ手を出し食べてしまう. お腹がすく様子で, 満腹中枢が障害されていると推測される. 服薬時の水やお茶などでむせ込みあり. お茶にはとろみ剤を使用している.
- 奇声:特に理由なく突然大声で叫ぶことがある. 手洗いの水に触ったときには「冷たーい」と大声で叫ぶ. 機能訓練や移動介助などでちょっとでも身体接触をすると, 大声で「痛いー」と叫ぶときもある. ちょっとの刺激でも敏感に感じることがある様子. または自分に注意を向けてほしいという意味合いがあるのかもしれない.

## 表2 評価結果

| 評価項目 | | 事業所利用開始時<br>[2年前の11月] | 初回評価<br>[12月] | 再評価<br>[2月] |
|---|---|---|---|---|
| 改訂長谷川式簡易知能評価スケール<br>(HDS-R) | | 5/30 | 1/30 | 1/30 |
| 年齢 | 1 | 1：90歳のところ88歳と答える． | 0：55歳と答える． | 0：50歳と答える． |
| 日時・場所の見当識 | 6 | 0 | 0：「わからん」 | 0：「わからん」 |
| 言葉の即時再生 | 3 | 1 | 0：返答なし | 0：「わからん」 |
| 計算 | 2 | 1 | 1：言葉による質問は理解できず，紙の計算式を読んで正答する． | 1：初回評価と同様 |
| 逆唱 | 2 | 0 | 0：返答なし | 0：返答なし |
| 言葉の遅延再生 | 6 | 0 | 0：返答なし | 0：返答なし |
| 物品再生 | 5 | 2 | 0：返答なし | 0：返答なし |
| 言葉の流暢性 | 5 | 0：ダイコン，ニンジン，ゴボウ | 0：返答なし | 0：返答なし |
| N式老年者用精神状態評価尺度(NMスケール) | | 17/50 | 13/50 | 13/50 |
| 家事，周辺整理 | 10 | 3：買い物は不可能 | 3：お盆拭きはするが不十分 | 3：片づけを途中でやめる． |
| 関心，意欲，交流 | 10 | 3：穏やかでおとなしい，誘導されると参加する． | 3：計算ドリルは行う． | 3：数字，文字合わせを行う． |
| 会話 | 10 | 3：単語レベルの会話が多い． | 3：ごく簡単な会話可能 | 3：あいさつはできる． |
| 記憶 | 10 | 3：一度席を離れるとわからない． | 3：生年月日がいえない． | 3：生年月日がいえない． |
| 見当識 | 10 | 5：家族の顔と名前がわかる． | 1：奥さんもわからない． | 1：息子さんはわかる． |
| N式老年者用日常生活動作能力評価尺度(N-ADL) | | 23/50 | 25/50 | 25/50 |
| 歩行・居座 | 10 | 5：1日を通していす座位にて過ごす． | 5：手引き歩行 | 5：手引き歩行 |
| 生活圏 | 10 | 5：腰痛のため歩行能力低下 | 7：押し車で散歩に行く． | 7：押し車で散歩に行く． |
| 着脱衣・入浴 | 10 | 3：着衣は声がけしながら衣類を1枚ずつ手渡しても理解できない． | 5：部分的には洗える． | 5：着衣に上下前後を合わせて手渡せば着られる． |
| 摂食 | 10 | 5：普通食，箸使用で食べる．食べこぼし，むせ込みが時々ある． | 5：大きなものは刻む必要がある． | 5：初回評価と変わらず |
| 排泄 | 10 | 5：尿意・便意は訴える．紙パンツと尿パッドを使用しトイレ誘導 | 3：失禁することが多い．常時おむつ | 3：初回評価と変わらず |
| 介護保険要介護度<br>要支援1〜2，要介護1〜5 | | 要介護2 | 要介護3 | 要介護3 |
| 認知症高齢者の日常生活自立度<br>I・IIa・IIb・IIIa・IIIb・IV・M | | IV | IV | IV |
| 障害高齢者の日常生活自立度<br>J1・J2・A1・A2・B1・B2・C1・C2 | | A1 | A1 | A1 |

- 排泄障害：便秘症で緩下剤を使用中であり，息子が調整している．下剤を使うと多量におむつに出て処理が大変になるため，息子はなるべく薬を使いたくないようで，センノシド（植物性便秘治療薬）や牛乳を飲ませている．尿意，便意はあるときもあるがはっきりしない．尿意・便意があっても間に合わず失禁してしまう．送迎の車中で「便が出た」との発言があったりする．
- 睡眠障害：昼夜逆転があり，自宅で夜間眠らず大声を出すことが頻繁で息子が眠れずに困っている．昼間になるべく散歩をさせるようにしているが，散歩で睡眠がとれるときと，そうでないときがあり一定しない．また天気のよい日しか散歩ができない．息子は入眠剤を与える時間を遅くするなど調節して，夜間の睡眠をなるべく安定してとれるように，いろいろと試している（息子より聴き取る）．
- 傾眠傾向：昼夜逆転で夜間熟睡できないため日中に寝てしまうことが多い．送迎の車内でも寝ている．
- 朝のあいさつをするとすぐに返事をしてくれるときと，まったく反応しないときがある．聞こえていないのかと思って，「聞こえないの？」と普通の声で話すと「聞こえている！」と返事が返ってくることもあり一定しない．計算ドリルなどに集中しているときに話しかけたり，手足をゆすってもまったく反応しないときがある．

### 4 作業療法の対象とすべき課題（利点と問題点）

作業療法の対象とすべき課題を次の3点とする．①排泄管理，②身体管理，③記憶，認知機能の向上．

## C. 作業療法計画立案

### 1 リハビリテーションゴール

現在，在宅で生活しており，週に4回デイサービスを利用している．デイサービスに行かない日は，日中を店で過ごしている．今後も現状どおり週4回のデイサービスを活用し，家族の介護負担を軽減する．昼に息子が外商などで不在のときも不穏にならず妻と店番ができるよう目指す．また，夜間は長時間寝ることができ，家族を起こさずにすむようにする．これからも親子3人が自宅で安定して過ごす．

### 2 作業療法長期目標

① 排泄管理：息子の下剤管理に加え，デイサービス事業所でも連携して排便の確認をし，連絡を密にとり，薬の調整がしやすいように支援する．排尿：デイサービス利用時には定期的に時間誘導をして排泄をしてもらい，失禁を減らす．
② 身体管理：下肢筋力強化をはかりバランスの訓練をして歩行の安定を目指す．
③ 記憶，認知機能の向上：計算ドリルは興味をもって行い，簡単な文章も読めるので，計算，読字と併せて会話を増やしていき，会話の改善をはかる．

### 3 作業療法短期目標

① 排泄誘導：定時の誘導
② 下肢筋力強化，バランス訓練，歩行訓練
③ 認知機能訓練：数字・文字合わせ，新聞読み，計算ドリル，会話

### 4 作業療法内容

#### a. 排泄管理

来所時・昼食前・退所前に排泄誘導をし，排尿を促す．

#### b. 下肢筋力強化

事業所内の手すりにつかまってスクワット運動を10回，事業所内の手すりにつかまってのバランス訓練を片足立ち10回，事業所内の廊下を玄関から居間まで歩行する歩行訓練を10回行う．

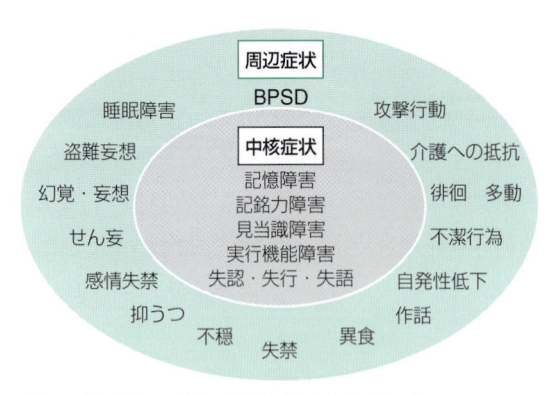

図1 認知症の中核症状と周辺症状 BPSD

（図：周辺症状 BPSD —— 睡眠障害，盗難妄想，幻覚・妄想，せん妄，感情失禁，抑うつ，不穏，失禁，異食，作話，自発性低下，不潔行為，徘徊 多動，介護への抵抗，攻撃行動；中核症状 —— 記憶障害，記銘力障害，見当識障害，実行機能障害，失認・失行・失語）

c. 認知機能訓練

数字・文字合わせ，新聞読み，計算ドリル，会話を行う．

## D. 作業療法経過と結果，今後の計画

### 1 作業療法経過

当事業所は改造した普通の民家を使用して，最大利用者12名を対象としてデイサービスを実施している．職員は生活相談員，看護職員，介護職員がおり，利用者の介護を全員で実施している．それぞれが専門職ではあるが業務内容は同じで，送迎・バイタルチェック・食事準備・入浴介助・食事介助・口腔ケア・排泄介助・レクリエーション・機能訓練・ホールでの見守りなど，順番で担当を決めて全員で行っている．

この対象者も朝の送迎から帰りの自宅へ送るまでの時間帯の中で生活全般にわたって介護支援を実施している．そこで作業療法時間として特別に時間帯を決めずに，対象者の1日に付き添い，生活を通して作業療法を行った．

具体的には送迎に同行し，毎朝顔を見て，視線を合わせ「おはようございます」とあいさつを行う．事業所に到着したら，筋力強化等の身体運動や，記憶・記銘力等の認知機能訓練を行う．どちらも会話を重視して，声がけを行いながら実施した．

### 2 作業療法結果のまとめ，対象者の変化

短い実習期間内では評価点数としての変化はなかった．しかし，毎日の生活では笑顔がみられるようになり，印象として顔も理解しているように思われた．対応しているときは奇声が少なかった．言葉として表現されないため，想像ではあるが，落ち着いて安定した生活を過ごせたと思われる．

### 3 再評価と今後の計画

慢性期の認知症では，短期間で変化が現れることは難しいと思われる．しかし2年前からのスパンでみると，中核症状（図1）である見当識障害や認知機能では低下しているが，更衣などの生活能力は向上したり，運動能力は維持されている．今後も当事業所の利用を中心に，家族と協力しながら在宅生活を支援していきたい．

## E. 考察および典型的臨床像との比較

認知症対応型通所介護事業所♪という空間が作り出す環境や，職員のケアのしかた，話しかけ方，声のトーン，他利用者との関係など多様な要素が入り混じって，認知症のBPSDを抑えられ，ゆったりとした時間の流れの中で認知症の方が落ち着いた生活ができるようになる．

今回慢性期の認知症の方を担当して，便秘など本人の身体的要因や，生活環境，介護者の働きかけ方などを考慮し適切にケアをすることで，安定した生活ができることを学んだ．

短い期間ではあったが，毎回送迎に行き顔を見てあいさつをしていると，視線を合わせてにっこりと笑顔を見せてくれることがあった．毎回同じように顔を見せることによって，「いつも来る人」というイメージが定着されたのではないか．

このような考え方，対処のしかたが広まることで，認知症の方が住みやすい社会が作られると思う．

● 参考文献
1) 長谷川和夫：名医に学ぶ認知症診療のこれまでとこれから．永井書店, 2006
2) 認知症介護研究・研修東京センター, 認知症介護研究・研修仙台センター, 認知症介護研究・研修大府センター（監修）：認知症介後実践研修テキストシリーズ 3 図表で学ぶ認知症の基礎知識. 中央法規出版, 2008
3) 認知症介護研究・研修東京センター（監修）：認知症介後実践研修テキストシリーズ 1 新しい認知症介護実践者編. 第 2 版, 中央法規出版, 2006
4) 認知症介護研究・研修東京センター, 認知症介護研究・研修大府センター, 認知症介護研究・研修仙台センター（編）：認知症の人のためのケアマネジメント センター方式の使い方・活かし方. 改定第 2 版, 中央法規出版, 2008

## 実習指導者からのアドバイス

認知症は単一の疾患ではなく認知症状を呈するさまざまな疾患の症候群である（表）．

認知症患者の中核症状は記憶障害，記銘力障害，見当識障害，認知機能障害（失語・失行・失認・実行機能障害）である．その中核症状に対する根本的な治療法はいまだに確立されていない．近年早期アルツハイマー病患者に対してドネペジル塩酸塩の薬物療法が施行されており症状の進行を遅らせる効果があるが，すべての症例に適合するものではない．

中核症状に対して認知症の人たちのさまざまな行動（周辺症状）は，かつて「問題行動」や「異常行動」と呼ばれていたが，脳の器質的要因からおこる認知機能障害であることから，「行動障害」と呼ぶようになった．そして近年「認知症の行動・心理症状」（behavioral and psychological symptoms of dementia; BPSD）と呼んでいる．

認知症の症状は中核症状と BPSD が互いに影響されて出現する．中核症状の改善は困難であるが，BPSD は認知症の人の身体要因や心理的要因，住環境や，生活環境，介護者を含む人的環境要因などが作用して出現する．そのため適切なケアを行うことによって予防，改善することが可能になる．

### 表　認知症の原因になる疾患

| 原因疾患 | 診断名 |
| --- | --- |
| 脳血管障害 | 脳出血，脳梗塞，ビンスワンガー病 |
| 退行変性疾患 | アルツハイマー病，びまん性レビー小体病，ピック病，ハンチントン舞踏病，パーキンソン病，進行性核上性麻痺，大脳皮質基底核変性症 |
| 分泌・代謝性疾患 | 甲状腺機能低下症，ビタミン $B_{12}$ 欠乏症，サイアミン（ビタミン $B_1$）欠乏症，肝性脳症，透析脳症，低酸素症 |
| 中毒性疾患 | 各種薬物，金属，有機化合物などの中毒，アルコール依存症 |
| 感染症疾患 | クロイツフェルト・ヤコブ病，亜急性硬化性全脳炎（SSPE），進行性多巣性白質脳症（PML），脳炎ならびに髄膜炎，進行麻痺，後天性免疫不全症候群（AIDS），脳膿瘍 |
| 腫瘍性疾患 | 脳腫瘍，転移性腫瘍，髄膜浸潤 |
| 外傷性疾患 | 頭部外傷後遺症，慢性硬膜下血腫 |
| その他 | 正常圧水頭症，多発性硬化症，神経ベーチェット症 |

# II 車いす介助レベルで自営業に復帰した脳梗塞患者のケース
## 在宅での介助方法獲得への援助を中心に

## A. 対象者のプロフィール

対象者のプロフィールを表1にまとめる．

## B. 評価および作業療法課題の抽出

### 1 評価期間

臨床実習開始後1週間．訪問回数が週2日・各1時間と限られているため，評価期間中に実施可能なことから作業療法を開始する．

### 2 評価項目の抽出

臨床実習の担当開始時には脳梗塞発症から12週間が経過している．麻痺側の上下肢・手指ともに随意性に乏しく，実用手として用いるには厳しい状況ではないかと予測される．ADLは食事摂取以外は全般的に介助を要する．評価項目を選ぶ際には，入院していた病院から得られている情報を有効に活用し，在宅生活で早急に必要とされる項目を優先して実施するよう検討する．ADLのみにとどまらず，社会復帰するうえでの問題点を抽出するために，家族の介護力だけでなく，身体介

表1 対象者のプロフィール　　　（退院時サマリー，ケアマネジャーより情報収集．本人・妻より聴取）

| ①氏名，②年齢，③性別 | ①K.T.さん，②68歳，③男性 |
|---|---|
| ④診断名（障害名）・障害側（部位） | 脳梗塞，左片麻痺 |
| ⑤現病歴および既往歴・合併症 | 事務所での仕事中，突然に左半身麻痺が出現．救急病院へ搬送され，右中大脳動脈領域の梗塞を認め入院となる．2週間の点滴治療後，内科的な安定が認められ，回復期病院へ転院となる．理学・作業療法ともに10週間受け，退院となる．退院と同時に訪問作業療法（週2日）を開始．既往として高血圧があるが内服にて安定． |
| ⑥生活歴 | 新聞関係の仕事をしていたが，50歳で妻と2人で今の自営業（印刷関係）を開始．従業員数名の小さな会社であるが，妻と2人で70歳までは現役を続けたいと精力的に働いていた．休日は家族で食事に出かけたりもしていた． |
| ⑦第一印象 | 大柄で穏やかな印象．介助が多い状況であるが自営業のことが気になっている．1日も早く復帰したいものの，妻への介護負担も気にしており，予後が予測できず不安をかかえている． |
| ⑧家族状況 | 同年代の妻と2人暮らし．妻は小柄であるが健康的な方で，日ごろも病気はしないという．1人息子は会社勤めであるが，単身であるため，休みの日は協力が得られる．関係は良好． |
| ⑨経済状況 | 経済的には余裕があり，問題ない． |
| ⑩その他の特記事項 | 自営業のことが気になり，退院後は事務所の近くのワンルームマンション住まいとなっている． |

助や疾病症状に理解を示す職場関係者（従業員）の有無も知る．

### 3 訪問作業療法の評価結果のまとめ，対象者の状態像(表2)

セルフケアの介助量が多く，家族への介助指導が十分に行えていないままの自宅退院となった．本人は自営業の復帰も強く望んでいる．

### 4 作業療法の対象とすべき課題（利点と問題点）

作業療法の対象とすべき課題を列挙し，表3にまとめる．

## C. ケアプランに基づく作業療法計画立案

### 1 ケアプラン

セルフケアの介助量軽減と復職について多サービスが連携を取り合いながら支援していく．退院時に決められた利用サービスは，訪問診療，訪問介護，訪問入浴，福祉用具貸与，訪問リハビリ．

### 2 リハビリテーションゴール

妻の介助により，自宅と自営業に復帰できる．

### 3 作業療法長期目標

発症12週後の退院であり，麻痺側の実用的な利用は困難と予測され，車いす生活が現実的だと考える．現段階では妻でさえ安全な介助が行えない．そこで，本人に合った福祉用具を導入し妻の介助でセルフケアを確立することと，車いす座位・片手動作で可能な自営業の復帰を目指す．また，事務所近くの仮住居への退院となるが，今後，元の自宅へ転居する調整も行う．

### 4 作業療法短期目標

①起き上がり動作の自立
②妻の介助による移乗，離床しての排泄と食事
③自営業への一部復帰
④元の住居への転居の準備
⑤①～③のための福祉用具の選定と導入

### 5 作業療法内容

#### a. 起き上がり動作訓練
- 目的：介助なしでの起き上がり
- 方法：電動ベッドを自分で操作し，ギャッチアップ角度をつけた状態で起き上がる．
- 手順：電動ベッドの操作の習得と，適切なギャッチアップ角度を確認し，介助なしでの起き上がりを訓練する．
- 留意点：ギャッチアップ操作時，患側がベッド柵とマットレスに挟まれないよう左上肢の位置を確認することを習慣づける．

#### b. 移乗動作訓練と妻への介助指導
- 目的：妻の介助での移乗を可能とすることによる，車いす・ポータブルトイレへの必要に応じた移乗
- 方法：本人は移動バーを利用し，妻へは適切な介助方法を指導する．
- 手順：訪問ヘルパーも本人・妻への指導が行えるよう，まず作業療法士とヘルパーで移乗方法を統一する．訓練では必要に応じて介助バーの変更を検討する．車いす移乗の可能性が出てきた時点でポータブルトイレを購入する．
- 留意点：妻のみの介助による移乗は，十分に安全が確認できた時期から行ってもらうことを申し合わせておく．

#### c. 事務作業訓練
- 目的：車いす座位で，かつ片手動作で行える事務作業の獲得

## 表2 評価結果

| 評価項目 | | 退院時サマリー | 初期評価［初回訪問日］ | 再評価［訪問開始から7週目］ |
|---|---|---|---|---|
| 一次性機能障害 | | | | |
| 運動機能 | | ブルンストロームステージは左上下肢・手指ともにⅡ | | |
| 感覚障害 | | 左上下肢 表在・深部感覚ともに軽度鈍麻. | | |
| 高次脳機能障害 | | 意識状態は清明，精神機能は感情失禁あり，知的機能はMMSE 30点（図形模写にやや歪みがあるが，構成できている）．初期に線分抹消テストで左に1～2個の見落としがあったが，退院時には改善している．また，初期にはフットレストから患側下肢を下ろさず立ち上がろうとしたり，起き上がり時に患側上肢を体幹上にのせ忘れて起き上がろうとしたりと左半側身体失認も疑われたが，これも退院時には消失している．失語なし．排泄機能障害：尿意・便意あり | 左半側視空間失認は仕事で利用しているたくさんの印鑑が並べられているケース左下の印鑑を探し出すことに時間を費やしたり，探し出せないことがある．視覚情報が多くなるほど，その傾向は強い．また，左視空間失認の影響か，縦書きの時は右側に寄っていく傾向があり，仕事で封筒やハガキに宛名書きをするときに影響が出る．半側左身体失認は起き上がり時に患側上肢を忘れることはない． | 事務作業時（特に初めての作業）に「特に左下まで注意して見る」ということを意識づけてもらうことで，探索ミスはほとんどなくなった．左半身への注意の促しが必要な場面はなくなった． |
| 二次性機能障害 | | | | |
| 車いす座位耐久性 | | 関節可動域：左肩関節は屈曲・外転・外旋に軽度制限があるが，更衣などには支障なし．痛み：なし．筋力：健側左上下肢ともに5レベル | 入院中は，腰痛の訴えもあり，食事（約30分）が終わると，すぐに臥床を希望していた．車いすクッションを利用していなかったが，退院後は本人の体形に合ったものを使用しているため腰痛の訴えはない．ただ，約30分以上座位をとることがないため，30分以上の座位の評価はできていない． | 自立．なお，食事後も新聞やテレビを見て過ごしたり，事務作業もひと段落つくまでは座位が継続できるようになった．2時間程度は可能． |
| 日常生活活動（ADL） | | | | |
| 起居移動 | 起居 | 入院中，病棟では介助を要していたが，作業療法場面では電動ベッドのギャッチアップ機能を利用すれば軽介助で可能になっていた．立ち上がりはベッドに取り付けた介助バー（縦手すりタイプ）を支持して軽介助で可能．患側下肢の支持性低く，健側下肢での支持となる． | 左肩甲帯への注意を促すことで，起き上がりに介助を必要としないことがある． | 自立．移乗前や更衣時に自ら端座位をとって待っている． |
| | 移動・移乗 | 車いす自操可能．車いすやポータブルトイレの移乗時の方向転換は健側下肢中心に回転するためバランスを崩しやすく，回転および転倒予防のための介助が必要となる． | 息子とヘルパーのみしか移乗介助ができず，息子の仕事が休みのときと，ヘルパー訪問時以外は，車いすにもポータブルトイレにも移乗できていない．体形の大きい本人と比べ，妻は小柄なため，十分に介助方法を得ていない状態では転倒の危険性が大きい． | 縦型の介助バーに変更．妻の介助で車いすおよびポータブルトイレへの移乗が可能となった．また，軽介助から監視レベルに至っているため，今後，自立レベルの可能性もある．乗用車への移乗も男性の介助であれば可能となりつつある． |

（つづく）

- 方法：片手動作になるため，ペーパーウエイト（文鎮）と滑り止めマットの利用や，事務用品の配置などを検討する．

- 手順：事務作業が行える座位時間の確保．必要に応じて車いすの調整を行う．並行して，病前に行っていた事務作業のなかで，片手動作で行

表2 (つづき)

| 評価項目 | | 退院時サマリー | 初期評価[初回訪問日] | 再評価[訪問開始から7週目] |
|---|---|---|---|---|
| セルフケア | 食事 | セッティングすれば自力摂取可能．箸利用． | 妻では車いすに移乗させることができず，息子がいないときはベッド上ギャッチアップでの食事摂取となっている． | 車いすに移乗し，テーブルで妻と食卓を囲んでいる． |
| | 更衣 | | 協力的ではあるが，介助を必要とする．妻の介助時はすべて臥位で行っている． | 端座位で行うようになった．ズボンも殿部の引き上げ，引き下げは立位で行う．妻の介助負担を軽くしている． |
| | 入浴 | 病棟ではシャワーいすにて可能だが，シャワーいすへの移乗は本人を支える介助と，シャワーいすの固定のため，合わせて介助者が2人必要 | 仮住まいの住居でシャワーキャリーが使用できないスペースのため，訪問入浴を利用している． | 移乗が可能となったので，今後シャワーキャリーでの入浴が検討できる． |
| | 排泄 | 排便は体格が大きいため，便座に腰かけたまま介助者の手が便器と殿部の隙間から入らない．また，本人が中腰姿勢をとることができず，いったんベッドで臥位になり清拭する．便がベッドシーツに付着しないようにおむつを敷くなど，手間と工夫が必要となる． | 排尿は集尿器使用も介助必要．排便は妻の介助ではポータブルトイレへの移乗ができないため，退院時の購入は見送り臥位での排便となっている．臥位では十分に便が出しきれず，1日数回に分けての排便になる．介助量・回数ともに妻の介助負担が大きい． | 排尿のみのときは集尿器使用．排便はポータブルトイレを購入．移乗が可能となった．清拭も座位および中腰姿勢で可能となり妻の介助負担軽減．排便リズム・量ともにコントロールできるようになる． |
| | 整容 | ベッド上自立．病棟では洗面所への移動を介助すれば洗面所で自立． | 車いすに移乗できないため洗面所には移動できず． | 車いすに移乗できるようになったため，今後洗面所での整容が検討できる． |
| | コミュニケーション | 特に問題なし．他患者との交流も積極的に行えている． | 訪ねてきた人とは積極的に会話するが，仕事の関係先に電話をかけるなどの行動はみられず． | 仕事の電話を自ら積極的にかけるようになった． |
| その他 | | リハビリテーションへの意欲：機能回復を望んでいるが，それよりも退院後，自営業への復帰を強く望んでおり，自宅ではなく，いったん事務所まで車いすで移動できるワンルームマンションへの退院となる． | | |

いやすい作業から訓練していく．
- 留意点：片手では難しいと考えられる作業は，復職へのモチベーションの低下をまねく可能性もあるため，確実に行えることと，本人にとって重要度の高い作業のバランスを見極める．

### d. 元の住居への転居の準備

- 目的：元の自宅での生活の再開
- 方法：今の居住空間での生活を安定させる作業療法と並行し，元の自宅の生活を行うために必要な訓練・住宅改修・第三者の協力などの要素を本人・妻を含めて整理する．

## D. 作業療法経過と結果，今後の計画

### 1 作業療法経過

#### a. 初期（開始後2週間）

起き上がり動作は，ギャッチアップ角度を大きくとらなければならないが，見守りで可能となった．左上肢への注意も最初の2～3日は促したが，忘れる場面がなかったので，それ以降は促していない．

移乗動作はベッドの高さを高くすることで立ち

表3 作業療法の対象とすべき課題

|  | 利点 | 問題点 |
|---|---|---|
| ①心身機能 | #1 非麻痺側運動機能:良好<br>#2 高次脳機能:良好<br>#3 知的機能:良好 | #1 麻痺側左上下肢の運動機能障害<br>#2 座位耐久性低下 |
| ②活動 | #1 介助時に動作に協力的<br>#2 指示に適切に反応できる | #1 ADL全般介助<br>#2 移乗できずベッド上の生活になっている |
| ③参加 | #1 復職に意欲的<br>#2 外食好きで家族とよく出かけていた | #1 仕事への完全な復帰は困難 |
| ④環境因子 | #1 経済状況:良好<br>#2 家族が協力的で理解力良好<br>#3 介護保険を利用している | #1 住宅環境:現在,自宅でなく事務所傍のワンルームマンション<br>#2 キーパーソンの妻が小柄<br>#3 入院中に介護保険が十分考慮されていない(ベッド手すりやポータブルトイレの選定,介助指導) |

上がりはさらに容易となったが,立位から90°回転し,車いすまたはポータブルトイレに向きを変える際に左側へのバランス不良があり,ヘルパーの介助では問題ないが,小柄な妻の介助では不安があった.介助バーはスイングタイプではなく,縦手すりタイプへの変更を提案し,本人が十分に右下肢で体重を支持し,バスケットボールのピボットターンのようにして右下肢の位置を変えるという方法を試みることになった.

事務作業は,注文の品を伝票にまとめていくという作業を選択した.しかし,印鑑ケースに収められている多くの種類の印鑑から必要なものを取り出す際に,左下にある印鑑を見つけるのに時間がかかったり,見つけきれないことがあった.口頭での注意の促しが必要であった.

今の住居の生活が安定したら,元の住居への移転を行うために,今,考えられる問題を提示してもらった.排泄・入浴が今の方法で獲得できれば元の住居でも同じように行えるが,元の住居と事務所までの移動手段がないことが懸念された.

### b. 中期(開始後3～5週目)

起き上がりは介助を必要としなくなったが,移乗場面前に自ら進んで座位をとっておくなどの行動には移せず,必ず誰かが傍で見ていなければ行わない状況であった.本人にとっては,発症して今まで,自分1人で行動することはなかったため,1人で動くことに対しての不安があるようだった.

縦手すりタイプの移動バーを導入することで,本人自身で右下肢で体重を十分に支持し,ピボットターンを利用して90°回転できる可能性が出てきた.妻は,本人の動きに合わせて,左側へのバランスの崩れのみに注意を払うだけでよい状況であった.妻の介助で移乗の可能性が出てきたため,ポータブルトイレの購入をすすめた.ポータブルトイレは,本人が長身・大柄であること,妻が小柄であること,人の出入りが多いことから,座面が高く,便座穴の大きいキャスター付きの家具調タイプを選定した.

事務作業は,視覚情報が多くなると左視空間失認が影響することがわかった.しかし,本人の理解力・記銘力には問題がないため,印鑑ケースや細かな表などを使用する作業の場合,「左側では特に左下まで注意して見る」ことを意識づけてもらうことで,探索ミスはほとんどなくなった.また,症状に対して妻の理解・協力も得られたため,視覚情報が多い初めての作業には,妻からも注意の促しをお願いした.

住居間の移動は，従業員の中で送迎をしてくれる方がいるとのことで，車いすと乗用車の移乗が可能となれば，自宅から事務所まで出勤できる条件が整った．そこで，車いすと乗用車の移乗訓練をまずは作業療法で行うことになった．

### c. 後期（6〜7週目）

起き上がりは成功体験を繰り返す中で，介助者から「車いす（ポータブルトイレ）に移動するから，座って準備しておいてね」という声かけを行うことで，徐々に1人で起き上がることも増えてきた．

移乗は，作業療法場面だけでなく，ヘルパー訪問時にも，妻の介助をヘルパーが見守るということを毎日繰り返したため，妻の介助での移乗が獲得できた．

事務作業も，片手動作ということで，病前よりは少し時間を費やすが，多くの作業ができるようになってきた．また，作業が増えてきただけ，必然的に外部とのやり取りも必要となり，自ら電話で連絡をとるなど，積極的な場面も出てきた．

車いすと乗用車の移乗は，長身のためセダンタイプの車では難しく，ワンボックスタイプでは座面が高く，動作獲得には至っていない．しかし，ワンボックスタイプの座面が低ければ移乗できる可能性があるため，踏み台を利用し，踏み台にいったん上がってからシートに移乗する方法を試み始めている．介助は必要であるが，介助者である長男は比較的若い男性であるため，協力は得やすい．

## 2 作業療法結果のまとめ，対象者の変化

起き上がり動作が自立したため，車いす・ポータブルトイレ移乗時以外でも，好きなときに端座位で過ごせるようになっている．移乗動作までの時間も短縮された．

移乗動作が妻の介助で行えるようになったため，排便がポータブルトイレで可能となり，排便リズム・コントロールも整い，臥位で排便を行っていたときのような，ベッド上での清拭の必要もなくなった．車いすへの移乗ができることで，病前と同じように妻と一緒に食卓を囲むことができ，来客時もテーブルで一緒にお茶を飲んで過ごせるようになった．

座位の機会が増え，事務作業への意欲も高いことより，徐々に座位の耐久性も向上し，腰のだるさの訴えもなくなったため，ワンルームマンションから事務所に移動して，事務作業を行う日もでてきた．

事務作業はまだ病前と同じ量を行えてはいないが，本人と妻に左視空間失認への理解が得られたので，現在のところ外部とのトラブルはない．また，筆記仕事だけにとどまらず，自ら電話対応するなど，積極的に取り組んでいる．

元の自宅への転居は，ワンボックスカーへの移乗が介助により実現する見通しができた状態である．入浴は現在の訪問入浴の利用を続けながら，浴室での入浴を練習し，セルフケアを確保できた．

## 3 再評価と今後の計画

再評価により，ADLとIADLの改善が確認された（表2）．今後の継続が必要なプログラムを以下に示す．

#### ①移乗動作の自立

車いすの移乗が自立すれば事務作業中に妻が傍にいなくとも，ベッドで休息をとることができる．今後，自宅から事務所に通うことになった場合，事務所にベッドを設置することは難しいため車いす座位の耐久性が必要となる．そのためにも，まずは全体的な座位時間の延長が必要とされる．

#### ②自宅での排泄・入浴の検討

排泄をポータブルトイレで継続するか，トイレでの排泄に移行するか検討する．車いす介入スペースがあれば，手すり設置でトイレへの移動が可能かもしれない．自宅には浴室があり，移乗動作も安定してきたため，シャワーキャリーでの入浴も十分可能と考える．トイレ・浴室とも住宅改修の確認作業が必要だが，本人の復職への希望が強い

ため，これらは自宅から事務所へ通う生活が安定してからの取り組みを希望されている．

### ③復職への支援

自宅から事務所へ移動するためのワンボックスカーへの移乗動作を獲得する．事務作業は今後もさらに増やしていくことが可能と考えるが，初めて取りかかる作業，特に視覚情報が多い作業に関しては，常に左視空間失認の考慮が必要となる．

### ④QOLへの取り組み

現時点では，自営業への復職希望が強く，アプローチ内容もそれに応じるかかわりとなっている．病前は，妻と食事や買い物に外出する機会もあったため，今後，ワンボックスカーへの移乗介助が息子でも可能となれば，家族3人での外出支援も行っていく．

## E. 考察および典型的臨床像との比較

対象者は入院期間中に起居移動動作の訓練を経験していたが，在宅復帰を行うための家族(今回は妻)への十分な介助指導や，介護保険で貸与されるベッド手すりの選定が十分に行えていなかったため，退院して1週間後から，速やかな対応が必要となった．しかし，作業療法士の訪問回数が週2回と限られており，実際の動作指導は訪問回数の多いヘルパーの介入が重要となった．作業療法士とヘルパーの連携を密に行うことで，妻の介助指導が短期間で行えた．

高次脳機能障害(今回，左半側身体失認・視空間失認)を有する場合，高齢者にはその症状を理解することが難しく，ADLの中での対応が難しいことが多いが，今回は，本人・妻の理解が得られたため，本人の希望する事務作業への復職がスムーズに行えたと考える．

### ●参考文献

1) 全国訪問リハビリテーション研究会(編)：訪問リハビリテーション実践テキスト．青海社，2009
2) 小室雅紀，宇田 薫：誌上スーパービジョン！(身体障害領域) 居宅での作業療法アプローチ(第1回)．OTジャーナル 43:481-486, 2009
3) 宇田 薫，小室雅紀：誌上スーパービジョン！(身体障害領域) 居宅での作業療法アプローチ(第2回)．OTジャーナル 43:560-565, 2009

---

### 実習指導者からのアドバイス

入院・入所中にリハビリテーションを経験していても，高齢者の場合，自宅とは違う環境(物理的・人的)で受けていた訓練が，自宅で応用できることは少ないため，より退院後の生活を想定した訓練や介護指導が必要になる．しかし，この対象者は入院中に介護指導を行う時間が十分に確保できず，かつ自宅ではない環境への退院であったため，退院後の訪問リハの介入が非常に重要であった．さらに，訪問できる回数が限られているなかで，他職種(ヘルパー)との連携は在宅では必須である．

在宅復帰する高齢者の作業療法のポイントは，「家族を含めた今後の生活・人生を考慮したアプローチであること」，「本人，家族が負担なく長期的に継続できる生活スタイルであること」，「キーパーソンが同じく高齢者である配偶者の場合，キーパーソンに応じたアプローチであること(わかりやすい介助指導，第三者の介入方法なども含む)」とがあげられる．

今回，60歳代後半の対象者で，自営業復帰という強い希望があり，事務作業のみの復帰であったが，今後，妻と二人三脚で自営業を継続できる可能性を見いだせたこと，また，仕事だけでなく，QOLも含めた乗用車の移乗動作の見通しが立てられたなど，今後の人生を考えた作業療法であった．

# III 自助具を用いてADLが改善し家庭復帰した大腿骨頸部骨折のケース

## A. 対象者のプロフィール

対象者のプロフィールを表1にまとめる．主治医より，骨折はGardenの分類でstage IV（表2-1），人工骨頭置換術（表2-2）を行い，固定性は良好，禁忌肢位として，股関節の過度な屈曲，内転・内旋位，外旋（表2-3）に気をつけるように指示があった．

## B. 評価および作業療法課題の抽出

### 1 評価期間

臨床実習開始後1～2週間．

### 2 評価項目の抽出

臨床実習の担当開始時は，術後4週経過し，理

表1 対象者のプロフィール　　　　　　　　　（医師の診療録，看護記録，MSW記録より情報収集．家族より聴取）

| | | |
|---|---|---|
| ①氏名，②年齢，③性別 | ①M.N.さん，②88歳，③女性 | |
| ④診断名（障害名）・障害側（部位） | 左大腿骨頸部骨折，廃用症候群 | |
| ⑤現病歴および既往歴・合併症 | 身長145.0 cm，体重38.0 kg，BMI 18.1 kg/m²．<br>自宅物置で段ボールを移動しようとして物を持ったまま転倒受傷．救急車にて近医入院．左大腿骨頸部骨折（Garden stage IV）．<br>受傷後5日：人工骨頭置換術（セメント使用）施行．術後翌日から理学療法開始．平行棒内2往復程度可能．術後3週：リハビリテーション目的のため当院入院．理学療法訓練開始．術後4週：自宅復帰の目標でADL低下を防ぐため，作業療法訓練開始．<br>既往歴・合併症：高血圧は内服管理できている．幼少期に呼吸器疾患の既往あり，X線上は左肺に石灰化が認められるが，内服治療で安定している．生化学データは問題なし． | |
| ⑥生活歴 | 1年前に長年連れ添った夫が亡くなり，それから1人暮らし．近くのスーパーへは，毎日買い物に出かけていた（20分程度）．自宅での転倒歴はあり，足が出づらくなることがあった（長女より）．趣味は，若いころから和裁を行っていた． | |
| ⑦第一印象 | 車いすで作業療法室に来室．理学療法訓練後であるが息切れや疲労感がある．小柄で痩せている．表情は明るく，会話の受け答えはしっかりとしているが，前日の訓練内容の混乱や車いすのブレーキをせずに移乗することがある． | |
| ⑧家族状況 | 長女家族（夫と子ども2人の4人）が近くに居住して，時々夕食を一緒に食べている．家族関係は良好で，退院後は長女家族との同居を長女が考えており，対象者も望んでいる． | |
| ⑨経済状況 | 問題なし | |
| ⑩その他特記事項 | 対象者自宅は，戸建の住宅（木造2階建て）．玄関から上がり框まで6段あり．<br>長女宅は，戸建の住宅（木造2階建て）．玄関から上がり框まで10段あり． | |

## 表2 用語

### 1. 大腿骨頸部骨折の重症度（Gardenの分類）

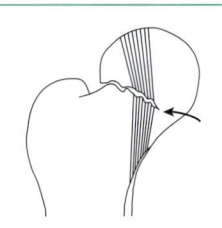

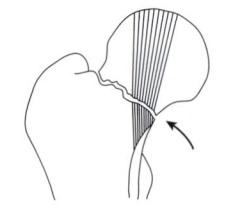

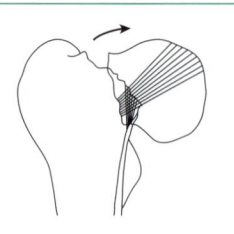

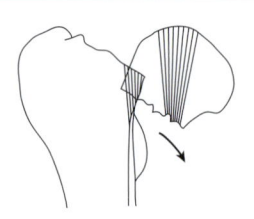

StageⅠ：不全骨折　　StageⅡ：完全骨折，骨頭転位なし　　StageⅢ：完全骨折，骨頭部分的内反位　　StageⅣ：完全骨折，骨頭完全転位

### 2. 大腿骨頸部骨折の手術例

大腿骨頸部骨折の治療では，基本的に手術療法となる．手術方法は，年齢，骨折のタイプ，生活スタイルを考慮して選択される．外側骨折の場合は，CHS（compression hip screw），PFN（proximal femoral nail）を用いた骨接合術などを行う．

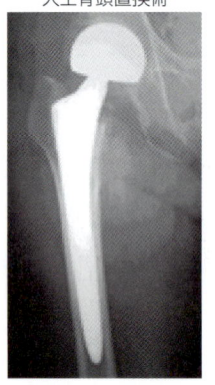

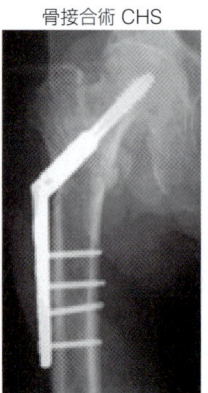

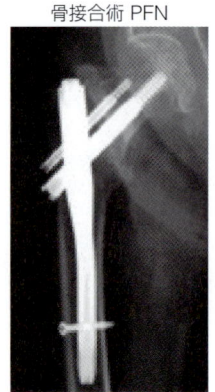

人工骨頭置換術　　骨接合術 CHS　　骨接合術 PFN

### 3. 人工骨頭置換術後の禁忌肢位

人工骨頭置換術は，手術時に股関節を屈曲・外転・外旋位で脱臼させるため，術後の禁忌肢位は，①股関節の過屈曲位，②股関節の屈曲・内転・内旋位，③股関節の伸展・外旋位となる．

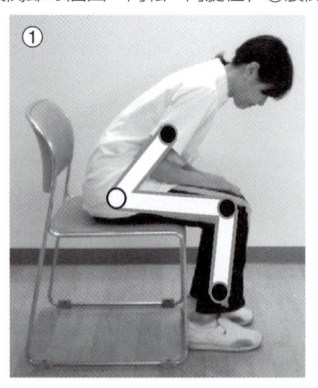

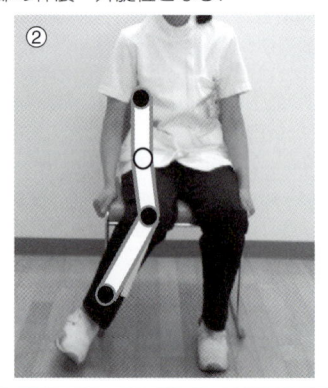

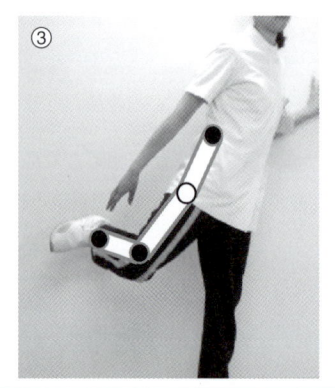

学療法室では，介助でT字杖歩行が20m程度可能であったが，息切れ，疲労感は強い．病棟の移動は車いす介助レベル．ADLは，基本動作が軽介助レベル．自宅または長女宅への家庭復帰の予定．予想される機能回復の程度を検討し，患者自宅と長女宅の家屋構造の評価を行う．

### 3 評価結果のまとめ，対象者の状態像(表3)

- 移乗と移動：移乗は，バランスを崩さないように支えが必要なときがある．移動は，理学療法訓練室ではT字杖で介助歩行を行っているが，病棟では車いす介助．
- 下肢機能：術後4週経過し，骨癒合良好であるが，左側の股関節にROM制限と筋力低下あり．上肢の筋力低下は軽度．
- 知的精神機能面：短期記銘力・注意力・病識の低下が軽度みられる．
- リハビリテーションへの意欲・期待：リハビリテーションへの意欲は高く，家庭復帰を望んでいる．自助具，手工芸の興味と受け入れは良好．

### 4 作業療法の対象とすべき課題（利点と問題点）

作業療法の対象とすべき課題を表4にまとめた．

## C. 作業療法計画立案

### 1 リハビリテーションゴール

整形外科主治医，作業療法士，理学療法士，看護師，介護職，医療ソーシャルワーカー(以下，MSW)によるリハビリテーションカンファレンスでは，バランス能力の低下，病識の低下や注意障害があり，1人暮らしは困難であることが予想された．そこで，長女宅への家庭復帰を目指す．ADLは，自助具を用いて安全な肢位での自立を目指す．

### 2 作業療法長期目標

長女宅へ家庭復帰し，福祉器具の活用と長女の見守りにより家庭生活を送ることができる．

### 3 作業療法短期目標

①下衣の更衣動作(下着，ズボン，靴下，靴の着脱を含む)の自助具を用いた自立

②入浴動作，特に下肢の洗体動作の自立
③座位耐久性の向上
④住宅改修の検討
⑤上肢筋力の改善

### 4 作業療法内容

#### a. 自助具を用いた下衣の更衣動作訓練

- 目的：脱臼肢位を回避した安全肢位での下衣の更衣動作の自立
- 方法：作業療法室と病棟のベッド上で，下着，ズボンの着脱と靴下，靴の着脱に必要な自助具(ソックスエイド，リーチャー)(図1)を作製し，自助具を用いた方法を繰り返し指導する．
- 手順：ズボンの着脱は患側の股関節が過度な屈曲・内転・内旋位にならないように，①患側，②健側の順に足を通すことを指導する．靴下の着衣はソックスエイドを使用し，脱衣はリーチャーを使用する．これらの自助具の使用方法を指導し，軽介助から見守りへ段階的に変更する．靴の着脱は靴ベラを使用し，はき方を指導する．
- 留意点：作業療法室で動作の確認や，自助具の調整を行い，自立度の変化を病棟の看護師，介護職に報告し，病棟でも同じ方法で実践する．

#### b. 入浴動作訓練

- 目的：脱臼肢位を回避した安全肢位での入浴動作の自立
- 方法：作業療法室と浴室で，安全な肢位での浴室内の移動，浴槽への移動，膝下の洗体動作を手すりとシャワーチェアと自助具(スポンジ付きリーチャー)(図1)を作製し，これらを用いた方法を繰り返し指導する．
- 手順：動作は股関節が過度な屈曲，または伸展・外転，外旋位にならないように，手すり，シャワーチェア，リーチャーを用いて指導する．洗体動作では患側の膝下でリーチャーを使用することを指導し，見守りから軽介助へ段階的に変更する．

## 表3 評価結果

(一部，理学療法士からの情報あり)

| 評価項目 | | 初回評価[作業療法開始時] | 再評価[作業療法開始後3週目] |
|---|---|---|---|
| バイタル | | 血圧：124/82，脈拍：64<br>SpO$_2$：安静時 95%，訓練後 92%<br>訓練後は疲労感あり | 血圧：128/80，脈拍：64<br>SpO$_2$：安静時 96%，訓練後 92%<br>訓練後の疲労感は改善 |
| 関節可動域 | | 下肢 Rt/Lt<br>股関節 屈曲 130/95P<br>　　　外転・内転 30/20P・20/20<br>　　　内旋・外旋 35/20P・40/30P<br>上肢は制限なし | 下肢 Rt/Lt<br>股関節 屈曲 130/110P<br>　　　外転・内転 40/30P・20/20<br>　　　内旋・外旋 40/30P・45/45P<br>上肢は制限なし |
| 筋力 | | 下肢 Rt/Lt<br>腸腰筋・四頭筋 4/4・4/4<br>中殿筋 4−/3<br>上肢 近位 4/4<br>握力 10 kg/6 kg | 下肢 Rt/Lt<br>腸腰筋・四頭筋 4/4・4/4<br>中殿筋 4−/3<br>上肢 近位 4/4<br>握力 15 kg/10 kg |
| バランス | | Functional balance scale 34/56 点 | Functional balance scale 39/56 点 |
| 疼痛 | | 安静時：軽度，体動時・加重時：左側にあり | 安静時・体動時：なし，加重時：痛みは軽減 |
| 上肢巧緻動作 | | 特に問題なし | 特に問題なし |
| 知的精神面 | | 検査上の指示の理解は良好．オリエンテーションは可能．注意力の低下がみられる．<br>かなひろいテスト：有関係 15 点，無関係 13 点．療養上の指示が守れず，夜間 1 人でトイレに移動するなど危険行動がみられる．<br>HDS-R：14/30 点，MMSE：22/30 点 | 訓練方法，自助具の使用方法などを覚えることが可能となる．<br>かなひろいテスト：有関係 18 点，無関係 15 点．危険行動は少なくなったが，時々 1 人でトイレに行ったり，洗面所で歯を磨いたりする．<br>HDS-R：17/30 点，MMSE：23/30 点 |
| 日常生活活動（ADL）：機能的自立度評価法（FIM） | | | |
| セルフケア | 食事 | 7 点：箸使用し自立 | 7 点 |
| | 整容 | 6 点：ゆっくりながら可能 | 7 点：スピードが改善 |
| | 入浴・清拭 | 2 点：上肢のみ清拭可能 | 5 点：長柄ブラシを用いて監視下で可 |
| | 更衣（上衣） | 7 点 | 7 点 |
| | 更衣（下衣） | 2 点：左下肢を通す際に介助必要<br>左側の靴，靴下の着脱に介助必要 | 5 点：リーチャー，ソックスエイドを用いて監視下で可（図2） |
| | トイレ動作 | 4 点：拭く，着衣を直すときにバランスを崩さないように支える介助必要 | 5 点：監視下で可 |
| 排泄コントロール | 排尿管理 | 7 点 | 7 点 |
| | 排便管理 | 6 点：軟化剤服用し自立 | 6 点 |
| 移乗 | ベッド，車いす | 4 点 | 5 点：監視下で可 |
| | トイレ | 4 点 | 5 点：監視下で可 |
| | 浴室・シャワー | 1 点：機械浴 | 4 点：バランスを崩さないよう支える |
| 移動 | 歩行（車いす） | 1 点：病棟内は車いす全介助<br>車いす操作が困難であった．<br>PT 室で T 字杖歩行し，連続 20 m | 5 点：病棟内 T 字杖監視レベル<br>院内 T 字杖監視レベル<br>PT 室では連続歩行 100 m |
| | 階段 | 1 点：未実施 | 1 点：PT 室で 4 段程度介助で昇降可 |
| 運動項目小計 | | 52/91 点 | 69/91 点 |
| コミュニケーション | 理解 | 5 点：時々ゆっくり話す，繰り返すなどの介助が必要 | 5 点 |
| | 表出 | 6 点：ゆっくりと話す | 6 点 |
| 社会的認知 | 社会的交流 | 5 点 | 6 点：配慮された環境では適切に交流できる |
| | 問題解決 | 4 点：薬の自己管理は不可 | 4 点 |
| | 記憶 | 5 点：日課については時々声かけが必要 | 5 点 |
| 認知項目小計 | | 25/35 点 | 26/35 点 |
| FIM 合計 | | 71/126 点 | 95/126 点 |

表4 作業療法の対象とすべき課題

| | 利点 | 問題点 |
|---|---|---|
| 心身機能 | #1 右側下肢筋力が保たれている<br>#2 知的理解力が保たれている | #1 バランス能力低下<br>#2 耐久性の低下<br>#3 注意障害，病識低下<br>#4 上肢筋力低下<br>#5 左下肢筋力低下，ROM制限 |
| 活動 | #1 知的機能は保たれて訓練内容の理解は可能であるが，訓練指示は忘れることが多い | #1 ADL低下：整容動作，入浴動作，移動動作<br>#2 注意力，危険行動あり |
| 参加 | #1 和裁が得意であった | #1 自宅復帰困難 |
| 環境因子 | #1 家族関係良好<br>#2 経済状態良好 | #1 住宅環境：長女宅の段差が多い<br>#2 世帯構成：1人暮らし |

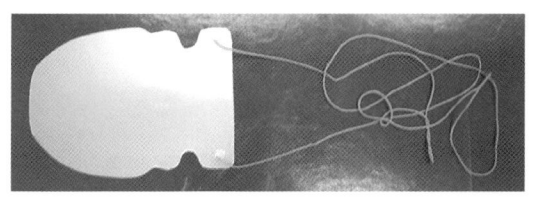

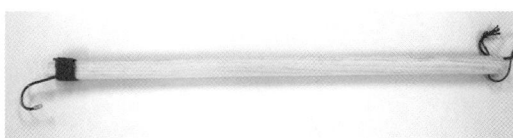

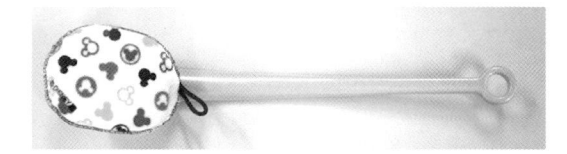

図1 自助具
ソックスエイド(上)，リーチャー(中)，スポンジ付きリーチャー(下)

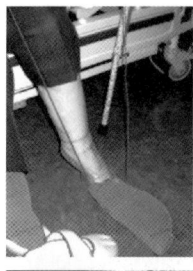

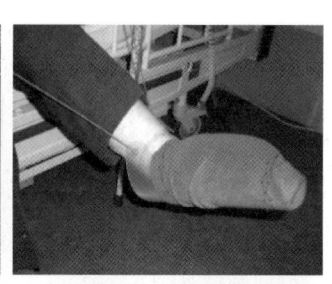

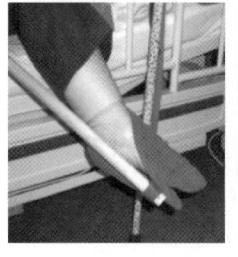

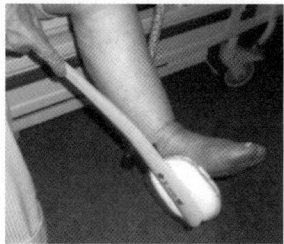

図2 自助具使用場面
上段：ソックスエイドを使用している場面
下段：リーチャーを用いて靴下を脱いでいる場面(左)と足底を洗う動作をしている(右)

- 留意点：作業療法室で動作の確認や自助具の調整を行い，自立度の変化を病棟の看護師，介護職に報告し，可能となってから病棟の浴槽で実施する．

## c. 座位耐久性の向上
- 目的：座位時間の向上
- 方法：興味のある作業種目の刺し子を作業療法室で行い，準備，後片付けも一緒に行う．
- 手順：対象者の疲労度に合わせて徐々に作業時間を延長する．
- 留意点：材料や道具の場所を一定にし，準備と後片付けを促す．移動の際は担当者に声をかけるように促し，移動時には見守りが必要であることを繰り返し指導する．

## d. 住宅改修の検討
- 目的：安全な環境設定のための住宅改修
- 方法：患者宅および長女宅の情報を収集し，家庭復帰する場所が決定したのちに実際に訪問し，

改修案を提示する．
- 手順：対象者の状態を見ながら，住宅改修や福祉用具の導入の必要がある部分を検討する．
- 留意点：対象者，家族，リハビリチームで転帰先が決定したのちに実際に訪問する．訪問の際はMSWと相談し，ケアマネジャー，改修業者とも打ち合わせる．改修案を家族に提案し，生活のイメージを対象者，家族と共有する．

### e. 上肢筋力増強訓練

- 目的：上肢筋力の改善，自助具を用いた下衣の更衣動作，入浴動作時の両手の使用
- 方法：作業療法室で，手指と肩関節の筋力訓練を行い，回数を増加し筋持久力の向上も目指す．
- 手順：手指の筋力訓練はハンドグリップを使用し，肩周囲の筋力訓練は，セラバンドを使用して行った．負荷量は，最大筋力の6割程度を20回から行い，疲労感が変わらなければ回数を増加していく．
- 留意点：易疲労性のため，訓練ごとに疲労度を確認するとともに，呼吸器の問題があるため，パルスオキシメータで動脈血酸素飽和度（$SpO_2$）を確認する．

## D. 作業療法経過と結果，今後の計画

### 1 作業療法経過

#### a. 初期（開始～3週間）

移動は，車いすからT字杖で見守り歩行になった．長距離の歩行は疲労につながるため，休憩を入れながら病棟内の移動を行った．脱臼肢位は図面ではなかなか理解できないため，動作ごとに行ってよい動作を学習した．自助具（ソックスエイド，リーチャー）を作製した．退院先を相談し，長女宅への家庭復帰が決定した．

#### b. 後期（4～7週間）

長女宅へ訪問し，住宅改修を行った．移動の耐久性が向上し，T字杖で連続歩行100m程度になった．歩行は，時々バランスを崩すため見守りが必要であったが，病室とトイレ間は安定していたため，日中は自立，夜間は見守りとした．上肢の筋力も向上し，訓練後の疲労感も少なくなり，他の患者が行っている，刺し子を行いたいとの希望も聞かれ，臥床が多かった訓練以外の時間も座位で起きて過ごす時間が増加した．ADLは，自助具の使用を理解し，作業療法室での下衣の更衣動作，洗体動作が見守りで可能となったため，病棟の自室や病棟の浴室で実施し，独力で行い，自立できるようになった．

### 2 作業療法結果のまとめ，対象者の変化

身体的側面は，移動動作がT字杖見守りになり，上肢，下肢の筋力が向上した．またバランスも改善したが，時々ふらつきがみられるため，歩行時は見守りが必要である．知的精神的側面は保たれており，訓練内容は理解できるが，療養上の注意は忘れてしまい何回か注意しても1人でトイレや洗面台まで歩いたりする危険行動があった．

ADLは，自助具を用いて安全な肢位で，下衣の更衣動作，入浴動作が見守りで可能となった．基本的なADLと訓練時間以外は臥床していたが，興味のある手工芸を導入して座位時間が延長した．このため，訓練後の疲労感が減少し，耐久性が向上したと考えられた．さらに手工芸の準備，後片付けを作業療法士と一緒に行うように促すことにより，対象者は，作業療法室内の移動の際に声をかけることができるようになった．

### 3 再評価と今後の計画

再評価により，機能とADLの回復が確認された（表3）．長女宅に家庭復帰するため，住宅評価を行った．住宅改修では，玄関にいすと手すりを設置し，トイレと浴室には手すりのみを設置する．福

祉用具として手すり付きのベッドとシャワーチェアを介護保険で借りるよう提案し，提案どおり家屋改修が進められた．

日中は長女がいて動作の見守りが可能である．また対象者，家族はデイサービスの利用を希望し，週2日利用予定とした．

## E. 考察および典型的臨床像との比較

対象者は，人工骨頭置換術後4週から作業療法を開始した．歩行は，T字杖で100m程度の連続歩行が可能となったが，時にふらつきがあるため，今後も見守りが必要である．ADLは，脱臼肢位にならない動作を習得する必要がある．特に下衣の更衣動作と入浴動作は危険な動作が多いため，安全な肢位での動作を繰り返し指導することで作業療法室から病室への生活につなげていくことができた．

ADL訓練は，具体的な動作を確認しながら指導した．さらに自助具を使用したことで動作を容易にすることができたと考えられる．また自助具の使用方法を作業療法室で繰り返し学習したあとに，病棟でも繰り返し，自立となった．指導の方法は，対象者にかかわる作業療法士，理学療法士，介護職，看護師が同じ方法で統一したことで効果があったと考えられる．家庭復帰は，対象者の移動能力を考えながら他部門と協議し，1人暮らしの自宅ではなく，長女宅の方向となった．住宅改修のための訪問を行い，歩行能力に合わせて家屋改修部分を提案できた．臥床が多かった生活も興味ある手工芸を導入することにより，活動性と耐久性が改善したと考える．退院後は，デイサービスを利用しながら現在の状態を維持できるようにしてほしいが，そのための環境整備を行えたと考える．

● 参考文献
1) 中村利孝, 松野丈夫, 内田淳正（編）：標準整形外科学. 第10版, 医学書院, 2008
2) 奥泉宏康：在宅高齢者の転倒・骨折予防のための運動・生活指導のポイント. *MB Orthop* 22:46-51, 2009
3) 松元義彦：手作り自助具の工作技術. 三輪書店, 2004

---

### 実習指導者からのアドバイス

対象者は，病前は1人暮らしで買い物もできる程度の活動性があったが，今回の経過によりバランス能力の改善があまりみられなかった．このため，病前から歩行障害があったものと考える．歩行時のふらつきがあったかどうか家族に聴取するなど詳しい歩行状況を情報収集すると，ゴールを立案するうえでの根拠になると考える．

ADL指導にはパンフレットや動画を見せながら指導する場合があるが，年齢によっては理解が困難な場合があるため，具体的に動作場面を設定して繰り返し行い，学習してもらうことが大切である．禁忌肢位の習得においては，限定的な場所（作業療法室）が可能となったら，場所が変わっても（病棟や浴室）可能となるように動作の応用を目指すことが自立につながると考える．また言語を統一して指導することが混乱を少なくするため，チームで相談・連絡をすることが大切である．さらに可能であれば介護する家族に自助具の使い方や気をつける脱臼肢位を早めに指導することにより，家庭復帰後の生活を安全なものにできる．

## 本章のキーワード

- **N式老年者用精神状態評価尺度（NMスケール）**  
老年者および認知症患者の日常生活における実際的な精神機能（認知症状態）を種々の角度からとらえ，点数化して評価する行動評価尺度．N-ADLとの併用で日常生活面での実際的能力が総合的にとらえられる．

- **N式老年者用日常生活動作能力評価尺度（N-ADL）**  
老年者および認知症患者の日常生活活動能力を種々の角度からとらえ，点数化して評価する行動評価尺度．NMスケールとの併用で日常生活面での実際的能力が総合的にとらえられる．

- **脳活性活動用部品**  
脳活性活動として計算ドリルやパズル，ゲームなどが使用されている．「あ・い・う・え・お」の文字カードを台紙にマッチングして置いていったり，アトランダムな数字板に数字の駒をマッチングしてもらうときの用具部品である．

- **認知症対応型通所介護事業所**  
2005年に介護保険法が改正され，新規に設立された市町村が指定する6種類の地域密着型介護サービスの1つ．認知症の利用者を対象としたデイサービスで，定員12名，管理者等のほか，機能訓練指導員が必要だが，看護職員でも可．

- **MMSE**  
本書p.162を参照．

- **スイングタイプ（介助バー）**  
ベッドに取り付けるバー（手すり）．ベッドと車いす，ベッドとポータブルトイレなどの移乗時や立位保持に患者自身が支持する．スイングタイプはジョイント部分で水平（ベッド柵として利用）から垂直（移乗・立位に利用）に調節して設置できるもの．

- **縦手すりタイプ（介助バー）**  
ベッドに取り付けるバー（手すり）．縦手すりタイプは床面に対し垂直に設置するもので，約120cmと長く，つかまり立ちが容易になる．

- **肺の石灰化**  
結核菌の肺への感染の結果おこる．（初期）感染後4〜8週間で結核菌成分による感作がおこり細胞性免疫が成立し，時に病巣に石灰化を残し終息する．

- **T字杖**  
本書p.162を参照．

- **転帰先**  
転帰は病気の経過の行き着くところであり，転帰先は施設などを退所したあとに生活する場を指す．

- **セラバンド**  
ゴム状の薄い帯のような形の訓練用具である．伸長抵抗が色により区別されている．粗大な上下肢の抵抗運動に利用される．

- **パルスオキシメータ**  
本書p.162を参照．

# 第6章
# 高次脳機能領域の
# ケーススタディ

| GIO 一般教育目標 | SBO 行動目標 |
|---|---|
| 1 ケーススタディを通じて，高次脳機能領域における作業療法の実際を理解する． | 1) ケーススタディにおける各高次脳機能障害の特徴を説明できる． <br> 2) ケーススタディにおける高次脳機能領域の評価項目を説明できる． <br> 3) ケーススタディにおける高次脳機能領域の作業療法実施を説明できる． <br> 4) ケーススタディにおける高次脳機能領域の作業療法を実践する施設の特性と作業療法士の役割を説明できる． |
| 2 高次脳機能領域のケーススタディの書き方を身につける． | 1) 高次脳機能領域におけるケーススタディのプロフィール（一般情報収集）をまとめることができる． <br> 2) 高次脳機能領域におけるケーススタディの評価項目抽出から課題の列挙までができる． <br> 3) 高次脳機能領域におけるケーススタディの作業療法計画立案をまとめることができる． <br> 4) 高次脳機能領域におけるケーススタディの，経過および結果から今後の計画までをまとめることができる． <br> 5) 高次脳機能領域におけるケーススタディの考察をまとめることができる． |

## 修得チェックリスト

- ①左半側空間無視の臨床症状を述べることができた．
- ②非言語的認知機能障害の特徴を述べることができた．
- ③もやもや病による高次脳機能障害の特徴を列挙できた．
- ④高次脳機能障害の慢性期の社会生活上の課題を列挙できた．
- ⑤外傷性脳損傷による社会的行動障害の特徴を列挙できた．
- ⑥脳血管障害による片麻痺を伴う高次脳機能障害の評価項目を列挙できた．
- ⑦外傷性脳損傷による高次脳機能障害の評価項目を列挙できた．
- ⑧左半側空間無視を考慮した作業療法のポイントを述べることができた．
- ⑨応用行動分析学に基づくアプローチの方法を述べることができた．
- ⑩非言語的認知機能障害による箸動作訓練のポイントを列挙できた．
- ⑪地域障害者センターにおける高次脳機能障害の行動障害へのアプローチを列挙できた．
- ⑫外傷性脳損傷による社会的行動障害への具体的なアプローチと注意点を列挙できた．
- ⑬外傷性脳損傷による社会的行動障害の家族支援の内容を述べることができた．
- ⑭高次脳機能障害者への地域移行支援のポイントを説明できた．
- ⑮入院による高次脳機能障害へのリハビリテーションチームの構成を列挙できた．
- ⑯入院による高次脳機能障害へのリハビリテーションチームにおける作業療法士の役割を述べることができた．
- ⑰地域障害者センターの機能と作業療法士の役割を述べることができた．
- ⑱若年高次脳機能障害者支援における地域活動支援センターの機能と作業療法士の役割を述べることができた．

---

- ①高次脳機能領域のケーススタディにおけるプロフィール（一般情報収集）の内容を列挙できた．
- ②高次脳機能領域のケーススタディにおいて，評価項目抽出から課題の列挙までの関連を述べることができた．
- ③高次脳機能領域のケーススタディの作業療法計画立案で，作業療法内容を目標と関連づけることができた．
- ④高次脳機能領域のケーススタディにおいて，経過および結果から今後の計画を立てることができた．
- ⑤高次脳機能領域のケーススタディにおいて，ケースと典型的臨床像を比較できた．

# I 脳血管障害による高次脳機能障害と身体障害を合併したケース
## 左片麻痺と左半側空間無視に対する支援

## A. 対象者のプロフィール

対象者のプロフィールを表1にまとめる．

## B. 評価および作業療法課題の抽出

### 1 評価期間

発症後5週から約10日間，作業療法学生による評価を実施した．

### 2 評価項目の抽出

診療録の情報より，ベッドサイド訓練が25日間と長期にわたっていること，脳梗塞による病変が広範囲であること，既往に循環器系疾患などがあることから，リスクを確認するとともに，これまでの経過を再確認し，現在の状態を把握する必要がある．

一方，発症後1か月以上経過し，自宅退院を望んでいるにもかかわらず，左片麻痺やADLの不自由さの訴えがないことから，退院後の具体的な生活はイメージできていない可能性がある．そのため，現時点で可能なADLを確認し，退院時に必要となる介助を予測すること，本人と妻がイメージする退院後の生活の確認が必要である．

前述したとおり，脳の病変領域は広範であり，右半球損傷による麻痺・感覚障害・高次脳機能障害の残存はやむをえないと考えられる．在宅生活を目指すためには，活動範囲の拡大，耐久性の強化，残存機能の利用は必須と考えられ，適切な目標設定のためにも運動機能と高次脳機能の評価が必要である．高次脳機能は，観察上，左半側空間無視と病態把握の問題があると思われる．

### 3 評価結果のまとめ，対象者の状態像(表2)

- ベッドサイド訓練を経て，退院後の地域生活に向けたリハビリテーションを開始する段階である．
- 本人・妻ともに，障害が残存することはある程度認識しているが，具体的な生活像は確立できていない．
- ADLはほとんどすべてに介助を要する状態である．起居動作や移乗など基本動作が未獲得であることと，左半側空間無視の影響が大きい．
- 訓練時間以外はベッド上で過ごすことが多く，ADL経験が少ない．
- 本人にとって一番の関心は排泄障害である．麻痺やADL障害に無関心なことは，困難を感じる機会が少ないことが影響している可能性がある．
- 左半側空間無視は重度であるが，言語指示後の一時的な改善(図2)，指摘を記憶し自ら工夫して取り組むこと(図4)が観察される．
- 検査上，短期記銘と注意の障害を認めるが，出来事に関する記憶は良好である．
- 左片麻痺は重度で，肩亜脱臼と手部の浮腫・熱感がある．

表1 対象者のプロフィール　（診療録および看護記録，MSWより情報収集．第一印象は本人との面談内容を含む）

| | |
|---|---|
| ①氏名，②年齢，③性別，利き手 | ①H.H.さん，②72歳，③男性，右利き |
| ④診断名（障害名）・障害側（部位） | 脳梗塞，左片麻痺<br>右中大脳動脈領域全域に病巣を認める（図1）． |
| ⑤現病歴および既往歴・合併症 | 起床時に起き上がれず救急車を要請し，当センターに搬送された．画像上，右中大脳動脈起始部の閉塞を認め，保存的加療を目的にICU入室．<br>発症翌日より理学療法，5日目より作業療法をベッドサイドで開始した．10日目にICU退室，25日目より訓練室での訓練となった．<br>既往として10年来の高血圧，不整脈，糖尿病があり，内服を継続している． |
| ⑥生活歴 | 大学卒業後，会社員となり65歳で退職．その後，自宅でパソコン教室を開くなど，活動的な生活をしていた． |
| ⑦第一印象 | 体格は中肉中背．顔は右側を向いていることが多いが，声をかけると視線は合い，あいさつや会話も問題なくできる．今後も自宅でパソコン教室を続けたいと希望を語る．しかし，ややぼーっとした印象があり，反応は緩慢でやや多幸的．左半身の麻痺については，尋ねられれば「不自由だ」，「よくなりたい」と述べるが，困難の訴えは排泄についてのみで，排尿したい感じがいつもあることや，便が思ったとおりに出ないことを繰り返し訴える． |
| ⑧家族状況 | 70歳の妻と2人暮らし．妻は比較的長身だが細身．健康上の問題はない．子どもは30歳代の娘と息子がいるが，それぞれ所帯をもっており，今後も同居の予定はない．家族関係は良好であるが，遠方に住んでいるため介護者としての協力は現実的ではない． |
| ⑨経済状況 | 貯蓄と年金があり，当面の問題はない． |
| ⑩その他の特記事項 | 妻は自宅退院を希望している．自宅は築30年の持ち家．現状では車いす生活は困難．部分的な改修には積極的．発症後5週の時点で介護保険認定を受け，要介護度4が決定している．今後，身体障害者手帳も1級で申請する予定． |

## 4 作業療法の対象とすべき課題（利点と問題点）

作業療法の対象とすべき課題を列挙し，表3にまとめる．

## C. 作業療法計画立案

### 1 リハビリテーションゴール

リハビリテーション医（リハ医），作業療法士，理学療法士（以下，PT），看護師，医療ソーシャルワーカー（以下，MSW）によるリハビリテーションカンファレンスにおいて，2か月後の自宅退院を目指すこととなった．

カンファレンスでは，重度の障害が残存すること，介護力は妻のみであることから，在宅生活は困難との意見もあった．しかし，妻も自宅での生活を強く望み，将来的に妻による介護が困難になれば施設入所となる可能性もあるため，在宅生活を目標にできる機会を逃すべきではないと結論した．

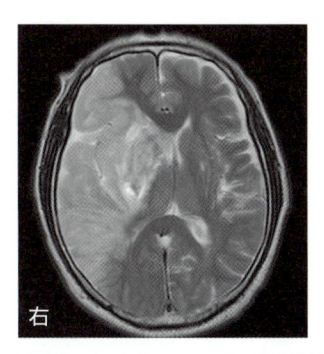

図1　発症後3日目のMRI T2強調画像（中大脳動脈領域全域にわたる脳梗塞）

表2 評価結果

| 項目 | | 初回評価［発症後5週］ | 再評価［発症後13週，訓練開始後8週］ |
|---|---|---|---|
| リスク（医師からの情報） | | 心原性脳梗塞と考えられる．今後も脈拍や血圧の変動には注意を要する． | 再発予防のため，今後も服薬管理，定期的な内科受診が必要． |
| 経過（看護師からの情報） | | 急性期に胸部不快感の訴えが一度あったことや，精神的に不穏な状態が続いたため，ベッドサイド訓練が長期化した．現在も訓練時間以外ではベッド上で過ごすことが多い．排尿に対する訴えが強く，ナースコール頻回．急性期の不安定な状態は脱したが，体力的には耐久性の向上が必要． | 血圧や脈拍は落ち着いている．訓練時間以外にも車いすに乗り，妻とデイルームで過ごすことや，散歩に出かけることもみられるようになった． |
| 退院後の生活のイメージ | | （本人）「歩けるようになれば大丈夫．パソコン教室を続ける」<br>（妻）「車いすで生活できるように自宅を改修すれば，家の中のことはできると思う．デイケアなども利用したい」 | （本人）「うちの中は車いすで過ごせるから大丈夫」<br>（妻）「デイケア，ヘルパー，訪問看護の週予定が近いうちに決定する予定．入浴は病院でも介助していたので大丈夫だと思う」 |
| ADL：FIM | | 36/126点（運動19/91・認知17/35） | 68/126点（運動45/91・認知23/35） |
| | 食事 | 左口角からこぼれる，お盆の左側の器を見つけられないなどのため，介助を要する．（3点） | 左の器が発見できないこともあるが，声をかければ発見し，食べることができる．（5点） |
| | 整容 | ベッド上に用具を準備してもらい，介助で実施．歯磨きやひげそりは左側にし残しがある．（2点） | 車いすで洗面台を使用．おおむね1人で可能．左側のし残しに対し，時に介助や助言が必要．（4点） |
| | 清拭 | リフト浴 全介助（1点） | 浴室でシャワーチェアを使用し，右手で届く部分の清拭は可能．（3点） |
| | 更衣 | 全介助（上半身1点，下半身1点） | 右手を通すなど，部分的には可能であるがほとんどの部分に介助を要する．（上半身2点，下半身2点） |
| | 排泄 | おむつと尿器を使用．（トイレ1点）<br><br>尿意はあるが失禁することも多い．（排尿コントロール1点）<br>便失禁はほとんどないが，摘便を要することもある．薬を使用している．（排便コントロール4点） | 日中は壁によりかかり，ズボンの上げ下げは監視下で可能．尻拭きは洗浄機を使用．夜間は尿器を監視か介助で使用．（トイレ2点）<br>失禁することはほとんどない．（排尿コントロール5点）<br>便失禁はほとんどないが，薬は使用．（排便コントロール5点） |
| | 移乗 | 協力動作はあるが，全介助<br>（ベッドなど1点）<br>（トイレ1点）<br>（浴室，シャワー1点） | ベッド-車いす間は時に左足の下ろし忘れやブレーキ忘れがあり，監視と指導を要する．（ベッドなど4点）<br>トイレも車いす操作未自立．方向転換・立ち上がりには手すりが必要．（トイレ4点）<br>浴槽をまたぐための腰掛け，手すり，滑り止めマットがあれば，妻の介助で可能．（浴室，シャワー3点） |
| | 移動 | 車いす操作とも訓練のみ（車いす1点）<br>階段未実施（階段1点） | 車いす操作は左側への注意が不十分で監視が必要．（車いす4点）<br>階段は介助を要し3段程度可能（階段2点） |

（つづく）

## 2 作業療法長期目標

妻・対象者が自宅での生活を具体的にイメージでき，退院後の在宅生活を維持できる．

## 3 作業療法短期目標

①車いすレベルのADLが監視あるいは軽介助で可能になる．
②日中を車いすで過ごせる耐久性をつける．
③妻が対象者の介助方法を獲得する．

表2　(つづき)

| 項目 | 初回評価[発症後5週] | 再評価[発症後13週, 訓練開始後8週] |
|---|---|---|
| 身体機能 | 右半身のROM制限なし<br>左手部に浮腫・熱感あり<br>左肩亜脱臼1横指<br>左上肢のROM軽度制限あり<br>左上肢の随意運動なし(ブルンストロームステージ 上肢II手指I下肢II)<br>右握力15kg<br>顔面を含む左半身感覚重度鈍麻・左同名半盲 | 右半身のROM制限なし<br>左手部の浮腫・熱感は軽減したが残存<br>左肩亜脱臼1.5横指<br>左上肢のROM軽度制限あり<br>左上肢の随意運動なし(ブルンストロームステージ 上肢II手指II下肢III)<br>右握力32kg<br>左半身感覚重度鈍麻・左同名半盲は変わらず残存 |
| 座位・立位などの運動機能 | 寝返りは可能だが左半身への配慮に欠ける.<br>起き上がりは介助を要する.<br>腰掛け座位は可能であるが右手でベッド柵を握りしめている.<br>車いす座位は右向き傾向で, 保持時間は最長で20~30分程度.<br>立位保持はバランス・耐久性とも実用的ではない. | 時に左半身の扱いを忘れることはあるが, 起居動作はほぼ自立.<br>右上肢で支持することなく腰掛け座位の保持可能.<br>車いす座位は右向き傾向は残存. 連続した座位は2時間以上可能.<br>下衣の着脱や移乗時に手すりを用い, 安定した立位保持が可能. |
| 高次脳機能障害 | 失語・失認・失行なし. 出来事の記憶は良好. | 著変なし |
| 半側空間無視 | 無視は重度である. (図2~4, BIT参照)<br>言語指示による改善があるが, その後の注意の持続時間は短い. 指摘されれば左側の探索可能. 指摘された場面や事柄は記憶し, 他の課題において不十分ながらも自分なりの工夫ができる. | 検査上, 著変なし(BIT参照)<br>一方, 移乗・食事・整容場面では自ら「左を注意する」と述べ, 毎日行う行為については, ブレーキ・フットレストの操作, 食事, 歯磨きなどで, 左側での操作が増した. |
| 病態認知 | 片麻痺による不自由さを苦にしている気配はないが, 指摘すれば「治りたい」と述べる.<br>自覚し, 治したい障害は排泄障害と述べる. | 脳梗塞による片麻痺があり, 今後も残存する障害であることを自覚(図5). 歩行障害や左半側空間無視についても自覚している. 排泄障害の訴えはない. |
| 神経心理学的検査 | MMSE 17/30点<br>見当識障害, 記銘力低下, 注意障害(計算での誤り)による失点に加え, 図形模写・書字では左半側空間無視による失点あり.<br>BIT 通常検査 21/146点<br>行動検査 12/81点 | MMSE 25/30点<br>見当識は改善, 記銘の得点も上がった.<br>左半側空間無視による失点は残存.<br>BIT 通常検査 28/146点<br>行動検査 18/81点 |

FIM: Functional Independence Measure
MMSE: Mini-Mental State Examination
BIT: Behavioural Inattention Test (行動性無視検査)

④左上肢の自己管理方法を監視・助言のもとで獲得する.
⑤住宅改修を含む, 福祉サービスを検討する(主としてMSWや妻への情報提供をする).

### 4 作業療法内容

表4に示した訓練を実施する.

現時点で対象者は排泄障害に関心が向いているので, 訓練の動因を排泄行為の改善とする. たとえば,「思ったときにトイレに行けないことはつらい」ことに同調するとともに,「自分でトイレに行けることが目標」と説明し, 自分で起き上がるための訓練を導入する. 対象者の関心の拡大を確認しながら, 訓練内容を広げる.

生活範囲の拡大に伴い, 高次脳機能障害による行為障害が顕在化する可能性もある. 障害の気づきと半側空間無視については, ADL訓練やアクティビティを通しかかわる.

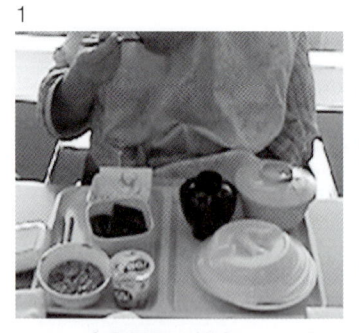

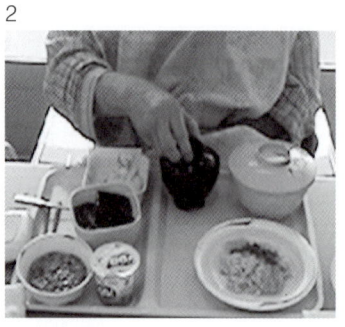

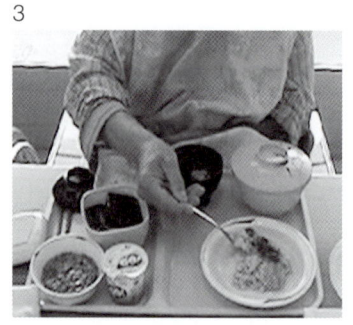

**図2 食事場面に観察された左半側空間無視**
1：はじめに気づいているのは右側のみで，左側のものは蓋も開けていない．2：左側にあることを言語で指摘すると気づくことができる．3：しかし，左下のどんぶりに気づくことはできなかった．しばらく食事を続けていると，右側のものと汁物は手を付けるが，左の2品に手を伸ばすことはほとんどなくなり，左側の物を忘れずに食べるためには助言が必要であった．

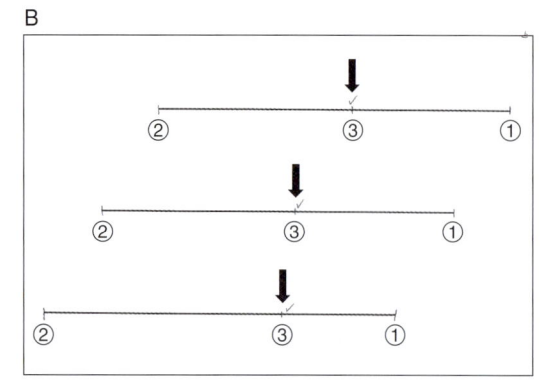

**図3 線分二等分検査（BITの課題）**
A：検査マニュアルのとおりに実施した場合，中心から大きく右に偏移した位置に印をつけた．B：一方，同様の課題を用いて，線分の両端を探索させ印をつけさせた（図中①②）．その後，二等分を実施すると中央には至らないまでも改善を認めた（③）．

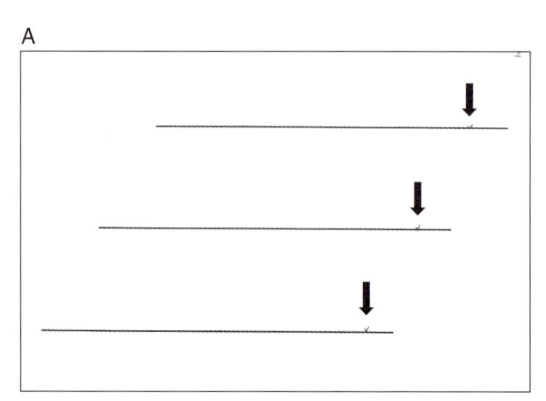

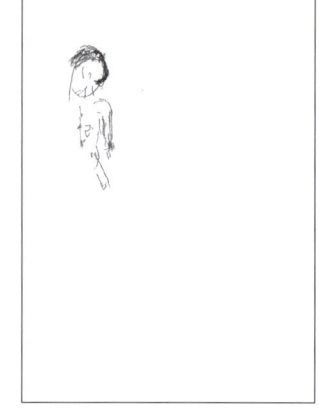

**図4 人物描画で観察された左半側空間無視**
描き始める際「いつも左側が空くと言われるから」と，自ら紙の左側に描き始める．しかし人物の左側はほとんど描いていない（原寸の用紙はA4サイズ）．

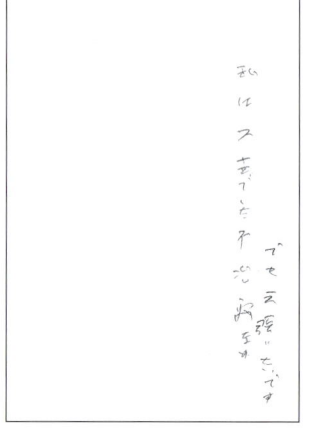

**図5 最終評価時の文章を書く課題（MMSE）**
「私は不幸でした 不治の病なの（右下）でも頑張りたいです」と書いた．書いた位置は紙の右端で，左半側空間無視が顕著である．また，文字には省略があり，右半球性の書字障害を認める．

表3 作業療法の対象とすべき課題

|  | 利点 | 問題点 |
| --- | --- | --- |
| 心身機能 | #1 記憶：良好<br>#2 注意機能：言語的に喚起された事柄に注意を向けられる<br>#3 右上下肢運動能力：保存 | #1 耐久性：低い<br>#2 半側空間無視：重度<br>#3 注意：持続困難<br>#4 左片麻痺：重度<br>#5 左上肢の状態：浮腫・熱感あり不良 |
| 活動 | #1 課題への取り組み：良好<br>#2 経験に基づく理解：良好 | #1 ADL全般：要介助（重度）<br>#2 病院内での生活範囲：ベッド中心<br>#3 ADL経験：少ない<br>#4 活動への関心：狭い，固執傾向（特に排泄に対して） |
| 参加 | #1 地域生活：病前から良好 | #1 パソコン教室再開の見込み：困難<br>#2 病前の役割：休止中 |
| 環境因子 | #1 経済状態：良好<br>#2 介護者：妻は健康<br>#3 住宅環境：改修可能<br>#4 家族の意向：目標（自宅退院）が明確 | #1 介護力：妻のみ<br>#2 住宅環境：車いす使用困難<br>#3 世帯構成：高齢者夫婦2人 |

## D. 作業療法経過と結果，今後の計画

### 1 作業療法経過

#### a. 経過概要

表5に前述の訓練内容について，3期に分けて経過の概要を示す．

中期には，地域で担当するPTやMSWなどの訪問があり，退院後に利用するサービスと自宅の改修箇所を決定した．サービスは，日中の妻の負担の軽減と対象者自身の体力維持向上を目的に，週2回のデイケアを生活の軸とし，介護保険の枠内でヘルパーと訪問看護を利用することになった．改修は，外出を含め車いすでの生活を前提に，外出用の段差解消機設置，屋外アプローチの平坦化，居室フローリング，トイレ・浴室の改修が決定した．後期には自宅を想定した実践的なADL動作訓練を実施し，外泊訓練による動作確認後，退院となった．

#### b. 高次脳機能障害を中心とした経過

①ADL動作

ADLに影響する左半側空間無視が観察された．たとえば寝返りや起き上がりの際，左上下肢の扱いを忘れて動作が困難となるうえ，肩の亜脱臼を助長する姿勢になりやすかった．訓練では，寝返りする前の臥位で，右手で左手首を，右足で左足首を右側に移動させると，寝返りがスムーズになることを経験させた．

対象者は，容易に動作ができることを理解すると，マット上で自発的に何度も起き上がりを繰り返し，訓練した当日にスムーズに動作ができるようになった．しかし次の日の訓練では，何も指示しないと，訓練前と同様に左上下肢を忘れた．「事前に何かすると楽にできるかもしれませんね」と伝えると，前日の訓練内容を思い出し，実行することができた．

約1週間で「起きるときは手を忘れずに」と自分から述べ，実施するようになった．しかし，訓練場所を病棟に移すと，再度左半身の忘れが観察された．当初は動作をする直前に「何か忘れていませんか」と声をかけたが，数日繰り返すと指摘前に自

## 表4　作業療法内容

|  | 目的 | 方法 | 手順 |
|---|---|---|---|
| ①ADL動作 | 各ADLの動作を改善し介助量を軽減する．動作に影響する左片麻痺・左半側空間無視に気づく．自宅退院後の具体的なADLのイメージをつくる． | 訓練室と病棟で動作訓練を行う． | 基本的な起居・移乗動作を中心に訓練室で実施し，その後病棟で実践する．病棟での動作が自宅の想定と異なる場合は，模擬的な環境を訓練室につくり訓練する．動作方法が確立した動作は，妻に介助法を指導する． |
| ②立位・座位でのアクティビティ | 耐久性を改善する．左半側空間無視に対象者・妻が気づき，その対処法を獲得すること． | 訓練室で輪移動，ゲーム，コンピュータを使用したハガキの作成，手工芸などのアクティビティを行う． | まず訓練士から排泄動作の応用として，立位での輪移動を提案し実施する．その後は対象者とともに話し合って種目を決める． |
| ③左上肢の自己管理 | 左上肢の浮腫・熱感を改善する．左上肢への注意を促進する．日中の定期的な活動をつくる．退院後の生活で可能な自己管理を獲得する． | 自主トレーニングを指導する． | 車いす乗車時に，右手による左手指のROM訓練とマッサージ，両手を組んで左手を動かす上肢ROM訓練を訓練室で実施．その後病棟の課題に移行する． |
| ④在宅生活に関する調整 | 住宅改修，福祉サービスを決定する． | 地域サービスの担当者決定後，情報交換を行う． |  |

## 表5　作業療法経過

|  | 初期(開始～2週) | 中期(～5週) | 後期(～7週) |
|---|---|---|---|
| ①ADL動作 | 訓練室での起居・移乗動作訓練中心．整容・食事は病棟で実施．更衣は訓練室で評価し，誤りやすい部分を妻に指導．排尿に固執した訴え減少．食事・訓練の前後の車いす乗車時間増加． | 訓練室での移乗動作・立位姿勢安定．病棟での訓練開始．場面の変化で左半側空間無視による動作障害が出現． | 自宅を想定し，ADL室でのトイレ・浴室利用訓練． |
| ②アクティビティ | 立位での輪移動を実施．疲労の訴えが強く，頻回に休憩を要する． | コンピュータは実用困難．立位では輪移動継続．ゲームを導入． | 未実施． |
| ③左上肢の自己管理 | 訓練室で体操とROM訓練を学生と実施． | 体操は覚えたが，時に雑になる．妻と病棟で実施する課題に移行． | 終了時に再確認のみ実施． |
| ④在宅生活の調整 | 未実施． | 地域で担当するPT・MSW・ケアマネジャーの訪問あり．作業療法訓練の経過を報告． | 自宅改修終了後，1泊2日の外泊訓練を実施．段差解消機操作や移乗・移動・トイレ動作を確認． |

ら「左手でしょ」と述べ，実行するようになった．

左側の忘れは，移乗時のフットレストやブレーキ操作，整容での歯磨きやひげそり，食事などでも観察された．いずれも訓練では，当初は言語的に左側の忘れを指摘したが，経過の中で，事前に何を注意されることが多いか尋ねてから動作に取り組ませた．その結果，どの動作も約1週間程度で，対象者自ら「左を忘れるから注意しないとね」と述べるようになった．

しかし，学生の立ち会いのない実際のADL場面

では，左側の忘れが頻発した．また，訓練開始から4～5週間経過しても，左ブレーキ操作の忘れはなくならなかった．更衣や下肢装具の装着は，手順の誤りや無視が影響し，常に介助が必要であった．

対象者は，訓練中期には，排泄に対する固執的な言動はほとんどみられなくなった．また，訓練した動作はスキルアップし，介助は更衣・夜間の排泄・入浴が中心であった．しかし，動作開始時の左側の不注意による転倒の危険があるため，動作を見守り，必要に応じて声をかけることが必要であった．

対象者には，自分で可能なADLを行うことは身体を使うことであり，体力維持において重要であるが，転倒などで怪我をしたら本末転倒であるので，注意して行動するよう伝えた．妻や看護師には，対象者は左に不注意があることは頭で理解はしているが，実際の行動に結びつくまでに至っていないことを伝えた．一方で訓練開始当初に比較すると障害の自覚は進んでいること，訓練した動作スキルは向上しており，今後の生活の中で左を注意することが手順として学習される可能性もあることも伝えた．注意を促す必要があるときは，なるべく動作を始める直前に行い，すべき動作を促すよう指導した．

②アクティビティ

導入当初は，排泄動作獲得に結びつけ，立位での輪移動を実施した．その後，立位での「モグラたたき」など，輪移動と類似した身体運動要素を残しながら，左側の探索が必要なゲームなども徐々に導入した．

視覚刺激の探索では，静止しているものより動いているもののほうが見つけやすかった．信号音など聴覚刺激は，視覚刺激より探索しやすかった．また，あらかじめ探索範囲を伝えてから探索させると，ミスが減少した．

5週目に対象者からコンピュータ使用の提案があり，ワープロソフトでのタイプを実施した．しかし，キーボードの文字探索が困難で氏名をタイプするのに20分を要した．コンピュータ使用は疲労の訴えが強く，以後継続しなかった．

③左上肢の自己管理

当初，右手による左上肢のマッサージと体操を学生とともに毎日実施していたが，4週ほどで大抵の運動を記憶できたため，妻と病棟で行う課題に移行した．マッサージなどは雑なことが多かったが，対象者自ら左手をテーブルの上に乗せることが習慣化し，左手の皮膚の色などに注意を払うことが可能となった．

## 2 作業療法結果のまとめ，対象者の変化

- ADLは，車いすレベルで監視から軽介助で可能になった．
- 開始時に比較すると，座位で過ごす時間が増し，訓練中の休憩もほとんど必要なくなった．
- 左半側空間無視の存在に気がつくようになった．
- 妻は頻繁に訓練に参加し，病棟でも介助を実践するようになった．
- 左上肢の自己管理を目的とした自主トレーニングは，病棟で妻と実施し，習慣化した．
- 住宅改修，福祉サービスが決定した．
- 外泊訓練の実施により，在宅生活のイメージが具体的になった．

## 3 再評価と今後の計画

再評価の結果を表2にまとめた．

今後は自宅での生活を軌道に乗せ，対象者自身の機能維持とともに，妻の健康・生活の維持も重要である．地域の担当スタッフに対し，これまでの経過と指導したことを書面で報告する．

# E. 考察および典型的臨床像との比較

対象者の脳梗塞による病変は広範囲で，リハビリテーションカンファレンスでは自宅退院さえ懸念された．それにもかかわらず，発症後3か月で

自宅退院したことは，早期から地域と連携がとれたこと，介護者となる妻とのコミュニケーションが良好であったからだと思われる．

作業療法では，自宅退院という長期目標に向け，ADLに直結した動作訓練を実施した．また，片麻痺や半側空間無視そのものを改善するプログラムは立案せず，動作経験から間接的に障害の気づきを促したいと考えた．

半側空間無視は，日常生活の多くの場面に影響する[1]．本対象者の場合も，半側空間無視はほとんどすべてのADLに影響していた．

半側空間無視に対する訓練は，包括的な視覚操作訓練やプリズムメガネを用いた方法において，比較的高いエビデンスレベルが認められているが，その適応には制限があり，必ず効果が得られる方法はまだない[2]．よって，半側空間無視の改善をADLに般化させることより，在宅生活に必須な動作を徹底的に"訓練"することも重要である[3]．

本対象者の訓練においても，在宅生活を想定し，動作訓練を進めた．対象者は，訓練や日常生活の経験を通し，障害の気づきが促されたものと思われる．

しかし，その気づきが動作に反映せず，起居動作時の左手の扱いなどは，事前に注意して動作を始めることはできなかった．

本対象者は，学生が同席し注意を喚起しやすい訓練場面や，一度失敗したあとには，注意して行動できた．したがって，具体的な動作経験をもとに学習できる能力は保存されていると考えられる．今後，自宅・地域での生活範囲の拡大に伴う生活経験を通し，さらなる改善が期待される．

●引用文献
1) 渕 雅子，木下美智子，久保拓哉：観察でわかる半側空間無視．リハビリナース 3:227–234, 2010
2) 石合純夫：半側空間無視．臨床リハ 18:782–789, 2009
3) 石合純夫：半側空間無視のリハビリテーションとその対策．Brain medical 20:339–346, 2008

●参考文献
4) 山鳥 重：神経心理学入門．医学書院，1985
5) 三村 將，早川裕子：高次脳機能障害のリハビリテーション．精神医学 52:997–1004, 2010

---

### 実習指導者からのアドバイス

　高次脳機能障害を有する場合，環境や場面の違いで障害の現れ方が異なることがある．評価の1つの観点として，「学習」と「応用」を意識すると目標設定や訓練方法が導きやすいかもしれない．前者は同じ条件で繰り返し行った課題の変化（改善），後者は場所・時間・訓練する人など，異なる条件における改善の発揮である．

　半側空間無視を例に考えてみると，線分抹消検査を訓練時に連続して実施し，数日ですべての線分を発見できるようになったとすれば，学習が可能であることがわかる．しかし，線分の代わりに特定のマークを抹消する課題に変えると成績が不良になったとすれば，繰り返した課題は学習できても，応用することは困難な可能性があると評価できる．

　同じ課題を繰り返しても変化がない場合は，適切な課題であったかを検討したうえで，その障害を代償する手段を考える必要がある．応用ができない場合は，設定した応用課題を再度吟味し，できなかった理由を考えるとともに，どんな手がかりがあれば学習を利用できるのかを考える必要があるだろう．

　机上検査を例にしたが，この観点は実際の動作ではもちろん，また半側空間無視以外の高次脳機能障害でも利用できる．

# II 応用行動分析学に基づくアプローチを用いたケース
## 箸操作に対する指導を中心に

## A. 対象者のプロフィール

対象者のプロフィールを表1にまとめる．

## B. 評価および作業療法課題の抽出

### 1 評価期間

第92病日（臨床実習開始時）に初期評価を実施した．

### 2 評価項目の抽出

臨床実習開始時（第92病日）の頭部CT所見にて，対象者の病巣は左前頭葉から側頭葉にかけて広範囲に認められ，損傷部位は内包，ブローカ（Broca）野およびウェルニッケ（Wernicke）野を含んでいた（図1）．また，訓練室来室時の観察においては，右上下肢の随意運動が認められず，また対象者の発話の内容を受け手が推測することは困難だった（表1）．頭部CT所見および観察結果より，本対象者は左前頭葉および側頭葉病変に起因する重度の

表1 対象者のプロフィール

| ①氏名, ②年齢, ③性別 | ①A.I. さん，②44歳，③男性 |
|---|---|
| ④診断名（障害名） | 左被殻出血（右片麻痺，失語症） |
| ⑤現病歴および既往歴・合併症 | 身長175.2cm，体重96.3kg．仕事中に倒れ，救急車にて病院へ搬送となった．発症時の頭部CT検査にて，左被殻出血と脳室穿破が認められた．同日，開頭血腫除去術および脳室ドレナージが施行され，その翌日から関節可動域訓練と離床訓練を中心としたベッドサイドでのリハビリテーションが開始となった．第27病日には気管切開術が施行された．第49病日から訓練室でのリハビリテーションが開始となり，筋力トレーニングや起居移動訓練，身辺動作訓練が段階的に施行された．第78病日にはスピーチカニューレによる発声が可能となった．第87病日から全粥食の経口摂取が可能となった．また，同時期に作業療法学生による臨床実習が開始となった．合併症としては，高血圧症と糖尿病を有していた． |
| ⑥生活歴 | 警察署に勤務し，多忙な日々を過ごしていた． |
| ⑦第一印象 | 車いすにて訓練室に来室．右上下肢の随意運動は認められなかった．他者とのコミュニケーションをとることが難しく，時折「あーあー」と何かを訴える姿は観察されたが，受け手が内容を推測することは困難だった． |
| ⑧家族状況 | 69歳の母親と2人暮らし． |
| ⑨経済状況 | 経済的な問題はなかった． |
| ⑩その他の特記事項 | マンションの3階に居住．エレベーターから玄関および屋内には，車いすが通過できるだけのスペースがあった．手すりなどの福祉用具は設置されていなかった． |

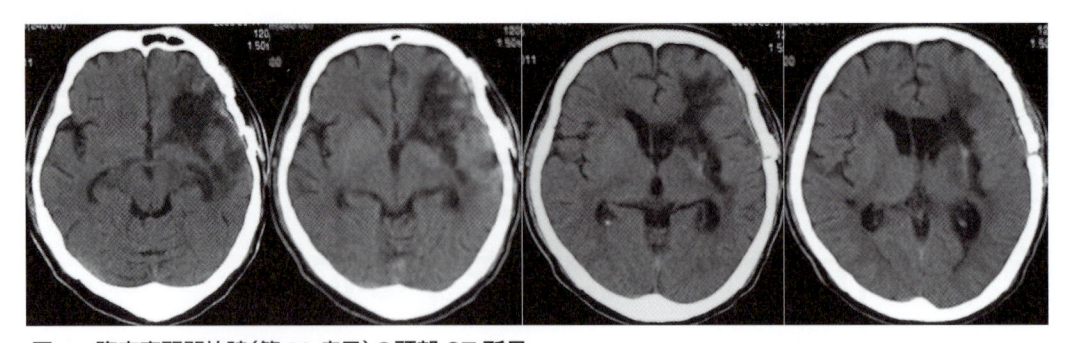

**図1 臨床実習開始時（第92病日）の頭部CT所見**
左中大脳動脈領域に広範囲の低吸収域を認め，損傷部位は内包，ブローカ野およびウェルニッケ野を含んでいた．

右片麻痺と失語症を有していると考えられた．カルテからの情報収集によると，第87病日から全粥食の経口摂取が可能となっていた．日常生活動作の難易度について調査した研究では[1]，食事，整容，移乗，トイレ動作，更衣，清拭の順で難易度が上がるとされているが，対象者の場合，重度の右片麻痺と失語症によって，難易度の低い食事動作にも介助を要していることが推測された．

そこで，初期評価では，運動機能，認知機能，日常生活自立度を全般的に評価するとともに，特に食事動作について精査を行うこととした．

### 3 評価結果のまとめ（表2）

臨床実習開始時（第92病日）の意識レベルは清明であった．右上下肢は重度の運動麻痺を有しており，利き手である右手は廃用手となっていた．左上下肢筋力については，指示理解が困難なために精査は不可能であったが，観察では徒手筋力検査で4以上に相当するレベルであると推測された．

認知機能については，「読む」，「書く」，「話す」，「聞く」のすべての言語領域において重度の障害を有しており，言語的なコミュニケーションは困難であった．また，WAB失語症検査🔑Ⅱ-A."はい""いいえ"で答える問題は60点中21点であり，うなずき首振りによるyes-noの反応も不正確であった．非言語的な認知機能については，レーヴン色彩マトリックス検査🔑が36点中11点であり，コース立方体組み合わせテストについては遂行不可能であった．

日常生活動作については，身辺動作全般に介助を要していた．第87病日から全粥食が開始となり，スプーン操作は自力で可能であったが，箸操作は不可能だった．

対象者が箸を使用した食事を再獲得するためには，利き手を交換することが必要と考えられたが，言語機能の重度の低下に加えて非言語的な認知機能にも重度の障害を有していたため，箸操作の習得が困難なことが予測された．

### 4 作業療法の対象とすべき課題（利点と問題点）

作業療法の対象とすべき課題を列挙し，表3にまとめる．

## C. 作業療法計画立案

### 1 リハビリテーションゴール

リハビリテーション医，作業療法士，理学療法士，言語聴覚士，看護師，医療ソーシャルワーカーによるリハビリテーションカンファレンスでは，発症から92日の時点で重度の片麻痺が残存していたことから，利き手交換が必要であると考えられた．また，高齢の母親と2人暮らしであるため，

表2 評価結果

| 評価項目 | | 初期評価[第92病日] | 最終評価[第128病日] |
|---|---|---|---|
| 身体機能 | | | |
| | ブルンストロームステージ | 右側の上肢Ⅱ，手指Ⅱ，下肢Ⅱ． | 右側の上肢Ⅱ，手指Ⅱ，下肢Ⅱ・ |
| | 感覚機能 | 指示理解が困難なため精査不可． | 初期評価時と同様． |
| 認知機能 | | | |
| | 標準失語症検査 | 単語の理解(1/10)，漢字単語の音読(1/5)，仮名単語の音読(1/5)以外すべて0点． | 呼称(1/10)，漢字単語の音読(1/5)，仮名1文字の音読(2/10)以外すべて0点． |
| | WAB失語症検査Ⅱ-A．「はい」「いいえ」で答える問題 | 21点 | 21点 |
| | レーヴン色彩マトリックス検査 | 11点 | 9点 |
| | コース立方体組み合わせテスト | 不可． | 不可． |
| 日常生活活動 | | | |
| | 食事 | ●スプーン操作：自力で可．<br>●箸操作：不可． | ●スプーン操作：自力で可．<br>●箸操作：一口大刻み程度の食材を箸でつまむこと可． |
| | 更衣 | 全介助． | ●上衣：麻痺側上肢の袖通しに介助が必要．<br>●下衣：立位保持に介助が必要． |
| | トイレ | 常時失禁を認めたため，おむつ着用となっていた． | ●トイレ移乗介助．<br>●失禁を認めたためおむつ着用となっていた． |
| | 清拭 | 全介助． | 非麻痺側が届く部位の清拭は一部可． |
| | 移動 | 車いす介助． | 前進のみ数m可． |
| | コミュニケーション | 時折「あーあー」と何かを訴える姿は観察されたが，受け手が内容を推測することは困難だった． | 初期評価時と同様． |

表3 作業療法の対象とすべき課題

| | 利点 | 問題点 |
|---|---|---|
| ①心身機能 | #1 意識清明<br>#2 左上下肢筋力良好 | #1 右片麻痺<br>#2 全失語<br>#3 非言語的認知機能障害 |
| ②活動 | #1 スプーン操作を自力で可能 | #1 箸操作に要介助<br>#2 更衣，トイレ，清拭，歩行に要介助<br>#3 コミュニケーション困難 |
| ③参加 | #1 訓練室への来室を拒否することはない | #1 訓練時以外は寝たきりあるいは座りきり |
| ④環境因子 | #1 経済状態良好 | #1 高齢の母親と2人暮らし<br>#2 福祉用具の未導入 |

家庭復帰に際しては身辺動作の介助量軽減をはかることと併せて，福祉用具や在宅介護サービスの導入を行う必要があると考えられた．

## 2 作業療法長期目標

福祉器具や在宅介護サービスの活用により，在宅生活を維持できる．

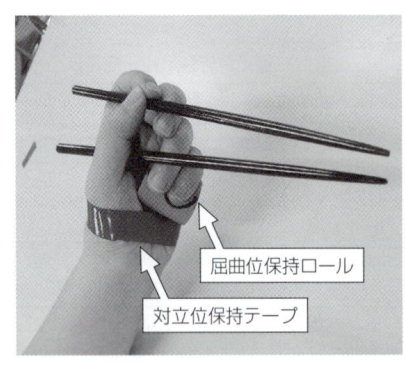

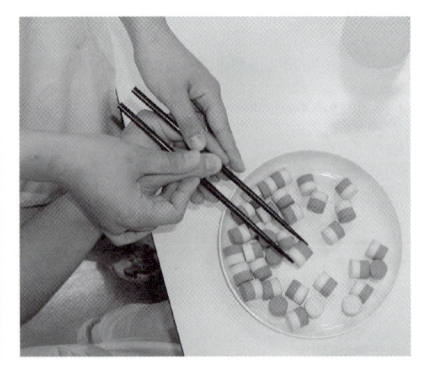

**図2 外的補助手段**
屈曲位保持ロールは，直径30 mmのスポンジゴムを，長さ35 mmに切り取って使用した．対立位保持テープについては，対象者の母指と小指が対立位になるよう母指中手骨遠位から小指中手骨遠位にかけてテープで固定した（左）．併せて，作業療法士が症例に手を添えて動作を誘導した（右）．

## 3 作業療法短期目標

①非利き手を用いた箸操作による食事の自立
②トイレ動作，更衣動作，車いす操作の一部自立

## 4 作業療法内容

### a. 箸操作訓練

#### 1）箸操作課題

対象者の正面に20 mmの間隔で2つの皿を並べ，左側の皿上にある40個の円柱状のスポンジブロックを箸でつまんで右皿へ移動するよう教示し，1分間で移動しえた円柱状スポンジブロックの個数をカウントすることによって箸操作技能を評価した．

#### 2）訓練内容

箸の握りを修正して箸先位置の安定化をはかるための外的補助手段，および作業療法士によるジェスチャーや手を添えた誘導などの手がかり刺激を用いて反復訓練を実施した（図2）．なお，これらの外的補助手段や作業療法士による手がかり刺激は，対象者の動作習得度に応じて調節した[2,3]．

### b. 更衣動作，トイレ動作，清拭動作，車いす操作訓練

対象者は，重度の言語機能の低下に加えて非言語的な認知機能にも重度の障害を有していた．そのため，動作訓練の際には，口頭指示に加えて，ジェスチャー，タッピング（動作の順序や方向を軽く叩いて誘導する），身体的誘導（実際に手を添えて誘導する）といった種々の手がかり刺激を用い，訓練中の試行錯誤や失敗経験が少なくなるよう配慮した．

## D. 作業療法経過と結果

### 1 作業療法経過

#### a. 獲得のための指導

##### 1）ジェスチャー期1（9セッション）

左手による箸操作で移動しえた円柱状スポンジブロック個数の推移を図3に示す．ジェスチャー期では，毎回のセッション開始前に作業療法士が実際に左手に箸を持ち，操作方法をジェスチャーにて示した．しかし，円柱状スポンジブロックの個数に増加は認められず，ブロックを箸でつまもうと試みるものの自力ではまったく不可能であった．

##### 2）身体的ガイド期1（9セッション）

そこで，身体的ガイド期では，箸の握りを修正して箸先位置の安定化をはかるために屈曲位保持ロールと対立位保持テープを装着した（図2）．こ

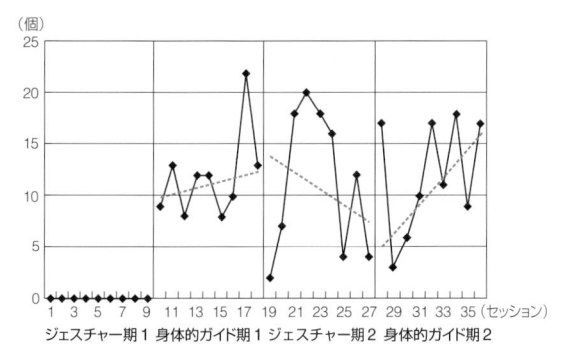

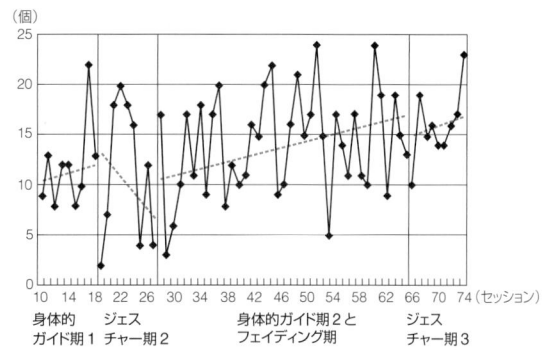

**図3 円柱状スポンジブロック個数の推移**
図の破線はデータの傾向を示している．各期を2分割した領域におけるデータの中央値を算出し，得られた中央値をベースライン期のX軸を4分割した垂直線上にプロットした．次に，プロットされたベースライン期内のドット同士を結ぶことによってデータの傾向を示す線分を求めた．

**表4 身体的ガイド期2とフェイディング期のスケジュール**

| | 1～3日目 | 4～6日目 | 7～10日目 | 11～13日目 |
|---|---|---|---|---|
| 1セッション目 | 屈曲保持ロール<br>対立保持テープ<br>ブロック移動の誘導 | ブロック移動の誘導 | ブロック移動の誘導 | ブロック移動の誘導 |
| 2セッション目 | 屈曲保持ロール<br>対立保持テープ<br>ブロック移動の誘導 | ブロック移動の誘導 | 箸の押し下げ，はね上げの誘導 | ジェスチャー |
| 3セッション目 | 屈曲保持ロール<br>対立保持テープ<br>ブロック移動の誘導 | ブロック移動の誘導 | ジェスチャー | ジェスチャー |

れらの身体的ガイドと併せて，毎回のセッション開始前に円柱状スポンジブロックの移動を作業療法士が症例に手を添えて2～3回行った．その結果，1回目の身体的ガイド期では円柱状スポンジブロックの個数は増加傾向を示した（図3）．

### 3）ジェスチャー期2（9セッション）

身体的ガイド期において箸操作技能の向上を認めたため，外的補助手段を除去してジェスチャー期と同様の訓練を行った．しかし，ジェスチャーのみの訓練に変更するとブロックの移動個数は減少傾向を示した（図3）．

### 4）身体的ガイド期2（9セッション）

そのため，身体的ガイド期と同様の訓練を再度導入したところ，ブロックの移動個数は再び増加傾向を示した（図3）．

### b．維持のための指導

以上のように，対象者では外的補助手段や作業療法士による手がかり刺激を用いた訓練によって左手の箸操作で移動可能な円柱状スポンジブロックの個数が増大した．しかし，一度体験した動作内容を学習・保持することが難しく，外的補助手段や手がかり刺激を除去すると急速に左手で移動しえた円柱状ブロックの個数が減少した．そこで，2回目の身体的ガイド期に引き続いて，徐々に外的補助手段や手がかり刺激の量を減らしていくフェイディング期を設けた．

## 1）フェイディング期（30セッション）

表4に示すような外的補助手段と作業療法士による手がかり刺激を徐々に減少させるスケジュールを適用し，14日目にはジェスチャーにて箸の操作方法を対象者に提示するのみとした．その結果，左手による箸操作によって移動しえた円柱状スポンジブロックの個数は減少しなかった（図3）．

## 2）ジェスチャー期3（9セッション）

フェイディング期のあとに行ったジェスチャー期においては，左手で移動しえた円柱状スポンジブロックの個数は，フェイディング期と同程度に維持され，一口大刻み程度の食材を箸でつまむことが可能となった（図3，表2）．

この時期における箸操作以外の身辺動作については，動作の一部を自力で遂行することが可能となったが，依然として日常生活全般にわたって監視や介助を必要としていた（表2）．

心身機能については，実習施設における入院期間中に改善を認めず，訓練終了転院時の第128病日においても，重度の右片麻痺と重度の失語症および非言語的認知機能の障害を有していた（表2）．

## 2 作業療法結果のまとめと今後の計画

重度の右片麻痺，失語症，非言語的認知障害を有した対象者に対して，実習の初期では外的補助手段や種々の手がかり刺激を用いた箸操作訓練を行い，まず非利き手による箸操作技能の形成をはかった．身体的ガイド期1の結果から，対象者において今回行った箸操作訓練は有効なものと考えられた．しかし，対象者では外的補助手段や手がかり刺激を急速に除去してジェスチャーのみのセッションに戻すと，学習された動作内容は維持されず，左手による箸操作によって移動しえた円柱状スポンジブロックの個数は減少した．

そこで，身体的ガイド期2とフェイディング期において外的補助手段や手がかり刺激を13日間にわたって漸減する訓練を実施した結果，左手による箸操作によって移動しえた円柱状スポンジブロックの個数は減少せず，また，フェイディング期のあとに行ったジェスチャー期3においても，身体的ガイド期2と同程度のパフォーマンスが維持された．日常生活動作では，一口大刻み程度の食材を箸でつまむことが可能となった．

しかし，対象者の場合，重度の心身機能障害を有し，日常生活動作の多くに依然として監視や介助を必要としていた．そのため，発症から128日目にリハビリテーション継続のために他院へ転院となった．今後，対象者が在宅に復帰するためには，さらなる身辺動作の介助量軽減をはかるとともに，病院，地域の診療所，訪問看護ステーションなどが連携して，福祉用具の導入や在宅介護サービスの活用などを検討していく必要があると思われた．

## 3 考察

外的補助手段や種々の手がかり刺激を用いた今回の箸操作訓練が対象者にとって有効であった背景として，今回の訓練では，訓練中の試行錯誤や失敗経験が少なかったことが考えられる．山崎ら[4]は，健常者を対象に箸操作訓練を実施した結果，訓練実施前の箸操作技能が低い者については，口頭指示とジェスチャーによる訓練で改善を認めなかったとしており，その原因として失敗経験の存在を示唆している．Hirotoら[5]は，解決できない課題が与えられた対象者では，その後に解決可能な別の課題が与えられても，解決できない課題を与えられた経験のない対象者に比べて学習が進まなかったと報告している．今回の箸操作訓練においても，外的補助手段や種々の手がかり刺激を用いた訓練の場合，ジェスチャーを用いた訓練よりも箸操作課題の難易度が低下した結果，訓練中の試行錯誤や失敗経験が減少し，これが動作の学習に影響した可能性が考えられる．

ただし，対象者では外的補助手段や手がかり刺激を急速に除去してジェスチャーのみのセッションに戻すと，左手による箸操作によって移動しえ

た円柱状スポンジブロックの個数は減少した．そこで，外的補助手段や手がかりを漸減する訓練を実施した結果，左手による箸操作によって移動しえた円柱状スポンジブロックの個数は維持された．この理由として，重度の言語的および非言語的な認知機能障害を有していた対象者では，一度学習した動作を記憶し維持することが困難であったため，身体的ガイドを急速に除去した場合に，再び訓練中の試行錯誤や失敗経験が繰り返されたことがあげられる．一方で，身体的ガイドをフェイディングした場合には，試行錯誤や失敗経験を生じる確率が少ない条件を維持しながら，徐々に口頭指示とジェスチャーによる訓練に移行することが可能であったために，動作が維持された可能性がある．

ただし，今回の訓練では，口頭指示やジェスチャーを除去した場合の長期的な効果や最適なフェイディングのスケジュールについては明らかになっていない．重度の認知機能障害や身体障害を呈する対象者がより円滑に日常生活動作内容を学習・維持していくための方法論については，今後さらに検討していく必要があると思われる．

● 引用文献

1) Koyama T, Matsumoto K, Okubo T, et al: Relationships between independence level of single motor-FIM items and FIM-motor scores in patients with hemiplegia after stroke: an ordinal logistic modeling study. J Rehabil Med 38:280–286, 2006
2) 山崎裕司, 山本淳一 (編著)：リハビリテーション効果を最大限に引き出すコツ：応用行動分析で運動療法とADL訓練は変わる. 三輪書店, 2008
3) 鈴木　誠, 山崎裕司, 大森圭貢, 他：箸操作訓練における身体的ガイドの有効性. 総合リハ 34:585–591, 2006
4) 山崎裕司, 鈴木　誠：身体的ガイドとフェイディング法を用いた左手箸操作の練習方法. 総合リハ 33:859–864, 2005
5) Hiroto DS, Seligman ME: Generality of learned helplessness in man. J Pers Soc Psychol 31:311–327, 1975

## 実習指導者からのアドバイス

通常，作業療法における日常生活動作訓練では，手順や運動方向の誤りを指摘すると同時に正しい手順や運動方向を教示しながら，動作の反復訓練が行われる．しかし，このような反復訓練のみでは効果が得られにくいことも少なくない．

その原因として，第1に，作業療法士が日常生活動作を定量的に分析する視点に欠けているため，動作の改善状況が対象者に対して明確にフィードバックされていないことがあげられる．第2に，作業療法士の提示する手がかり刺激が口頭による刺激に偏っており，かつ提示のタイミングも経験的であいまいなため，対象者が習得すべき動作工程の難易度と対象者の能力の間に乖離が生じていることがあげられる．そのため，訓練中の試行錯誤や失敗経験が多く，またそれに対して作業療法士から与えられる促しや注意が，学習を阻害している可能性が考えられる．第3に，訓練に関する具体的な目標や期間が訓練に先立って提示されていないため，訓練に対する動機づけが得られにくいことがあげられる．

日常生活動作訓練において行動の学習を促進するためには，訓練後に成功と達成感が得られる過程を創出するべきである．そのためには，まず，観察された日常生活動作の内容を数値によるデータに変換する必要がある．次に，日常生活動作訓練中の試行錯誤や失敗経験を少なくするために，対象者の能力に合わせた手がかり刺激を先行刺激として提示することが重要となる．実際の訓練場面では，標的行動を1つずつの部分動作に分類し，どの部分動作が困難であるかを明らかにしたのち，困難な動作を対象者が成功するために必要な，言語指示，ジェスチャー，タッピング，身体的誘導などの手がかり刺激を動作に先立って提示する方法が用いられている．また，訓練に対する動機づけを高めるために，訓練に関する長期的および短期的な見通しを訓練に先立って提示することも効果的である．

# III 地域への移行期のケース
## 将来的に地域での役割や居場所をもてるようかかわったケース

## A. 対象者のプロフィール

対象者Aさんのプロフィールを表1にまとめる．

## B. 評価および作業療法課題の抽出

### 1 評価期間

臨床実習開始後3週間．Aさんが当センターに通所するのは週3回である．理学療法(以下，PT)，作業療法(以下，OT)，グループ訓練を週1回ずつ受けている．PT・OTにはヘルパーの介助のもと公共交通機関を使って通所，グループ訓練には送迎バスを利用．面接や検査を行えるのはOTとグループ訓練中の1時間．ほかは実施中のプログラムを通して行動観察を行う．

表1 対象者のプロフィール　　　　　　　（インテーク記録，評価会議資料，SWより情報収集．本人，母親より聴取）

| | |
|---|---|
| ①氏名，②年齢，③性別 | ①A.B. さん，②34歳，③女性 |
| ④診断名(障害名)・障害側(部位) | もやもや病による脳出血(CTスキャン画像では右頭頂・側頭・後頭葉にわたる広範囲な領域に低吸収域が認められた)，左片麻痺，高次脳機能障害 |
| ⑤現病歴および既往歴・合併症 | 仕事からの帰宅途中に発症．救急車でB大学病院に搬送され，血腫除去術施行．<br>発症から5か月後，Cリハビリテーション病院に転院．PTとOTを実施．<br>発症から9か月後，自宅退院(家屋改造済)．退院後は外来PT・OTを週1回ずつ受けながら，Dデイサービスに週5回通所開始．<br>発症から2年3か月後，外来PT・OT終了．福祉事務所の紹介で，当センター来所．PT・OT個別訓練(それぞれ週1回)，高次脳機能障害のある人を対象としたグループ訓練(週1回)開始．Dデイサービスセンターへの通所は週3回に変更し継続．<br>発症から3年後，作業療法学生による臨床実習担当開始．<br>既往歴，合併症は特になし．けいれん発作はないが抗けいれん薬服用中． |
| ⑥生活歴 | 短大卒業後，認知症になった祖母の介護をしていた．その間，ヘルパー資格取得．介護を始めてから約3年後，祖母が施設に入所．その後はヘルパーとして勤務．趣味は編み物． |
| ⑦第一印象 | ぽっちゃりした体型で，動きや受け答えなどはじれったいほどゆっくり．目標は「就労」とはっきりしていが，現在の本人の状況と「就労」という言葉にギャップを感じた． |
| ⑧家族状況 | 1人暮らし．軒を連ねる隣家に62歳の母親が住んでいる．母親は健康で，定年退職後もパートで仕事をしている．父親はすでに死亡．兄弟は結婚し，それぞれ所帯をもっている．近所に親戚がいる．家族・親戚との関係は良好である． |
| ⑨経済状況 | 障害年金とこれまでの貯蓄で生活している．持ち家．将来的にも本人1人の生活には問題ない． |
| ⑩その他の特記事項 | 身体障害者手帳1級所持 |

## 表2 評価結果

| 評価項目 | | | 初回評価[作業療法開始時] |
|---|---|---|---|
| 身体機能 | | | |
| | | 関節可動域 | 麻痺側(左)肩関節屈曲・外転・外旋制限(＋)：軽度(最終域に痛みあり)．足関節背屈制限(＋)：軽度 |
| | | 麻痺 | ブルンストロームステージ 上肢Ⅴ，下肢Ⅴ，手指Ⅴ |
| | | 姿勢・筋緊張 | 中枢部の筋緊張が低く，座位では骨盤が後傾し円背となる．左上肢は動作時に屈筋共同運動パターンが出現． |
| | | 感覚機能 | 表在・深部知覚鈍麻(＋)：軽度～中等度．異常感覚(＋)：痛み |
| | | 基本動作 | 寝返りは両側可能．床からの立ち上がり可能． |
| | | 上肢機能 | STEF：左15点，右80点，パフォーマンスはすべて可能．動作スピード低下が顕著．握力：左7kg，右18kg |
| | | 視野 | 左同名半盲(＋)． |
| 高次脳機能 | | | |
| | | HDS-R | 25/30点．年号，計算，逆唱，5物品の再生で減点 |
| | | 注意機能 | 数唱：順唱6桁1/2，逆唱3桁1/2<br>TMT🔖：A 219.15秒，B 394.30秒，ミス2<br>かなひろいテスト🔖：正答数23(30歳代境界値29)，見落とし15，意味把握可 |
| | | 左半側空間無視 | 線分二等分検査(BIT🔖より)：カットオフ範囲内<br>模写(BITより)：花―右側の花びらが1枚不足，左上の花びら2枚が重なる．透明立方体―左側の奥行きを書けず．<br>行動観察：歩行時，右に寄っていく．左から物を差し出されるとびっくりする．横書きノートでは行頭がそろわない． |
| | | 空間関係 | コース立方体組み合わせテスト：41点(IQ71.3)<br>行動観察：地図をよめない(自分の向いている方向がわからない)，アナログ時計では正確に時間をよめない． |
| | | 時間感覚 | 時間判断検査(BADS🔖より)：プロフィール得点1点 |
| | | 記憶 | 行動観察：エピソード記憶🔖は良好． |
| | | 意欲 | 行動観察：うまくいかなくても途中で投げ出すことはなく，自発性や意欲の低下はない． |
| ADL (FIM) 103点/126点 | | | |
| セルフケア | | 食事 | 7点 |
| | | 整容 | 6点：時間がかかる． |
| | | 清拭 | 6点：シャワーチェア使用 |
| | | 更衣(上衣) | 5点：ボタンの掛け違いあり．修正には声かけ要 |
| | | 更衣(下衣) | 6点：時間がかかる． |
| | | トイレ動作 | 6点：時間がかかる． |
| 排泄コントロール | | 排尿管理 | 7点 |
| | | 排便管理 | 6点：緩下剤使用 |
| 移乗 | | ベッド | 7点：床に布団を敷いて寝る． |
| | | トイレ | 6点：手すり使用 |
| | | 浴槽 | 6点：手すり使用 |
| 移動 | | 歩行 | 5点：T字杖🔖，SHB(shoe-horn brace)使用．屋外は見守り要 |
| | | 階段 | 5点：手すり要．見守り要．駅などではEV，エスカレーター使用 |
| コミュニケーション | | 理解 | 7点 |
| | | 表出 | 7点 |
| 社会的認知 | | 社会的交流 | 7点：対人関係良好． |
| | | 問題解決 | 5点：日常的な事柄については可能． |
| | | 記憶 | 7点：定期的なスケジュール，よく会う人の記憶(＋)，3段階の命令(＋) |
| 家事(聴取) | | | 洗濯と部屋の掃除は自分で行う．調理，買い物，浴室などの掃除，棚の整理整頓などは家族またはヘルパーが実施している． |

(つづく)

**表2 評価結果**(つづき)

| 評価項目 | 初回評価[作業療法開始時] | 最終評価[作業療法開始から8週目] |
|---|---|---|
| 外出(センターからの帰宅) | 道順：左に曲がるところを右に曲がってしまう．電車の乗降：動作的には，手すりにつかまって乗降可能．ただ，他の乗客とぶつかりそうになる．電車が来たらすぐに乗れるよう少し近寄っておくなどの準備行動はみられない． | 道順：間違えずに可．電車の乗降：駅員にスロープを設置してもらうことで安全性が確保された．降りやすいように電車の中では入口近くに立つようになった． |
| パソコン操作 | 基本的な操作は理解している．入力するセルを間違える．ミスをしても発見できない．時間がかかる． | 自助具を使うことでミスは大幅に減少．ミスを自分で発見して修正できるようになった． |
| グループ訓練での時間管理 | 送迎バスの時間から逆算して帰りの準備を始められない．帰りの準備の工程（荷物をかばんにしまう，カップを洗う，上着を着る，トイレに行く）を手際よく進められず，時間がかかる．遅れても気にしている様子がみられない． | 工程を手順化し，デジタル時計とアラームを使用することで，片づけを始める時間やトイレに行く時間がわかるようになった．送迎バスに遅れないよう気をつけるようになった． |

## 2 評価項目の抽出

対象者は発症して3年が経過している．左片麻痺と高次脳機能障害がある．漠然と就労を希望している．どのような就労のかたち（たとえば，一般企業の障害者雇用，保護的就労，作業所など）から始めればよいのか，そのために，今，何を支援していけばよいのか検討する．

## 3 評価結果のまとめ，対象者の状態像(表2)

- **本人の希望**：「就職したい．パソコンのソフトのエクセルを使えるようになりたい」と述べている．
- **身体機能**：軽度の左片麻痺がある．左上肢は補助手レベル．動作時に屈筋共同運動パターンを生じる．全般的に動作は緩慢．左同名半盲あり．
- **高次脳機能**：注意障害，左半側空間無視，空間関係の障害，遂行機能障害，情報処理スピードの低下が認められる．左半側空間無視は机上の検査より行動場面で顕著に現れる．
- **体力**：1日外出しても疲れを翌日に持ち越さないですむ．
- **ADL**：セルフケアはほぼ自立．全般的に時間がかかる．高次脳機能障害のため，更衣や屋外移動に声かけや見守りが必要である．

- **行動観察**
  ①外出
  　公共交通機関の利用は高次脳機能障害のため，見守りが必要．左側の見落としが顕著だが，左側に注意を払っていると右側のものにぶつかることもある．
  ②パソコン操作
  　基本的な操作手順は理解しているが，間違った場所に入力したり，行をとばしたり，ミスに気づかない傾向がある．
  ③時間管理
  　グループ訓練では全体の流れに合わせて行動することが求められる．帰りのバスの時間に間に合うように荷物の片付けを始められず，声かけを要する．また，片づけの段取りがよくない．

## 4 作業療法の対象とすべき課題（利点と問題点）

対象者は就労を希望しているが，就労に必要な基本的スキルを獲得していない．作業療法を通して，再学習することが必要である．その過程のなかで，何ができて何ができないのか，どんな仕事だったらできそうか，Aさん自身が現実的な就労イメージをもてるよう支援していく．表3に作業

表3 作業療法の対象とすべき課題

|  | 利点 | 問題点 |
|---|---|---|
| ①心身機能 | #1 耐久性：ある<br>#2 麻痺側運動機能：分離運動比較的良好<br>#3 非麻痺側運動機能：良好<br>#4 記憶力：比較的良好<br>#5 見当識：良好<br>#6 意欲・発動性：良好 | #1 情報処理スピード：遅い<br>#2 情報獲得：制限あり（特に，視覚性）<br>#3 注意機能：制限あり<br>#4 時間判断：制限あり |
| ②活動 | #1 ADL全般：ほぼ自立<br>#2 移動：歩行可能<br>#3 生活リズム：良好<br>#4 家事：掃除・洗濯自立<br>#5 公共交通機関の利用：見守りがあれば可能<br>#6 自主トレーニング：自発的に実施 | #1 作業遂行：制限あり（時間がかかる，ミスが多い）<br>#2 行動の組織化：制限あり（時間に合わせて行動できない，先の見通しをもって効率よく物事を進められない）<br>#3 障害適応：不十分（高次脳機能障害への認識が不十分，代償手段の活用やリスク管理困難） |
| ③参加 | #1 対人関係：良好<br>#2 就労意欲：ある | #1 病前の仕事：退職 |
| ④環境因子 | #1 経済状態：良好<br>#2 住宅環境：持ち家，家屋改造済<br>#3 社会資源：比較的豊かな地域<br>#4 人的資源：家族・親戚・近所からの支援が受けられる | #1 将来，1人暮らしになる可能性 |

療法の対象とすべき課題を列挙する．発症後3年を経過していることから，心身機能より活動に焦点を当てる．活動制限の主な原因は高次脳機能障害への適応が不十分なことにあると思われる．利点は，身体機能や耐久性が比較的良好であること，就労意欲があること，社会資源・人的資源に恵まれていることである．

## C. 作業療法計画立案

### 1 リハビリテーションゴール

医師，作業療法士，理学療法士，看護師，ソーシャルワーカーなどによる会議では，目指すべきゴールとして作業所での就労があげられた．

### 2 作業療法長期目標

①一定の場所であれば公共交通機関を使って1人で安全に外出できる．
②高次脳機能障害を補う代償手段を活用して，できることが増える．
③就労についての現実的なイメージをもてる．

### 3 作業療法短期目標

①公共交通機関を使ってセンターから1人で帰宅できる．
②ミスなくパソコン（エクセル）の入力作業ができる．
③グループ訓練で送迎バスに間に合うように帰りの準備ができる．

### 4 作業療法内容

目標とする行動に直接かかわることとする．これらの行動がうまくできない原因と作業療法方針を図1に整理する．

#### a. センターからの帰宅

OT個別訓練終了後，Aさんとヘルパーに同行し，間違いやすい場所や危険な場所をチェックする．道順の誤りには方針どおり情報を言語化し理

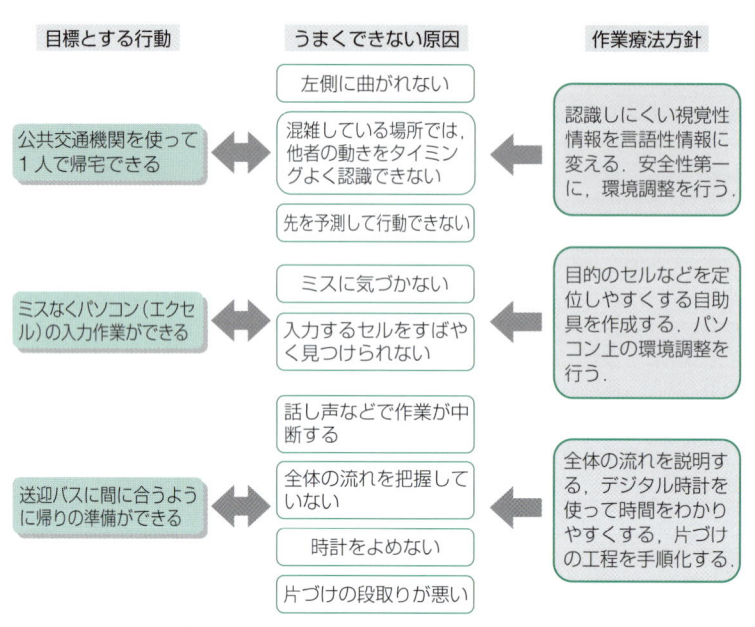

## 図1 目標とする行動がうまくできない原因と作業療法方針

| 目標とする行動 | うまくできない原因 | 作業療法方針 |
|---|---|---|
| 公共交通機関を使って1人で帰宅できる | 左側に曲がれない／混雑している場所では，他者の動きをタイミングよく認識できない／先を予測して行動できない | 認識しにくい視覚性情報を言語性情報に変える．安全性第一に，環境調整を行う． |
| ミスなくパソコン(エクセル)の入力作業ができる | ミスに気づかない／入力するセルをすばやく見つけられない | 目的のセルなどを定位しやすくする自助具を作成する．パソコン上の環境調整を行う． |
| 送迎バスに間に合うように帰りの準備ができる | 話し声などで作業が中断する／全体の流れを把握していない／時計をよめない／片づけの段取りが悪い | 全体の流れを説明する．デジタル時計を使って時間をわかりやすくする，片づけの工程を手順化する． |

解を促す．危険な場所では環境調整を行う．また，1人での帰宅に備え，緊急時に連絡できるよう携帯メールを練習する．

### b. パソコン(エクセル)入力

入力原稿上に置いてどこを入力しているかわかりやすくする線引きタイプの自助具を作製する．入力は縦方向に行う．2桁の数字を入力できるようになったら桁数を増やす．

### c. 帰りの準備

グループ訓練の1日の流れを説明し，いつ，どんな順番で帰りの準備を始めればバスに間に合うか話し合う．アラーム付きのデジタル時計を用意し，決めた時刻にアラームをセットしてもらう．時間を意識できるようになったらアラームの使用をやめる．

## D. 作業療法経過と結果，今後の計画

### 1 作業療法経過

#### a. 前期(開始後4～5週間)

帰宅時に間違いやすい点は，1本目の電車を降りたあと，左折すべきところを右折してしまうことだった．これに対しては，降車前にどちらに曲がるか言語化してもらった．また，2本目の電車に乗り換えるときに危険があった．ホームが大きく弯曲しているため電車との隙間が大きく，それに注意しながら乗車しようとすると乗降客にぶつかりそうになることだった．そこで，乗車時にスロープを出してもらえるよう駅員に依頼した．

パソコン(エクセル)入力では，自助具を使ってもミスはあまり減らなかった．線引きタイプでは場所の定位が十分にできないと考え，窓枠タイプの自助具を作製することにした．

帰りの準備では，休憩時間に「トイレに行く」こ

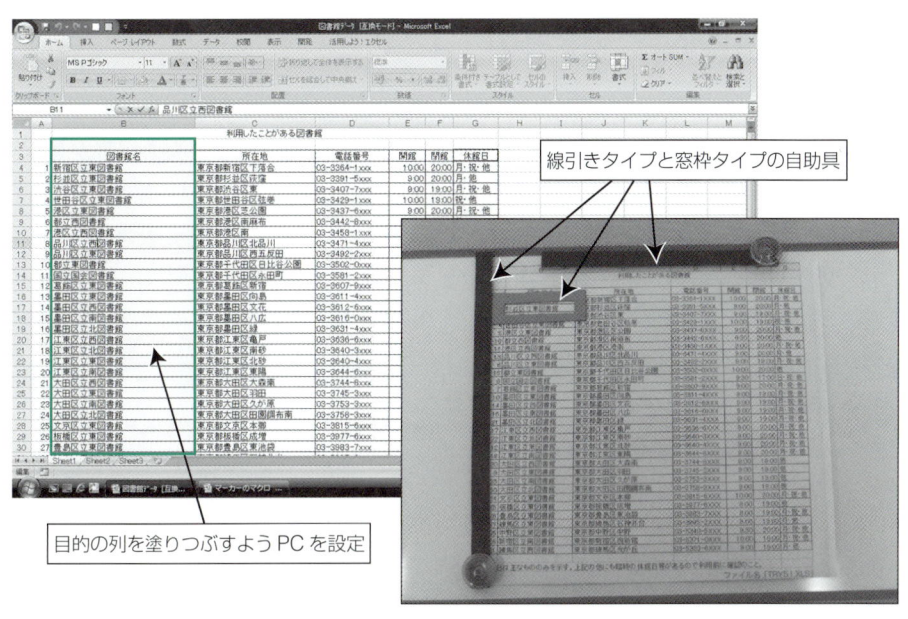

図2 パソコン作業で活用した自助具
（線引きタイプと窓枠タイプの自助具／目的の列を塗りつぶすようPCを設定）

とと「カップを片付ける」こと，アラームが鳴ったら「荷物をかばんにしまう」，グループが終了したら「上着を着る」ように手順化した．

### b. 後期（開始後6〜7週間）

降車後に右折してしまう回数が減ってきた．ヘルパーに声かけのしかたや注意点を伝え，少し後方から見守ってもらえるように依頼した．時間はかかるが携帯メールを打てるようになった．

入力作業では窓枠タイプの自助具を使うようになってミスが減った．しかし，入力後の確認作業ではディスプレイ上のセルを定位できずミスの発見や修正に手間取った．そこで，ワンクリックで確認中の列を塗りつぶせるようにパソコン環境を調整した（図2）．

帰りの準備では，手順どおりに実行できるようになった．アラームが鳴る前にデジタル時計を見て荷物をしまえるようになったため，アラームの使用をやめた．

## 2 作業療法結果のまとめ，対象者の変化

1人での帰宅はまだ実現していないが，降車後の左折はほぼできるようになった．また，スロープを出してもらうことで駅員の見守りが得られ，安全に乗車できるようになった．入力作業は自助具などを使うことで4桁までミスなくできるようになった．また，送迎バスを待たせることなく帰りの準備が可能になった．

## 3 再評価と今後の計画

再評価により対象課題に改善が認められた（表2）．こうした変化に対して，Aさんは満足感をもっていた．また，「これまで左の視野が欠けているだけだと思っていたけど何か別のことをしていると左が余計見えなくなることがわかった，左にもっと注意しなきゃ」と障害への認識が深まった．今後のことについては，「普通の仕事は今すぐには難しいかな」と，以前より現実的なイメージをもてるようになった．

## E. 考察および典型的臨床像との比較

　Aさんの場合，特に視覚性情報の認識や整理がうまくできず，さまざまな問題を生じていたと思われる．環境調整，言語情報への変換，工程の手順化などが有効だった．また，ヘルパーや駅員などと協力体制をとれたことも，目標を達成するうえで必要不可欠であった．

　しかしながら，改善の最も大きな要因は，作業療法でのさまざまな活動体験を通してAさんの情報認識力になんらかの変化が生じたことではないかと思われる．山田[1]は左半側空間無視の症状をもつ当事者の立場から，「意識化することで，自然に入っている感覚刺激の強さがたとえ弱くても，その"存在感"に何となく気づき，認知されてくるようになった」と述べている．Aさんもそれぞれの場面で意識化ができるようになっていたと思われる．それは，「これまで左の視野が欠けているだけだと思っていたけど…（中略）…左にもっと注意しなきゃ」という言葉からも裏づけられる．こうした気づきの積み重ねが，今後，Aさんらしい仕事のしかたを考えたり，地域での役割を見つけることにつながっていくと思われる．

●参考文献
1) 山田規畝子：高次脳機能障害者の世界─私の思うリハビリや暮らしのこと．協同医書出版社，2009
2) 橋本圭司：高次脳機能障害─どのように対応するか．PHP研究所，2007
3) 石合純夫：高次脳機能障害学．医歯薬出版，2003

---

### 実習指導者からのアドバイス

　地域への移行期とは，病院を退院してから再びその人らしい役割や居場所が地域にできるまでのプロセスではないだろうか．高次脳機能障害のある対象者の場合，このプロセスに数年を要することがある．実習期間中に結論の出る問題ではないが，作業療法士は先の見通しをもって今必要なことを進めていかなければならない．重要なのは，対象者の希望を簡単に無理だとあきらめずに大切にすることである．

　Aさんは，こののち，往復とも1人でセンターへの通所が可能になった．スロープも必要なくなった．パソコン入力作業は線引きタイプの自助具でも場所を定位できるようになった．仕事に関しては作業所から始めたいと考えるようになり，現在，クッキーや和紙細工を作製・販売している作業所に通い，充実した毎日を送っている．

# IV 外傷性脳損傷による社会的行動障害のため長期間在宅生活となったケース
## 環境設定と家族支援を中心に

## A. 対象者のプロフィール

対象者のプロフィールを**表1**にまとめる．

## B. 評価および作業療法課題の抽出

### 1 評価期間

8週間．週3回，1日5時間．6名程度のグループにて活動を実施．

### 2 評価項目の抽出

臨床実習開始時には，受傷から4年経過．当施設利用までの間，在宅にて生活していたが，無断で外出し近隣トラブルなどをおこすことがあり，常に見守りが必要な状態であった．両親が職場へ連れていくが，眠っていることが多く，自分から行動する場面はみられない．数か所の福祉施設で体験利用を試みるが，いずれも暴力行為のため通所受け入れの対象にはならず，当施設で3か月の体験利用を実施することになった．なお，当施設は若年の高次脳機能障害者を対象とした地域活動支援センターである．

評価項目の抽出にあたっては，地域生活の中で問題となっている暴力行為のきっかけを探ることを優先とする．また，意欲・発動性の低下につい

**表1 対象者のプロフィール** （医療情報提供書より情報収集．母親より聴取）

| | |
|---|---|
| ①氏名，②年齢，③性別 | ①S.N.さん，②22歳，③男性 |
| ④診断名(障害名)・障害側(部位) | 外傷性脳損傷(急性硬膜下血腫，脳挫傷)，高次脳機能障害 |
| ⑤現病歴および既往歴・合併症 | 17歳のとき，バイク事故により受傷．同日に減圧開頭血腫除去術施行．CT所見で脳挫傷は右後頭葉，両前頭葉，左側頭葉，頭頂葉の広範に認めている．<br>急性期後，複数の病院に転院するが，いずれも離院や暴力あり．受傷から4か月半で在宅生活となる．当施設利用開始までの4年間は社会資源の利用ができない状況であった．<br>既往歴は特記すべきことなし．合併症として症候性てんかんがある． |
| ⑥生活歴 | 事故をきっかけに高校を中退する． |
| ⑦第一印象 | 失語のため言葉は少ないが，不機嫌な表情で暴言を吐くことがある．落ち着きなく歩き回るか，眠ってしまうかのいずれか．なぜここに来たのかわからない様子をしている． |
| ⑧家族状況 | 両親と妹の4人暮らし．家族関係は良好で，安定した生活が送れるよう協力的にかかわっている． |
| ⑨経済状況 | 障害基礎年金受給．両親は自営業で収入は比較的安定している． |
| ⑩その他の特記事項 | 受傷後1年以上は左片麻痺が重度に残存していたが，利用開始時には上肢・手指の分離良好で，実用手レベルになっていた．身体障害者手帳1級． |

表2 評価結果

| 評価項目 | 初期評価[作業療法開始時] | 再評価[作業療法開始から8週目] |
|---|---|---|
| 高次脳機能障害(具体的な症状) | | |
| 依存性・退行 | 自分でできることも他人まかせにする. | 方法を見せると,自分で行動できる. |
| 欲求コントロール | 欲しいと思ったものを我慢できず,万引きや無銭飲食する.自分なりのルールに基づき行動し,悪びれる様子はない. | 社会的にやってはいけないことをジェスチャーや絵カードを使い本人へ説明することで,一般的なルールに従うことができる. |
| 感情コントロール | 他者からの働きかけや行動を制止されたときに感情爆発することがある. | 事象の前後関係がわかりやすいよう課題提示することで,感情爆発の頻度は減少.本人とのルールをつくることで行動を制止する必要がなくなった. |
| 対人技能 | 相手の表情を見ることはなく,一方的なかかわりをする.気に入った相手に近づきすぎ,つきまとうことがある. | 相手にかかわる前に,様子をうかがうことができる.表情を見てから接し方を考える場面がみられるようになる. |
| 固執性 | 液体石鹸などへのこだわりがあり,すべて使い切ってしまう. | こだわり自体は変化なし.1回量を渡すと,その範囲内で収めることができる.なくなってしまうと,行動をやめることができる. |
| 意欲・発動性 | 日中もぼんやりしたり,眠ってしまう.固執以外に自分から行動する場面は少ない.物事への関心が薄い. | すべき課題を自分から見つけ,行動することがある.興味のあること(買い物など)には積極的. |
| 感情失禁 | 場にそぐわない感情表出があり,突然笑い出し,止められない. | 変化なし. |
| 社会的行動障害(暴力・暴言) | | |
| どんなときに出現するのか | 感情・欲求コントロールが誘因となっている.頻度としては週1〜2回程度. | 人に対する暴力はなくなり,物にあたるようになった.疲労感がある日の夕方におこりやすい. |
| 行動の修正はできるのか | できない. | 相手の表情を見ることで,動作をやめることができる.それでも感情がおさまらないときは,壁や机など"物"に対象を変えることができる. |
| 本人はどう思ったのか | 相手が悪い. | 暴力行為はいけないと認識している. |
| 周囲の人はどう思ったのか | 通所者:怖いのでかかわりたくない.家族:何としてもやめさせたいので,力ずくでも仕方がない. | 最初は怖かったが,症状として理解した.環境設定や休憩させるなどの支援が必要. |
| 社会的行動障害に対する家族のかかわり方 | | |
| かかわるタイミング | 一貫性なし.問題が生じて時間が経過してから,本人に強い対応(体罰含む)をすることがある. | 問題発生後,本人の感情が落ち着き次第すぐに行動の振り返りを行う(リアルフィードバック).なぜダメなのかという理由も伝える. |
| 社会的にやってはいけないことの場合 | 問題が生じたあと,一方的に強い対応をしてしまう. | 社会的にやってはいけないことを,日ごろから本人に伝える. |
| 欲求コントロール,固執への対応 | 一貫性なし.容認する場合と,怒る場合がある.そのときの気分やかかわる人によっての差が大きい. | こづかいや液体石鹸についてのルールを決め,かかわり方を一定にした. |

表3 作業療法の対象とすべき課題

| | 利点 | 問題点 |
|---|---|---|
| ①心身機能 | #1 片麻痺：軽度, 実用手<br>#2 短文理解：可能 | #1 欲求・感情コントロール：低い<br>#2 固執性：ある<br>#3 暴力行為：ある |
| ②活動 | #1 ADL：動作的に自立 | #1 意欲・発動性：低い<br>#2 物事への関心：薄い |
| ③参加 | #1 日中の活動場所：当施設通所<br>#2 グループへの所属：拒否なし | #1 他施設の利用：不可 |
| ④環境因子 | #1 家族関係：良好 | #1 行動障害への対応：一貫性なし |

ては，活動の中で環境要因も含めて検討する．生活全般において見守りや支援が必要なため，家族のかかわりについても評価を行う．

## 3 評価結果のまとめ，対象者の状態像

行動観察を中心に評価を実施した(表2)．
- 身体機能：左片麻痺は軽度に残存しているが，実用手レベルにある．
- ADL：動作自体は可能であるが，食事・排泄以外は声かけがなければ行わない．入浴時間は30分以上要するが，洗体や洗髪，浴槽に入ることはなく，液体石鹸などを泡立てて楽しんでいる．量の調整はできず，あるものすべてを使い切ってしまう．制止すると暴言・暴力につながる．
- コミュニケーション：失語あり．短文の理解は可能．文字は若干読める．発話は「うるさい」，「死ね」，「だるい」など数語のみ．意思表示は主にジェスチャーであるが，相手に伝わらなくてもいらつくことはない．
- 高次脳機能：検査バッテリーを実施するが，座っていることが難しく歩き回ってしまう．座るよう促すと眠ってしまう．行動観察から，注意が散漫になりやすいこと(特に聴覚刺激が誘因)，事象の前後関係が予測できないこと，欲求コントロールができず行動に移してしまうこと，液体石鹸などへの固執がみられた．全般的に意欲・発動性の低下があり，ぼんやりしたり，眠っていることが多い．

## 4 作業療法の対象とすべき課題（利点と問題点）

評価結果をもとに，作業療法の対象とすべき課題を表3にまとめる．本人には困っているという実感がなく，これといったニーズもないが，家族は暴力行為などを問題点としてとらえている．

## C. 作業療法計画立案

### 1 リハビリテーションゴール

受傷から4年以上経過しているが，暴力行為や欲求コントロール低下が続いており，家族の負担も大きい．現状のままでは，地域生活を維持することが困難になると予測された．

当施設の体験利用期間中も，暴力行為などの社会的行動障害が出現しているが，環境設定や家族支援をすることで行動の変化がみられている．

初回カンファレンスは，当施設(リハビリテーション医，作業療法士，社会福祉士)とリハビリテーションセンター(社会福祉士)，保健所(保健師)が出席．

リハビリテーションゴールは，「近隣トラブルなどおこすことなく，地域で安定した生活を送る」とし，当施設へ週3回(1回5時間)通所することにする．

## 2 作業療法長期目標

暴力行為や欲求のコントロールができ，通所を継続しながら「地域での暮らしやすさ」を獲得する．

## 3 作業療法短期目標

①本人が興味をもって取り組める課題・役割を探る．
②本人にわかりやすいルールの提示
③環境の整理（主に構造化・手がかり・枠組み）
④家族支援

## 4 作業療法内容

### a. 興味をもって取り組める課題・役割の模索

- 目的：意欲・発動性の改善
- 方法：施設内での行動を観察し，本人が好む活動を見つける，または予測する．
- 手順：他の通所者が活動している場面へ誘導し，本人が「活動」，「人」，「物」にどのようにかかわっているのか，どんな反応をしているのかを見る．
- 留意点：本人の意欲・発動性の状況を把握するため，はじめは積極的な働きかけはしない．活動へ誘導する際は，要因を分析しやすいよう情報量のコントロールをする．

### b. ルールの確認と提示方法

- 目的：欲求・固執についての許容範囲やルールの統一による，本人の理解の促進
- 方法：本人と「やってはいけないこと」，「してくれると嬉しいこと」について確認する．ジェスチャーや絵（写真）カード，環境設定を組み合わせ，必要時に提示する．
- 手順：受傷後におこした問題（暴力行為・万引きなど）について，本人から「なぜそうしたのか？」理由を聞いたうえで，「ここまではOKだが，これはNO」，「こうするとよい」などルールを決める．
- 留意点：一方的なルールで縛るのではなく，本人が納得できるものにする．家族を含めた支援者が，統一したかかわり方ができるよう配慮する．

### c. 行動を促す環境の設定

- 目的：「今すべき行動」をわかりやすく整理し，枠組みをつくることによる，自発的な行動と他者から認められる経験の増加
- 方法：今から取り組む課題について，見てわかるような状況で提示する．課題の選定については本人の行動が他者の役に立つようなものにする．
- 手順：本人が活動する場所に，使用する順番や組み合わせどおりに物品を準備する．不要なものは置かないようにする．どこまでをすればよいのかわかるよう，作業を分割化し枠組みをつくる．
- 留意点：課題を開始するときに，考えこまずに行動に移せる「手がかり」を意識する．

### d. 情報収集と情報提供，トラブル発生時対応

- 目的：日常の様子などに関する家族からの聞き取り，社会的行動障害などのかかわり方の説明
- 方法：送迎時など家族と会う機会には，困ったことや前日の過ごし方なども聞く．トラブル発生時に備え，夜間・休日の連絡体制を整備する．
- 手順：トラブルをおこした場合の本人へのかかわりについては，そのつど家族に指示をする．
- 留意点：情報収集の際に支援者側の必要とする情報だけではなく，たわいのない会話の中にも支援のヒントがあることを意識する．

## D. 作業療法経過と結果，今後の計画

### 1 作業療法経過

#### a. 初期（開始～2週目）

来所時の行動は，休憩室で眠っている時間が多

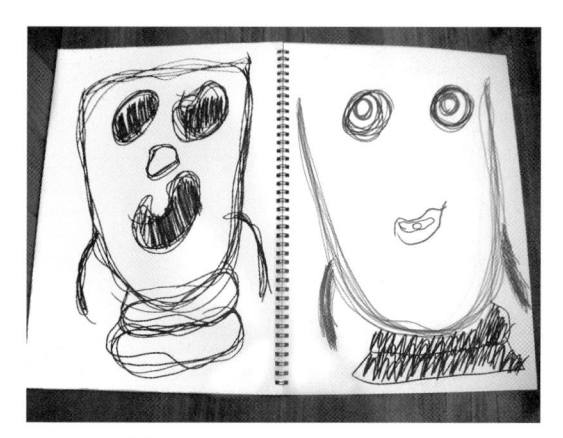

図1 通所者の似顔絵

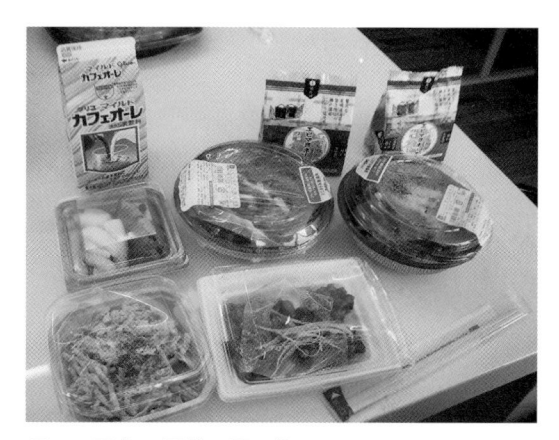

図2 昼食1回分の買い物

く(3時間以上)，起きているときは，水道で水を流したまま食器用洗剤を泡立てている．やめるよう声をかけると，暴力を振るう．使い切ると，無断で外出してしまう．本人に気づかれないよう後を追うと，コンビニエンスストアで洗剤を購入している．支払いの際，金額がわからず財布のお金をすべて出し，店員に手伝いを求めている．

グループでのクッキーづくりへ参加を促すと，通所者に対し暴言を吐き，怖がらせてしまう．その後，気に入った相手に近づくが，拒否されたことに腹を立て作業の妨害をする．相手に怒られることで，再び休憩室へ戻ってしまう．ただ，休憩室では眠っているのではなく，グループの様子を気にしている．置いてあった画用紙に絵を描き(図1)，完成するたびに通所者へ見せ，接点をつくろうとしている．

### b. 中期(3～5週目)

自宅にて家中の洗剤をすべて使い切り，体罰を受ける．本人は家を飛び出し行方不明となる．捜索依頼のため警察へ連絡した際，本人が無銭飲食で通報されていたことがわかる．翌日より自宅の洗剤を隠したが，近くのスーパーで万引きしてしまう．

施設で本人と話をすると，「なぜ怒られたかわからない」とのこと．状況整理をし，「洗剤を全部使ってしまったことが原因」と伝えると，納得している．1回で使用する洗剤の量を決め，必要時に手渡すという，洗剤利用のルールをつくる．このルールはすぐに定着し，行動の制止をする声かけが不要となった．

家族面談を実施し，今回の経過について聴き取りを行う．「洗剤を使い切るのは初めてではないが，強く怒ったことはなかった」，「洗剤を使ったのは午前中で，怒ったのは夜になってから」などの情報が得られる．対応の一貫性がないことや，時間が経過してからの振り返りは，本人を混乱させる要因になることを説明する．当施設で決めた洗剤利用のルールについても伝える．

来所時に休憩室へ入る時間はなくなり，グループでのクッキーづくりを見学している．暴言のため周囲から距離をおかれているが，本人は理由がわからず困惑している．昼食の買い物を楽しみにしており，時計を見て自ら出かけている．財布に入っているお金をすべて使う傾向があり，1回では食べきれない量の買い物をする(図2)．残した分は手をつけていなくても捨ててしまう．買い物での金額を設定し，その中でやりくりするというルールを決め，次回より実行した．

### c. 後期（6～8 週目）

洗剤への固執は変わらないが，洗剤利用のルールを守ることはできている．グループでのクッキーづくりに参加することはないが，道具洗いには積極的である．周囲の様子をうかがいながらタイミングを見計らい，「洗ってもよい道具はどれか」と聞くことができるようになった．

お盆を置くとお茶の準備をする，箒を見せれば掃除をするなど，課題の手がかりがあれば自発的に行動することができる．

通所者からは「彼がいてくれると作業がスムーズに進む」，「彼は気がきく」など好意的な発言を聞くことができるようになった．暴言は若干あるものの，周囲がそれを症状として受け止め，「彼が悪いわけではない」ととらえている．

### 2 作業療法結果のまとめ，対象者の変化

意欲・発動性の低下については改善がみられ，休憩室に入ることなく活動に参加できている．同時に，人とかかわる頻度が増え，相手の様子をうかがうなど対人面での変化もみられた．活動の手がかりがあれば自発的な行動もみられる．

欲求コントロールと固執については，本質的な変化はない．一緒に決めたルールを守ることについては協力的で，行動が定着するまでの時間は短い．

作業療法開始時の発話は「うるさい」，「死ね」など数語だったが，現在は暴言以外の多様な単語を組み合わせ，短文で話すようになった．暴言は残っているが，人に対する暴力行為はみられなくなった．疲労感が強い日の夕方には物にあたることがある．

また，家族は一貫性をもった対応ができるようになった．

### 3 再評価と今後の計画

行動観察を中心に再評価を実施し，高次脳機能障害による社会的行動障害に変化がみられた（表2）．受傷時から問題となっていた暴力行為はみられなくなり，通所者とのトラブルがおこりにくい状況になった．次の短期目標としては，①グループ活動に参加し，ルールの中で行動できる，②クッキーづくりに取り組み，工賃を得られるようにする，③買い物時の金銭管理ができる，とした．

また，同居している親族が結婚のため別世帯になること，父の体調が思わしくないことなど，本人を支える家族状況に変化があった．受傷してから4年以上，家族の中だけで生活してきたが，このままでは生活を維持することが困難と予測される．まずはショートステイなどを利用することで，家族以外の人からの支援に慣れることから始めていくことにする．また，本人も状況を理解しており「親元を離れてみたい」と考えるようになった．将来的にはグループホーム入所を希望しているが，現実には高次脳機能障害者を対象とするグループホームは存在せず，精神障害者もしくは知的障害者を対象とするグループホームを探すことになる．支援体制を考慮すると知的障害者を対象とするグループホームが適当だが，身体障害者手帳のみ交付されているため，保健所と更生相談所に連絡した．療育手帳の申請を行い（受傷時の年齢が18歳未満だったため，遡っての申請が可能），療育手帳A1が交付された．今後は知的障害者とのかかわりを増やし，グループホーム入所を目指していく．

## E. 考察および典型的臨床像との比較

対象者は受傷から4年経過しており，長期間家族中心の生活をしていた．家では眠っている時間ばかりだったが，通所開始してからは「他者とかかわりをもちたい」という行動がみられた．意欲・発動性の低下は高次脳機能障害だけではなく，生活環境が大きく影響していたと考える．

活動を通して対人技能の向上がみられた．他者とのかかわりを経験するなかで，相手の様子をうかがいながら，自分にできる活動に取り組むよう

になった．周囲がいだいていた「怖い」イメージは払拭され，好意的に接することで対人技能はさらに向上，自発的な行動も強化された．グループでの活動が，本人の能力を引き出す結果となった．

「今すべき行動」を整理し，手がかりや枠組みを提示したことで，事象の前後関係がとらえやすくなり，感情爆発はみられなくなった．また，欲求・固執についてのルールを決めたことで，行動を制止する必要がなくなった．対象者の場合，欲求コントロール低下は「固執」が起因となっていた．固執を強制的にやめさせるのではなく，ルール（範囲）に基づき認めることで，問題行動，暴力行為が減少したと考える．

社会的行動障害などに対する家族のかかわり方は，一貫性をもってリアルフィードバックを行うようになり，本人が混乱する場面を回避できるようになった．

外傷性脳損傷などで前頭葉に損傷を受けると，感情や欲求のコントロールが難しくなることがある．このような場合，病院や地域での受け入れ先はなく，家族が必死に本人を守り孤立化していく例は少なくない．社会的行動障害は環境調整や薬物療法などで落ち着く可能性があり，障害像と生活環境を結びつけて支援できる作業療法士の役割は重要である．

●参考文献
1) 中島八十一，寺島　彰（編）：高次脳機能障害ハンドブック―診断・評価から自立支援まで．医学書院，2006
2) 橋本圭司：生活を支える高次脳機能リハビリテーション．三輪書店，2008
3) 日本作業療法士協会（監修），生田宗博（編）：作業療法学全書 改訂第3版 第3巻 作業療法評価学．協同医書出版社，2009
4) 安藤徳彦：リハビリテーション序説．医学書院，2009

### 実習指導者からのアドバイス

　暴力行為など社会的行動障害のケースを担当することになったら，「どうすればよいのかわからない」，「怖い」，「困った」というのが正直な気持ちであろう．派手な問題行動ばかりに目が向いてしまい，行動を制止することに気をとられてしまう．しかし，行動自体を制止することでは問題解決にはならず，かえって状況や関係性を悪化させることもある．問題行動はどんなときに出現しやすいのか，前後関係や周囲の環境を含め，注意深い観察が必要となる．私たちではまったく気にならないことが引き金になっている場合もあり，先入観や固定概念をもたない対応を求められる．

　何が誘因になっているかが見つかれば，そこからアプローチをすることができる．また，本人のよい面を最大限に引き出すことで，行動の変化が期待できる場合もある．問題行動を制止するのではなく，他の課題を積み上げていくことも支援の1つである．

　家族への支援も重要な課題である．高次脳機能障害は，ある日突然やってくる．状況を受け入れるだけでも大変なことだが，社会的行動障害による近隣トラブルなどの対応に追われ，気の休まる時間がないという現実がある．本人とのかかわり方や環境設定など，生活場面に合わせた具体的な支援方法を早期から検討していく．家族は一番身近な支援者であり，そのかかわりは永続的となる．家族を含めた当事者が，地域で孤立することなく安心して暮らせるよう，支援を提供し続ける必要がある．

## 本章のキーワード

- **MMSE** 　　本書 p.162 を参照．
- **BIT** 　　Behavioural Inattention Test（行動性無視検査）日本版．B. Wilson ら（1987）によるテストの日本版．①通常検査と②行動検査からなる．①は半側空間無視の検査であり，②は机上で行われる日常行動の模擬課題である．両者ともカットオフ点（異常があるとする点）が定められている．
- **右半球性の書字障害** 　　用紙の右側部分や右端のみに書くという現象の頻度が高い．これは紙面に対する半側空間無視と考えられる．行や文字が傾いたり，行をまっすぐに保てないという配置の障害もみられる．
- **プリズムメガネ** 　　対象物が右方に移動してみえる眼鏡．身体正面正中の標的をこの眼鏡をかけて，右手で素早く指示する動作を繰り返し行い，視運動性の順応を成立させることにより，相対的に左空間への運動が可能になることを意図している．
- **WAB 失語症検査** 　　Western Aphasia Battery．カーテス（A. Kertesz）が開発した失語症検査．検査項目は，自発話や話し言葉の理解，復唱，呼称，読み，書字などに加え，行為や構成行為，視空間行為などからなり，失語タイプを判定する．
- **レーヴン色彩マトリックス検査** 　　Japanese Raven's Coloured Progressive Matrices（RCPM）．図版の一部が切り取られたものが示され，切り取った部分は 6 つの選択肢のどれであるかを回答させる．非言語的反応で推論の状況を判断し，知的能力をみるのに使用する．
- **TMT** 　　本書 p.162 を参照．
- **かなひろいテスト** 　　かなで書かれた文章を読みながら「あ，い，う，え，お」の 5 文字に印を付ける検査．指定時間（2 分間）内の正答数，誤答数，見落とし数，内容の把握度で評価する．一度に複数のことを処理する能力と処理スピードをみる．
- **BADS** 　　Behavioural Assessment of the Dysexecutive Syndrome（遂行機能障害症候群の行動評価）日本版．B. Wilson ら（1996）によってつくられたものの日本版で，6 つの下位検査（規則変換カード/行為計画/鍵探し/時間判断/動物園地図/修正 6 要素）を教示内容，採点法を詳しく定めたものに沿って実施する．
- **エピソード記憶** 　　出来事記憶ともいう．自分がいつ，どこで，何をしたという特定の情報からなる．山鳥はこれに感情経験が伴うことを指摘している．
- **T 字杖** 　　本書 p.162 を参照．
- **工程の手順化** 　　1 つの活動の全過程を作業段階ごとに細分化し，マニュアル化すること．マニュアル化においては，対象者に合わせて内容の細かさ，提示方法などを工夫する必要がある．

# 臨床実習とケーススタディの今後の発展に向けて

## A. 臨床実習で大切なこと

### 1 臨床実習開始前の準備

　作業療法士は医療職である．臨床実習の第一歩として，医療職としての基本的マナーについて考えてみたい．

#### ■援助職としての立場を確認する

　近年，医療職もサービス業として接遇技術を向上させるための取り組みが盛んである．接遇技術の基本として表面的な対応のよさ，好感度だけでなく，真に相手の立場に立った問題解決をするという対応が求められている．医療職のみに限らず，広く対人関係職種に関しては同様のことがいえる．
　カナダ作業療法士協会から提唱された対象者中心の考え方は，作業療法のサービス業としての側面，すなわち援助者という側面をクローズアップさせてきた．作業療法実施のキーワードとして知られている"自己の治療的活用"，つまり自分自身の行動パターン，対人対応の特徴についても客観視し，作業療法実施に際して使えるようにするという視点を理解しつつ，実践を積み重ねていただきたい．
　GIO，SBOとして本書で示した学習目標，行動目標を事前に把握することも，実習の準備となる．また介護経験やボランティア参加など，対人経験を豊かにして，実習にあたっての準備（レディネス）の一端を養ってほしい．座学が中心の基礎科目の修了の時点で，実習に向けた態度を焦点として基本的資質をセルフチェックするなども1つの方法ではないかと思われる．

#### ■コミュニケーションスキルを磨く

　自分の意思を人に伝えること，人の意思を正確に受け取ることは，そうたやすいことではない．ましてや評価を受ける立場の学生であれば，困難な状況は想像に難くない．しかし，医療の場でのちょっとしたコミュニケーション不足が，対象者にとって大きなデメリットとなることもある．
　職業人としての基本的態度の1つに，「ほうれんそう」，つまり「報告」，「連絡」，「相談」がある．臨床実習の際にもこれらがスムーズに行うことができれば，その実習はほぼ合格水準に達しているといってもよい．実習でつまずく学生は，コミュニケーションスキルにその原因があることが圧倒的に多い．コミュニケーションスキル向上を目指すには，関連科目を積極的に受講したり，自己学習の機会を求めたり，取り組んでいただきたい．

### 2 臨床実習が始まってから

#### ■生き生きと取り組む

　作業療法士は対象者の問題点のみに視線を向けるのではなく，対象者が利用できる資源も含め，利点について着目して臨床活動を実施する．対象者の問題点がなかなか見つけられないと，途方にくれることが学生にはあるようだが，対象者のもて

るもの(利点)を活用し，今よりもさらにその方が輝いていただけるように，作業(クラフトだけではなく，生きる証としての作業)の実践と環境整備に精一杯取り組んでほしい．

一方，「教えてもらって当然」と実習の場での学び方をはき違えている学生がいることを時に耳にする．あくまでも貴重な臨床の場を提供してもらい，実習指導者および関係者の後輩育成という高い使命感に基づき時間を提供していただいているという感謝の念を忘れないようにしたい．

この認識のもと，対象者へのかかわりの中で，手ごたえや充実感，対象者からの学びなどを通じて，作業療法士としての方向性を確認できるようになる．実習施設から戻るたびに，作業療法士らしい顔つきになってくるとの印象を周囲に与えるのである．

### 3 臨床実習を終えてから

本書で繰り返し述べてきたように，臨床実習は作業療法士養成に必要欠くべからざる機会である．実際の臨床の場，対象者のもつリアリティ，情報量，影響力の大きさは，学内教育がいかに用意周到に計画されていようとも及ばない．場，人，物，音，におい，空気などを共有することによる情報量と質の豊かさは，想像を絶するほどである．

現在の日本においては，養成校の急増がとどまるところがなく，勢い，実習生と臨床実習指導者数のアンバランスが深刻さを増している．

臨床実習の成否は，学生，実習指導者，養成校，関係施設のすべての力が十分に発揮されたとき，大きな結果となって示されるものと考える．

楽観的にすぎるかもしれないが，養成校の急増は逆の視点からみれば，数年後，少なくとも十数年後には，臨床実習指導者になる人材が豊富であるともいえるのではあるまいか．実習で体験し，深めた技術や方法論，および作業療法が意図する方向性をこれからの実践の糧として使えるよう整理し，作業療法(士)実務に備えてほしい．

## B. ケーススタディを作成したあとで

作業療法の対象は，作業遂行障害，言い換えれば生活作業障害である．非常に個別性が高く，価値観など量的測定になじまない側面を取り扱うという特徴がある．

臨床実習においてケーススタディを完成させる学習目標，意義について解説してきたが，今後の発展をふまえて，ケーススタディ(1つの症例の検討)の限界と意義を最後にもう一度指摘したい．

### 1 作業療法実践の検証として

個別性の高い作業療法の特徴から，質的検証が欠かせない．エスノグラフィー，グラウンデッドセオリー，フィールドワークなどの研究手法があるが，いずれも研究方法のトレーニングを受けるべきであろう．また，感覚や筋力，耐久力などに関しては量的な把握のできるデータの検定手法も用いることができる．臨床実習ではメインケースを1人に絞ることが通常であるが，量的把握を行うケーススタディでは，複数のケースの分析にもチャレンジすることをおすすめしたい．

### 2 ていねいな検証の積み重ね

十分に科学的方法論を踏襲して書かれたケーススタディは，今後の作業療法実践への根拠を示すことになる．臨床実習におけるケーススタディはなかなかそのレベルまで到達することは困難であろうが，臨床家となった暁に，完成度の高いケーススタディを作成するための第一歩と考えられるとよい．このためには何よりも事実をていねいに観察し，分析，解釈し，客観的・論理的考察を心がけることが重要である．

今後，権威あるジャーナルに，示唆に富む科学的作業療法ケーススタディが数多く掲載されることを期待している．

# さらに深く学ぶために

　臨床実習，ケーススタディは両者とも作業療法の実践過程にかかわるものである．臨床実習は作業療法過程を臨床現場で経験し，その対象者，その場面での対応と考え方を学ぶ．ケーススタディは実践を振り返り，記録とデータに忠実な分析を試みるものである．どちらも多くの知識，技術によって支えられる営みである．

　知識，技術，態度の3つの側面について，学びを深めるヒントを考えてみたい．まず，①急性期から慢性期の時系列に対応したかかわりや，ポイントがあげられる．また，②脳から末梢器官に至る，臓器系統別，つまり疾患によるかかわりやポイントがある．最後に，③病あるいは障害を得たその個人の特性，個別性の把握に基づいた実践がある．これは，作業療法実践の筆頭にあげられるべきものと考える．

　これら①から③のポイントで知識をまとめ直し，その知識をもって実践に結びつける技術が必要になる．すなわち，知識，技術を総体的に駆使してどのように対象者や家族とかかわるべきであるか．これを常に自問するのが専門職である．

　臨床実習（実践）中には，最善の実践を提供するため，病院，施設の職員，時には地域や教育関係など，外部の人々とも連携をとることがあるであろう．そのときには専門職としての真摯な態度も大きなポイントであると思う．

　臨床実習の終わるときには，作業療法士としてのリハビリテーションマインドを確認し，作業療法実践は意義がありおもしろいと得心していただきたい．

　最後に，学びを深めるために参考となる書籍をあげてみた．作業療法実践，実践の基本であるコミュニケーション，対象者援助，リハビリテーションの今後の方向性などに示唆を与えてくれるものである．

### ■作業療法実践——ケーススタディに関するもの
- 矢谷令子, 福田恵美子(編)：作業療法実践の仕組み. 協同医書出版社, 2001
- 矢谷令子, 福田恵美子(編)：作業療法実践の仕組み―事例編. 協同医書出版社, 2004
- 澤　俊二, 鈴木孝治(編)：作業療法ケースブック コミュニケーションスキルの磨き方. 医歯薬出版, 2007
- 星野欣生：人間関係づくりトレーニング. 金子書房, 2003
- FP バイステック(著), 尾崎　新, 福田俊子, 他(訳)：ケースワークの原則[新訂改訳版]―援助関係を形成する技法. 誠信書房, 2006
- 澤村誠志(監修), 日本リハビリテーション病院・施設協会(編)：これからのリハビリテーションのあり方. 青海社, 2004
- 山鳥　重, 早川裕子, 博野信次, 他：高次脳機能障害マエストロシリーズ① 基礎知識のエッセンス. 医歯薬出版, 2007

巻末資料

# 実習セルフチェック表

＊実習期間中(前後)に忘れずにしておくべきこと，学習・実践したことをチェックする

| チェック項目 | 実習前 | 実習中 | 実習後 |
|---|---|---|---|
| 実習に就く前に準備・理解しておくこと | | | |
| Ⅰ あいさつができる | | | |
| 　　1 自分から率先したあいさつ | | | |
| 　　2 朝のあいさつ「おはようございます」 | | | |
| 　　3 終了時のあいさつ「お先に失礼します」 | | | |
| 　　4 「お疲れさまでした」は不適切 | | | |
| 　　5 「ご指導ありがとうございました」は適切 | | | |
| Ⅱ 話し方が適切にできる | | | |
| 　　1 正しい尊敬語と謙譲語 | | | |
| 　　2 若者言葉やアルバイト用語は不適切 | | | |
| Ⅲ 報告・連絡・相談ができる | | | |
| 　　1 自分から進んで報告 | | | |
| 　　2 「結論から話すこと」が報告の基本 | | | |
| 　　3 時機を逃さない連絡 | | | |
| 　　4 「確認」も必要 | | | |
| Ⅳ スケジュール管理ができる | | | |
| 　　1 スケジュール帳の用意 | | | |
| 　　2 自分の行うべきことの列挙 | | | |
| 　　3 優先順位づけ | | | |
| Ⅴ 記録とメモができる | | | |
| 　　1 提出物はペン書き(修正するときは訂正印) | | | |
| 　　2 表現は書き言葉 | | | |
| 　　3 メモ帳はポケットに入る大きさ | | | |
| Ⅵ 身だしなみを整えられる | | | |
| 　　1 清潔感，安全性，機能性，TPO，健康さ | | | |
| 　　2 ユニフォーム | | | |
| 　　3 私服やかばんも注意 | | | |
| 　　4 髪型は実習生らしく | | | |
| Ⅶ 実習に臨む姿勢ができている | | | |
| 　　1 自分の行動目標の明確化 | | | |
| 　　2 最終確認のための直前の電話連絡 | | | |
| 実習開始時に注意すること | | | |
| Ⅰ 自分が実習する施設を理解する | | | |
| 　　1 施設の特性(地域での役割や対象) | | | |
| 　　2 作業療法士の役割と他職種とのかかわり | | | |
| 　　3 作業療法部門のスケジュール | | | |
| 　　4 外部との連携 | | | |
| Ⅱ 実習の受け入れ態勢を理解する | | | |
| 　　1 作業療法部門の受け入れ態勢(実習指導者と部門責任者，その他のスタッフ) | | | |
| 　　2 実習スケジュールの確認 | | | |
| Ⅲ かかえている課題について理解してもらう | | | |
| 　　1 自分が感じている課題 | | | |
| 　　2 前の実習指導者や教員から指摘された課題 | | | |
| 　　3 実習で挑戦したいこと | | | |
| 実習期間中に行うこと | | | |
| Ⅰ 対象者を担当する | | | |
| 　　1 あいさつ | | | |
| 　　2 話を傾聴 | | | |
| 　　3 わかりやすい説明 | | | |
| 　　4 誠意をもった態度 | | | |

(つづく)

| チェック項目 | 実習前 | 実習中 | 実習後 |
|---|---|---|---|
| II 作業療法場面を見学する | | | |
| 　1 施設の作業療法士全員について見学 | | | |
| III 実習でしかできない経験を積む | | | |
| 　1 多くの疾患や障害 | | | |
| 　2 さまざまな手技や技術 | | | |
| 　3 その施設特有の業務 | | | |
| 作業療法部門の一員として注意する基本事項 | | | |
| 　1 作業療法室の清掃・整理整頓 | | | |
| 　2 備品の管理・点検 | | | |
| 　3 感染対策 | | | |
| 　4 安全対策 | | | |
| 　5 消耗品の補充 | | | |
| 　6 個人情報保護 | | | |
| 　7 外部への対応・対処 | | | |
| 求められる態度 | | | |
| 　1 服装，身だしなみ | | | |
| 　2 時間や約束の厳守 | | | |
| 　3 はっきりとした言葉遣い（特にあいさつ） | | | |
| 　4 あいまいな表現は不適切 | | | |
| 　5 できるだけ短い言葉，文章で表現 | | | |
| 　6 間違えたときはできるだけ早く修正 | | | |
| 　7 障害領域の違いによる配慮 | | | |
| 　8 対象者への敬意 | | | |
| つまずきやすいポイント ＊自問してみましょう | | | |
| 　1 積極性は？ | | | |
| 　2 実習指導者へ相談できるか？ | | | |
| 　3 養成校の教員へ相談できるか？ | | | |
| 　4 得意な意思の伝達方法は？ | | | |
| 　5 見学時の姿勢や位置，態度は？ | | | |
| 　6 健康管理はできているか？ | | | |
| 　7 時間管理はできているか？ | | | |
| 　8 課題や記録が期限までに提出できなかったら？ | | | |
| 　9 対象者の全体像はわかるか？ | | | |
| 実習終了後に必要なこと | | | |
| I 経費の支払い | | | |
| 　1 寮費の支払い | | | |
| 　2 食費の支払い | | | |
| 　3 その他 | | | |
| II 借用物品の返却 | | | |
| 　1 貸し出し図書の返却 | | | |
| 　2 ロッカーの鍵の返却 | | | |
| 　3 その他 | | | |
| III 個人情報の削除 | | | |
| 　1 ケーススタディ | | | |
| 　2 パソコン | | | |
| 　3 施設資料，その他の記録・報告書類 | | | |
| IV お礼状の作成 | | | |
| 　1 白便箋・封筒で1週間以内 | | | |
| 　2 課題レポートの送付 | | | |
| V 提出物の用意 | | | |
| 　1 養成校に提出する資料 | | | |
| 　2 記録・レポート・出席簿・成績評価表 | | | |
| 　3 その他 | | | |

# 索引

＊用語は，片仮名，平仮名，漢字（第1字目の読み）の順の電話帳方式で配列した．
＊太字は主要説明箇所を，🔑はキーワードのページを示す．

## 和文

### あ

アテローム血栓症　63, **162**🔑
アフォーダンス　160
アルコール依存症　192, **193**
アルコール依存症リハビリテーション
　プログラム（ARP）　192
アルコール性臓器障害　196
アルコール依存症者匿名会（AA）　195
あいさつ　28
遊び，幼児期の子どもの　260

### い

医療保護入院　178
胃瘻　233
異食　269
移乗用バー　75
意識障害　63, 118
意味記憶　119
意欲の指標　86
一般教育目標（GIO）　22, **23**, 43🔑

### う

うつ状態　193
埋め込み型段差解消機　75
歌遊び　244
運動維持困難　64, **162**🔑
運動企画　246, **264**🔑
運動機能評価，脳血管障害急性期の　64
運動麻痺　138

### え

エスノグラフィー　324
エネルギー保存法　100, 106, **163**🔑
エピソード記憶　119, 309, **322**🔑
援助職　323
遠城寺式乳幼児分析的発達検査　221
嚥下障害　220

### お

オペラグラス手　**163**🔑
おもちゃ遊び　244
応用行動分析学　301
温熱療法　87, 141

### か

カックアップスプリント　136, 137
カットアウトテーブル　215, **263**🔑
カナダ作業遂行測定（COPM）
　　　　　　　　　　　　　56, 186
カナダ作業療法士協会　323
カラースプリント　143
カリキュラム　15
　──の構成要素　22
カリキュラムプランニング　22
かなひろいテスト
　　　　　　　　119, 284, 309, **322**🔑
仮面様顔貌　110
価値の充足　175, **206**🔑
家屋状況　108
家事動作訓練　83
家族指導　238
家族面談　319
寡動　111
介護保険
　──認定　293
　──要介護度　270
介護用ベッド　75
改訂長谷川式簡易知能評価スケール
　（HDS–R）　268, 270
解釈　23
外傷性脳損傷　315
外来作業療法，精神科の　185, 202
学習目標　22, **43**🔑
　──の分類　23
滑膜切除術　98, **163**🔑
髪型，実習中の身だしなみ　30
感覚機能検査（TSFI）　242, 243
感覚統合機能　255
感覚統合的なアプローチ　217, 260
感覚統合療法　237

関節内運動　87, **162**🔑
関節保護法　100, 106, **163**🔑
関節リウマチ　98, 99, 103
　──，高齢者の　103, **109**
　──，青壮年期の　98, **102**
簡易上肢機能検査（STEF）　103, 142

### き

気分障害　198
　──の回復過程　205
利き手交換訓練　80
記憶障害　117, **124**
記録とメモ，実習中の　29
記録の必須事項，実習中の　56
機能回復へのアプローチ　41
義手　128, **132**
逆唱　119, 270, 309
協同集団（cooperative group）
　　　　　　　　　　　175, **206**🔑
教育目標分類学　23, **43**🔑
筋緊張　221, 228, 236, 242, 255, 309
筋電位　129
筋電義手　127, 130, **163**🔑
筋力増強プログラム　138
禁忌事項　26, **43**🔑
緊張病性昏迷（catatonic stupor）
　　　　　　　　　　　178, **206**🔑

### く

クリニカルクラークシップ
　　　　　　　　　　　16, 25, **43**🔑
グラウンデッドセオリー　324
屈曲位保持ロール　304

### け

ケーススタディ　324
　──の意義　50
　──の構成と内容　51
　──のテーマ　51
ケースノート　17, 55
経過記録　35
経皮的動脈血酸素飽和度　**164**🔑
敬語を用いた話し方　28

軽度記憶障害患者　123
痙直型両麻痺　213
血管損傷　125
見学実習　16
　——の GIO と SBO　24, 25
　——の目的と方法　24
見当識　270
健康関連 QOL 尺度　247
幻聴　171
言語障害　63

## こ

コース立方体組み合わせテスト
　　　72, 79, 85, 119, 303, 309
コミュニケーションカード
　　　240, 263✓
コミュニケーションスキル　28, 323
ごっこ遊び　238
呼吸困難　159
固縮　111
固定遊具遊び　244
工作遊び　237
工程の手順化　314, 322✓
広汎性発達障害　247, 254
光学的な機器を使った視覚的な活動
　　　231, 263✓
考察　54
行為の順序性　255, 264✓
行動検査　295
行動目標（SBO）　22, 23, 43✓
抗酒剤　196
更衣（動作）訓練　106
更生相談所　320
高機能自閉症　248, 253
高次脳機能障害　123, 124, 276, 280,
　292, 300, 308, 314, 315, 321
硬膜下ドレナージ術　118
構成的作業　181, 207✓
国際生活機能分類（ICF）　12, 38
骨接合術
　　——，CHS　282
　　——，PFN　282
言葉の遅れ　240
今後の計画　54
根拠に基づく医療（EBM）　5
根拠に基づく作業療法〔EBOT（P）〕
　　　5, 54

## さ

作業に関する自己評価（OSA）
　　　170, 172, 206✓
作業療法
　　——過程　14
　　——経過　54
　　——計画立案　53
　　——結果　54
　　——短期目標　53
　　——長期目標　53
　　——内容　53
　　——における思考・実践プロセス
　　　　50
　　——の阻害因子，脳血管障害急性期
　　　における　67
　　——の対象とすべき課題　52
　　——の役割，急性期リハビリテー
　　　ションにおける　67
作業療法士学校養成施設指定規則　14
作業療法士教育の最低基準，WFOT
　　　12–14
再評価　42, 54
在宅酸素療法　165✓
在宅生活に関する調整　298
在宅復帰　70
残存能力へのアプローチ　41

## し

シーネ固定　99
シャドーイングアドバンス演習　16
シャワーキャリー　75
シャワーチェア　158, 283
シリコンジェルシート　141
ジェスチャー　304
ジョイスティックコントローラー　92
四肢体幹機能障害　91, 220
思考スキル強化　177
視覚イメージ法　123
視空間失認　280
自己効力感（self-efficacy）
　　　159, 173, 206✓, 255
自助具　313
自助具・スイッチ改良　105
自宅退院　113
児童デイサービス　219, 224
失語症　63, 301
実習記録の書き方　55

社会生活技能　171, 206✓
　　——訓練　177
社会的行動障害　315, 321
守秘義務　25, 43✓
受傷機転　139
周辺症状，認知症の　268
就労支援　178, 181
就労支援制度，障害者の　180, 207✓
住環境整備　76
住宅改修　76, 110, 114, 285
重症心身障害　226
　　——，成人期　227, 233
　　——，幼児期　219, 225
順唱　119, 309
処方箋　35
書字指導　257
小児特発性関節炎（JIA）　261
症例研究　50
障害高齢者の日常生活自立度　270
障害年金　178
上肢牽引装置（PSB）　92
上肢切断　125
上腕骨骨幹部骨折　133
情意領域，教育目標分類の　23
情報収集　35
食事姿勢の工夫　231, 262
触覚遊び　257
触覚防衛反応　255, 264✓
職場復帰援助プログラム　201
身体機能評価　170
身体障害者手帳　293, 315, 320
身体障害者福祉法　131
振戦　111
人工関節置換術，手の　103
人工骨頭置換術，大腿骨頸部の
　　　281, 282
人工骨頭置換術後の禁忌肢位，大腿骨
　頸部の　282
人物画知能検査（DAM）　247

## す

スイングタイプ，介助バー
　　　278, 288✓
スケジュール管理　29
スタインブロッカーの RA 進行度・
　RA 機能障害度
　　　98, 103, 104, 163✓
ステロイド療法　103

## す

スプリント　136
スプリント療法　141
スプーン操作　303
スリングシート　94
スロープ　75
数唱　309

## せ

セメス−ワインスタイン・モノフィラメントテスト　134, 142, 164✓
セラバンド　286, 288✓
セラピーパテ　113
セルフモニタリング　174, 206✓
世界作業療法士連盟（WFOT）　4
生活技能訓練（SST）　182
生活参加　170, 206✓
制約条件　40
精神運動発達遅滞　220
精神運動領域，教育目標分類の　23
精神障害者社会生活評価尺度（LASMI）　170, 206✓
精神障害者社会適応訓練事業　184, 207✓
精神障害者保健福祉手帳　178
精神遅滞　227, 239
静的3指握り　212, 263✓
摂食・嚥下リハビリテーション，小児の　262
専門的リーズニング　14
線分二等分検査　296, 309
前庭系の遊び　219, 263✓

## そ

ソケット　129
ソックスエイド　285
粗大運動遊び　237
粗大運動能力尺度（GMFM）　221
双極性障害 II 型　198
早期離床　67
早期臨床体験　24, 43✓
想起　23
総合実習　16
── の GIO と SBO　26, 27
── の目的　27
総合発達指数（DQ）　235
躁うつ病　198
促通　244

## た

ターミナルケア　151
タイピング訓練　100
タッピング　304
ダイナミックスプリント　100
ダウン症候群　241, 246
対象者
── 中心の作業療法　323
── の状態像　52
── のプロフィールに記載する項目　51
── の変化　54
対立位保持テープ　304
大腿骨頸部骨折　281
── の重症度　282
代償型スプリント　136, 137
代償的なアプローチ　260
代償動作へのアプローチ　41
第一次循環反応　243, 263✓
第二次循環反応　243, 263✓
脱臼肢位　287
縦手すりタイプ，介助バー　278, 288✓
炭酸ガス分圧　164✓
短期目標　39, 191
断端の評価　126
弾性ガーメント　141
弾性グローブ　141

## ち

チームアプローチ　68, 262
チャプレン　146
地域活動支援センター　315
地域への移行期　314
治療計画
── の評価　42
── 立案　40
治療計画立案時の考慮点　40
治療時間・頻度の決定　41
治療実施　42
治療・指導・援助　26, 43✓
治療手段
── の決定　41
── の段階づけ　42
知的障害　234, 240, 246
知的障害者　320
知能指数　239

中期目標　40, 191
中心性頸髄損傷　91, 97, 163✓
長期目標　39, 191
調理実習　122

## て

ティネル徴候　134, 135, 164✓
デイケア　178
── 作業療法，精神科の　185
デイリーノート　17
デジタルハンド　129, 164✓
デブリドマン　141, 164✓
てんかん　220, 227
手がかり刺激　307
手外科のケース　133
低カリウム症　140, 143, 164✓
低酸素性脳症　118
低出生体重児　241
定性的目標　40
定量的目標　40
典型的臨床像との比較　54
点頭てんかん　241, 264✓
転移性骨癌　147
転帰先　286, 288✓

## と

トランスファーボード　94
トレムナー反射　64, 72, 79, 85
ドネペジル塩酸塩　273
疼痛緩和治療　150
統合失調症　170, 178, 185
頭部外傷　117
── のリハビリテーション　123
橈骨神経麻痺　133
同時収縮　242, 243, 255
同名半盲　117, 295
動作観察　116
動的3指握り　216, 263✓
動的 MP 関節屈曲補助装具　144
動脈梗塞　63
特別支援学級　255, 257

## な・に

内包後脚　83
日本感覚インベントリー（JSI−R）　236, 247
日本作業療法士協会倫理綱領　33
入浴評価表　157

乳幼児発達スケール（KIDS） 235
認知行動療法 193, 207✓
認知症 268, 273
　──の原因になる疾患 273
　──の周辺症状 BPSD 272
　──の中核症状 272
認知症高齢者の日常生活自立度 270
認知症対応型通所介護事業所
　　　　　　　　　　　　272, 288✓
認知領域，教育目標分類の 23

## ね
熱傷 140
　──による関節拘縮 145

## の
乗り物遊び 244
能動義手 127, 128, 163✓
脳活性活動用部品 269, 288✓
脳血管障害
　──，回復・維持期 77
　──，回復期 70, 84, 90
　──，急性期 62, 69
脳梗塞 71, 78, 274, 292
　──，MRI 画像 293
脳室周囲白質軟化症（PVL） 217
脳出血 84, 308
　──，CT 画像 302
脳性麻痺 212, 213, 227

## は
ハローワークの就労援護制度
　　　　　　　　　　　　184, 207✓
ハンカチーフサイン 153, 165✓
ハンギングキャスト 133, 164✓
ハンド 129
ハンドグリップ 286
バイオフィードバック 136
バビンスキー反射 64, 72, 79, 85
バランス運動遊び 257
バランス反応 215
パーキンソン病 110
パニック 254
パラレルグループ 174, 206✓
パルスオキシメータ 66, 162✓, 286
はさみ操作の指導 257
肺の石灰化 281, 288✓
廃用症候群 68, 103, 159, 162✓, 281

廃用予防 68
箸操作 303
発達支援センター 252
反衝損傷 122
半構成的面接 179, 207✓
半側空間無視
　　　　　117, 292, 296, 300, 309, 314
半側身体失認 280
瘢痕マッサージ 141

## ひ
ピアサポートグループ 89
ピンチゲージ 108
ピンチ力 111, 113
皮膚形成後のリハビリテーション
　　　　　　　　　　　　　　　145
否認 196, 207✓
人見知り 242
評価 35
　──実施 37
　──のまとめ 37
評価期間 51
評価計画立案 36
評価結果のまとめ 52
評価項目の抽出 52
評価実習 16
　──の GIO と SBO 25, 27
　──の目的 25
標準失語症検査 303
病気理解 192

## ふ
ファンクショナルブレース 136
フィッシュボーンの手法 38
フィールドワーク 324
フェイディング期 305
フック 128
フロスティッグ視知覚発達検査 218
ブルンストロームステージ
　　　　　　62, 276, 295, 303, 309
プラットフォーム 66, 156, 162✓
プラットフォームブランコ 213
プリズムメガネ 300, 322✓
プレ実習 16
不快反応 239, 263✓
不全麻痺患者（高齢者）の作業療法 97
振り子運動 133
腹臥位マット姿勢 231

分層植皮術 144, 164✓

## へ
ベッドサイドでの作業療法 68, 292
ベンチ座位 220, 263✓
並行集団 174, 206✓
閉塞性呼吸障害 227, 263✓
片麻痺
　　　63, 71, 78, 84, 274, 292, 301, 308

## ほ
ホーススイング 213, 263✓
ホスピス 147
ホットパック 87, 113
ホフマン反射 64, 79
ボルグスケール 164✓
ポータブルトイレ 75, 278
保健所 320
包括的な作業遂行評価 170
放線冠部 71, 162✓
訪問作業療法 274
報告・連絡・相談 28, 323
暴力行為 315, 321

## ま
マイオトレーナー 129
マスグリップ 66, 162✓
マッサージ 299
マッシュ食 219, 229
まねっこ遊び 244
末梢神経障害 133, **139**
慢性閉塞性肺疾患（COPD）
　　　　　　　　　　　　152, 164✓

## み
三宅式記銘力検査 72, 85, 119
身だしなみ，実習中の 29
右半球性の書字障害 296, 322✓

## む
ムチランス型変形 104, 163✓
無動 111

## も
目標設定 39
問題解決 23
　──過程 35
問題志向型診療記録（POMR） 55

# 索引

## ゆ・よ
ユニフォーム，実習中の身だしなみ　29
指伸展位保持夜間装具　144
抑うつ尺度　164
欲求のコントロール　318

## ら
ラクナ梗塞　78
ラボデータ（laboratory data）　35, 44
ラポール　257
ランズバリー活動性指数　98, 103

## り
リーチャー　285
リウマチ
　──教育　106
　──の作業療法　102, 109
リスク管理　67
リハビリテーションゴール　53
リラクセーション技法　173, 206
利点と問題点　52
流涎　64, 162
両側統合　242
両側変形性膝関節症　78
両麻痺　217
療育　246
療育手帳　320
倫理綱領　33, 43
臨床検査データ　35, 44
臨床実習
　──の目標水準　23
　──を終えてから　324
臨床実習教育の位置づけ　12
臨床実習実施の流れ　17

## れ
レーヴン色彩マトリックス検査　72, 302, 303, 322
レディネス，実習の　28, 323

## ろ・わ
老人性認知症　269
労働災害補償保険　131
ワルテンベルグ反射　85

## 数字・欧文
2次元展開法　39
4指握り　258, 264

### A
AA（Alcoholics Anonymous）　195
ADL評価，脳血管障害急性期の　64
affective domain　23
ARP（alcoholism rehabilitation program；アルコール依存症リハビリテーションプログラム）　192
ASIA機能障害スケール　93, 163
autoregulation（自己調節）　63, 162

### B
BADS　309, 322
BI（Barthel Index）　79, 86, 119
BIT（行動性無視検査）　295, 322
Bloom, B.S.　43
BMI　62, 162
Borg Scale（ボルグスケール）　152, 164
BPSD（behavioral and psychological symptoms of dementia）　268, 273
Brunnstromステージテスト　62

### C
catatonic stupor　206
clinical clerkship　25, 43
clinical early exposure　24, 43
$CO_2$ナルコーシス　153, 164
cognitive domain　23
cooperative group　175, 206
COPD（chronic obstructive pulmonary disease；慢性閉塞性肺疾患）　152, 164
COPM（Canadian Occupational Performance Measure；カナダ作業遂行測定）　56, 186
CRP　98, 163

### D
DAM（人物画知能検査）　247, 250
DMC（Dynamic Mode Control）ハンド　129, 164
DQ（developmental quotient；総合発達指数）　235, 239
DSM-IV　198, 207, 239

### E
EBM（evidence-based medicine；根拠に基づく医療）　5
EBOT（P）〔evidence-based occupational therapy（practice）；根拠に基づく作業療法〕　5, 54
errorless learning　123
ESR　98, 163

### F
Frankelの分類　93
Functional balance scale　284

### G
Gardenの分類　281, **282**
GCS（Glasgow Coma Scale）　117, 163
GIO（general instructional objectives；一般教育目標）　22, 23, 43, 323
GMFCS（粗大運動能力分類システム）機能レベル　228

### H
HDS-R（改訂長谷川式簡易知能評価スケール）　111, 119, 268, 270, 284, 309
HOT（在宅酸素療法）　155, 165
H&Y stage　110, 111, 163

### I
ICF（International Classification of Functioning, Disability and Health；国際生活機能分類）　12
IMR（illness management and recovery）グループ　185, 207
IQ（intelligence quotient）　239
ISMG（鷹野改）　93
IT活用支援　161

### J・K
JASPERによる変形・拘縮評価表　228

JIA（juvenile idiopathic arthritis；小児特発性関節炎） 261
JSI–R（Japanese sensory inventory revised；日本感覚インベントリー） 236, 239, 247, 249
KIDS（Kinder Infant Development Scale；乳幼児発達スケール） 235

## L

Lansbury 活動性指数 98
LASMI（精神障害者社会生活評価尺度） 170, 206✓
LBW（low birth weight infant） 241
LTG（long term goal；長期目標） 39

## M

MMSE（Mini–Mental State Examination；簡易認知試験） 64, 72, 79, 85, 162✓, 276, 295, **296**
motor impersistence 162✓
MP 関節の伸展制限 102
MTG（midterm goal；中期目標） 40

## N

N–ADL（N 式老年者用日常生活動作能力評価尺度） 268, 288✓
NM スケール（N 式老年者用精神状態評価尺度） 268, 288✓

## O・P

OSA 170, 206✓
$PaCO_2$（炭酸ガス分圧） 153, 164✓
parallel group 174, 206✓
PD（Parkinson disease） 110
POMR（problem oriented medical record；問題志向型診療記録） 55
PQRST 法 123, 163✓
PSB（portable spring balancer） 92
psychomotor domain 23
PVL（periventricular leukomalacia；脳室周囲白質軟化症） 217

## Q・R

QOL 40, 151
RA（rheumatoid arthritis） 98, 99, 103
—— の活動性 109
Rey 119
RO（reality orientation）法 119, 123

## S

SBO（specific behavioral objectives；行動目標） 22, 23, 43✓, 323
SDS Test 142, 164✓
self-efficacy 206✓
semi-structured interview 207✓
SF–36 247, 250
SFD（small-for-dates） 241, 263✓
S–M 社会生活能力検査 247, 249
SOAP 55
Soft Neurological Sign 検査 247
$SpO_2$（経皮的酸素飽和度） 152, 164✓
SST（social skills training；生活技能訓練） 182, 207✓
STEF（simple test for evaluating hand function；簡易上肢機能検査） 79, 103, 104, 111, 112, 142, 309
Steinbrocker の RA 進行度 98, 163✓
STG（short term goal；短期目標） 39
SWT（Semmes-Weinstein monofilament test） 134, 142, 164✓

## T

taxonomy 23, 43✓
TMT（trail making test） 72, 79, 85, 119, 162✓, 309
to do リスト 29
TSFI（test of sensory functions in infants；感覚機能検査） 242
T 字杖 86, 162✓, 282

## V・W・Z

Vitality Index 86
WAB 失語症検査 302, 322✓
WFOT（World Federation of Occupational Therapists；世界作業療法士連盟） 4, 12
Zancolli の上肢機能分類 93, 163✓

# 標準作業療法学
## 専門分野

■シリーズ監修　矢谷 令子（新潟医療福祉大学・名誉教授）

■**作業療法学概論** 第2版　〔編集〕岩崎 テル子

■**基礎作業学** 第2版　〔編集〕小林 夏子・福田 恵美子

■**作業療法研究法** 第2版　〔編集〕山田 孝
　〔編集協力〕長谷 龍太郎

■**作業療法評価学** 第2版　〔編集〕岩崎 テル子・小川 恵子・小林 夏子・福田 恵美子・松房 利憲
　〔編集協力〕山口 昇・鶴見 隆彦

■**身体機能作業療法学** 第2版　〔編集〕岩崎 テル子
　〔編集協力〕山口 昇

■**精神機能作業療法学**　〔編集〕小林 夏子

■**発達過程作業療法学** 第2版　〔編集〕福田 恵美子
　〔編集協力〕加藤 寿宏

■**高齢期作業療法学** 第2版　〔編集〕松房 利憲・小川 恵子
　〔編集協力〕新井 健五

■**高次脳機能作業療法学**　〔編集〕能登 真一

■**社会生活行為学**　〔編集〕田川 義勝・濱口 豊太

■**地域作業療法学** 第2版　〔編集〕小川 恵子
　〔編集協力〕大熊 明・加藤 朋子

■**作業療法臨床実習とケーススタディ** 第2版　〔編集〕市川 和子
　〔編集協力〕三沢 幸史

# 標準理学療法学・作業療法学
## 専門基礎分野

■シリーズ監修　奈良　勲（金城大学・学長）
　　　　　　　鎌倉 矩子（広島大学・名誉教授）

■**解剖学** 第3版　　　〔編集〕野村 嶬

■**生理学** 第4版　　　〔執筆〕岡田 隆夫，長岡 正範

■**運動学**　　　　　　〔編集〕伊東 元，高橋 正明

■**人間発達学**　　　　〔執筆〕岩﨑 清隆，花熊 曉，吉松 靖文

■**病理学** 第3版　　　〔編集〕梶原 博毅，横井 豊治

■**臨床心理学**　　　　〔執筆〕町沢 静夫

■**内科学** 第3版　　　〔執筆〕前田 眞治，上月 正博，飯山 準一

■**整形外科学** 第3版　〔執筆〕立野 勝彦

■**精神医学** 第3版　　〔編集〕上野 武治

■**神経内科学** 第4版　〔編集〕川平 和美

■**小児科学** 第4版　　〔編集〕冨田 豊

■**老年学** 第3版　　　〔編集〕大内 尉義

# 標準理学療法学
## 専門分野

■ シリーズ監修　奈良　勲（金城大学・学長）

- ■ 臨床動作分析　　　　　　　　　　　〔編集〕高橋 正明
- ■ 理学療法評価学 第2版　　　　　　　〔編集〕内山 靖
- ■ 運動療法学　総論 第3版　　　　　　〔編集〕吉尾 雅春
- ■ 運動療法学　各論 第3版　　　　　　〔編集〕吉尾 雅春
- ■ 物理療法学 第4版　　　　　　　　　〔編集〕網本 和・菅原 憲一
- ■ 日常生活活動学・生活環境学 第4版　〔編集〕鶴見 隆正・隆島 研吾
- ■ 理学療法研究法 第3版　　　　　　　〔編集〕内山 靖・島田 裕之
- ■ 理学療法臨床実習とケーススタディ 第2版　〔編集〕鶴見 隆正・辻下 守弘
- ■ 基礎理学療法学　　　　　　　　　　〔編集〕内山 靖
- ■ 地域理学療法学 第3版　　　　　　　〔編集〕牧田 光代・金谷 さとみ
- ■ 骨関節理学療法学　　　　　　　　　〔編集〕吉尾 雅春・小柳 磨毅
- ■ 内部障害理学療法学　　　　　　　　〔編集〕吉尾 雅春・高橋 哲也
- ■ 神経理学療法学　　　　　　　　　　〔編集〕吉尾 雅春・森岡 周
- ■ 病態運動学　　　　　　　　　　　　〔編集〕星 文彦・新小田 幸一・臼田 滋